Odontologia Integrada na
Infância

Coleção
Odontologia Integrada (UFRJ)

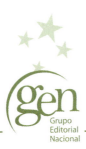

O GEN | Grupo Editorial Nacional reúne as editoras Guanabara Koogan, Santos, Roca, AC Farmacêutica, Forense, Método, LTC, E.P.U. e Forense Universitária, que publicam nas áreas científica, técnica e profissional.

Essas empresas, respeitadas no mercado editorial, construíram catálogos inigualáveis, com obras que têm sido decisivas na formação acadêmica e no aperfeiçoamento de várias gerações de profissionais e de estudantes de Administração, Direito, Enfermagem, Engenharia, Fisioterapia, Medicina, Odontologia, Educação Física e muitas outras ciências, tendo se tornado sinônimo de seriedade e respeito.

Nossa missão é prover o melhor conteúdo científico e distribuí-lo de maneira flexível e conveniente, a preços justos, gerando benefícios e servindo a autores, docentes, livreiros, funcionários, colaboradores e acionistas.

Nosso comportamento ético incondicional e nossa responsabilidade social e ambiental são reforçados pela natureza educacional de nossa atividade, sem comprometer o crescimento contínuo e a rentabilidade do grupo.

Odontologia Integrada na Infância

Coleção
Odontologia Integrada (UFRJ)

Autoras
Lucianne Cople Maia
Laura Guimarães Primo

Coordenação Geral
G. Jô Iazzetti
Laura Guimarães Primo

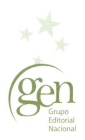
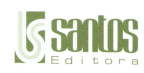

Coleção:	Odontologia Integrada
Coordenação da Coleção:	G. Jô Iazzetti Laura Guimarães Primo
Título:	Odontologia Integrada na Infância
Autoras:	Lucianne Cople Maia Laura Guimarães Primo
Revisão de texto:	Marilda Ivanov
Diagramação:	Luciano B. Apolinário
Capa:	Gilberto R. Salomão

© Livraria Santos Editora, 2012

Todos os direitos reservados à Livraria Santos Editora Com. Imp. Ltda. Nenhuma parte deste livro pode ser reproduzida, armazenada ou transmitida, por quaisquer que sejam os meios – mecânico, fotocópia, eletrônico ou outros –, sem a prévia permissão do Editor.

CIP-BRASIL. CATALOGAÇÃO-NA-FONTE
SINDICATO NACIONAL DOS EDITORES DE LIVROS, RJ

M187o

Maia, Lucianne Cople
  Odontologia integrada na infância / Lucianne Cople Maia e Laura Guimarães Primo; coordenação Geral G. Jô Iazzetti e Laura Guimarães Primo. - São Paulo: Santos, 2012.
  270p. : il.; 28 cm (Odontologia integrada - UFRJ)

  Inclui bibliografia
  Continua com: Odontologia integrada na adolescência
  ISBN 978-85-7288-912-4

  1. Odontologia pediátrica. I. Primo, Laura Guimarães. II. Iazzetti, G. Jô. III. Título. IV. Série.

11-2841.   CDD: 617.645
            CDU: 616.314-053.2

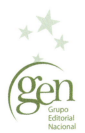
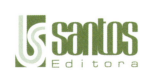

Rua Dona Brígida, 701 | Vila Mariana
Tel.: 11 5080-0770 | Fax: 11 5080-0789
04111-081 | São Paulo | SP
www.grupogen.com.br

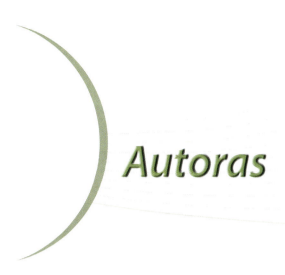

Autoras

Lucianne Cople Maia

- Professora Titular de Odontopediatria – Faculdade de Odontologia da Universidade Federal do Rio de Janeiro (UFRJ)
- Coordenadora do Curso de Especialização em Odontopediatria da Faculdade de Odontologia da Universidade Federal do Rio de Janeiro (UFRJ)
- Mestre em Odontopediatria – Faculdade de Odontologia da Universidade Federal do Rio de Janeiro (UFRJ)
- Doutora em Odontologia (Odontologia Social) pela Universidade Federal Fluminense (UFF)

Laura Guimarães Primo

- Professora-adjunta de Odontopediatria – Faculdade de Odontologia da Universidade Federal do Rio de Janeiro (UFRJ)
- Coordenadora da Subárea de Odontopediatria do Programa de Pós-graduação em Odontologia (Nível Mestrado – Doutorado) da Faculdade de Odontologia da Universidade Federal do Rio de Janeiro (UFRJ)
- Especialista e Mestre em Odontopediatria – Faculdade de Odontologia da Universidade Federal do Rio de Janeiro (UFRJ)
- Doutora em Odontopediatria – Faculdade de Odontologia da Universidade de São Paulo (USP)

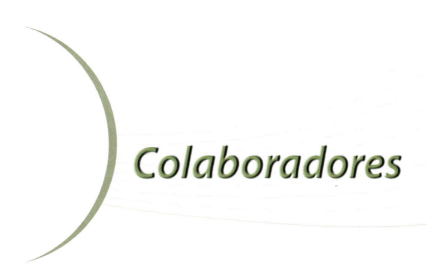

Colaboradores

Docentes da Faculdade de Odontologia da UFRJ

Ana Maria Bolognese
- Professora Titular de Ortodontia – Faculdade de Odontologia da Universidade Federal do Rio de Janeiro (UFRJ)
- Doutora em Odontologia – Faculdade de Odontologia da Universidade Federal do Rio de Janeiro (UFRJ)

Anna Thereza Thomé Leão
- Professor-adjunto de Periodontia – Faculdade de Odontologia da Universidade Federal do Rio de Janeiro (UFRJ)
- Doutor em Odontologia Social – *University College London*, Inglaterra

Antonio Carlos de Oliveira Ruellas
- Professor-associado de Ortodontia – Faculdade de Odontologia da Universidade Federal do Rio de Janeiro (UFRJ)
- Doutor em Odontologia – Faculdade de Odontologia da Universidade Federal do Rio de Janeiro (UFRJ)

Eduardo Franzotti Sant'Anna
- Professor-adjunto de Ortodontia – Faculdade de Odontologia da Universidade Federal do Rio de Janeiro (UFRJ)
- Doutor em Odontologia – Faculdade de Odontologia da Universidade Federal do Rio de Janeiro (UFRJ)

Fabio Ribeiro Guedes
- Professor-adjunto de Radiologia – Faculdade de Odontologia da Universidade Federal do Rio de Janeiro (UFRJ)
- Doutor em Radiologia Odontológica – Faculdade de Odontologia da Universidade Estadual de Campinas (Unicamp)

Gloria Fernanda Castro
- Professora-adjunta de Odontopediatria – Faculdade de Odontologia da Universidade Federal do Rio de Janeiro (UFRJ)
- Especialista, Mestre e Doutora em Odontopediatria – Faculdade de Odontologia da Universidade Federal do Rio de Janeiro (UFRJ)

Ivete Pomarico Ribeiro de Souza
- Professora Titular de Odontopediatria – Faculdade de Odontologia da Universidade Federal do Rio de Janeiro (UFRJ)
- Especialista, Mestre e Doutora em Odontopediatria – Faculdade de Odontologia da Universidade Federal do Rio de Janeiro (UFRJ)
- Coordenadora da Subárea de Odontopediatria do Programa de Odontologia da Faculdade de Odontologia da Universidade Federal do Rio de Janeiro (UFRJ)

Ivo Carlos Correa
- Professor-adjunto de Materiais Dentários – Faculdade de Odontologia da Universidade Federal do Rio de Janeiro (UFRJ)

- Doutor em Odontologia (Materiais Dentários) – Faculdade de Odontologia da Universidade de São Paulo (USP)

Kátia Regina Hostílio Cervantes Dias
- Professora Titular de Dentística da Faculdade de Odontologia da Universidade do Estado do Rio de Janeiro (UERJ)
- Professora-associada de Dentística – Faculdade de Odontologia da Universidade Federal do Rio de Janeiro (UFRJ)
- Doutorado em Clínica Odontológica – Faculdade de Odontologia da Universidade de São Paulo (USP)
- Livre-docência em Dentística – Faculdade de Odontologia da Universidade do Estado do Rio de Janeiro (UERJ)
- Pós-doutorado em Biomateriais – *Boston University, USA*.

Marcelo de Castro Costa
- Professor-adjunto de Odontopediatria – Faculdade de Odontologia da Universidade Federal do Rio de Janeiro (UFRJ)
- Doutor em Odontopediatria – Faculdade de Odontologia da Universidade Federal do Rio de Janeiro (UFRJ)

Margareth Maria Gomes de Souza
- Professora-adjunta de Ortodontia – Faculdade de Odontologia da Universidade Federal do Rio de Janeiro (UFRJ)
- Doutora em Odontologia – Faculdade de Odontologia da Universidade Federal do Rio de Janeiro (UFRJ)

Maria Elisa Rangel Janini
- Professora-adjunta do Departamento de Patologia e Diagnóstico Oral – Faculdade de Odontologia da Universidade Federal do Rio de Janeiro (UFRJ)
- Doutora em Odontologia – Faculdade de Odontologia da Universidade Federal do Rio de Janeiro (UFRJ)

Matilde da Cunha Gonçalves Nojima
- Professora-adjunta de Ortodontia – Faculdade de Odontologia da Universidade Federal do Rio de Janeiro (UFRJ)
- Doutora em Odontologia – Faculdade de Odontologia da Universidade Federal do Rio de Janeiro (UFRJ)

Monica Tirre de Souza Araujo
- Professora-adjunta de Ortodontia – Faculdade de Odontologia da Universidade Federal do Rio de Janeiro (UFRJ)

- Doutora em Odontologia – Faculdade de Odontologia da Universidade Federal do Rio de Janeiro (UFRJ)

Rogerio Gleiser
- Professor-associado de Odontopediatria – Faculdade de Odontologia da Universidade Federal do Rio de Janeiro (UFRJ)
- Mestre em Odontopediatria – *Indiana University, USA*
- Mestre em Ortodontia – Faculdade de Odontologia da Universidade Federal do Rio de Janeiro (UFRJ)
- Doutor em Odontopediatria – Faculdade de Odontologia da Universidade Federal do Rio de Janeiro (UFRJ)

Rosiangela Ramalho de Souza Knupp
- Professora-adjunta do Departamento de Odontologia Social e Preventiva – Faculdade de Odontologia da Universidade Federal do Rio de Janeiro (UFRJ)
- Doutora em Odontologia – Faculdade de Odontologia da Universidade Federal do Rio de Janeiro (UFRJ)

Tatiana Ferreira Robaina
- Professora Substituta de Estomatologia – Faculdade de Odontologia da Universidade Federal do Rio de Janeiro
- Mestre em Patologia – Faculdade de Odontologia da Universidade Federal Fluminense (UFF)
- Doutoranda em Microbiologia – Instituto de Microbiologia da Universidade Federal do Rio de Janeiro (UFRJ)

Urubatan Vieira de Medeiros
- Professor Titular – Faculdade de Odontologia da Universidade do Estado do Rio de Janeiro (UERJ)
- Professor-associado – Faculdade de Odontologia da UFRJ
- Doutor em Odontologia (Periodontia) – Faculdade de Odontologia da Universidade de São Paulo (USP)

Docentes de outras Instituição de Ensino Superior

Ana Maria Gondim Valença
- Professora-adjunta de Odontopediatria – Faculdade de Odontologia da Universidade Federal da Paraíba (UFPB)

- Doutora em Odontologia (Odontologia Social) – Faculdade de Odontologia da Universidade Federal Fluminense (UFF)

Andréa Pereira de Morais
- Professora Titular de Odontopediatria da Universidade Salgado de Oliveira (UNIVERSO)
- Especialista, Mestre e Doutora em Odontopediatria – Faculdade de Odontologia da Universidade Federal do Rio de Janeiro (UFRJ)

Apoena de Aguiar Ribeiro
- Professora-adjunta de Odontopediatria – Faculdade de Odontologia da Universidade Federal Fluminense (UFF/Nova Friburgo)
- Doutora em Ciências (Microbiologia) – Instituto de Microbiologia da Universidade Federal do Rio de Janeiro (UFRJ)

Branca Heloisa de Oliveira Martins Vieira
- Professora-adjunta de Odontopediatria – Faculdade de Odontologia da Universidade do Estado do Rio de Janeiro (UERJ)
- Doutora em Saúde Coletiva – Universidade do Estado do Rio de Janeiro (UERJ)

Isabela Almeida Pordeus
- Professora Titular de Odontopediatria – Faculdade de Odontologia da Universidade Federal de Minas Gerais (UFMG)
- Doutora em Epidemiologia e Saúde Pública – *University of London*, Inglaterra

Jaime Aparecido Cury
- Professor Titular de Bioquímica – Faculdade de Odontologia de Piracicaba – Universidade Estadual de Campinas (Unicamp)
- Doutor em Ciências Biológicas (Bioquímica) – Faculdade de Odontologia da Universidade de São Paulo (USP)

Léa Assed Bezerra da Silva
- Professora Titular – Faculdade de Odontologia da Universidade de São Paulo (USP/Ribeirão Preto)
- Doutora em Ciências Odontológicas – Universidade Estadual Paulista Júlio de Mesquita Filho

Livia Azeredo Alves Antunes
- Professora-assistente de Odontopediatria – Faculdade de Odontologia da Universidade Federal Fluminense (UFF/Nova Friburgo)
- Mestre em Odontologia (Odontopediatria) – Faculdade de Odontologia da Universidade Federal do Rio de Janeiro (UFRJ)

Livia Maria Andaló Tenuta
- Professora-assistente de Bioquímica – Faculdade de Odontologia de Piracicaba – Universidade Estadual de Campinas (Unicamp)
- Doutora em Odontologia – Faculdade de Odontologia de Piracicaba – Universidade Estadual de Campinas (Unicamp)

Luciana Pomarico
- Professora-adjunta de Odontopediatria – Faculdade de Odontologia da Universidade Federal Fluminense (UFF/Nova Friburgo)
- Especialista, Mestre e Doutora em Odontologia (Odontopediatria) – Faculdade de Odontologia da Universidade Federal do Rio de Janeiro (UFRJ)

Marcos Antônio Albuquerque de Senna
- Professor-adjunto do Departamento de Saúde e Sociedade da Faculdade de Odontologia da Universidade Federal Fluminense (UFF)
- Doutor em Odontologia (Odontologia Social) – Faculdade de Odontologia da Universidade Federal Fluminense (UFF)

Maristela Barbosa Portela
- Professora Titular da Escola Superior de Ensino Helena Antipoff (Pestalozi)
- Doutora em Ciências (Microbiologia) – Instituto de Microbiologia da Universidade Federal do Rio de Janeiro (UFRJ)

Patricia Nivoloni Tannure
- Mestre e Doutora em Odontologia (Odontopediatria) – Faculdade de Odontologia da Universidade Federal do Rio de Janeiro (UFRJ)
- Professora-auxiliar de Odontopediatria – Universidade Veiga de Almeida (UVA)

Regina Guenka Palma-Dibb
- Professora-associada – Faculdade de Odontologia da Universidade de São Paulo (USP/Ribeirão Preto)
- Doutora em Odontologia (Dentística) – Faculdade de Odontologia da Universidade de São Paulo (USP)

Roberta Barcelos
- Professora-adjunta de Odontopediatria – Faculdade de Odontologia da Universidade Federal Fluminense (UFF/Nova Friburgo)

- Especialista, Mestre e Doutora em Odontologia (Odontopediatria) – Faculdade de Odontologia da Universidade Federal do Rio de Janeiro(UFRJ)

Saul Martins de Paiva
- Professora-associada de Odontopediatria – Faculdade de Odontologia da Universidade Federal de Minas Gerais (UFMG)
- Doutor em Odontopediatria – Faculdade de Odontologia da Universidade de São Paulo (USP)

Silvia José Chedid
- Professora Doutora – Universidade Camilo Castelo Branco (UNICASTELO)
- Doutora em Odontopediatria – Faculdade de Odontologia da Universidade de São Paulo (USP)

Viviane Santos da Silva Pierro
- Professora-assistente de Odontopediatria – Faculdade de Odontologia da Universidade Salgado de Oliveira (UNIVERSO)
- Especialista e Mestre em Odontologia (Odontopediatria) – Faculdade de Odontologia da Universidade Federal do Rio de Janeiro (UFRJ)
- Doutoranda em Odontologia (Odontopediatria) – Faculdade de Odontologia da Universidade Federal do Rio de Janeiro (UFRJ)

Discentes da UFRJ

Amanda Osório Ayres de Freitas
- Mestre em Ortodontia – Faculdade de Odontologia da Universidade Federal do Rio de Janeiro (UFRJ)
- Doutoranda em Odontologia (Ortodontia) – Faculdade de Odontologia da Universidade Federal do Rio de Janeiro (UFRJ)

Ana Karla Buczynski
- Especialista e Mestre em Odontologia (Odontopediatria) – Faculdade de Odontologia da Universidade Federal do Rio de Janeiro (UFRJ)
- Doutoranda em Odontologia (Odontopediatria) – Faculdade de Odontologia da Universidade Federal do Rio de Janeiro (UFRJ)

Carolina Baratieri
- Especialista em Ortodontia e Ortopedia Facial – Faculdade de Odontologia da Universidade Federal de Santa Catarina (UFSC)
- Mestre em Ortodontia – Faculdade de Odontologia da Universidade Federal do Rio de Janeiro (UFRJ)

- Doutoranda em Odontologia (Ortodontia) – Faculdade de Odontologia da Universidade Federal do Rio de Janeiro (UFRJ)

Cláudia Trindade Mattos
- Mestre em Ortodontia – Faculdade de Odontologia da Universidade Federal do Rio de Janeiro (UFRJ)
- Doutoranda em Odontologia (Ortodontia) – Faculdade de Odontologia da Universidade Federal do Rio de Janeiro (UFRJ)

Cristiana Aroeira R. Oliveira
- Mestre em Odontologia (Odontopediatria) – Faculdade de Odontologia da Universidade Federal do Rio de Janeiro (UFRJ)
- Doutoranda em Odontologia (Odontopediatria) – Faculdade de Odontologia da Universidade Federal do Rio de Janeiro (UFRJ)

Cristine da Silva Furtado Amaral
- Professora-auxiliar de Periodontia – Universidade Veiga de Almeida (UVA)
- Mestre em Odontologia (Periodontia) – Faculdade de Odontologia da Universidade Federal do Rio de Janeiro (UFRJ)

Liana Bastos Freitas-Fernandes
- Doutora em Periodontia – *Lund University*, Suécia
- Pós-doutoranda em Odontologia – Faculdade de Odontologia da Universidade Federal do Rio de Janeiro (UFRJ)

Matheus Alves Jr.
- Mestre em Ortodontia – Faculdade de Odontologia da Universidade Federal do Rio de Janeiro (UFRJ)
- Doutorando em Odontologia (Ortodontia) – Faculdade de Odontologia da Universidade Federal do Rio de Janeiro (UFRJ)

Raquel dos Santos Pinheiro
- Mestre em Odontologia (Odontopediatria) – Faculdade de Odontologia da Universidade Federal do Rio de Janeiro (UFRJ)
- Doutoranda em Odontologia (Odontopediatria) – Faculdade de Odontologia da Universidade Federal do Rio de Janeiro (UFRJ)

Tatiana Kelly da Silva Fidalgo
- Mestre em Odontologia (Odontopediatria) – Faculdade de Odontologia da Universidade Federal do Rio de Janeiro (UFRJ)

- Doutoranda em Odontologia (Odontopediatria) – Faculdade de Odontologia da Universidade Federal do Rio de Janeiro (UFRJ)

Pesquisadores

Andréa Gonçalves Antonio
- Mestre e Doutora em Odontologia (Odontopediatria) – Faculdade de Odontologia da Universidade Federal do Rio de Janeiro (UFRJ)
- Pós-doutoranda em Odontologia – Faculdade de Odontologia da Universidade Federal do Rio de Janeiro (UFRJ)

Anna Paula Kalix França Mendes
- Mestre e Doutora em Dentística Restauradora – Faculdade de Odontologia da Universidade do Estado do Rio de Janeiro (UERJ)
- Especialista em Dentística (FUNBEO – USP/Bauru) e Prótese Dentária (ABO-MT)

Carla Martins
- Especialista, Mestre e Doutora em Odontologia (Odontopediatria) – Faculdade de Odontologia da Universidade Federal do Rio de Janeiro (UFRJ)
- Pós-doutoranda em Odontologia – Faculdade de Odontologia da Universidade Federal do Rio de Janeiro (UFRJ)

Carolina de Castro Martins
- Doutora em Odontologia – Faculdade de Odontologia da Universidade Federal de Minas Gerais (UFMG)
- Pós-doutoranda em Odontologia – Faculdade de Odontologia da Universidade Federal do Rio de Janeiro (UFRJ)

G. Jô Iazzetti
- Doutora em Odontologia – Faculdade de Odontologia da Universidade Federal do Rio de Janeiro (UFRJ)
- Pesquisadora da Faculdade de Odontologia da Universidade Federal do Rio de Janeiro (UFRJ)

Juliana Jendiroba Faraoni-Romano
- Doutora em Odontologia (Dentística) – Faculdade de Odontologia da Universidade de São Paulo (USP)
- Pesquisadora e Professora Colaboradora da Universidade de São Paulo (FORP/USP)

Márcia Pereira Alves dos Santos
- Mestre e Doutora em Odontopediatria – Faculdade de Odontologia da Universidade Federal do Rio de Janeiro (UFRJ)

Valdir Meirelles Jr.
- Doutor em Odontologia – Faculdade de Odontologia da Universidade Federal do Rio de Janeiro (UFRJ)

Dedicatória

Dedico este livro à minha avó Geralda (*in memoriam*), aos meus tios Gerdal, Eugenia, Humberto e Rosina (*in memoriam*) e à minha irmã Marcelli por todas as mais belas lembranças que guardo da minha INFÂNCIA. Aos meus pais Antonio Maia e Maria Celi por me ensinarem que não há vitórias sem sacrifícios, nem futuro sem conhecimento. Ao meu marido Rodrigo pela maravilhosa aventura de dividir sua vida comigo. Ao meu filho Luis Eduardo por preencher o meu mundo de alegrias e expectativas. E, por fim, dedico a Deus, que sempre me conduz na minha jornada, e a todos que participaram, direta ou indiretamente, desta obra, vivenciado e trocando suas experiências no vasto e encantador universo INFANTIL.

Lucianne Cople Maia

Dedico esse livro aos meus pais, Ismênia e Rubem, os quais sempre estiveram ao meu lado, me dando amor e apoio em todas as etapas da minha vida. À minha tia Maria Helena, por ser um exemplo de força, coragem e positivismo. Ao meu marido, Roberto, pelo amor, companheirismo e por compreender tão bem as minhas escolhas. Aos meus queridos filhos, Artur e Eduardo, que a cada dia, me ensinam algo especial sobre a vida.

A todos aqueles que fizeram parte da minha formação como odontopediatra e pesquisadora, em especial, Rogerio Gleiser, Eliana Bastos, Ivete Pomarico, Orlando Cheviarese (*in memoriam*) e Antonio Carlos Guedes-Pinto. E aos meus pacientes.

Laura S. S. Guimarães Primo

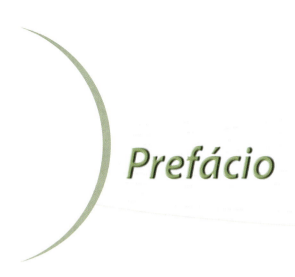

Prefácio

O lançamento de novos livros em Odontologia tem se tornado uma tradição importante para a educação continuada na nossa área do conhecimento científico. E a Odontopediatria está presente nessa evolução com livros de muito boa qualidade que uma obra deste porte requer.

Este livro de Odontopediatria, tão bem conduzido pelas professoras **Lucianne Cople Maia** e **Laura Guimarães Primo**, pode ser incluído entre os melhores por inúmeras razões. A começar pelo conhecimento científico e clínico das coordenadoras e autoras principais que não deixam dúvidas sobre a qualidade final da publicação, baseado em suas formações científicas, clínicas e experiência docente, acrescido de entusiasmo e amor à arte.

Em decorrência, os assuntos selecionados como capítulos são os mais solicitados pelos leitores e escritos por especialistas colaboradores escolhidos por dominarem a matéria que se propuseram escrever.

Por tudo que está impresso e na qualidade exemplar que os editores impõem a suas publicações, não poderia ser outro o produto final que você, leitor, tem em mãos.

Ao adquirir este compêndio, tenha a certeza de que está dando um passo seguro na obtenção de conhecimentos atualizados escritos para o clínico pôr em prática no seu dia a dia de trabalho. Este é o grande mérito, alicerçado nos valores mencionados referentes aos autores, dos quais conheço o trabalho há tempos e também pelos temas abordados.

Assim a Odontopediatria brasileira é enriquecida e valorizada por esta publicação que auxilia na projeção de nossa especialidade.

Este livro com certeza veio ocupar seu devido espaço e com mais certeza não ficará nas prateleiras das bibliotecas; ao contrário, será gasto pelo manuseio constante devido à atualidade e pertinência do conteúdo.

A **Lucianne** e **Laura**. Parabéns pela concretização deste trabalho.

Antonio Carlos Guedes-Pinto

Apresentação

Tenho a imensa satisfação em ver a Coleção Odontologia Integrada, da Faculdade de Odontologia da Universidade Federal do Rio de Janeiro (FO-UFRJ), concluída sob a atual direção. Esta obra, de caráter pioneiro, aborda o atendimento odontológico integrado ao paciente em suas diferentes etapas do desenvolvimento. Com linguagem clara, direta e acessível apresenta novos conceitos, tendências e avanços do conhecimento técnico-científico, com o intuito de colaborar no processo de ensino aprendizagem da Odontologia Contemporânea.

Nos quatro volumes (Infância, Adolescência, Adultos e Idosos) percebe-se o empenho e a dedicação do Corpo Social da FO-UFRJ e demais colaboradores de outras Instituições de Ensino Superior, com as quais a Faculdade mantém parcerias. Profissionais de reconhecida importância nacional e internacional que destinam parte de suas vidas à pesquisa e ao ensino dentro das faixas etárias apresentadas.

Tenho certeza de que esta coletânea, pelo seu enfoque interdisciplinar e inovador será uma ferramenta indispensável ao estudante e ao clínico na complementação de sua formação profissional, tornando-se um facilitador para seu processo de tomada de decisão frente às diferentes necessidades odontológicas de seus pacientes.

Agradeço ao Grupo Gen, em especial a Editora Santos, às professoras organizadoras G. Jô Iazzetti e Laura Salignac de Souza Guimarães Primo e aos autores de cada volume que viabilizaram este sonho, transformando-o em REALIDADE.

Prof. Dr. Ednilson Porangaba Costa
Diretor da Faculdade de Odontologia da
Universidade Federal do Rio de Janeiro

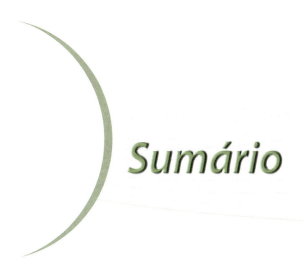

Sumário

Capítulo 1
Epidemiologia dos Principais Problemas Bucais da Infância 1
Saul Martins Paiva, Carolina de Castro Martins, Isabela Almeida Pordeus

Capítulo 2
Paradigmas do Atendimento de Crianças no Contexto da Saúde Pública Brasileira.....................11
Ana Maria Gondim Valença, Marcos Antônio Albuquerque de Senna, Lucianne Cople Maia

Capítulo 3
Atenção Odontológica Maternoinfantil..23
Urubatan Vieira de Medeiros, Rosiangela Ramalho de Souza Knupp

Capítulo 4
Crescimento e Desenvolvimento Pós-natal dos Ossos da Face 33
Margareth Maria Gomes de Souza, Ana Maria Bolognese

Capítulo 5
Biogênese das Dentições...45
Lucianne Cople Maia, Andréa Gonçalves Antonio, Rogerio Gleiser

Capítulo 6
Erupção Dentária..59
Lucianne Cople Maia, Roberta Barcelos, Andréa Pereira de Morais, Rogerio Gleiser

Capítulo 7
Manejo e Técnicas de Controle do Comportamento Infantil..75
Laura Guimarães Primo, Luciana Pomarico, Ivete Pomarico Ribeiro de Souza

Capítulo 8
Exame, Diagnóstico e Planejamento em Odontopediatria 87
Gloria Fernanda Castro, Apoena de Aguiar Ribeiro, Cristiana Aroeira R. Oliveira

Capítulo 9

Diagnóstico por Imagem em Odontopediatria 97
Ivete Pomarico Riberio de Souza, Luciana Pomarico, Fábio Ribeiro Guedes

Capítulo 10

Estomatologia Pediátrica.. 109
Maria Elisa Rangel Janini, Valdir Meirelles Jr., Tatiana Ferreira Robaina

Capítulo 11

Cárie Dentária: Etiologia e Fatores de Risco 125
Ivete Pomarico Ribeiro de Souza, Léa Assed Bezerra da Silva, Liana Bastos Freitas-Fernandes

Capítulo 12

Cárie Dentária: Diagnóstico e Tratamento Não Invasivo 135
Ivete Pomarico Ribeiro de Souza, Regina Guenka Palma-Dibb, Juliana Jendiroba Faraoni-Romano, Luciana Pomarico

Capítulo 13

Uso de Fluoretos em Odontopediatria – Mitos e Evidências... 153
Livia Maria Andaló Tenuta, Silvia José Chedid, Jaime Aparecido Cury

Capítulo 14

Odontologia Minimamente Invasiva.. 179
Lucianne Cople Maia, Ana Karla Buczynski

Capítulo 15

Anestesia Local em Odontopediatria.. 195
Lucianne Cople Maia, Viviane Santos da Silva Pierro, Gloria Fernanda Castro

Capítulo 16

Materiais Dentários Restauradores Diretos na Clínica Infantil.. 211
Anna Paula Kalix França Mendes, Ivo Carlos Correa, Katia Regina Hostílio Cervantes Dias, Márcia Pereira Alves dos Santos

Capítulo 17

Dentística Restauradora em Odontopediatria 221
Laura Guimarães Primo, G. Jó Iazzetti, Marcelo de Castro Costa, Márcia Pereira Alves dos Santos, Maristela Barbosa Portela

Capítulo 18

Terapia Pulpar em Dentes Decíduos 237
Laura Guimarães Primo, Branca Heloisa de Oliveira Martins Vieira, Roberta Barcelos, Patricia Nivoloni Tannure, Rogerio Gleiser

Capítulo 19

Inter-relação Periodontia e Odontopediatria... 251
Anna Thereza Thomé Leão, Ivete Pomarico Ribeiro de Souza, Cristine da Silva Furtado Amaral

Capítulo 20

Traumatismo Dentário na Dentição Decídua 261
Lucianne Cople Maia, Tatiana Kelly da Silva Fidalgo, Livia Azeredo Alves Antunes

Capítulo 21

Evolução da Oclusão Dentária 279
Matilde da Cunha Gonçalves Nojima, Margareth Maria Gomes de Souza, Carolina Baratieri, Cláudia Trindade Mattos, Matheus Alves Jr.

Capítulo 22

Análise das Dentições, Manutenção e Recuperação de Espaço, Pequenos Movimentos Dentários 291
Antonio Carlos de Oliveira Ruellas, Matilde da Cunha Gonçalves Nojima, Monica Tirre de Souza Araújo, Eduardo Franzotti Sant'Anna, Amanda Osório Ayres de Freitas

Capítulo 23

Atendimento Integral de Crianças Portadoras de Necessidades Especiais 307
Gloria Fernanda Castro, Maristela Barbosa Portela, Raquel dos Santos Pinheiro, Carla Martins

Capítulo

Epidemiologia dos Principais Problemas Bucais da Infância

Saul Martins Paiva, Carolina de Castro Martins, Isabela Almeida Pordeus

PRINCÍPIOS DA EPIDEMIOLOGIA

A epidemiologia é o estudo da distribuição dos determinantes dos eventos ou padrões de saúde de populações.[4] A partir do estudo epidemiológico das doenças é possível aplicar este conhecimento para prevenir, controlar e, até mesmo, erradicar problemas de saúde. É também um instrumento essencial para a definição de políticas, planejamento e ações públicas, voltadas à promoção de saúde.[4,41]

Compreender a epidemiologia dos problemas bucais é fundamental para o estudante de Odontologia, para o cirurgião-dentista (CD) clínico e para os gestores de saúde bucal. O paciente é o principal interessado na resolução dos seus problemas de saúde, incluindo aqui os problemas de saúde bucal. Tanto o professor quanto o estudante de Odontologia devem saber quais os principais agravos em saúde bucal que encontrarão na clínica odontológica e quais as principais doenças bucais mais prevalentes. É importante compreender estes agravos, relacionando-os com a comunidade onde prestam atendimento, pois a prevalência dos problemas bucais e sua gravidade podem variar de acordo com cada comunidade. O CD clínico pode encontrar problemas bucais diversos, de acordo com o meio em que trabalha: zona rural, zona urbana, clínica privada ou serviço público. Por fim, o gestor de saúde deve aplicar este conhecimento para propor diretrizes que visem o controle e a prevenção das doenças bucais, tanto em nível individual quanto coletivo, além de garantir a resolução adequada dos agravos em saúde bucal da população.

O objetivo deste capítulo é descrever os aspectos epidemiológicos relacionados às principais doenças bucais que acometem crianças na infância, bem como suas repercussões na qualidade de vida dos indivíduos. Os problemas abordados são cárie dentária, traumatismo dentário e maloclusão na infância. Para cárie dentária e maloclusão, usaremos como pilar os dados nacionais do levantamento epidemiológico do SB Brasil 2003 (2004). O SB Brasil 2003 é o levantamento de problemas de saúde bucal mais amplo existente no país, sendo um retrato representativo da população brasileira. Para traumatismo dentário, são usados dados de estudos epidemiológicos nacionais. A partir do perfil epidemiológico destas doenças, o objetivo deste capítulo é fornecer informações ao CD sobre os principais agravos relacionados à saúde bucal infantil, e, assim, fornecer ferramentas para que o profissional faça a abordagem clínica destes problemas.

EPIDEMIOLOGIA DA CÁRIE DENTÁRIA

Nos últimos anos, houve decréscimo nos indicadores de prevalência de cárie dentária em países desenvolvidos, em desenvolvimento,[16] em países latino-americanos e africanos.[6,14] No Brasil, essa tendência tem sido claramente identificada. Houve decréscimo da prevalência de cárie dentária em crianças brasileiras de 12 anos de idade, nos últimos 17 anos. Os dados dos levantamentos em Saúde Bucal, realizados no Brasil em 1986, 1996, 2003 e 2010 mostram este decréscimo. O CPO-D (cariado, perdido, obturado por dente) médio aos 12 anos de idade, caiu continuamente ao longo do tempo: 6,65 em 1986, 3,06 em 1996, 2,78 em 2003 e 2,10 em 2010. Houve redução de 25% entre 2003 e 2010.[9-11]

Alguns fatores que têm contribuído para esta mudança no quadro epidemiológico são: uso do flúor na água de abastecimento público e de dentifrícios fluoretados,[16] a ampliação da oferta dos serviços odontológicos no âmbito do Sistema Único de Saúde,[10] ações preventivas e restauradoras nos serviços odontológicos, mudanças no consumo de açúcar,[6] fatores socioeconômicos,[5,35] e a ampliação do conhecimento dos principais agravos em saúde bucal. Há que se relatar que levantamentos epidemiológicos realizados no Brasil, a partir de 1986, têm possibilitado o planejamento das políticas de saúde bucal, bem como das ações odontológicas.

No entanto, mesmo que a prevalência de cárie dentária tenha caído nos últimos anos, não significa que a doença não seja mais problema de saúde pública. Dentre as doenças bucais, a cárie dentária ainda é a mais comumente encontrada na população em geral.[39] Tanto nos países desenvolvidos quanto nos em desenvolvimento e subdesenvolvidos, a cárie dentária ainda é um problema de saúde pública, em particular quando acomete crianças muito novas.[44]

A figura 1.1 mostra o ceo-d médio de crianças brasileiras de 18 a 36 meses de idade e de 5 anos de idade.[10] Os dados foram retirados do SB Brasil 2003 e mostram que, na dentição decídua, há aumento do ceo-d médio com a idade, de 1,07 aos 18 aos 36 meses para 2,80 aos 5 anos de idade. Também há aumento do componente cariado e do componente obturado. O aumento do componente obturado provavelmente deve-se em função do maior acesso da criança ao tratamento odontológico, à medida que ela cresce.

Uma série de estudos transversais realizados com crianças da cidade de Diadema (SP), e conduzido por Bönecker et al.[6] ilustra este quadro de decréscimo de cárie. Grupos de crianças de 1 a 4 anos foram examinadas durante o Dia da Campanha de Vacinação Infantil, durante o período de 1997 a 2008. A figura 1.2 mostra um decréscimo da média de ceo-s (cariado, extraído, obturado por superfície) durante o período do estudo. A figura 1.2 também mostra que, quanto mais velha a criança, maior o ceo-s. O contrário ocorre em relação

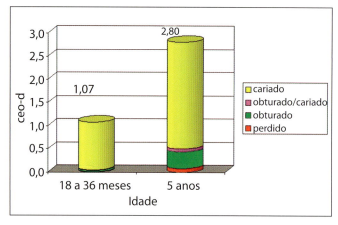

Fig. 1.1: Ceo-d em crianças brasileiras de 1 a 5 anos de idade. Fonte: Brasil, 2004a.

à porcentagem de crianças sem cárie. Há maior porcentagem de crianças sem cárie nas faixas etárias mais novas.[6] À medida que a criança cresce, aumenta o número de dentes na boca, sendo que a dentição decídua está completa em mais ou menos 2,5 anos, havendo, portanto, um maior número de dentes suscetíveis à doença. Além disso, nesta idade é que o segundo molar decíduo está na boca, que tem a maior suscetibilidade à cárie devido à superfície oclusal. Nesta época, também há evolução do padrão alimentar da criança, que evolui da amamentação para alimentos sólidos, aumentando também o contato com alimentos industrializados e açucarados.

Além das diferenças por idade, a cárie dentária permanece como um importante problema de saúde, principalmente em crianças vulneráveis economicamente.[5,35] Este fenômeno, conhecido como polarização, mostra que embora tenha havido redução da progressão e desenvolvimento da doença, algumas populações podem ser consideradas de alto risco, uma vez que não são beneficiadas com políticas e ações preventivas.[16] Comunidades vulneráveis socioeconomicamente estão com frequência associadas à alta prevalência da doença. Um dos motivos é a dificuldade de acesso ao tratamento odontológico. Ademais, a renda familiar pode afetar a aquisição de alimentos nutritivos,[40] e a aquisição de produtos de higiene bucal, que somada à falta de informações em saúde bucal, leva a uma prática de escovação dentária precária. Populações socioeconomicamente mais vulneráveis em geral são também aquelas com menos acesso a saneamento básico, serviços de saúde, moradia, educação, transporte, lazer, entre outras políticas públicas fundamentais para a qualidade de vida dos indivíduos.

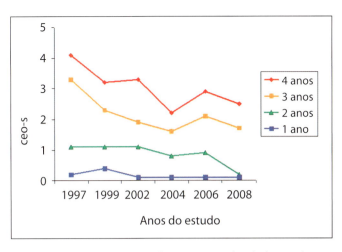

Fig. 1.2: Ceo-s em crianças de 1 a 4 anos de idade, residentes em Diadema (SP), Brasil. Fonte: Bönecker et al.[7]

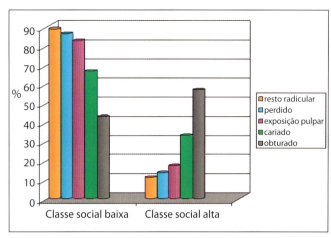

Fig. 1.3: Distribuição percentual da cárie dentária nas classes sociais baixa e alta em pré-escolares de Belo Horizonte (MG), Brasil. Fonte: Bonanato et al.[5]

Os indicadores sociais são importantes fatores relacionados à cárie dentária, como é evidenciado pelo estudo de Bonanato et al.[5] Este estudo aleatorizado e representativo foi realizado com 551 crianças de 5 anos de idade de escolas públicas e privadas de Belo Horizonte (MG) Brasil. A figura 1.3 representa a diferença de distribuição da cárie dentária entre as classes sociais alta e baixa. São apresentados os valores de ceo-d (cariado, extraído, obturado por dente), além de cavidade cariosa com exposição pulpar e resíduo radicular. Notam-se maiores valores da doença concentrados no lado esquerdo do gráfico, representado pela classe social baixa. Como pode ser observado, há valores mais altos dos componentes perdido, cariado sem e com exposição pulpar e resíduo radicular nas crianças desta classe social. Por outro lado, o componente restaurado é maior na classe social alta, mostrando que esta classe tem mais acesso ao tratamento odontológico que a classe social baixa. Este levantamento também relata uma prevalência geral de 36,1% de cárie dentária no grupo pesquisado e ceo-d médio de 1,56. A análise dos componentes do ceo mostra que o componente do ceo mais prevalente foi o cariado (1,16), seguido pelo obturado (0,34) e, por último, pelo perdido (0,06).

Novamente, observa-se que os indicadores sociais são fatores importantes que o CD deve considerar ao lidar com a cárie dentária. As populações mais vulneráveis merecem destaque especial e devem ser cuidadosamente abordadas. Embora os níveis de cárie dentária tenham diminuído na população em geral, alguns grupos menos favorecidos sofrem com mais intensidade os prejuízos da doença.

EPIDEMIOLOGIA DOS TRAUMATISMOS DENTÁRIOS

A coleta de dados para a verificação da prevalência de traumatismo dentário apresenta uma série de dificuldades, principalmente aquelas relacionadas a viés de memória. Muitas vezes, os pais não se recordam da criança ter sofrido algum tipo de traumatismo, principalmente se forem traumatismos leves. Em geral, os pais relatam casos de traumatismo mais graves, que necessitam de tratamento odontológico, como, por exemplo, fratura de esmalte e dentina, avulsão e luxação dentária.[48] Não há dados representativos de traumatismo dentário feito pelo SB Brasil 2003 (2004). Os únicos dados representativos do Brasil foram feitos pelo SB Brasil 2010 para crianças de 12 anos de idade (dados ainda não divulgados). Os dados relatados neste capítulo são de estudos epidemiológicos independentes realizados em diferentes regiões do mundo, dando ênfase ao Brasil.

A prevalência de traumatismos dentários varia muito quanto à prevalência. Tanto na dentição decídua quanto na dentição permanente, há uma grande variação de prevalências entre os estudos de diversas partes do mundo e do Brasil. No entanto, como este capítulo enfoca crianças pré-escolares, destacaremos os traumatismos dentários na dentição decídua.

A prevalência de traumatismo na dentição decídua difere entre populações e países, variando de 9,4 a 71,4% em diversos países do mundo.[1,12,25,26,49] No Brasil, a prevalência de traumatismos variou de 9,4 a 62,1%.[3,8,27,28,36,43,48] Entre outros fatores, a variabilidade de prevalências entre estudos difere pela metodologia empregada, população pesquisada, região, critérios de diagnóstico. Por exemplo, se trincas de esmalte não forem consideradas como critério diagnóstico, pela dificuldade de visualização, que muitas vezes precisa de luz, a prevalência pode ficar subestimada. Por outro lado, se trinca de esmalte for considerada um critério de diagnóstico, a prevalência pode aumentar. As fraturas radiculares também são lesões comumente subestimadas, uma vez que muitos levantamentos epidemiológicos não dispõem de radiografias, sendo o diagnóstico realizado apenas pelo exame clínico. O mesmo pode-se dizer sobre subluxação e concussão. O traumatismo refere-se à história passada da criança, e quando o levantamento é realizado, é importante que a mãe lembre-se da história de traumatismo sofrida pelo filho. Portanto, muitas mães podem não se lembrar do traumatismo, principalmente se foram lesões que não causaram fraturas evidentes. Esta variabilidade de critérios de diagnóstico pode dificultar a comparação entre os estudos e, gerando, portanto diversos valores de prevalência entre eles.

Os principais sinais de traumatismo dentário seguem determinado padrão entre os estudos epidemiológicos. A tabela 1.1 apresenta os principais tipos de traumatismos encontrados em crianças de 1 a 3 anos de idade. Os dados dessa tabela foram retirados dos estudos realizados por Viegas et al.[48] e Jorge et al.[27] Na dentição decídua, os tipos de traumatismos mais encontrados foram: fratura de esmalte, descoloração dentária, fratura de esmalte e dentina, fratura de esmalte e dentina com envolvimento pular.[27,48] Quanto ao número de dentes afetados em crianças de até 3 anos de idade encontraram-se as seguintes proporções: um dente (24,0%), dois dentes (11,8%) e de três a seis dentes (4,6%).[27] As lesões nos tecidos de suporte dos dentes são mais comuns na dentição decídua, como a avulsão e luxação, e menos comuns na dentição permanente.

Na dentição decídua, os acidentes traumáticos ocorrem com mais frequência em casa, na escola e são causados principalmente por quedas e colisões,[48] por motivos de brincadeira ou porque é a idade em que a criança está aprendendo a andar.[27] Muitas vezes, a queda pode ocorrer de lugares altos,[27] sendo importante a atenção do adulto que está cuidando da criança.

Há relatos de que os meninos sofrem mais traumatismos que as meninas, por se arriscarem mais em atividades esportivas e práticas arriscadas que possam levar ao traumatismo. No entanto, Bonini et al.[8] não encontraram esta associação. Os fatores predisponentes relacionados ao traumatismo foram: mordida aberta anterior, *overjet* ou trespasse horizontal e ausência de vedamento labial.[8]

Tabela 1.1: Prevalência dos tipos mais comuns de traumatismos dentários na dentição decídua.

Tipos de traumatismos dentários	Dentição decídua (%)
Fratura de esmalte	37,2 a 61,7
Descoloração dentária	15,7
Fratura de esmalte e dentina	5,7 a 5,9
Fratura de esmalte e dentina com envolvimento pulpar	0,6
Fratura complicada da coroa	–
Avulsão	3,7
Luxação	0,2

Fonte: Viegas et al.,[48]; Jorge et al.[27]

É preocupante saber que nem sempre os pais procuram atendimento odontológico, mesmo quando sabem que o filho sofreu traumatismo. No levantamento realizado por Viegas et al.,[48] de 112 pais que relataram que o filho tinha história de traumatismo, menos da metade (46,4%) procurou o CD. Mais de 90% dos casos de traumatismos na dentição decídua não são tratados, segundo o levantamento de Bonini et al.,[8] e uma pequena parte dos pais (4,1%) procura atendimento nas primeiras 24 horas.[27] Esses dados são preocupantes, uma vez que o atendimento imediato é fundamental para o melhor prognóstico do dente, evidenciando a falta de informações dos pais. É verdade que muitas vezes os pais podem nem ter conhecimento traumatismo dentário, caso ele ocorra em outros ambientes que não em casa. Além disso, a crença de que o "dente de leite" será substituído por outro dente "sadio" pode levar os pais a negligenciarem o tratamento do traumatismo na dentição decídua. A falta de informações sobre a necessidade e importância do tratamento pode explicar esta razão. De acordo com Viegas et al.,[48] alguns fatores podem influenciar a dificuldade de acesso ao tratamento após o traumatismo, como, por exemplo, a renda familiar, número de pessoas habitando a casa e o nível de escolaridade dos pais. A falta de tratamento das lesões traumáticas pode provocar inúmeras sequelas na criança, como a perda de espaço, interposição de língua, atresia da arcada e maloclusão. Além disso, os fatores psicológicos, que discutidos neste capítulo, também podem afetar o bem-estar e a autoestima da criança.

A vulnerabilidade social pode estar associada à maior prevalência de traumatismo dentário, como já foi observado no estudo de Jorge et al.,[27] em que houve maior prevalência de traumatismo em crianças com mais vulnerabilidade social e cujas mães têm menos anos de escolaridade (até 6 anos). Por outro lado, Bonini et al.[8] não encontraram associação entre traumatismo e indicadores socioeconômicos. De qualquer forma, as populações de nível socioeconômico mais baixo podem sofrer os prejuízos do traumatismo dentário pela falta de informações da necessidade de tratamento imediato, bem como pela dificuldade de acesso ao tratamento.

EPIDEMIOLOGIA DAS MALOCLUSÕES

A maloclusão é uma condição dentária com alta prevalência em vários países do mundo. Contudo, essa prevalência varia muito, dependendo de grupos populacionais e etnias. A prevalência de maloclusão na dentição decídua encontrada em estudos desenvolvidos em diversos países variou de 26,0 a 74,7%.[18,23,45]

No Brasil, a prevalência de maloclusão também é diversificada (Tabela 1.2). De acordo com os dados do SB Brasil 2003 (2004), a prevalência da maloclusão crianças de 5 anos de idade foi 36,46%; compreendendo 22,01% de maloclusão leve e 14,45% de maloclusão severa ou moderada.

Da mesma forma que a situação do traumatismo dentário, a grande variação nos dados de prevalência de maloclusão na dentição decídua está relacionada às diferentes metodologias usadas pelos estudos, principalmente diferenças de critérios diagnósticos. Por exemplo, dependendo do ponto de corte para *overjet*, a prevalência de maloclusão pode variar. Se um estudo considerar *overjet* de 3 mm como maloclusão, haverá determinada prevalência de maloclusão. Se o ponto de corte passar para 5 mm, muitos casos anteriormente considerados como maloclusão (3 e 4 mm) agora serão considerados como normais, havendo decréscimo da prevalência de maloclusão. O mesmo raciocínio aplica-se às outras classificações de maloclusão. Adicionalmente, há variações populacionais e étnicas que devem ser consideradas. O padrão oclusal de diversas populações tende a variar, ou seja, é de se esperar que negros, brancos, hispânicos, indígenas e outras raças tenham diferentes prevalências de maloclusão, devido às características étnicas distintas.[24] No caso de miscigenação, pode haver variações genéticas, que, em alguns casos, podem levar, por exemplo, a discrepâncias entre o tamanho dos maxilares com o tamanho do dente.

Os problemas oclusais que afetam a dentição decídua são variados. O estudo caso-controle realizado por Góis et al.[20] ilustra bem esses problemas oclusais, o que está representado pela tabela 1.3. Esse estudo avaliou os principais problemas oclusais de uma amostra representativa de crianças de 3 a 6 anos de idade de Juiz de Fora (MG). A tabela 1.3 mostra a prevalência percentual dos tipos de maloclusões encontrados. Os problemas mais prevalentes foram: trespasse horizontal aumentado (66,0%), mordida aberta anterior (29,0%), relação do canino decíduo em distoclusão (31,7%), relação terminal de molares em plano reto (40,3-44,7%) e em degrau mesial (43,3-47,3%). Observou-se uma diversidade de problemas oclusais, sendo que seus principais fatores predisponentes foram os hábitos de sucção não nutritivos e o uso de chupetas. O tempo de uso da chupeta também esteve associado ao desenvolvimento de maloclusão. Crianças que usavam chupeta após os 2 anos de idade tiveram quase 15 vezes mais chance de ter maloclusão que aquelas que não usaram. Além disso, crianças que respiravam pela boca tiveram, em média, 11 vezes mais chance de desenvolver maloclusão, comparadas com os respiradores nasais.[20] Outros fatores que podem estar associados à ocorrência de maloclusão são sucção de dedo e hipertrofia adenoideana.[31]

Tabela 1.2: Prevalência de maloclusão na dentição decídua em crianças brasileiras.

Autor (ano)	Amostra	Idade (anos)	Prevalência (%)
Frazão et al. (2002)	985	5 a 12	48,9
Katz et al. (2004)	330	3	49,7
SB Brasil, 2003 (2004)	26,641	5	36,4
Leite Cavalcanti et al. (2007)	342	3 a 5	87,0
da Silva Filho et al. (2007)	2,016	3 a 6	73,2

Tabela 1.3: Prevalência dos tipos de maloclusões de crianças pré-escolares de Juiz de Fora (MG) Brasil.

Maloclusão	Prevalência (%)
Trespasse horizontal (*overjet*)	
Normal	66,0
Aumentado	30,3
Topo a topo	2,3
Negativo (mordida cruzada anterior)	1,4
Trespasse vertical (*overbite*)	
Normal	66,7
Aumentado	2,7
Topo a topo	1,6
Negativo (mordida cruzada anterior)	29,0
Mordida aberta anterior	
Não	71,0
Sim	29,0
Mordida cruzada posterior	
Não	82,0
Unilateral esquerda	5,7
Unilateral direita	8,3
Bilateral	4,0
Canino decíduo direito	
Neutro-oclusão (Classe I)	64,0
Mésio-oclusão (Classe III)	4,3
Disto-oclusão (Classe II)	31,7
Canino decíduo esquerdo	
Neutro-oclusão (Classe I)	67,7
Mésio-oclusão (Classe III)	6,0
Disto-oclusão (Classe II)	26,3
Plano terminal distal direito	
Reto	44,7
Degrau mesial	43,3
Degrau distal	12,0
Plano terminal distal esquerdo	
Reto	40,3
Degrau mesial	47,3
Degrau distal	12,3
Total	100

Fonte: Góis et al.[20]

A prevenção ainda é o método mais eficaz para evitar a ocorrência de maloclusão na dentição decídua. A cárie dentária pode estar relacionada à ocorrência de maloclusão, devido à perda dentária precoce ou a cavidades cariosas que causam a perda do contato proximal. Os hábitos de sucção não nutritivos também podem influenciar no padrão de crescimento craniofacial. Uma vez instalada a maloclusão, resta à criança o tratamento ortodôntico para corrigir o problema. O preocupante é que muitas famílias não têm acesso ao tratamento ortodôntico, o que pode afetar a autoestima e a qualidade de vida da criança e das famílias, como discutido na tabela 1.3.

REPERCUSSÕES DAS CONDIÇÕES BUCAIS NA QUALIDADE DE VIDA DA POPULAÇÃO INFANTIL

Atualmente, o direcionamento das pesquisas que abordam os problemas bucais vai além da busca de associação dessas alterações com fatores predisponentes e de risco. Tem também havido uma preocupação crescente em investigar a repercussão dos problemas bucais na qualidade de vida das pessoas, relacionando-os às limitações funcionais, bem-estar emocional e social.[21] A figura 1.4 mostra a associação entre os problemas bucais, que

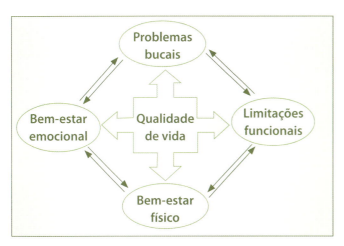

Fig. 1.4: Fluxograma representativo dos fatores relacionados à saúde bucal e suas relações com a qualidade de vida.

resultam em limitações funcionais (consequências biológicas), afetando o bem-estar emocional e social. Estes fatores se inter-relacionam para influenciar a qualidade de vida do indivíduo. Neste tópico, será discutido como as doenças bucais podem repercutir na qualidade de vida da criança e de seus familiares.

Embora não sejam fatais, as doenças bucais podem afetar a qualidade de vida dos indivíduos, pois elas podem interferir na alimentação, no sono, na fala, na comunicação, na interação social, na autoestima dos indivíduos, no bem-estar físico e emocional, acarretando dificuldades nas suas atividades diárias e trazendo prejuízos à qualidade de vida.[38]

A cárie dentária é a causa primária de dor de dente e da perda dentária.[38] Além da cárie dentária, a dor também pode ser causada pelo traumatismo dentário. A intensidade e frequência da dor podem afetar a qualidade de vida da criança, através das suas consequências, tais como: a criança pode sentir dificuldades de mastigar, interferindo na sua alimentação;[2] a criança pode ter dificuldade de dormir, brincar ou pode até mesmo faltar à escola;[35] e também pode causar dificuldades de higienizar os dentes, sendo assim, a criança pode parar de escovar os dentes para que a dor cesse. Em consequência à ausência na escola, a cárie pode afetar o rendimento escolar da criança, além de afetar a relação interpessoal com outras crianças.

Tanto a cárie dentária quanto o traumatismo dentário e a maloclusão podem estar associados a problemas estéticos. Problemas estéticos podem causar desconforto, baixa autoestima, constrangimento ao sorrir e dificuldades de se relacionar com os outros, repercutindo no bem-estar físico e emocional da criança.[15] Para a maloclusão, o principal problema percebido é estético. Dentes mal posicionados também podem causar uma série de limitações funcionais, como, por exemplo, problemas periodontais, perdas dentárias ou distúrbios na função oral, levando a problemas na mastigação, deglutição e fonação.[42] A criança com maloclusão pode se constranger para sorrir e para conversar com outras crianças, o que afeta suas relações sociais. Frequentemente, crianças com maloclusão podem ser alvos de apelidos na escola em função da posição dentária, o que favorece o isolamento social da criança com maloclusão.[32] As repercussões psicossociais negativas relacionados à estética facial e dentária podem causar grande impacto nas atividades diárias de crianças em fase escolar, afetando sua estabilidade emocional e, por conseguinte, sua qualidade de vida.[34]

Para os pais, a presença de cárie e de dor de dente no filho pode fazer com que eles faltem ao trabalho para levar a criança ao CD. Geralmente, as mães responsabilizam-se por cuidar da saúde da criança, por isso suspendem suas atividades domésticas e, até mesmo, os cuidados com os outros irmãos para se dedicarem integralmente à criança com dor. Os pais de crianças com traumatismo dentário, quando cientes do problema, também podem ser afetados emocionalmente, tanto pelo problema estético quanto pelo acidente em si.

Para os pais, a maloclusão parece ser um problema bucal mais preocupante do que outras condições bucais,[34] como a cárie dentária, por exemplo. Talvez a crescente demanda pelo tratamento ortodôntico possa levar os pais a acreditarem que toda criança deve ser tratada ortodonticamente. No entanto, a necessidade sentida pelos pais pelo tratamento ortodôntico pode ser passada aos filhos. Se os pais sentem necessidade do tratamento ortodôntico para o filho, muitas vezes, podem transmitir esta insatisfação para a criança, que passa a perceber seu problema bucal de forma prejudicial, repercutindo assim na sua qualidade de vida.

APLICABILIDADE DOS INSTRUMENTOS EPIDEMIOLÓGICOS AO MENSURAR A QUALIDADE DE VIDA DAS CRIANÇAS

A maioria das pesquisas científicas desenvolvidas com crianças e adolescentes, envolvendo os problemas bucais, limita-se a abordar os aspectos biológicos ligados a diagnóstico, fatores de risco e tratamento. Aspectos psicossociais dos indivíduos acometidos por tais problemas são, ainda, pouco explorados. Sabe-se, portanto, que para o sucesso de qualquer intervenção é muito importante uma visão integral da criança e uma abordagem preventiva das doenças bucais, baseada no seu crescimento e desenvolvimento físico, psíquico, emocional e social. Assim, esforços devem ser direcionados para aprofundar o conhecimento sobre as repercussões que as condições bucais podem ter na qualidade de vida das crianças.

Até hoje, alguns instrumentos desenvolvidos com o intuito de avaliar o impacto das doenças bucais na qualidade de vida de crianças já se encontram validados e, portanto, disponíveis para serem usados no Brasil: Child-OIDP (*Child-Oral Impacts on Daily Performance* – Impacto da Saúde Oral no Desempenho Diário de Crianças), ECOHIS (*Early Childhood Oral Health Impact Scale* – Escala de Impacto da Saúde Oral em Crianças Pequenas), COHQoL (*Child Oral Health Quality of Life Questionnaire* – Medidas de Saúde Oral relacionado à Qualidade de Vida em Crianças) – para 8-10 anos e 11-14 anos, CPQ (*Child Perception Questionnaire* – Questionário de Percepção Infantil).[13,21,33,46,47] Geralmente, esses instrumentos são questionários estruturados, voltados a crianças de diversas faixas etárias. A aplicação destes questionários em crianças é capaz de fornecer dados sobre a relação entre saúde bucal e sintomas bucais de crianças, as limitações funcionais, bem-estar emocional e social. Para crianças pré-escolares, o ECOHIS tem sido o instrumento mais usado.[37,46]

Também existem questionários desenvolvidos especialmente para buscar a percepção dos pais, que também são usados para avaliar o impacto dos problemas bucais da criança na vida da família.[32,37,47]

Os instrumentos validados são importantes para ajudar o odontopediatra a entender melhor a influência da saúde bucal na qualidade de vida das crianças.[32] Nem sempre a percepção do CD sobre a necessidade de tratamento reflete a percepção do próprio paciente. Em geral, o profissional tende a considerar a necessidade de tratamento baseado nos indicadores clínicos da doença, enquanto os indicadores de qualidade de vida mostram se o paciente percebe a sua condição bucal como um problema real. As medidas de saúde bucal relacionadas à qualidade de vida são fundamentais para a elaboração de um planejamento clínico que considere também a percepção e a necessidade sentida pelo paciente. Baseado em tal conhecimento, pode-se propor políticas públicas de promoção de saúde visando melhorar a qualidade de vida das crianças e, consequentemente, de suas famílias.

REFERÊNCIAS

1. Al-Majed I, Murray JJ, Maguire A. Prevalence of dental trauma in 5-6 and 12-14 year-old boys in Riyadh, Saudi Arabia. Dent Traumatol 2001; 17:153-158.
2. Barrêtto, E. P.; Ferreira, E. F.; Pordeus, I. A. Evaluation of toothache severity in children using a visual analogue scale of faces. Pediatr Dent 2004; 26:485-491.
3. Bijella MF, Yared FN, Bijella VT, Lopes ES. Occurrence of primary incisor traumatism in Brazilian children: a house-by-house survey. ASDC J Dent Child 1990; 57:424-427.
4. Block KV, Coutinho ESF. Fundamentos da Pesquisa Epidemiológica. In: Medronho RA, Block KV, Luiz RR, Werneck Gl. Epidemiologia. São Paulo: Atheneu, 2ª ed. 2009; p.173-180.
5. Bonanato K, Pordeus IA, Moura-Leite FR, Ramos-Jorge ML, Vale MP, Paiva SM. Oral disease and social class in a random sample of five-year-old preschool children in a Brazilian city. Oral Health Prev Dent 2010; 8:125-132.
6. Bönecker M, Cleaton-Jones P. Trends in dental caries in Latin American and Caribbean 5-6 and 11-13 year-old children: a systematic review. Community Dent Oral Epidemiol 2003; 3:152-157.
7. Bönecker M, Ardenghi TM, Oliveira LB, Sheiham A, Marcenes W. Trends in dental caries in 1-4 year-old children in a Brazilian city between 1997 and 2008. Int J Paediatr Dent 2010; 20:125-131.
8. Bonini GAVC, Marcenes W, Oliveira LB, Sheiham A, Bönecker M. Trends in the prevalence of traumatic dental injuries in Brazilian preschool children. Dent Traumatol 2009; 25:594-598.
9. Brasil. Ministério da Saúde, Secretaria de Atenção à Saúde, Departamento de Atenção Básica, Coordenação Nacional de Saúde. Projeto SB Brasil 2003: condições de saúde bucal da população brasileira 2002-2003, 2004.
10. Brasil. Ministério da Saúde. Secretaria de Atenção à Saúde. Departamento de Atenção Básica. Série técnica: desenvolvimento de Sistemas e Serviços de Saúde. A Política Nacional de Saúde Bucal do Brasil: registro de uma conquista histórica. 70 p. Brasília, Mistério da Saúde, 2006.
11. Brasil. Ministério da Saúde, Secretaria de Atenção à Saúde, Departamento de Atenção Básica, Coordenação Nacional de Saúde. Pesquisa Nacional de Saúde Bucal – 2010. Nota para a Imprensa, 2010. Disponível em: < http://www.mrchip.com.br/mrchip/angelo/resultados.htm>
12. Carvalho JC, Vinker F, Declerck D. Malocclusion, dental injuries and dental anomalies in the primary dentition of Belgian children. Int J Paediatr Dent 1998; 8:137-141.
13. Castro RA, Cortes MI, Leão AT, Portela MC, Souza IP, Tsakos G, Marcenes W, Sheiham A. Child-OIDP index in Brazil: cross-cultural adaptation and validation. Health Qual Life Outcomes 2008; 6:68.
14. Cleaton-Jones P, Bönecker M. Dental caries trends in 5 to 6-year-old and 11 to 13-year-old children in three UNICEF designated regions-Sub Saharan Africa, Middle East

and North Africa, Latin America and Caribbean: 1997-2004. Int Dent J 2006; 56:294-300.
15. Côrtes MI, Marcenes W, Sheiham A. Impact of traumatic injuries to the permanent teeth on the oral health-related quality of life in 12-14-year-old children. Community Dent Oral Epidemiol 2002; 30:193-198.
16. Cury JA, Tenuta LMA, Ribeiro CCC, Paes Leme AF. The importance of fluoride dentifrice to the current dental caries prevalence in Brazil. Braz Dent J 2004; 15:167-174.
17. da Silva Filho OG Santamaria M Jr, Capelozza Filho L. Epidemiology of posterior crossbite in the primary dentition. J Clin Pediatr Dent 2007; 32:73-78.
18. Dhar V, Jain A, Van Dyke TE, Kohli A. Prevalence of gingival diseases, malocclusion and fluorosis in school-going children of rural areas in Udaipur district. J Indian Soc Pedod Prev Dent 2007; 25:103-105.
19. Frazão P, Narvai PC, Latorre MRDO, Castellanos RA. Prevalência de oclusopatia na dentição decídua e permanente de crianças na cidade de São Paulo, Brasil, 1996. Cad. Saúde Pública 2002; 18:1197-1205.
20. Góis EG, Ribeiro-Júnior HC, Vale MPP, Paiva SM, Serra-Negra JMC, Ramos-Jorge ML, Pordeus IA. Influence of nonnutritive sucking habits, breathing pattern and adenoid size on the development of malocclusion. Angle Orthodontist 2008; 78:647-654.
21. Goursand D, Paiva SM, Zarzar PM, Ramos-Jorge ML, Cornacchia GM, Pordeus IA, Allison PJ. Cross-cultural adaptation of the Child Perceptions Questionnaire 11-14 (CPQ11-14) for the Brazilian Portuguese language. Health Qual Life Outcomes 2008; 6:2.
22. Goursand D, Paiva SM, Zarzar PM, Pordeus IA, Grochowski R, Allison PJ. Measuring parental-caregiver perceptions of child oral health-related quality of life: psychometric properties of the Brazilian version of the P-CPQ. Braz Dent J 2009; 20:169-174.
23. Grabowski R, Stahl F, Gaebel M, Kundt G. Relationship between occlusal findings and orofacial myofunctional status in primary and mixed dentition. Part I: Prevalence of malocclusions. J Orofac Orthop 2007; 68:26-37.
24. Johe RS, Steinhart T, Sado N, Greenberg B, Jing S. Intermaxillary tooth-size discrepancies in different sexes, malocclusion groups, and ethnicities. Am J Orthod Dentofacial Orthop 2010; 138:599-607.
25. Jones ML, Mourino AP, Bowden TA. Evaluation of occlusion, trauma, and dental anomalies in African-American children of metropolitan Headstart programs. J Clin Pediatr Dent 1993; 18:51-54.
26. Jones SG, Nunn JH. The dental health of 3-year-old children in east Cumbria 1993. Community Dent Health 1995; 12:161-166.
27. Jorge KO, Moysés SJ, Ferreira EF, Ramos-Jorge ML, Zarzar PMPA. Prevalence and factors associated to dental trauma in infants 1-3 years of age. Dental Traumatol 2009; 25:185-189.
28. Kramer PF, Zembruski C, Ferreira SH, Feldens CA. Traumatic dental injuries in Brazilian preschool children. Dent Traumatol 2003; 19:299-303.
29. Katz CR, Rosenblatt A, Gondim PP. Nonnutritive sucking habits in Brazilian children: effects on deciduous dentition and relationship with facial morphology. Am J Orthod Dentofacial Orthop 2004; 126:53-57.
30. Leite-Cavalcanti A, Medeiros-Bezerra PK, Moura C. Breast-feeding, bottle-feeding, sucking habits and malocclusion in Brazilian preschool children. Rev Salud Publica 2007; 9:194-204
31. Linder-Aronson S. Effects of adenoidectomy on dentition and nasopharynx. Am J Orthod 1974; 65:1-15.
32. Marques LS, Pereira LJ, Pordeus IA, Paiva SM, Ramos-Jorge ML. Aesthetic impact of malocclusions in the daily living of Brazilian adolescents. J Orthod 2009; 36:152-159.
33. Martins MT, Ferreira FM, Oliveira AC, Paiva SM, Vale MP, Allison PJ, Pordeus IA. Preliminary validation of the Brazilian version of the Child Perceptions Questionnaire 8-10. Eur J Paediatric Dent 2009; 10:1-6.
34. Martins CC, Feitosa NB, Vale MP, Paiva SM. Parents' perceptions of oral health conditions depicted in photographs of anterior permanent teeth. Eur J Paediatric Dent 2010; 11 (4):203-209.
35. Moura-Leite FR, Ramos-Jorge ML, Bonanato K, Paiva SM, Vale MP, Pordeus IA. Prevalence, intensity and impact of dental pain in 5-year-old preschool children. Oral Health Prev Dent 2008; 6:295-301.
36. Oliveira LB, Marcenes W, Ardenghi TM, Sheiham A, Bönecker M. Traumatic dental injuries and associated factors among Brazilian preschool children. Dent Traumatol 2007; 23:76-81.
37. Pahel BT, Rozier RG, Slade GD. Parental perceptions of children's oral health: the Early Childhood Oral Health Impact Scale (ECOHIS). Health Qual Life Outcomes 2007; 5:6.
38. Patel RR, Tootla R, Inglehart MR. Does oral health affect self perceptions, parental ratings and video-based assessments of children's smiles? Community Dent Oral Epidemiol 2007; 35:44-52.
39. Peres MA, Peres KG, Antunes JLF, Junqueira SR, Frazão P, Narvai PC. The association between socioeconomic development at the town level and the distribution of dental caries in Brazilian children. Rev Panam Salud Publica 2003; 14:149-157.
40. Peretz B, Ram D, Azo E, Efrat Y. Preschool caries as an indicator of futures caries: a longitudinal study. Pediatr Dent 2003; 25:114-118.
41. Pordeus IA, Paiva SM, Oliveira AC. Epidemiology. In: Rode SM, Dias KRHC, França CM. Handbook of Scientific Methodology: a guide for the dental researcher. São Paulo: Imprensa Científica; 2009. p.36-47.
42. Proffit WR, Fields-Junior HW. A etiologia dos problemas ortodônticos. In: Proffit WR, Fields-Junior HW, Sarver DM. Ortodontia contemporânea. 4.ed. Rio de Janeiro: Elsevier, 2008. Cap.5, p.105-134.
43. Robson F, Ramos-Jorge ML, Bendo CB, Vale MP, Paiva SM, Pordeus IA. Prevalence and determining factors of traumatic injuries to primary teeth in preschool children. Dent Traumatol 2009; 25:118-122.

44. Scavuzzi AIF, Caldas Júnior AF, Couto GBL, Vasconcelos MMBV, Soares RPF, Valença PAM. Longitudinal study of dental caries in Brazilian children aged from 12 to 30 months. Int J Paediatr Dent 2007; 17:123-128.
45. Stahl F, Grabowski R. Malocclusion and caries prevalence: is there a connection in the primary and mixed dentitions? Clin Oral Investig 2004; 8:86-90.
46. Tesch FC, Oliveira BH, Leão A. Equivalência Semântica da versão em português do instrumento Early Childhood Oral Health Impact Scale. Cad. Saúde Pública 2008; 24:1897-1909.
47. Torres CS, Paiva SM, Vale MP, Pordeus IA, Ramos-Jorge ML, Oliveira AC, Allisson PJ. Psychometric properties of the Brazilian version of the Child Perceptions Questionnaire (CPQ11-14) – short forms. Health and Qual of Life Outcomes 2009; 7:43.
48. Viegas CM, Scarpelli AC, Carvalho FM, Pordeus IA, Paiva SM. Predisposing factors for traumatic dental injuries in Brazilian preschool children. Eur J Paediatr Dent 2010; 11:59-65.
49. Zadik D. A survey of traumatized primary anterior teeth in Jerusalem preschool children. Community Dent Oral Epidemiol 1976; 4:149-151.

Capítulo 2

Paradigmas do Atendimento de Crianças no Contexto da Saúde Pública Brasileira

Ana Maria Gondim Valença, Marcos Antônio Albuquerque de Senna, Lucianne Cople Maia

INTRODUÇÃO

Historicamente, os movimentos de transformação das práticas sanitárias acontecem em decorrência da maneira como o Estado responde, por intermédio de ações na área da saúde, às mudanças sociais, às necessidades e aos problemas de saúde da população. Desta maneira, o campo da saúde de um país está diretamente relacionado aos contextos sócio-político-culturais de cada época.[32] Por este motivo, também a garantia do direito à saúde do grupo populacional infantojuvenil resulta de diferentes fatores de ordem política, socioeconômica, jurídica, cultural, ambiental e não exclusivamente de uma dimensão física e/ou biológica.[22] Ao longo dos anos, ocorreram mudanças expressivas na forma de compreender como e por que as pessoas adoecem e de como interferir nos fatores etiológicos das principais morbidades. Paradigmas ou modelos diferentes (pressupostos que norteiam determinado campo ou área de conhecimento) foram paulatinamente incorporados à saúde pública, a fim de se alcançar melhores condições de saúde e de vida para a população. Com o objetivo de que se compreenda melhor este processo, no presente capítulo, são abordadas as formas de atenção em saúde bucal direcionadas às crianças brasileiras, enfatizando, no âmbito da saúde pública, como ao longo das décadas foram concebidas e implementadas ações, estratégias, programas e políticas para a população infantil em nosso país.

EVOLUÇÃO DA ODONTOLOGIA NA ASSISTÊNCIA PÚBLICA A CRIANÇAS BRASILEIRAS

As Primeiras Experiências e o Sistema Incremental

Em se tratando da Odontologia, esta se inseriu na assistência pública, quando, em 1912, aconteceu a primeira experiência com a fundação das Clínicas Dentárias Escolares, por Baltazar Vieira de Melo, em São Paulo.[12] Deste momento até 1952, o atendimento destinado aos estudantes efetivava-se de forma rudimentar, evidenciando-se a necessidade de planejamento e avaliação da atenção ofertada, reproduzindo no serviço público o mesmo tipo de atendimento proporcionado nos consultórios particulares.[41]

Naquela época, o Sistema Incremental era o modelo assistencial em saúde bucal vigente no país, sinônimo do tipo de atendimento prestado pela Fundação Serviço Especial de Saúde Pública (Fundação SESP), órgão responsável pela assistência à saúde da população desde a década de 1950 e financiado pelo governo norteamericano.

Anteriormente ao Sistema Incremental, a prestação de serviços odontológicos à população infantil era oferecida pela livre demanda (busca aos serviços odontológicos vinculados às necessidades individuais), este modelo propunha-se a ofertar atenção odontológica de forma diferencial, programada e sistemática.[30] Sua programação era atender às necessidades acumuladas da população definida, até o tratamento completo, para posterior controle. Ainda que o Sistema Incremental tenha sido formulado para ser aplicado em quaisquer populações, tornou-se uma estratégia de assistência aos estudantes de 6 a 14 anos de idade. Esta faixa etária foi selecionada por possuir uma incidência mais expressiva de cárie com lesões em fase inicial e por, na maioria das vezes, dispor de um grupo constante para atendimento. Uma outra razão para que o atendimento odontológico fosse direcionado aos estudantes era a tentativa de bloquear a cadeia epidemiológica, utilizando a prevenção ou proporcionando tratamento nas fases iniciais da doença, com o intuito de impedir seu agravamento e evitar os gastos mais expressivos que se fariam necessários para intervenções em lesões mais complexas.[38] As ações preventivas do Sistema Incremental limitavam-se à fluoretação da água de abastecimento ou, quando este recurso não estava disponível para a população, à recomendação de aplicações tópicas de fluoreto de sódio a 2% nas crianças com idades de 7, 10 e 13 anos. Portanto, o modelo, mesmo sendo caracterizado como misto (preventivo-curativo), enfatizava o aspecto restaurador, colocando em segundo plano as estratégias educativas e preventivas, restringindo-se elas às aplicações tópicas de flúor.

A partir da afirmação de que, ao prevenir a cárie na infância, as pessoas estariam protegidas desta doença na vida adulta, foi justificada a implementação deste modelo e continuada à assistência odontológica em estudantes.[40]

Em síntese, a atenção às crianças proporcionada pelo Sistema Incremental não resultou em redução no índice de cárie dos estudantes abrangidos pelo programa, como pretendia seu objetivo inicial, havendo tão somente a substituição dos elementos cariados pelos restaurados – mantendo-se o valor final do índice CPOD.[30]

É importante mencionar que a importação do modelo do sistema incremental americano de atenção às minorias para tentar resolver os problemas brasileiros resultou na inexistência de formulação de estratégias universais para atingir toda a população. Isto ocorreu porque o Sistema Incremental no Brasil direcionou-se exclusivamente para os estudantes de 6 a 14 anos de idade e não para o conjunto da população brasileira exposta ao risco de adoecer, fato que revela caráter excludente deste modelo.[26]

Este cenário fez com que a prestação de serviços odontológicos fosse ofertada a uma pequena parcela de brasileiros, não levando em consideração o quadro epidemiológico e as condições de vida da população.

A exclusão de grande parte da população da atenção em saúde bucal provida pelo sistema público resultou no acúmulo de necessidades odontológicas, evidenciando-se que era imperativo o desenvolvimento e expansão de uma modalidade assistencial para os contingentes populacionais excluídos pelo modelo médico-assistencial privatista (centrado nas necessidades individuais de saúde das pessoas com assistência direcionada prioritariamente à doença).

A Década de 1980: A Criação do Sistema Único de Saúde (SUS) e as Ações e Programas em Saúde Bucal

Uma mudança de paradigma no campo da saúde ocorreu no final de década de 1980, com a promulgação da Constituição Federal, no ano de 1988. A partir deste momento, o acesso universal da população aos serviços de saúde foi garantido legalmente.[26,27]

Consideramos importante mencionar os preceitos constitucionais – presentes na Constituição Federal – que nortearam a construção do Sistema Único de Saúde (SUS), em especial seus princípios doutrinários.

- **universalidade**: garantia de atenção à saúde por parte do sistema, a todo e qualquer cidadão.
- **equidade**: assegurar ações e serviços de todos os níveis, de acordo com a complexidade que cada caso requeira, sem privilégios e sem barreiras.
- **integralidade**: conjunto articulado e contínuo das ações e serviços preventivos e curativos, individuais e coletivos, exigidos para cada caso em todos os níveis de complexidade do sistema.

Com a universalização, o Sistema Único de Saúde (SUS) tornou-se 100% responsável pelo atendimento de 120 milhões de brasileiros, dos quais 60 milhões eram, antes da Constituição de 1988 e da reforma do SUS, indigentes sanitários, uma vez que dependiam de uma Santa Casa ou de uma eventual estrutura municipal estatal. Isto implicou em uma inclusão abrupta de 60 milhões de pessoas na cidadania sanitária.[1] Nesta perspectiva, responder pela atenção deste contingente populacional e pelas suas expressivas demandas de saúde bucal constituiu-se em um desafio, o qual permanece até os dias atuais.

Neste contexto, ressaltamos que, muito embora, antes da criação do SUS, a população infantil, em particular os estudantes, fosse o público-alvo de programas de saúde bucal, estas ações eram pontuais, possuíam como ênfase a dimensão restauradora e não proporcionaram a redução da prevalência de cárie.

No ano de promulgação da Constituição, foi implementado pelo INAMPS o Programa Nacional de Controle da Cárie Dentária com o Uso de Selantes e Flúor (PNCCSF). As ações previstas neste programa levaram em consideração a situação de saúde bucal revelada com a publicação, em 1988, do "Levantamento Epidemiológico em Saúde Bucal: Brasil Zona Urbana, 1986". Contudo, o PNCCSF, ao ser planejado e implementado centralizadamente, causou prejuízo aos cofres públicos,[43] uma vez que, mediante a aquisição de grandes lotes de selantes, e da distribuição por todo o país, sem que, associado a isto ocorresse normatização, não houve a implantação desta estratégia de forma consequente, por meio de critérios técnicos de indicação e de prioridade.

Já em 1989, realizou-se o "Fórum Internacional de Saúde Bucal", sendo os painéis e conferências, nele apresentados, editados pelo Ministério da Saúde/Divisão Nacional de Saúde Bucal (DNSB), na forma do Documento Técnico nº 20.[3] Este documento, ao abordar o tema do uso tópico do fluoreto, no Brasil, destacou severidade do quadro epidemiológico da doença cárie no país, ressaltando que, na tentativa de equacioná-lo, foi aprovada, inicialmente, uma Política Nacional de Saúde Bucal, cujo primeiro objetivo específico seria o de reduzir, em 50%, os índices de cárie dentária em crianças e adolescentes, nos anos seguintes. Visando a concretização deste objetivo, a DNSB criou o Programa Nacional de Prevenção da Cárie Dentária (PRECAD), baseado em duas linhas preventivas principais:[4] a fluoretação da água de consumo; a aplicação tópica de gel de flúor fosfato acidulado (FFA), em crianças de 6 a 12 anos de idade.

Em se tratando da aplicação tópica de fluoretos, duas foram as estratégias prioritárias preconizadas no âmbito da saúde pública:
• utilização do gel fluoretado;
• o uso dos bochechos com fluoreto de sódio.[3]

Quanto a está última estratégia, é ressaltado que a eficácia dos bochechos fluoretados na redução da prevalência de cárie está relacionada à estruturação das escolas e à permanência das crianças em aula o ano todo, sem interrupções ou ausências significativas.

Ainda em 1989, a DNSB formulou o "Programa de Saúde Bucal 0-17 anos", para os anos de 1990 e 1991,[5] do qual fazia parte o Projeto "Ministério da Criança", que objetivava a expansão de cobertura da fluoretação da água de abastecimento pública e intensificava o emprego de métodos tópicos de uso do fluoreto, onde, neste último, pretendia cobrir 4 milhões de crianças de 6 a 12 anos de idade. Outra meta do programa era ofertar escovas dentais e dentifrícios fluoretados para 24 milhões de crianças em idade escolar.

Ressalta-se que estes programas federais na área de saúde bucal foram definidos em absoluta contraposição à unificação e descentralização do sistema de saúde que, naquele contexto, passavam a se constituir em exigência claramente fixada pela Constituição da República promulgada em 1988.[28]

Com o Governo Collor, nova direção assume a DNSB, extinguindo-se o PRECAD. É então lançado o "Programa Nacional de Controle da Cárie pelo Método de Fluoretação do Sal".[6] Em 1992, como resultado da Reforma Administrativa Federal, a DNSB foi rebaixada à condição de Coordenadoria de Saúde Bucal do Ministério da Saúde, reduzindo sua autonomia para a formulação de políticas públicas em saúde bucal.

Nos anos 1990, o espaço escolar passou a ser questionado como um local exclusivo do atendimento em saúde bucal. A partir desta reflexão, foi iniciada uma discussão de outras perspectivas e estratégias de organização do trabalho odontológico. Novos conhecimentos técnicos e científicos relativos às doenças bucais e às formas de intervenção nestas condições patológicas, transformações ocorridas na distribuição e na manifestação das doenças, bem como aos métodos alternativos de planejamento em saúde aplicados à realidade odontológica, permitiram outras propostas e modelos de organização da atenção em saúde bucal para além do espaço escolar.[12]

Percebe-se, então, que este processo de mudança tem origem a partir da reflexão da necessidade de ruptura de modelos de saúde que ao longo dos anos produziram intervenções limitadas na qualidade de vida das pessoas.[14]

Com as informações trazidas até o momento, constata-se que a saúde brasileira passou por muitas mudanças ao longo das décadas, sendo a principal delas a criação do Sistema Único de Saúde (SUS), em 1988, com o objetivo de possibilitar acesso mais democrático às ações e aos serviços de saúde.

Este movimento implicou na forma em que o Estado atuou na priorização de políticas de saúde, financiamento, entre outras.[14]

Os procedimentos coletivos em Odontologia

Um passo importante, quanto à valorização de medidas preventivas, no âmbito coletivo, deu-se no ano 1991, com o financiamento, pelo Sistema Único de Saúde, de procedimentos coletivos em Odontologia,[7] sendo algumas delas listadas e descritas no quadro 2.1.

Quadro 2.1: Procedimentos coletivos em Odontologia financiados pelo SUS nos anos 1990.[7]

Medida Preventiva	Descrição
Exame epidemiológico	Levantamento epidemiológico anual objetivando mensurar alterações no quadro epidemiológico das doenças bucais, no público-alvo.
Educação em saúde	Atividades educativas trimestrais que enfatizem os cuidados com a saúde bucal.
Bochechos fluoretados	Aplicações semanais de fluoreto de sódio a 0,2%, pelo período de um ano, com no mínimo 25 aplicações.
Higiene bucal supervisionada	Evidenciação de placa e escovação supervisionada com dentifrício fluoretado, com frequência trimestral, pelo período de um ano, fornecendo a cada participante, por ocasião da realização deste procedimento, uma escova de dentes e um tubo de creme dental fluoretado, de 100 ou 90 gramas.
Terapêutica intensiva com flúor	Aplicação de gel fluoretado em sessões consecutivas.

A Estratégia Saúde da Família (ESF) e o Cuidado em Saúde Bucal

A partir de 1994, com a implantação do Programa de Saúde da Família (PSF) – atualmente denominado Estratégia Saúde da Família (ESF), a porta de entrada para a atenção odontológica ficou a cargo da atenção básica, caracteriza-se este nível por um conjunto de ações de saúde, no âmbito individual e coletivo, que abrangem a promoção e a proteção da saúde, a prevenção de agravos, o diagnóstico, o tratamento, a reabilitação e a manutenção da saúde [25].

A Atenção Básica, ao considerar o sujeito em sua singularidade, na complexidade, na integralidade e na inserção sociocultural, busca a promoção de sua saúde, a prevenção e o tratamento de doenças e a redução de danos ou de sofrimentos que possam comprometer suas possibilidades de viver de modo saudável.[10]

Um aspecto fundamental para efetivação da Atenção Básica é a promoção de saúde, que é uma estratégia de articulação transversal que objetiva a melhoria na qualidade de vida e a redução da vulnerabilidade e dos riscos à saúde, por meio da construção de políticas públicas saudáveis, que levem a população a ter melhorias no modo de viver: condições de trabalho, habitação, educação, lazer, cultura, acesso a bens e serviços essenciais. Nesta perspectiva, a atenção odontológica ofertada às crianças tem evoluído de um enfoque curativo dos problemas bucais para um olhar mais dinâmico dos determinantes do processo saúde-doença. Este aspecto será abordado mais adiante, ao serem discutidos os "modelos" de atenção em saúde bucal.

No entanto, neste momento, é oportuno ressaltar que as repercussões nessa mudança de atitude (p. ex., compreensão e intervenção nos determinantes sociais e não apenas biológicos; ênfase no processo educativo em saúde bucal; busca da atenção integral e resolutiva) fazem com que medidas e estratégias de atenção odontológica sejam preconizadas precocemente para evitar e/ou diminuir as sequelas dos principais problemas que afetam a saúde bucal da população. A atenção odontológica em idades precoces torna-se, dessa forma, uma estratégia importante na redução das sequelas das doenças bucais mais prevalentes e do custo do tratamento destas.[19]

A atenção básica, portanto, passou a assumir um papel fundamental na efetivação da atenção em saúde universal, integral e resolutiva dentro do SUS, tendo como principais ferramentas:[10]

- **o planejamento em saúde**: cria a possibilidade de se compreender a realidade, os principais problemas e necessidades da população, permitindo a análise desses problemas e a busca na elaboração de propostas capazes de solucioná-los, resultando em um plano de ação. Para o planejamento das atividades de Saúde Bucal na Atenção Básica, é necessário destacar a importância do uso da Epidemiologia. Com ela pode-se conhecer o perfil da distribuição das principais doenças bucais, monitorar riscos e tendências, avaliar o impacto das medidas adotadas, estimar as necessidades de recursos para os programas e indicar novos caminhos. Neste sentido, os resultados dos levantamentos epidemiológicos nacionais, ao retratarem as condições de saúde bucal, proporcionam este conhecimento da realidade, assim como auxiliam o trabalho da Vigilância em Saúde, pois contribuem com práticas contínuas de avaliação e acompanhamento dos danos, riscos e determinantes do processo saúde-doença.[9]

- **o monitoramento e a avaliação das ações de saúde**: tem como propósito fundamental dar suporte a todo processo decisório no âmbito do Sistema de Saúde e por isso deve subsidiar a identificação de problemas e a reorientação de ações e serviços desenvolvidos, avaliar a incorporação de novas práticas sanitárias na rotina de profissionais e mensurar o impacto das ações implementadas pelos serviços e programas no estado de saúde da população.
- **organização da atenção à saúde bucal por meio do ciclo de vida do indivíduo**: define que as ações de saúde bucal destinadas às crianças podem ser organizadas por meio do ciclo de vida em que eles se encontrem, sendo caracterizadas da forma apresentada a seguir.

Bebês – compreendem-se neste grupo as crianças de 0 a 24 meses de idade

As ações de cuidado no primeiro ano de vida devem ser realizadas no contexto do trabalho multidisciplinar da equipe de saúde como um todo, de forma a evitar a criação de programas de saúde bucal específicos para este grupo etário, para evitar que ocorram de forma vertical e isolada da área médico-enfermagem.

O trabalho de prevenção deve estar direcionado à gestante, aos pais e às pessoas que cuidam da criança. É fundamental que os profissionais dos programas de puericultura disseminem informações sobre: aleitamento materno, hábitos bucais, higienização bucal, dentre outros aspectos.

Crianças – engloba a faixa etária de 2 a 9 anos

Esta é faixa etária ideal para desenvolver hábitos saudáveis e para a participação em programas educativo/preventivos de saúde bucal. O enfoque de ser familiar, considerando que o aprendizado se dá também por meio da observação do comportamento dos pais.

Na perspectiva de trabalho multiprofissional, é importante o exame de rotina da cavidade bucal das crianças para que médicos, enfermeiros e outros profissionais, ao observarem a presença de lesões nos dentes ou tecidos moles bucais, durante os exames, podem fazer o encaminhamento formal para o serviço odontológico. Nesta faixa etária, as ações importantes são ilustradas na figura 2.1.

"MODELOS" OU "DESENHOS" DE ATENÇÃO EM SAÚDE BUCAL DIRECIONADOS A CRIANÇAS NO CONTEXTO DA SAÚDE PÚBLICA BRASILEIRA

Apesar do termo "modelo" significar algo exemplar, no campo da saúde, a palavra tem um significado polissêmico, sendo representativo de um conjunto de ações que tem por objetivo maior a garantia da atenção e assistência à saúde em todos os seus níveis de atenção, desde o mais simples até o de mais alto grau de complexidade. Quando pensamos em modelos de atenção à saúde, incluímos no seu escopo algumas palavras que tenham relação direta com a linha do cuidado em todas as suas dimensões, quer na saúde do adulto, quer na da criança. No campo da gestão, planejamento e principalmente sistemas de saúde, abrigam-se os modelos de atenção ou modelos assistenciais, no que se refere ao cuidado, à assistência, à intervenção ou às práticas de saúde, tanto no âmbito público quanto na esfera privada.[33]

A nova concepção de modelo da atenção à saúde foi pensada a partir da lógica da construção do Sistema Único de Saúde (SUS) com o intuito de estabelecer parâmetros de organização, partindo de referenciais epi-

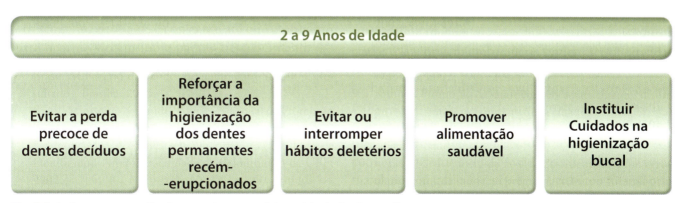

Fig. 2.1: Ações a serem realizadas em crianças na faixa etária de 2 a 9 anos.[10]

demiológicos no estabelecimento de estratégias facilitadoras aos serviços de saúde e saúde bucal. Esta lógica de organização tem na sua essência maior a garantia de acesso qualificado, não só nos cuidados primários, mas também nos demais agravos que acometem a população, tendo o eixo da integralidade como foco principal.

Neste aspecto, a saúde bucal vem se reorganizando em diversas vertentes com o firme propósito de diminuir as iniquidades e dar respostas sociais aos problemas e necessidades de saúde bucal da população brasileira, haja vista as estratégias governamentais através da Política Nacional de Saúde Bucal.[8]

Conforme mencionado, do ponto de vista epidemiológico, a Odontologia brasileira caracterizou-se nas três ultimas décadas por altos índices de cárie na população, principalmente na faixa etária até os 12 anos, onde já experimentamos altas prevalências de doenças bucais, principalmente na década de 1980, na qual um levantamento epidemiológico de saúde bucal realizado em 1986 demonstrou índices de cariados, perdidos e obturados (CPOD) acima de 5.0.[23]

No que se refere às crianças, a Odontologia, por tradição, tem se preocupado de maneira preponderante com o atendimento dos indivíduos a partir do nascimento dos primeiros dentes permanentes. Dentre os muitos reflexos dessa prioridade reduzida conferida à população infantil, podemos destacar o medo do consultório, a criação de hábitos ligados ao consumo de açúcar e a alta prevalência de cárie dentária desde a infância. Os esforços desenvolvidos na área de Odontopediatria têm se mostrado insuficientes para reverter tal situação, mesmo porque, em grande parte, têm sido direcionados para o campo clínico. Os programas de prevenção e promoção de saúde bucal ainda são muito tímidos.[39]

As tentativas iniciais de organização da lógica da atenção à saúde bucal no Brasil priorizaram fundamentalmente estudantes entre 6 e 14 anos de idade com ação fortemente centrada no curativo. Esta faixa etária foi, até os anos 1990, uma prioridade clássica em Odontologia em função da presença coincidente de alguns fatores relevantes, dentre eles, aparecimento gradativo da dentição permanente; menos capacidade de resistência do esmalte ao ataque dos agentes causadores da cárie; resultados favoráveis com a aplicação de medidas preventivas de caráter coletivo; presença da maioria das crianças e adolescentes nas escolas, proporcionando facilidades de atendimento em Odontologia em unidades pré-definidas.[11]

Destaca-se neste campo o Sistema Incremental, trazido pelos Estados Unidos, pela Fundação SESP do Ministério da Saúde. Este sistema, logo se firmou como metodologia de atendimento nesta faixa etária (estudantes), com uma estrutura clássica fundamentada em um programa preventivo destinado a controlar a incidência de problemas, principalmente a cárie, por meio de um programa que tinha como característica uma verticalização forte, ênfase no curativo, solucionando os problemas de maior prevalência. Embora esse sistema tenha norteado diversos programas pelo país, ele não conseguiu reduzir doenças nesta população de estudantes, o que se observou foi um incremento na prevalência de cárie, demanda crescente na busca por serviços e fragmentação das ações educativas, resumidas à prescrição de hábitos de higiene bucal sem nenhuma contextualização com outros aspectos, tais como humanização das práticas de saúde bucal, não inserção de outros profissionais, principalmente professores e pais de alunos, e a descontinuidade programática nas escolas envolvidas.

Assim como o Sistema Incremental, outros programas, nesta mesma linha, multiplicaram-se como o Programa Odontológico Escolar de Saúde (PROESA), criado em 1985, em Porto Alegre, que tinha como uma de suas metas principais a redução do índice CPOD, com ações fortemente centradas no controle de mancha branca, remoção do biofilme dental e escovação com fluoreto sob a forma de gel e ainda atividades educativas nas escolas. Apesar do sucesso do PROESA em nível local, na maior parte do país, programas similares não impactaram resultados relevantes no que se refere ao controle principalmente da cárie dentária nas crianças. Um dos motivos principais do suposto fracasso desses programas, assim como do Incremental, foi não promover ações intersetoriais com outras áreas da saúde, por serem centrados fundamentalmente na lógica da proteção específica.[26]

Os programas citados tinham como base o modelo multicausal fortemente pautado no biológico (hospedeiro, substrato, microrganismos), tendo como base a História Natural da Doença (HND) e como âncora preventiva os Níveis de Prevenção de Leavell e Clark[21](Fig. 2.2).

A denominação "história natural" é muito empregada para designar "investigações clínicas", em geral longitudinais, que visam produzir informações sobre a evolução de um evento, definem padrões de evolução e curso das doenças desde os processos pré-patogênicos até os seus desdobramentos que podem ser a cura, cronicidade ou até mesmo a morte ou invalidez.[20,36] Já o conceito de "prevenção" de Leavell e Clark[24] é definido como ação antecipada baseada no conhecimento da HND, a fim de

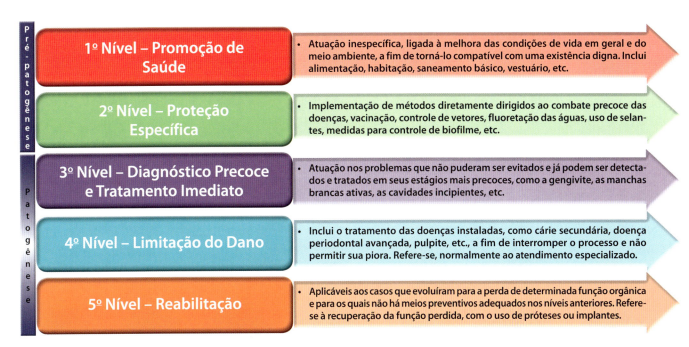

Fig. 2.2: Níveis de prevenção adaptado de Leavell e Clark,[21] e sua relação com a história natural da doença.

tornar improvável o progresso da doença. A prevenção apresenta-se em três fases: primária secundária e terciária. A *prevenção primária* é a realizada no período de pré-patogênese. O conceito de *promoção da saúde* aparece como um dos níveis da prevenção primária, definido como "medidas destinadas a desenvolver uma saúde ótima". Um segundo nível da prevenção primária seria a *proteção específica* "contra agentes patológicos ou pelo estabelecimento de barreiras contra os agentes do meio ambiente". A fase da *prevenção secundária* também se apresenta em dois níveis: o primeiro, *diagnóstico precoce e tratamento imediato* e o segundo, *limitação da invalidez ou dano*. Por fim, a *prevenção terciária* que diz respeito a ações de *reabilitação*.[21]

Este modelo encontrou na Odontologia um campo fértil para sua consolidação, por conta da progressão das doenças bucais, caracterizada por processos agudos e crônicos modulados pela HND, servindo como arcabouço para a construção de estratégias preventivas, controlando as doenças bucais de forma fragmentada, com intervenções pontuais a partir da doença já instalada. Essas ações foram imediatamente incorporadas de forma empírica por alguns serviços de saúde pública, sendo a escola e os estudantes o foco principal de atuação na organização da atenção odontológica nesta lógica. Tais ações ganharam impulso com os avanços da Odontologia Preventiva, exitosa nos países escandinavos por ter conseguido reduções significativas nos índices de cárie, porém pouco eficaz na população brasileira como ação estratégica no combate à cárie dentária em crianças. Este modelo propunha uma intervenção na cadeia da HND, tendo o fluoreto como agente principal. O desdobramento deste modelo foi o estímulo ao uso de fluoreto, principalmente bochechos nas escolas públicas, normalmente utilizados em campanhas esporádicas, descontínuas e desvinculadas de outros aspectos reconhecidamente importantes no controle das doenças bucais, tais como: cultura, modo de vida, hábitos e principalmente acesso aos serviços de saúde bucal.[17] Outras medidas como estímulo à fluoretação das águas de abastecimento público e aplicação de géis fluoretados também fizeram parte do "pacote preventivo" no enfrentamento da cárie dentária na lógica da HND.

Embora o modelo da Odontologia Preventiva por aqui não tenha impactado de forma efetiva nos indicadores de saúde bucal da população infantil, no campo do diagnóstico da cárie dentária, inegáveis avanços foram alcançados com inúmeras pesquisas envolvendo seus aspectos microbiológicos, direcionadas principalmente ao substrato, microrganismo e o hospedeiro, considerados aspectos primários da doença.[18,29]

No final dos anos 1980, alguns aspectos foram sendo incorporados no escopo etiológico da doença, tais como, saliva, dieta e higiene. Em 1990, Fejerskov e Manji[15] descrevem outros fatores relacionados ao processo carioso, tais como renda, classe social, escolaridade, comportamento, atitudes e conhecimento. Naquela época, os autores definiram tais fatores como confundidores (provocadores de confusão), visto que, embora envolvidos no problema, não deveriam ser considerados determinantes para o seu estabelecimento. Dessa forma, sua associação com a doença devia-se apenas ao fato de estarem relacionados aos fatores biológicos determinantes, nem sempre influenciando da mesma forma em todas as sociedades.[15,16,42] Porém, atualmente, sabe-se da relevância destes fatores não biológicos em todos os aspectos que envolvem o processo saúde-doença, não mais como confundidores, como eram vistos anteriormente, mas sim como protagonistas não só no processo do adoecer, mas principalmente na promoção de saúde.[17,37]

Outro aspecto importante para o qual este modelo contribuiu foi a necessidade de se pensar uma organização assistencial a partir desta lógica da HND e os níveis de prevenção de Leavell e Clark[21]. Os cuidados na assistência odontológica foram estratificados em diversos níveis, desde cuidados iniciais sem necessidade de intervenção clínica até níveis mais complexos da atenção odontológica. Para efeitos didáticos, a prestação de cuidados em Odontologia foi estratificada em quatro níveis distintos e interligados entre si:[39] atenção geral, primária, básica ou secundária e complexa ou terciária. O nível de atenção geral compreende os fatores externos condicionantes dos problemas odontológicos vinculados a outras áreas do conhecimento, ligados principalmente as condições socioeconômicas das pessoas. Por atenção primária entende-se a implementação de ações elementares nos campos da promoção de saúde, prevenção e cuidados clínicos em geral a cargo de pessoal auxiliar ou técnico. A atenção básica abrange as ações de nível primário e os serviços necessários à resolução de problemas de maior prevalência e significado social em cada comunidade, como, por exemplo, a cárie dentária. A atenção de nível complexo ou atenção terciária abrange ações que implicam conhecimentos avançados essencialmente na área clínica e na reabilitação funcional, referem-se a doenças de prevalência limitada ou atividades que necessitam de tecnologia de ponta.[39]

De acordo com a concepção delineada nesta lógica dos níveis de atenção, estratificaram-se também os processos de intervenção, designando diversas escalas preventivas, que possuíam como referência o momento ou a fase em que o dente apresentaria alguma necessidade preventiva ou curativa. Designando *prevenção primária*, as ações dirigidas para a manutenção da saúde, tratando-se de prevenção de ocorrências da fase patológica, evitando novos casos de agravos à saúde (educação para a saúde e saneamento ambiental). A *prevenção secundária* é direcionada ao período patológico, enquanto a doença ainda não está progredindo, embora já esteja instalada, seja em fase subclínica ou de evolução clinicamente aparente. Tem por objetivo a prevenção da evolução do processo patológico na tentativa de regressão (cárie já instalada na dentição decídua, incluindo a mancha branca). Já na *prevenção terciária*, as ações dirigem-se à fase final do processo e visam desenvolver a capacidade residual do indivíduo, cujo potencial funcional foi reduzido pela doença ou por sequelas de um episódio agudo de uma afecção crônica (pulpites avançadas, más oclusões severas, perda dentária). Este conceito de prevenção estende-se ao campo da reabilitação.[36]

No entanto, a partir da concepção do Sistema Único de Saúde (SUS), este modelo hegemônico de Leavell e Clark[21] e as suas mais diversas concepções acerca do processo saúde e doença passaram a ter alguns questionamentos por parte dos diversos setores no campo saúde, principalmente aqueles vinculados à Reforma Sanitária (movimento importante no reconhecimento da saúde como direito do cidadão e dever do estado), por ter seu foco quase que exclusivamente para a doença e a exclusão dos aspectos responsáveis pela promoção e manutenção da saúde/saúde bucal, tais como favorecer a construção de políticas públicas que pudessem garantir acesso aos bens públicos e serviços de saúde. Assim, o modelo da HND e toda estratégia de planejamento baseado nos Níveis de Prevenção de Leavell e Clark foram duramente criticados por este movimento, que propôs, em linhas gerais, e dentre outras coisas, uma visão integral do cidadão, estimulando ações de promoção, proteção, recuperação e reabilitação da saúde; atuação profissional abrangendo as dimensões biológica, psicológica e social; garantia de continuidade de atenção nos distintos níveis de complexidade do sistema de serviços de saúde; articulação de políticas públicas vinculadas a projetos de mudanças que incidissem sobre as condições de vida, determinantes de saúde e dos riscos de adoecimento, mediante ação intersetorial.[2,34]

Nesta nova perspectiva, a Integralidade da atenção passa a ser vista como bandeira de luta, como valor a ser sustentado e defendido nas práticas dos profissionais de saúde e como atitude diante das formas de organizar o processo de trabalho, com o propósito de estabelecer princípios organizadores da assistência.[11,37] Ainda nesta linha do cuidado, pode-se considerar uma definição ampliada de integralidade a partir da necessidade de saúde centrada em quatro conjuntos: "boas condições de vida", decorrentes dos fatores do ambiente; acesso a toda tecnologia capaz de melhorar e prolongar a vida; vínculo afetivo e efetivo entre cada usuário e equipe/

profissional de saúde (muito importante na Odontopediatria); e, por fim, graus crescentes de autonomia no modo de levar a vida.[13]

Quando se analisa do ponto de vista da atenção em Odontopediatria, percebem-se ainda lacunas assistenciais importantes, embora os últimos levantamentos epidemiológicos demonstrem quedas significativas no índice CPOD e ceo.[9] Apesar das inúmeras pesquisas no campo clínico e de avanços importantes no controle da doença cárie, os indicadores[3] demonstraram desigualdades no acesso aos serviços de saúde bucal nas diversas regiões brasileiras referente à população infantil, principalmente as de maior vulnerabilidade social. Ainda encontramos diversas cidades principalmente na região Norte e Nordeste com altos índices CPOD e ceod, evidenciando e fortalecendo a necessidade de vigilância contínua, tecnologias adequadas, equipes multiprofissionais e necessidade da reafirmação e continuidade das políticas públicas que permitam mais inclusão, desde a pré-escola.[8]

Neste aspecto, o grande desafio é sair do empirismo e das ações preventivas-curativas isoladas com pouco teor programático e de planejamento, advindas do modelo baseado na História Natural da Doença, e saltar para uma proposta que possa garantir a saúde bucal em todos os seus níveis, desde o bebê, passando pela pré-escola até os 12 anos de idade com medidas coletivas e individuais de diagnóstico, controle e prevenção dos principais agravos em saúde bucal. Para tanto, é necessária uma aproximação com os pressupostos da Integralidade em todas as suas dimensões do cuidado, considerando o trabalho em equipe e a necessidade de interlocução da Odontopediatria com outras áreas do conhecimento, fortalecendo as ações de caráter intersetorial.

Um dos exemplos clássicos envolvendo a intersetorialidade na Odontopediatria é a questão do traumatismo dentário, cujas medidas preventivas isoladas por si só não são capazes de reduzir a prevalência de perdas de dentes. O planejamento das ações para a prevenção de traumatismos obrigatoriamente deve envolver outros setores, tais como transporte (educação no trânsito, uso obrigatório de cinto de segurança ou cadeiras infantis), secretaria de educação (prevenção de quedas nas escolas, escadas antiderrapantes), direitos humanos (maus-tratos, violência às crianças). No campo multiprofissional, a interface da Odontopediatria com as outras áreas é fundamental (Pediatria, Fonoaudiologia, Nutrição e Enfermagem dentre outras) no complemento da atenção integral.

O êxito da consolidação da Integralidade como um modelo de inclusão às ações de saúde bucal deve estar contida em uma proposta de planejamento, seja ela clássica ou estratégica, amparado por indicadores epidemiológicos (estudos de prevalência de doenças bucais), que possam subsidiar as decisões relativas à definição de prioridades e ao melhor uso de recursos financeiros, devem também estar vinculado a outros modelos de atenção à saúde, como, por exemplo, a inserção da Odontologia no Programa de Saúde da Família. Esta nova visão do cuidado em saúde bucal da criança, requer do cirurgião-dentista (CD) e, em especial do odontopediatra, além da ótima e necessária capacidade clínica e de diagnóstico, também uma aproximação com outras ferramentas que possibilitem a este profissional desenvolver diversos pressupostos necessários a uma atenção integral aos seus pacientes.

Um dos grandes instrumentos de auxílio nesta linha do cuidado refere-se ao planejamento de ações em qualquer fase de intervenção, seja na pré-consulta, na consulta, na intervenção clínica e até mesmo pós-intervenção. O planejamento é fundamental quando se pensa em Odontologia; no entanto para a Odontopediatria se constitui em elemento-chave para o sucesso de intervenções de qualquer natureza. A Odontopediatria requer mais tempo para consulta quando comparada com outras especialidades odontológicas, maior tempo de diálogo (bebês, pré-escolares, escolares), pouca margem para insucessos e uma enorme demanda por serviços, seja na atenção básica quanto em outros níveis de maior complexidade.

O planejamento é um processo que depende de se conhecer intimamente a situação de um sistema e definir a que se pretende chegar, se constituindo no detalhamento do processo de mudança entre a situação atual e a desejada.[24] Pode ser pensado sob diversas formas, dependendo do perfil da população e dos referenciais epidemiológicos do grupo-alvo. Independentemente do espaço (público ou privado) e do perfil da população (bebês, pré-escolares, escolares), estabelecer um plano de ações é uma tarefa obrigatória aos profissionais envolvidos na prestação de serviços em saúde bucal.

Na literatura, encontramos diversas teorias acerca do planejamento, seja situacional (convencional) ou estratégico. O *planejamento convencional* tem como características a objetividade (diagnóstico), planejar por setores, trabalhar com metas únicas, sistemas fechados, centrado em pessoas. Já o *planejamento estratégico* tem na subjetividade (olhar situacional) sua maior característica, e se pauta na investigação de problemas, sendo um sistema aberto que possibilita diversas estratégias em diferentes momentos do processo.[24] Visando uma melhor compreensão do método de planejamento, Pinto[39] faz uma síntese do processo, subdividindo-o em fases (Fig. 2.3), que constituem uma organização didática do método de planejamento, não devendo ser vistas como uma sequencia rígida de passos a serem dados, levando-se em consideração o dinamismo que determinadas situações exigem.

Compreensão da realidade – obtenção de informações quantitativas e qualitativas adequadas que permitam a compreensão correta da realidade. Esta primeira fase do processo de planejamento é fundamental, pois permite ao planejador acesso a informações gerais, tais como população (urbana ou rural) faixa etária, renda, cultura, escolaridade, organização do sistema de saúde, instituições formadoras e número de profissionais de saúde. Ainda nesta fase, é importante também informações de caráter epidemiológico, como prevalência de doenças bucais, pico de prevalência de doenças bucais por faixa etária, importante também diagnosticar as pessoas sem cárie, principalmente aquelas que não apresentam nenhum problema nas dentições decídua e permanente. A oferta de serviços odontológicos também é citada nesta fase como fundamental, na qual avalia o número total de profissionais, estimativa do número de cirurgiões-dentistas em clínica privada, existência de planos de saúde, oferta dos serviços públicos em todos os seus níveis de complexidade e a cobertura populacional destes serviços. Informações qualitativas complementam esta etapa com a coleta de opinião da população sobre a qualidade dos serviços de atenção à saúde bucal disponíveis, avalia também os condicionantes políticos e econômicos que favoreçam ou dificultem as ações a serem planejadas.

Hierarquização de problemas – esta segunda fase inclui o estabelecimento de objetivos, prioridades e diretrizes. Os objetivos devem expressar a filosofia a ser adotada e as melhoras que se deseja alcançar em relação a um determinado problema, definindo grupos prioritários, abrangência geográfica, criando condições necessárias para enfraquecer os pilares de sustentação da situação vigente e substituí-la por uma nova realidade. Em Odontologia, estabelecem-se prioridades principalmente quanto a *danos* (causas comum de morbidade e mortalidade), *grupos populacionais por faixa etária* e *por situação econômica*; avaliar este fator é importante quando se pensa em Odontopediatria, pois nos países onde a cárie dentária é o dano maior, tem sido conferido prioridade a crianças e adolescentes em idade escolar primária, de 6 a 14 anos, pelo surgimento dos dentes permanentes e alta prevalência pós-erupção dentária e pela eficácia de medidas preventivas e educativas. O *tipo de serviços* complementam a hierarquização, avaliando as necessidades e estabelecendo prioridades com relação aos serviços de emergência, urgência, tratamento, com ordem de prioridade sujeita às características de cada grupo populacional e de cada sistema de atenção odontológica. Depois desta fase, inicia-se o processo de tomada de decisão.

Elaboração e execução da programação – consiste de estabelecer um plano que vise melhorar as condições de saúde bucal da população, detalhando projetos, programas, atividades a serem desenvolvidas, metas, estratégias operacionais, situação esperada, orçamento disponível e cronograma de execução. A capacidade de resolução dos problemas e a viabilidade final dos programas dependerão do tipo de ações propostas e dos recursos físicos (equipamentos), humanos (profissionais de saúde) e financeiros (gestão).

Acompanhamento e avaliação – esta etapa deve ser realizada de modo crítico para que as correções necessárias procedam-se no momento oportuno e ser avaliada para saber se os objetivos foram alcançados. Possibilita também ajustes e correções de rumo em planos futuros. No que se refere à avaliação, esta pode ser definida como sendo o procedimento pelo qual se determina o grau de êxito alcançado na execução dos objetivos anteriormente definidos.[31] Neste processo de avaliação, podem ser utilizadas diversas ferramentas ou instrumentos que permitam aos profissionais mensurar do ponto de vista quantitativo e analisar no aspecto qualitativo as propostas implementadas. Estas avaliações devem ser contínuas, pertinentes com os objetivos e não deve prescindir das opiniões das comunida-

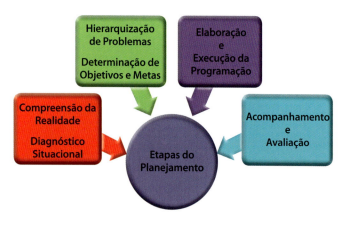

Fig. 2.3: Diferentes fases do planejamento em saúde.[39]

des, alvo principal da ação programática estabelecida. Alguns instrumentos podem ser utilizados neste processo, como mapas de produtividade, fichas clínicas, relatórios mensais, fichas de avaliação dos usuários do serviço de saúde bucal.

Independentemente do modelo norteador responsável pela organização da atenção à saúde bucal, sua eficácia e efetividade, não só em termos de cobertura de serviços, mas também sobre outros aspectos vinculados aos cuidados, estão relacionadas a uma estrutura organizacional (uma rede de serviços) com a divisão de responsabilidades, que vai desde a gestão (na construção de políticas públicas) que possam delinear rotinas que venham a nortear as práticas de saúde bucal, até as ações promovidas pelos profissionais e técnicos nos diversos espaços assistenciais, seja nas Unidades de Saúde Bucal, Programas de Saúde da Família ou ainda nos Centros de Especialidades Odontológicas.

O planejamento, ao explicar objetivos e finalidades, favorece a democratização da gestão e aproxima os trabalhadores da saúde no processo de produção. Deve ter compromisso com a recomposição das práticas, com a emancipação dos sujeitos e fundamentalmente com a saúde da população.[35] As noções aqui apresentadas sobre modelos e planejamento em saúde bucal não têm sua aplicação restrita a planejadores profissionais, mas a qualquer profissional, dentre eles o Odontopediatra, que se proponha a ter um olhar ampliado para as questões da saúde bucal das crianças.

Para tanto, é necessário romper a visão uni ou multicausal que contemple apenas os aspectos biológicos da intervenção. A este profissional, cabe utilizar todos os recursos epidemiológicos disponíveis para a prática do planejamento, a democratização do saber odontológico (recurso indispensável para o trabalho em equipe) e ainda a utilização do diálogo no seu cotidiano de trabalho. Estas são ferramentas essenciais na construção dessas novas relações, que contemplem além da soberania clínica uma prática programática que permita garantia e acesso a uma saúde bucal nas suas diferentes esferas de atenção, onde a participação de todos os sujeitos (gestores, cirurgião-dentista, especialistas e principalmente a população) envolvidos neste processo garanta a continuidade dos programas, bem como sua sustentabilidade.

REFERÊNCIAS

1. Alves Sobrinho EJ. Políticas contemporâneas: o fim do direito à saúde? Saúde e Sociedade, 11(5):5-14, 2002.
2. Arouca AS. O dilema preventivista; contribuição para a compreensão e crítica da Medicina Preventiva. Tese. (Doutorado) – Faculdade de Ciências Médicas da Universidade Estadual de Campinas, Campinas, 1975. 197p.
3. Brasil. Ministério da Saúde. Secretaria Nacional de Programas Especiais de Saúde. Divisão Nacional de Saúde Bucal. Informe sobre as atividades desenvolvidas em 1988. Brasília, s/d.a,13p.
4. Brasil. Ministério da Saúde. Secretaria Nacional de Programas Especiais de Saúde Divisão Nacional de Saúde Bucal. Programa Nacional de Prevenção da Cárie Dental – PRECAD: Diretrizes e linhas de ação. Brasília, 1988a. s.p.
5. Brasil. Ministério da Saúde. Secretaria Nacional de Assistência à Saúde. Divisão Nacional de Saúde Bucal. Programa de saúde bucal 0-17 anos (Projeto Ministério da Criança). Brasília, 1990. s.p.
6. Brasil. Ministério da Saúde. Portaria nº 1.437, de 14 de dezembro de 1990. Cria o Programa Nacional de Controle da Cárie Dentária pelo método de fluoração do sal. Diário Oficial [da República Federativa do Brasil], Brasília, 17 dez. 1990.
7. Brasil. Ministério da Saúde. Portaria nº 184. Estabelece o oferecimento, pelo Sistema Único de Saúde, de conjunto de procedimentos visando a promoção e prevenção em saúde bucal. Diário Oficial da União, Brasília, DF, 10 out. 1991. p. 2125.
8. Brasil. Ministério da Saúde. Secretaria de Atenção à Saúde. Departamento de Atenção Básica. Coordenação Nacional de Saúde Bucal. Diretrizes da Política Nacional de Saúde Bucal. Ministério da Saúde: Brasília, 2004, 16p.
9. Brasil. Ministério da Saúde. Secretaria de Atenção à Saúde. Departamento de Atenção Básica. Coordenação Nacional de Saúde Bucal. Projeto SB Brasil 2003: Condições de saúde bucal da população brasileira 2002-2003 – Resultados Principais. Ministério da Saúde: Brasília, 2004, 52p.
10. Brasil. Ministério da Saúde. Secretaria de Atenção à Saúde. Departamento de Atenção Básica. Saúde Bucal / Ministério da Saúde, Secretaria de Atenção à Saúde, Departamento de Atenção Básica. Brasília: Ministério da Saúde, 2006. 92p.
11. Camargo AL & Corrêa LB. Um modelo de prática municipal. In: Pinto VG. Saúde Bucal Coletiva. 4. ed. São Paulo: Ed. Santos, 2000. p.102-106.

12. Carvalho CL, Loureiro CAS. A inserção da Odontologia na saúde escolar. Caderno de Odontologia. Belo Horizonte, 1(1): 43-57, 1997.
13. Cecílio LCO. As necessidades de saúde como conceito estruturante na luta pela integralidade e equidade na atenção em saúde. In: Pinheiro R. & Mattos, RA (Org). Os sentidos da integralidade na atenção e no cuidado à saúde. Rio de Janeiro: UERJ, IMS, ABRASCO, 2001. p. 113-126.
14. Cruz DF. A organização do cuidado em saúde bucal de cidades da primeira Macroregional de Saúde da Paraíba. Dissertação. Mestrado em Modelos de Decisão e Saúde, UFPB. João Pessoa, 2010. 105p.
15. Fejerskov O, Manji F. Risk assessment in dental caries. In: Bader JD. Risk assessment en dentistry. Chapel Hill: University of North Carolina Dental Ecology, 1990. p. 215-216.
16. Gonçalves NCLA V & Pereira AC. Cárie Dental: uma doença multifatorial. In: Odontologia em Saúde Coletiva: Planejando ações e promovendo saúde. Porto Alegre: Artmed, 2003. p.193-206
17. Helman CG. Cultura, Saúde e Doença. Trad. Buchweitz, C. & Garcez, P. M. 4ª ed. Porto Alegre: Artmed, 2003. 408p.
18. Keyes PH. Recent Advances Dental Research. Bacteriogy. Int Dent J, 1962, v.12. n.4, p.443-464.
19. Kramer PF, Ardenghi TM, Ferreira S, Fischer LA, Cardoso L, Feldens CA. Utilização de serviços odontológicos por crianças de 0 a 5 anos de idade no Município de Canela, Rio Grande do Sul, Brasil. Cad. Saúde Pública, 24(1): 150-6, 2008.
20. Last JMA. A dictionary of epidemiology. New York: Oxford University Press, 1988, p.115.
21. Leavell HR & Clark EG. Medicina Preventiva. Tradução de Cecília F. Donnangelo: Goldbaum, M. & Ramos, U.S. São Paulo: McGraw-Hill do Brasil. 1976. 744p.
22. Lima IMSO, Alves VS, Franco ALS. A consulta médica no contexto do programa saúde da família e direito da criança. Rev. Bras. Crescimento Desenvolv. Hum. 17(3):84-94, 2007.
23. Maltz M. Cárie Dental: Fatores relacionados. In: Pinto, V.G. Saúde Bucal Coletiva. 4. ed. São Paulo: Ed. Santos, 2000. p.319-339.
24. Manfredini MA. Planejamento em Saúde Bucal. In: Pereira, A.C. et al. Odontologia em Saúde Coletiva: Planejando ações e promovendo saúde. São Paulo: Artmed, 1ª ed. 2003. p.50-63.
25. Ministério da Saúde. Departamento de Atenção Básica (DAB). Atenção Básica Saúde da Família. 60p. Disponível em: http://bvsms.saude.gov.br/bvs/publicacoes/politica_nacional_atencao_basica_2006.pdf Acesso em: 20 de novembro de 2010.
26. Narvai PC. Odontologia e saúde bucal coletiva. São Paulo: Hucitec, 1994. 113p.
27. Narvai PC. Saúde bucal coletiva: caminhos da Odontologia sanitária à bucalidade. Rev Saúde Pública, 40 (N Esp): 141-7, 2006.
28. Narvai PC, Frazão P. Saúde bucal no Brasil: muito além do céu da boca. Rio de Janeiro: Fiocruz, 2008. 148p.
29. Newbrun, E. Conceitos atuais da etiologia da cárie. In: Newbrum E. Cariologia. 2. ed. São Paulo: Ed. Santos. 1988. p. 17-49.
30. Nickel DB, Lima FB, Silva BB. Modelos assistenciais em saúde bucal no Brasil. Cad. Saúde Pública, Rio de Janeiro, 24(2):241-246, 2008.
31. Oliveira DR. Planejamento Estratégico; conceitos, metodologias, práticas. 1. ed. São Paulo: Atlas, 1997. 294p.
32. Paim JS, Almeida Filho N. Saúde coletiva: uma "nova saúde pública" ou campo aberto para novos paradigmas? Revista de Saúde Pública, 4(32):299-316, 1998.
33. Paim JS. Modelos de Atenção e Vigilância da Saúde. In: Rouquayrol, MZ & Almeida Filho, N. Epidemiologia & Saúde, Rio de Janeiro: Medsi, 2003, 6. ed. p. 567-571.
34. Paim JS. Desafios para a saúde coletiva no século XXI. Salvador: EDUFBA, 2006. 154p.
35. Paim JS. Planejamento para não especialistas. In: Campos, G W S [et.al]. (Orgs). Tratado de Saúde Coletiva. São Paulo: Hucitec; Rio de Janeiro: Ed. Fiocruz, 2006, p. 767-782.
36. Pereira MG. Epidemiologia Teoria e Prática. Rio de Janeiro: Guanabara Koogan, 2001, 596p.
37. Pinheiro R & Mattos RA. (Org.). os sentidos da integralidade na atenção e no cuidado à saúde. Rio de Janeiro: UERJ, IMS, ABRASCO, 2001.
38. Pinto VG. A Odontologia brasileira às vésperas do ano 2000: diagnósticos e caminhos a seguir. São Paulo: Ed. Santos, 1993. 189p.
39. Pinto VG. Saúde Bucal Coletiva. São Paulo: Ed. Santos, 4.ed. 2000. 537p.
40. Sheiham A, Joffe M. Public dental health strategies for identifying and controlling dental caries in high and low risk populations. In: Johnson, N. (Ed). Risk markers for oral diseases. Cambridge, 1992.
41. Werneck MAF. A saúde bucal no SUS: uma perspectiva de mudança. Niteroi. 1994. 186p. Tese (Doutorado em Odontologia Social) – Universidade Federal Fluminense, 1994.
42. Weyne S. Cariologia. In: Baratieri LN et al. Dentística – procedimentos preventivos e restauradores. 2. ed. Rio de Janeiro: Quintensense. 1992. p.1-42.
43. Zanetti CHG, Narvai PC, Toledo JPG. Saúde Bucal: um Desafio à Democratização do Setor e ao Bem Estar Social – Viçosa: 1992, Mimeo.18p.

Capítulo 3

Atenção Odontológica Maternoinfantil

Urubatan Vieira de Medeiros, Rosiangela Ramalho de Souza Knupp

INTRODUÇÃO

O Ministério da Saúde considera no Programa de Saúde da Criança "as ações de promoção à saúde, prevenção de agravos e de assistência à criança que pressupõem o compromisso de prover qualidade de vida para que a criança possa crescer e desenvolver todo o seu potencial. As linhas de cuidado prioritárias da Área Técnica de Saúde da Criança e Aleitamento Materno vêm ao encontro dos compromissos do Brasil com os Objetivos de Desenvolvimento do Milênio, com o Pacto de Redução da Mortalidade Materna e Neonatal, com o Pacto pela Saúde e com o Programa Mais Saúde".[2]

Nessa premissa, os subprogramas que se inserem na Saúde da Criança são:

- atenção à saúde do recém-nascido;
- incentivo e qualificação do acompanhamento do crescimento e desenvolvimento;
- vigilância da mortalidade infantil fetal;
- promoção, proteção e apoio ao aleitamento materno;
- prevenção de violência e promoção da cultura de paz.

Muito embora a saúde bucal não seja explicitada como um subprograma, ela se insere em todo o contexto maternoinfantil, seguindo pelos programas direcionados aos adolescentes, adultos e idosos, reafirmando o seu papel na qualidade de vida da população. Observem na figura 3.1 o modelo do cartão da criança contendo o odontograma.

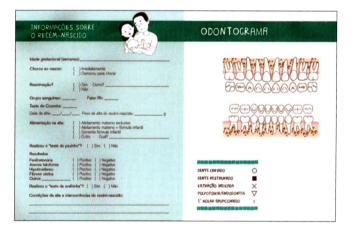

Fig. 3.1: Página do Cartão da Criança contendo o Odontograma para anotações sobre a saúde bucal.

Nas últimas décadas, a Odontologia vem sofrendo transformações amplas e significativas, fruto de um movimento mundial com relação aos rumos que a saúde deve tomar neste milênio. A Odontologia atual vem desenvolvendo novos conceitos de atenção precoce e manutenção da saúde; esta mudança de filosofia de prática culmina com o modelo de promoção da saúde, o qual no seu sentido mais abrangente objetiva uma melhor qualidade de vida para os indivíduos. A promoção da saúde baseia-se na visão holística do processo saúde/doença e na maneira de intervir neste, mudando a forma de entender e atuar em saúde, sintonizado e com muitos elementos comuns a outras tendências do pensamento e da ação no mundo atual, que buscam o desenvolvimento humano e a melhor qualidade de vida.

Desta forma, o cirurgião-dentista (CD) promotor de saúde deve atuar em equipes multiprofissionais e disciplinares, na intenção de prover a saúde integral do ser humano.

Isso, de certa forma, já vem acontecendo, uma vez que os relatórios sobre saúde mundial (Organização Mundial de Saúde – OMS/WHO) e da região das Américas (Organização Panamericana de Saúde – OPAS) revelaram que houve na América-latina, redução da taxa de mortalidade infantil e aumento da expectativa de vida que, em média, após a II Guerra Mundial, passou para 50 anos; em 1990, para 67 anos e, em 1995, para 69 anos. Mas, apesar disso, ainda se observam profundas desigualdades nas condições de vida, tais como: analfabetismo, baixo grau de escolaridade, desemprego, má distribuição de renda, habitações e ambientes precários, etc. Este aumento na expectativa de vida dos indivíduos não é suficiente, ou seja, não adianta acrescentar mais anos à vida se não se propicia mais vida aos anos, ou melhor, mais qualidade a estes anos. É necessário que lhes sejam oferecidos o mínimo de condições, para que suas potencialidades possam ser desenvolvidas.[14,15]

Em 2010, o IDH (Índice de Desenvolvimento Humano) mostrou o Brasil na 75ª posição, atrás de países como o Chile, Argentina e Peru. A expectativa de vida do brasileiro passou para 72,9 anos e o nível de escolaridade médio é de apenas 7,2 anos. A renda média anual equivale a U$ 10.607,00, ou seja, em torno de R$18.100,00 (R$1.500,00 mensais). Esses indicadores mostram que o Brasil precisa avançar muito em termos de qualidade de vida, principalmente no que concerne à saúde e educação.[4]

A Política Nacional de Promoção de Saúde, sugerida pelo Ministério da Saúde[4] tem como diretrizes reconhecer na Promoção da Saúde uma parte fundamental da busca da equidade, da melhoria da qualidade de vida e de saúde; estimular as ações intersetoriais, buscando parcerias que propiciem o desenvolvimento integral das ações de Promoção da Saúde; fortalecer a participação social como fundamental na consecução de resultados de Promoção da Saúde, em especial a equidade e o empoderamento individual e comunitário; promover mudanças na cultura organizacional, com vistas à adoção de práticas horizontais de gestão e estabelecimento de redes de cooperação intersetoriais; incentivar a pesquisa em Promoção da Saúde, avaliando eficiência, eficácia, efetividade e segurança das ações prestadas e divulgar e informar das iniciativas voltadas à Promoção da Saúde para profissionais de saúde, gestores e usuários do SUS, considerando metodologias participativas e o saber popular e tradicional.[3,4]

A prática de promoção da saúde enfatiza a educação em saúde, que visa à construção compartilhada do conhecimento, o desenvolvimento da capacidade de controle e de habilidades para gerar mudanças nos condicionantes sociais de saúde. Embora a modificação desses fatores condicionantes de saúde esteja fora do controle individual e a adoção de determinadas condutas ou estilos de vida por parte dos indivíduos, podem influenciar no seu estado de saúde e bem-estar.[9,10]

A educação em saúde como instrumento de promoção da saúde não seria apenas a orientação de indivíduos para condutas saudáveis, mas, sim, incrementar conhecimentos, diminuir a alienação, apresentar opções para abrir o campo de possibilidades de escolhas, deixando-os livres para decidir seu comportamento. O importante é que compreendam os fatores que influenciam na sua saúde e saibam atuar sobre eles, pois, onde a educação em saúde não faz parte da tradição familiar, nem da educação formal, a responsabilidade do profissional de saúde aumenta.

Entende-se por educação em saúde qualquer combinação de experiências de aprendizagem, delineada com o propósito de facilitar ações voluntárias conducentes à saúde. Alguns termos têm significado forte nesse conceito, como: 'combinação' – que enfatiza a importância de combinar múltiplos determinantes do comportamento humano com diversas experiências de aprendizagem, pois é uma atividade sistematicamente planejada; 'facilitar' – significa predispor, possibilitar ou reforçar; 'ação' – modo de atuação através de medidas comportamentais adotadas para alcançar um efeito intencional sobre a própria saúde e, finalmente, o termo 'voluntariamente' – que significa sem coerção e com plena compreensão e aceitação dos objetivos implícitos e explícitos nas ações desenvolvidas e recomendadas.[1,17]

A expressão "condições de vida" permite que a definição de promoção da saúde ultrapasse os limites daqueles fatores estritamente comportamentais, observáveis em geral durante o relacionamento interpessoal que ocorre no âmbito local, para se prender em uma teia de interações muito mais complexa, constituída de cultura, normas e ambiente socioeconômico, cada um deles se associando com o significado histórico mais amplo do que se convencionou denominar "estilo de vida".[23]

Tanto a prevenção quanto a promoção da saúde e a educação em saúde têm conceitos, objetivos e propósitos distintos, mas procuram sempre contribuir para o alcance de melhores níveis de vida e saúde das populações.

É fundamental enfatizar a importância da simplificação do saber, pois verificamos que, à medida que as pessoas aprendem, já podem ensinar, tornando-se multiplicadores do saber, desmonopolizando e democratizando o conhecimento, para assim promoverem a saúde. Isso é válido não só para os Agentes Comunitários de Saúde, como para os profissionais auxiliares da Odontologia e para os próprios pais ou responsáveis pelos bebês e crianças.

ATENÇÃO PRECOCE: CONSIDERAÇÕES GERAIS

A atenção precoce em Odontologia não é uma preocupação recente, pois no início do século passado, já se enfatizava a necessidade de estimular o interesse da família com relação à saúde bucal das crianças, principalmente, na primeira infância, que vai do nascimento aos 36 meses de idade, ressaltando a importância do cuidado com a primeira dentição.

Já havia alguma preocupação de alguns autores com os cuidados odontológicos com bebês, mas só nas últimas décadas a classe odontológica começou a dar mais atenção a essa questão, inserindo definitivamente a Odontologia nos programas de atenção integral maternoinfantil do Ministério da Saúde.

A atenção precoce em Odontologia é um modelo de prática que se fundamenta na promoção da saúde, na educação em saúde e na prevenção de doenças, tendo como meta criar condições ideais para o desenvolvimento correto do sistema estomatognático.[8,11]

Na Suécia, os programas preventivos da doença cárie têm como procedimento padrão a orientação aos pais de crianças de 6 meses de idade e a repetem aos 18 meses. O objetivo é assegurar que todas as crianças aos 3 anos de idade estejam sem cárie, o que ainda não ocorreu plenamente, apesar de apresentar redução efetiva da doença em 78% das crianças.[24]

Uma outra experiência ocorrida no Japão ratificou a importância da incorporação de um guia de saúde bucal junto aos serviços de saúde, onde eram transmitidas instruções às mães de crianças de 4 meses de idade e avaliadas após 12 meses, observaram que o reforço dessas informações deveria ocorrer em intervalos de 3 a 4 meses e que o controle da alimentação com alto teor de açúcar seria imprescindível para a manutenção da saúde.[21]

Diversos estudiosos concordam que o período de gestação seria o ideal para educar e orientar as mães, pois elas se apresentam mais motivadas e receptivas às informações e educação em saúde bucal de seu filho.[7,8,13]

Acreditamos que se os hábitos saudáveis fossem ensinados em idade precoce, as ações educativas em saúde implementadas posteriormente reforçariam as rotinas já estabelecidas.

Sendo assim, os programas de educação em saúde bucal irão adequar rotinas ao invés de estabelecer novas condutas e, por isso, as recém-mães e até mesmo as gestantes seriam a melhor população-alvo. Durante as consultas pré-natais, as gestantes seriam educadas em saúde bucal a partir de palestras em sala de espera e de grupos focais com mapas falantes. Isso funciona muito nos serviços de saúde coletiva e também pode ser adaptado à clínica privada.

Desde o início do século XX, a Medicina tem reconhecido a importância de fornecer aconselhamento e cuidados às gestantes, reduzindo-se com isso as taxas de mortalidade e morbidade infantis. Entretanto, só recentemente os profissionais de Odontologia têm se dedicado a este tipo de prática, a partir do aconselhamento pré-natal odontológico, que deve ocorrer em conjunto com o pré-natal médico assegurando, dessa forma, a saúde integral da gestante.

Diversos estudos demonstram que a maioria das gestantes, principalmente as de baixas condições socioeconômicas, ignora o mecanismo das doenças bucais e sua prevenção.

Um estudo americano[13] descreveu que muitos problemas poderiam ser evitados se o médico conhecesse mais sobre saúde bucal, em particular sobre o desenvolvimento das dentições, hábitos bucais e suas consequências, uso de fluoretos e outros métodos para prevenir as doenças bucais. Nos dias atuais, este ponto é passível de reflexão, dada a importância do encaminhamento precoce pelo médico pediatra.

Em Iowa (USA), foi instituído um programa com o objetivo de diagnosticar, interceptar e modificar práticas domiciliares inadequadas à saúde bucal da criança. Com base nos resultados do programa, o melhor período indicado para a primeira visita ao CD, seria aos 6 meses de idade, considerado de melhor eficácia na atenção primária e controle da doença cárie.[13]

A preocupação mundial com a atenção odontológica precoce à criança na primeira infância aparece no Brasil, pela primeira vez, em 1983, com um projeto pioneiro denominado "Plano de atendimento odontológico no primeiro ano de vida", que culminou com a inauguração da Clínica de Bebês da Universidade Estadual de Londrina, com o objetivo de mudanças conceituais, por meio da conscientização da população para o atendimento precoce e manutenção da saúde.

Em 1987, o projeto inicial renova-se com o nome de Clínica Odontológica para Bebês (Bebê – clínica), onde se realizam tanto procedimentos educativos direcionados aos pais, como preventivos e curativos aplicados aos filhos, atenção iniciada por volta dos 6 meses de vida, época da erupção dos primeiros dentes.

Outros programas vieram após esse, como o da CSN – Companhia Siderúrgica Nacional em Volta Redonda (Estado do Rio de Janeiro), e do município de Cambé (Estado do Paraná). A experiência-piloto de Cambé, iniciada em 1987, na Unidade de Saúde daquele município, expandiu-se para as demais unidades, com base técnica e metodologia semelhante às do Bebê – clínica da Universidade Estadual de Londrina. Face aos resultados positivos obtidos no período de 1988 a 1995, houve a recomendação de que o programa Bebê – clínica se expandisse para outros municípios.

A Odontologia para Bebês foi reconhecida como um direito de cidadania, na 2ª Conferência Nacional de Saúde Bucal, em Brasília (Distrito Federal), pois o atendimento precoce, a educação e conscientização dos pais promovem efetivamente a saúde bucal. Práticas inadequadas, como falta de higiene da cavidade bucal do bebê após a alimentação e alimentação noturna sem os cuidados posteriores de higiene concorrem para o estabelecimento de doenças bucais. Discutiu-se a necessidade de introduzir o estudo teórico e prático do atendimento a bebês nos currículos dos cursos de Odontologia.[32]

Ao longo do tempo, inúmeros estudos epidemiológicos realizados em crianças de 0 a 36 meses de idade mostraram que a prevalência das necessidades adquiridas já existe no primeiro ano de vida e que tendem a aumentar principalmente com relação à doença cárie.

A abordagem precoce prioriza aspectos educativos e preventivos, tais como a orientação com relação à amamentação, formação de hábitos viciosos e a importância dos pais na promoção da saúde bucal de seus filhos.

Existe uma relação de hábitos alimentares e de higiene bucal com os índices ceo-d e CPO-D. Observa-se haver permissão dos pais em relação ao consumo de sacarose pelos filhos, apesar de muitos deles terem conhecimento da influência de doces e guloseimas no estabelecimento da doença cárie.[5]

Os profissionais de Odontologia possuem conhecimentos e tecnologias necessários para obterem resultados efetivos na prevenção das doenças bucais na infância, sendo responsáveis pela transmissão de conhecimentos pessoalmente à família. A simples leitura de folhetos informativos não pode se comparar ou substituir o aconselhamento e contato pessoal, uma vez que esta aproximação gera melhores resultados, com relação à motivação dos pais.

A avaliação de como a informação em saúde bucal é assimilada pelos pais nas Unidades de Saúde, revelou que os pais das crianças saudáveis, com relação à doença cárie, tinham melhor nível de escolaridade e mais interesse de receber a informação do que os pais das crianças não saudáveis. O nível de escolaridade não influenciou no conhecimento, mas na habilidade de colocar este conhecimento em prática. Isso mostra que é essencial conscientizar os responsáveis da importância da informação para a manutenção da saúde.[13,30]

O modelo de promoção da saúde busca, na etiologia das doenças bucais, os meios para evitá-las. Para isso, é necessário estabelecer hábitos saudáveis na criança, o mais precocemente possível, para que os efeitos deletérios das doenças bucais sejam contidos. O processo de motivação deve ser contínuo para promover mudança de comportamento e deve ser realizado através de linguagem específica e métodos apropriados.[16,23,29] Dessa maneira, em um programa de promoção da saúde bucal, onde o alvo da prevenção ou tratamento é o portador das lesões e não as lesões em si, considera-se fundamental à instituição de métodos preventivos e educativos direcionados aos pais, prevenindo com essa metodologia, a doença cárie nos seus filhos.

A educação em saúde bucal deve fazer parte das atividades diárias dos profissionais de Odontologia, com a finalidade de melhorar os hábitos de saúde bucal de seus pacientes, o que é de suma importância para o controle das doenças bucais e a manutenção da saúde. Apesar da redução drástica da doença cárie nos últimos 30 anos, ainda existem muitas crianças com sintomatologia dolorosa em decorrência da doença. Equivocadamente, os CD tendem a se concentrar na doença, em vez do paciente, não levando em consideração que a orientação dada deve ter reforço regular para que seja assimilada, pois aumentar o nível de conscientização em saúde bucal, nem sempre determina mudança comportamental. A equipe odontológica deve ter a responsabilidade ética para com as pessoas, no que diz respeito à melhoria da saúde bucal.[22,25,31]

Durante a atenção odontológica para bebês, o conhecimento da abordagem psicológica pelo profissional propicia uma mudança de postura na relação com o paciente e seus responsáveis, bem como uma avaliação global envolvendo sinais, sintomas, aspectos somáticos e psicológicos.

A ciência já evidenciou, de maneira irrefutável, a associação entre a doença cárie e consumo de sacarose e flúor. No entanto, outras variáveis foram associadas à ocorrência e distribuição da doença, corroborando em seu conceito de multifatoriedade. A etiologia da cárie dentária, além de estar associada a fatores biológicos, incluindo higiene bucal ineficiente, hábitos alimentares inadequados e transmissibilidade vertical de microrganismos cariogênicos, está relacionada a fatores socioeconômicos e culturais, psicológicos e comportamentais.

O ambiente sociocultural em que o indivíduo está inserido tem influência no desenvolvimento da doença cárie, com etiologia relativamente definida, mas associada a um grande número de possíveis causas predisponentes, ainda não claramente detectadas. Assim, entre outros fatores possivelmente associados à doença, estariam aqueles indicativos da classe social, como: renda, ocupação, grau de escolaridade, dentre outros, por se refletirem nos hábitos dos indivíduos inseridos nos diversos estratos sociais.[16,19,26]

ACONSELHAMENTO PRÉ-NATAL

Durante o período de gestação, a nossa atenção deve estar voltada fundamentalmente à análise do comportamento dos pais em relação aos hábitos de higiene bucal. Essa atenção tem por finalidade estabelecer um programa educativo que reforce as atitudes positivas em relação à saúde bucal e minimize ou remova as atitudes negativas.

Existe a necessidade da conscientização dos pais para a instalação de um ambiente doméstico favorável ao desenvolvimento de hábitos corretos, que contribuirão para a saúde bucal da criança durante toda a sua vida. No programa de educação direcionado aos pais, é fundamental que estes sejam educados para a prevenção das doenças mais prevalentes (doenças e cárie periodontal) e que reproduzam os conhecimentos adquiridos e a decisão de prevenir doenças no futuro bebê às pessoas que estarão em convivência direta com ele (avós, tios, primos etc.). Essa atitude representa um ponto fundamental de apoio à intenção dos pais, visto que todo o trabalho pode ser comprometido se as pessoas próximas não respeitarem, por falta de conhecimentos, o programa estabelecido pelo CD; daí a necessidade do desenvolvimento desta filosofia ainda no período de gestação.[8,18,20]

É importante salientar que, durante o período de gestação, a saúde bucal da gestante deve ser observada atentamente para impedirmos a instalação ou evolução da doença bucal. Fatores culturais ainda arraigados em boa parte da população sugerem que a gestante não possa ser submetida a atendimento odontológico e que problemas de saúde bucal são comuns a mulheres no período gestacional. Sabemos que ambas as afirmações não recebem respaldo científico e que existe a necessidade da manutenção da saúde bucal, não só no período de gestação como em qualquer outra fase da vida da mulher.

Relatos de diversos autores mostram um descuido muito grande por parte da gestante em relação à sua saúde bucal, principalmente aquela que depende dos serviços públicos de atenção. Programas como Estratégia de Saúde da Família tentam minimizar essa situação, treinando Agentes Comunitários de Saúde para desmistificar a relação cuidados odontológicos versus gestação.

Esses relatos confirmam a tese da necessidade do estabelecimento de programas integrais de promoção de saúde, englobando todas as atividades: educativa, preventiva e recuperadora. A finalidade de um programa de atenção integral é sanar as necessidades acumuladas e impedir o surgimento e/ou evolução da casuística de doença bucal.

Entretanto, sabemos que a mudança de comportamento, caracterizada pela troca de um procedimento por outro cientificamente mais eficaz, depende da motivação. Apesar de sabermos que durante o período de gestação os pais estão mais receptivos à informação sobre saúde do que em qualquer outro período de suas vidas, faz-se necessário concentrarmos nossos esforços em sua motivação. A motivação direcionada à gestante deve contemplar três aspectos básicos: o controle da dieta, o controle da placa bacteriana e o conhecimento sobre o uso de medicamentos ou suplementos dietéticos.

Existem diversos métodos para motivar a paciente e, podemos citar folhetos, filmes, diapositivos, cartazes, demonstrações etc. Entretanto, o método que se utiliza da orientação direta é aquele que encontra maior respaldo. O profissional, diante de cada caso em particular, pode optar pela associação de diversos métodos, entendendo que motivar seus pacientes é uma tarefa tão importante quanto a tarefa clínica, devendo ser uma atitude constante em suas atividades.

A dieta da gestante deve ser saudável e equilibrada, constituída de proteínas, vitaminas e minerais. Uma dieta baseada em promoção de saúde privilegiará alimentos saudáveis, como frutas, verduras, carnes magras, grãos, fibras, leite e seus derivados. Evitar frituras, gorduras, excesso de sal e sacarose são atitudes que devem ser tomadas durante toda a vida, e não apenas durante a gestação. Os hábitos familiares certamente serão transmitidos ao futuro bebê e, portanto, quanto mais saudáveis forem, melhor será para a sua saúde geral e bucal. O consumo inteligente de açúcar durante a gestação deve ser estimulado, caso a gestante não consiga diminuir ou eliminar esse hábito.[6,12,26]

Além de trabalharmos no sentido do controle da dieta, é fundamental conscientizarmos a gestante para o controle da placa bacteriana. Nesse caso, a orientação direta em clínica, solicitando que a paciente escove os dentes para, em seguida, revelarmos a placa, mostra-se decisiva para que ela compreenda que escovar os dentes nem sempre significa controlar a placa. À medida que a revelação, após a escovação, mostra áreas onde a placa não foi removida, a gestante deve aplicar-se mais nessas áreas, modificando a maneira usual de escovação. Em cada sessão clínica, esse procedimento é repetido até que ela adquira a destreza suficiente para remover totalmente a placa bacteriana. É importante reiterar o papel da placa bacteriana no desenvolvimento de doenças bucais, principalmente doença periodontal, e salientar a necessidade de higienização após a ingestão de alimentos e, fundamentalmente, antes de dormir, pois durante o período do sono ocorre diminuição do fluxo salivar, diminuindo concomitantemente o poder de lavagem natural pela saliva e também sua capacidade de tamponamento.[27,28]

Convém ressaltar que o "mito" de que toda gestante apresenta doença periodontal deve ser derrubado, à medida que as evidências científicas mostram que a alteração de hormônios durante a gestação é um fator modificante da doença periodontal, mas não é um fator predisponente. A doença só irá se manifestar na presença de placa. Logo, se a higienização bucal for de boa qualidade, a mulher atravessará todo o período gestacional sem apresentar a doença.

Outro aspecto a ser abordado com a paciente diz respeito ao uso de medicamentos durante o período de gestação. Está claro que a prescrição de medicamentos pelo médico visa a manutenção ou o estabelecimento de condições ideais de saúde da paciente e de seu filho, mas é sempre desejável que o CD tenha conhecimento dos medicamentos que estão sendo utilizados e saiba identificar, se for o caso, aqueles que possam causar algum transtorno na dentição da criança que está por nascer.

No programa de aconselhamento pré-natal, o profissional deve salientar a importância de os pais mudarem de atitude, estabelecendo, eles próprios, hábitos favoráveis à saúde bucal, de forma a estimular a adoção desses hábitos, o mais precoce possível em seus filhos.

CUIDADOS BÁSICOS ANTES DO SURGIMENTO DA DENTIÇÃO

A vida da criança, desde a concepção até a idade de 3 anos, é claramente o período de maior crescimento e desenvolvimento. Crescer significa aumentar de tamanho, enquanto desenvolver está relacionado com níveis individuais de funcionamento cognitivo, psicomotor e afetivo.

O período pré-natal compreende desde a concepção até o nascimento (cerca de 40 semanas). Durante as primeiras 8 semanas de vida intrauterina, o zigoto (óvulo fertilizado) é chamado de embrião. Esse é o período de maior diferenciação celular que ocorre no ser humano. Da 8ª à 40ª semana de gestação, o embrião passa a ser chamado de feto. No início deste período, o sistema circulatório alcança a maturidade, enquanto os outros sistemas orgânicos continuam o desenvolvimento até a época do nascimento.

É necessário ressaltar que o nascimento requer o estabelecimento de processos funcionais até então desnecessários, tais como respirar e deglutir, que direcionam o desenvolvimento dos espaços nasal, faríngeo e bucal. No nascimento, a mandíbula e a língua são reposicionados, para baixo e para a frente, de modo a desobstruírem os espaços naso-orofaríngeos e permitir que essas sejam exercidas e mantidas.

Do ponto de vista psicológico, o nascimento representa a adaptação ao mundo exterior, e o bebê deverá recuperar-se desse trauma. Ao ser separado da mãe, necessita restabelecer, o mais depressa possível, o contato com seu corpo, permanecendo diversas horas junto a ela nos primeiros dias para se adequar gradativamente à separação. Os estudos mostram que as experiências intrauterinas do bebê representam a antecipação do que será o seu mundo. As características ambientais experimentadas por sua mãe, tais como tranquilidade, aceitação, revolta, desprezo etc. influenciam o bebê e o vai preparando (somado aos fatores genéticos) para o enfrentamento do mundo exterior.[8,13,15]

Na procura do restabelecimento do mais intenso elo, o bebê encontra na boca a zona mais adequada à sucção do leite materno, diretamente no seio, satisfaz suas necessidades e alivia suas tensões, transformando, gradativamente, o mundo exterior em algo prazeroso.

A boca adquire muita importância, na qual estão concentradas as esperanças de refazer o vínculo perdido com o nascimento e que se evidenciam nas angústias que acompanham todo o tratamento odontológico.

Nesta fase de desenvolvimento, a detecção e a prevenção de doenças bucais devem ser feitas mediante um exame clínico, nos meses iniciais de vida, antes mesmo da erupção dos primeiros dentes decíduos. Sabemos não ser comum em nossa sociedade o hábito de levar crianças ao consultório odontológico antes do surgimento da dentição, mas sabemos também que os médicos pediatras não possuem conhecimentos suficientes para orientar sobre saúde bucal. Na Estratégia de Saúde da Família, o Agente Comunitário pode orientar a mãe a levar o bebê ao CD, mas não examinar sua cavidade bucal.

Um dos pontos mais importantes a ser observado e acompanhado nesta fase é o desenvolvimento da face, principalmente dos arcos faciais mandibular e maxilar. Os parâmetros usados na literatura para verificar o aumento do tamanho craniofacial são: magnitude (dimensão linear geral ou de uma parte); velocidade (soma de alterações por unidade de tempo) e direção (vetor do aumento de tamanho descrito em um sistema tridimensional). O crescimento da maxila ocorre a partir de uma proliferação do tecido conjuntivo sutural, ossificação intramembranosa, aposição óssea superficial, reabsorção e translação. Esse crescimento é direcionado para trás e para cima, fazendo com que a maxila se desloque para a frente e para a baixo. Já o crescimento vertical da maxila relaciona-se com o das órbitas e fossas nasais. No que se refere à mandíbula, sabemos que, ao nascer, o bebê apresenta o processo condilar pouco desenvolvido e ramos mandibulares bastante curtos. Nos primeiros 6 meses, até aproximadamente 1 ano, o crescimento é generalizado, caracterizando-se por aposição óssea em todas as superfícies, mas fundamentalmente na borda posterior do ramo, no processo condilar e na face externa e borda inferior do corpo. O crescimento em altura, tanto da maxila quanto da mandíbula, está relacionado ao desenvolvimento e a erupção dos dentes.[13]

Diversos fatores influenciam no crescimento, mas a nutrição é descrita como tendo uma influência maior durante o decorrer deste processo, sugerindo sua responsabilidade por um menor desenvolvimento do perímetro cefálico – e consequentemente facial –, principalmente quando ocorre durante os primeiros 6 meses de vida. Também encontramos evidências de que a nutrição afeta as estruturas dentárias, durante o desenvolvimento e após a sua erupção. Durante a fase de desenvolvimento do órgão dentário, a deficiência ou ausência de nutrientes pode afetar não só a arquitetura celular da matriz orgânica, como a calcificação e a maturação do processo de amelogênese, a morfologia e o padrão de erupção dentária. Entretanto, os efeitos metabólicos mais expressivos na deficiência alimentar ou em uma alimentação não balanceada ocorrem no período de desenvolvimento, e não após a erupção dental.

As recomendações sobre alimentação até o surgimento do primeiro dente são no sentido de estimular a amamentação natural durante todo o período. A sucção do seio é muito importante para o desenvolvimento da cavidade bucal e para o estabelecimento do hábito da deglutição. O leite materno é o alimento indispensável e suficiente para o bebê, contendo todos os nutrientes necessários ao seu crescimento. Caso exista a necessidade de substituir a amamentação natural, o profissional deve instruir sua paciente no sentido de que o leite de vaca ou de cabra (em pó ou líquido) possui açúcar natural, não sendo necessário adicionar açúcar extracelular. A mesma orientação deve ser utilizada para água, chás ou suco de frutas.

Neste período de vida do bebê, após cada mamada ou administração de suco de frutas, chás ou medicamentos líquidos, é necessário que a mãe faça a higienização da cavidade bucal do bebê, utilizando para isso uma compressa de gaze ou a ponta de uma fralda, embebida em água filtrada ou fervida. Esse procedimento faz com que o bebê acostume-se com a manipulação de sua cavidade bucal e, após o surgimento da dentição, não se oporá à limpeza de seus dentes.

CUIDADOS BÁSICOS APÓS O SURGIMENTO DA DENTIÇÃO

Por volta dos 6 meses de vida, a dentição começa a irromper, modificando uma série de comportamentos do bebê. Muito embora os pediatras se recusem a admitir, existem alguns transtornos que acompanham o surgimento da dentição, tais como colites, anginas, eczemas e transtornos do sono. Esses transtornos são considerados processos naturais e desaparecem quando finalizada a erupção.

Os transtornos, locais e gerais, podem ser explicados pela presença de imunoglobulina E (IgE) nos tecidos próximos ao dente em erupção. A presença de IgE ocorre porque, antes da maturação dos ameloblastos, as proteínas da matriz do esmalte são eliminadas do esmalte em formação, ocasionando uma resposta imune, com células imunocompetentes no tecido conjuntivo extrafolicular, com acúmulo de células mastócitas, cuja ativação está diretamente relacionada à IgE, ao redor do dente em erupção. A interação de IgE com proteínas da matriz do esmalte e células mastócitas são capazes de produzir reações de hipersensibilidade, que podem ser responsáveis pelos sinais clínicos da erupção dental. Os sintomas, locais e gerais, variam de criança para criança em decorrência de suas respostas imunes, podendo aparecer isolados ou associados. Esses sintomas podem ser expressos por aumento da salivação, rinorreia, diarreia, sono agitado, irritabilidade, febre e redução do apetite.

Do ponto de vista psicológico, o surgimento da dentição força o bebê a abandonar o vínculo oral estabelecido com a mãe, devido à interrupção da amamentação natural. Essa interrupção do contato boca-seio modifica a sensação de perda qualitativa e quantitativa, levando o bebê a buscar outros objetos de satisfação.

Nessa fase do desenvolvimento do bebê, a figura do CD assume cada vez mais importância. O ambiente odontológico, a postura do profissional, as informações recebidas pelos responsáveis em visitas domiciliares ou nas unidades de saúde ligadas à Estratégia de Saúde da Família podem levar o bebê a demonstrar reações emocionais que significam adaptação ou não às condutas profissionais. O ajuste individual do paciente no sentido de aceitação deve considerar a participação de outros cenários que o cercam, tais como a família e os amigos e vizinhos, os brinquedos, a creche etc. A avaliação psicológica, de interesse odontológico, inclui a observação do estado anímico (como é a criança: alegre, triste, tranquila, agitada etc.), sono, conduta psicomotora, hábitos, educação psico-odontológica, sociabilidade e atitude dos pais e/ou acompanhantes.[13,15]

As visitas ao CD devem ser agradáveis, sem ansiedade para os pais, de modo a estabelecer-se através da anamnese um programa preventivo para o bebê e seus familiares. É necessário que os responsáveis conscientizem-se que a doença cárie não é de ocorrência obrigatória, podendo e devendo ser evitada.

Nossos cuidados não devem direcionar-se apenas à chamada "cárie de mamadeira" ou de instalação precoce (Figs. 3.3 e 3.4), mas devemos estar alertas para uma orientação correta aos responsáveis sobre cariogenicidade da dieta e higienização bucal correta. A introdução gradual de alimentos sólidos, líquidos e pastosos obrigam o profissional e seus responsáveis a redobrarem os cuidados com a higienização e a introdução de procedimentos clínicos baseados em aplicação de fluoretos.

A partir do conhecimento das possibilidades de instalação de cárie dentária em bebês, devemos centrar esforços no sentido de impedir a ocorrência do problema através de medidas de promoção de saúde com procedimentos educativos e clínicos (Fig. 3.2).

As medidas educativas devem ser centralizadas na mudança de hábitos alimentares e na higienização bucal do bebê por seus pais. As características de uma alimentação balanceada e adequada à saúde bucal já foram discutidas. A higienização bucal do bebê deve ser realizada antes mesmo da erupção dentária e otimizada após ela. Após a erupção, além de gaze/fralda umedecida em água filtrada/fervida, podemos introduzir o uso da escova dental infantil, com cabeça pequena e cerdas macias. A escovação deve ser realizada sem dentifrício, pois o bebê ainda não tem capacidade de dispensá-lo. Deve-se estabelecer uma rotina diária para a limpeza da boca do bebê para que ele se acostume com essa atividade. À medida que o bebê cresce e os demais grupos de dentes irrompem na cavidade bucal, começa-se a colocar uma quantidade irrisória de creme dental na escova, acostumando o bebê a dispensá-lo. Somente após o aprendizado da dispensa do creme dental é que passamos a utilizar um creme dental fluoretado, porém com teor de flúor específico para crianças.[13,31]

Além dos cuidados preventivos educativos, instruídos pelo profissional e realizado diariamente pelos pais, existe a necessidade de supervisionarmos, periodicamente, a realização destes cuidados e também de introduzirmos cuidados preventivos clínicos. A realização de qualquer procedimento – preventivo ou restaurador – é efetuado com o auxílio de pequenas macas pediátricas desenhadas especificamente para uso odontológico. Os procedimentos restauradores devem sempre considerar os princípios da Odontologia minimamente invasiva.

Para pacientes com pouca idade, o método tópico para a prevenção de cárie dentária que permite maior facilidade de técnica é o verniz fluoretado. Os vernizes são agentes de aplicação tópica com a capacidade de prolongar o período de contato do fluoreto com a superfície do esmalte, sem a possibilidade de deglutição, o que evita casuística de intoxicação leve pelo fluoreto.[13]

No caso de o paciente se apresentar na clínica com a doença em evolução avançada, o mais importante é identificar a causa e removê-la. A seguir, procedemos à readequação do meio ambiente bucal, removendo a infecção cariogênica. Essa remoção deve ser realizada com procedimentos mecânicos de retirada de dentina infectada, coadjuvados por métodos químicos (limpeza de cavidades com clorexidina a 2%) e posterior fechamento com cimentos ionoméricos para que a liberação gradual de fluoretos possa recuperar a saúde dentinária para uma posterior restauração definitiva.

Procedimentos mais agressivos, como exodontias e tratamento de canais radiculares devem ser realizados a partir do momento em que o bebê aceite essa manipulação e tenha condições de receber medicamento pré e pós-operatório.

O mais importante, tanto no período intrauterino como nos primeiros 6 meses de vida, e depois do surgimento da dentição, é acompanhar o crescimento e desenvolvimento da criança, pautando sempre a conduta profissional nos princípios de promoção de saúde para que possamos ter uma população saudável e com controle de sua saúde bucal.

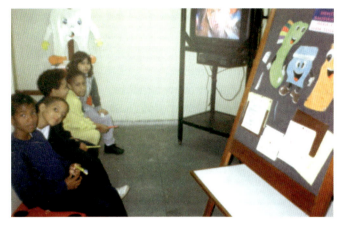

Fig. 3.2: O trabalho educativo é constante e acompanha o desenvolvimento da criança.

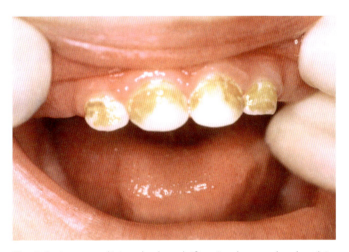

Fig. 3.3: Aspecto clínico de descalcificação do esmalte dentário.

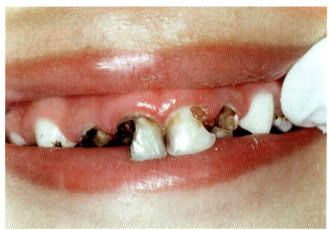

Fig. 3.4: Aspecto clínico de cavitação em esmalte/dentina/polpa.

REFERÊNCIAS

1. Bönecker MJS et al. Redução na prevalência e severidade de cárie dentária em bebês. J Bras Odontopediatr Odontol Bebê. 2005; 3(14):334-40.
2. Brasil. Ministério da Saúde. Programa de Saúde da Criança. Brasília, 2010.
3. Brasil. Ministério da Saúde. Levantamento SB 2003. Resultados. Brasília, 2005.
4. Brasil. Ministério da Saúde. Política Nacional de Promoção de Saúde. Brasília, 2010.
5. Drumond MM. A criança, seu "em torno" e a cárie. [Tese de Doutorado]. Niterói: Faculdade de Odontologia da UFF; 2002.
6. Fadel CB. Dieta e higienização bucal como marcadores de risco de cárie dental em bebês e sua relação com o fator socioeconômico. JBP Rev Ibero-am. Odontopediatr Odontol Bebê. 2005; 8(42):119-25.
7. Habibian M et al. Relationships between dietary behaviors, oral hygienic and mutans streptococci in dental plaque of a group of infants in southern England. Archs Oral Biol. 2002; 47(6):491-8.
8. Konishi F, Abreu-e-Lima FCB. Odontologia intra-uterina: a construção da saúde bucal antes do nascimento. Rev Bras Odontol. 2002; 59(5):294-5.
9. Kuhn E. Promoção de saúde em bebês participantes de um programa educativo-preventivo na cidadede Ponta Grossa-PR. [Dissertação de Mestrado]. Rio de Janeiro: Escola Nacional de Saúde Pública; 2002.
10. Lopes MGM. A inclusão do cirurgião-dentista como agente promotor de saúde no programa materno-infantil para uma geração futura com qualidade de vida [Monografia de conclusão de Curso de Especialização em Saúde Cole-

tiva]. Rio de Janeiro: Faculdade de Odontologia da UNIGRANRIO; 2004.
11. Machado RV. Interação em Odontopediatria e Pediatria [Monografia de conclusão de Curso de Especialização em Saúde Coletiva]. Rio de Janeiro: UNIGRANRIO; 2003.
12. Magalhães AC et al. Avaliação da efetividade do treinamento de mães para higienização bucal de seus bebês. JBP Rev Iberoam Odontopediatr Odontol Bebê. 2005; 8(41):48-53.
13. Medeiros UV. Atenção odontológica para bebês. Rev Paul Odont, v.15, n.6, p.18-27, 1993.
14. Medeiros UV, Paraizo CA. Epidemiologia da cárie dentária em escolares do Estado do Rio de Janeiro. Rev Bras Odontol; Rio de Janeiro, v. 47, n. 6, p. 23-28, nov./dez. 1990.
15. Medeiros UV, Zevallos EFP, Knupp RRS. Promoção da saúde bucal da gestante: garantia de sucesso no futuro. Rev. Científ. CRO-RJ, Rio de Janeiro, v.2, p.47-57, 2000.
16. Minayo MCS, Deslandes SF, Gomes R, organizadores. Pesquisa social: teoria, método e criatividade. 29. ed. Petrópolis: Vozes, 2010.
17. Nadanovski P. O declínio da cárie. In: Pinto GP. Saúde Bucal Coletiva. 4. ed. São Paulo: Ed Santos; 2000. p.341-9.
18. Pereira WF et al. Influência materna e os fatores de risco de cárie dentária. Rev CROMG. 2002; 8(1):33-42.
19. Politano GT et al. Avaliação da informação das mães sobre cuidados bucais com o bebê. JBP Rev Ibero-am Odontopediatr Odontol Bebê. 2004. 7(36):138-48.
20. Prazeres J, Knupp RRS. Avaliação do conhecimento dos pediatras sobre saúde oral na primeira infância. J Bras Odontopediatr Odontol Bebê. 2000; 3(16):495-9.
21. Rocha AML, Nascimento RM, Pereira VA. Saúde oral em bebês entre 0 e 6 meses de idade. JBP Rev Ibero-am Odontopediatr Odontol Bebê. 2004; 7(36):204-10.
22. Roncalli AG. A organização da demanda em serviços públicos de saúde bucal: universalidade, eqüidade e integralidade em Saúde Bucal Coletiva. [Tese de Doutorado]. Araçatuba: Faculdade de Odontologia da Universidade Estadual Paulista Júlio de Mesquita Filho; 2000.
23. Rouquayrol MZ, Almeida Filho N. Epidemiologia e Saúde. 6. ed. Rio de Janeiro: MEDSI, 2003. 570 p.
24. Skaret E et al. Factors influencing whether low-income mothers have an usual source of dental care. ASDC J Dent Child. 2001; 68(2):136-9.
25. Sobral CMJS. Avaliação da percepção e conhecimento das mães sobre saúde bucal de seus bebês. [Monografia de Conclusão de Curso de Especialização em Saúde Coletiva]. Campos dos Goytacazes: Associação Brasileira de Odontologia; 2003.
26. Teixeira DLS. Multifatoriedade complexa da cárie precoce: estudos dos fatores não-biológicos que influenciam a condição de saúde bucal de crianças de 0 a 3 anos, matriculadas em duas creches públicas e duas creches privadas da Baixada Fluminense.[Monografia de Conclusão de Curso de Especialização em Odontopediatria]. Rio de Janeiro: Faculdade de Odontologia da UNESA; 2000.
27. Tezoquipa IH. Montreal MLA. Santiago RV. El cuidado a la salud en el âmbito doméstico: interación social y vida cotidiana. Rev Saúde Pública. 2001;35(5):443-450.
28. Tiveron ARF, Benfatti SV, Bausells J. Avaliação do conhecimento das práticas de saúde bucal em gestantes do município de Adamantina – SP. JBP Rev. Ibero-am. Odontopediatr Odontol Bebê. 2004; 7(35):66-77.
29. Triviños ANS. Introdução à pesquisa em Ciências Sociais: a pesquisa qualitativa em Educação. São Paulo: Atlas; 1987.
30. Unfer B, Saliba O. Avaliação do conhecimento popular e práticas cotidianas em saúde bucal. Rev Saúde Pública. 2000; 34(2):190-5.
31. Vasconcelos M. Saúde bucal de crianças na perspectiva da família e das políticas públicas. [Tese de Doutorado]. Niterói: Faculdade de Odontologia da Universidade Federal Fluminense; 2003.
32. Volschan BCG. Diagnóstico social da cárie de estabelecimento precoce em comunidade assistida pelo programa médico de família – Niterói, RJ. 2001. [Tese de Doutorado]. Niterói: Faculdade de Odontologia da Universidade Federal Fluminense; 2001.

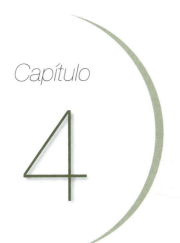

Capítulo 4

Crescimento e Desenvolvimento Pós-natal dos Ossos da Face

Margareth Maria Gomes de Souza, Ana Maria Bolognese

INTRODUÇÃO

O constante aprofundamento no conhecimento dos mecanismos de crescimento é a base fundamental da Ortodontia e de todas as outras especialidades da Odontologia, envolvidas no tratamento do complexo craniofacial. Nos processos biológicos de crescimento, um sistema de controle intrínseco no organismo regula o desenvolvimento dos diferentes tecidos. A Ortodontia, na prática clínica, interfere nesse sistema de controle, determinando sinais clínicos que modificam os sinais histocitogênicos e intrínsecos. Frequentemente, no tratamento ortodôntico, objetiva-se alterar as direções de crescimento de componentes específicos da face.[3,4]

Recentes descobertas e avanços tecnológicos têm proporcionado melhor compreensão das bases biológicas do processo de crescimento facial. As novas tecnologias possibilitaram a visualização da anatomia tridimensional real, antes só conhecida em crânios secos e peças anatômicas. A combinação desses métodos de diagnóstico revelados por imagem e do conhecimento atual da biologia tecidual possibilita planejar o tratamento e diagnosticar a etiologia das displasias craniofaciais. Além disso, permite avaliar os efeitos morfogenéticos dos diferentes tipos de tratamento e as razões de estabilidade *versus* recidiva. A chave para alcançar tais metas é a aplicação clínica direta dos conceitos básicos de desenvolvimento craniofacial. É simples concluir que a intervenção no crescimento, com estratégias clínicas para os sinais intrínsecos do organismo, só será bem controlada se o profissional tiver entendimento real dos mecanismos morfogênicos.[2,3,4]

Considerando o enorme mosaico, a diversidade das partes componentes da face e as complexas articulações entre as mesmas, como é possível o crescimento de cada parte, de tamanho e forma, mantendo a inter-relação estrutural e funcional com as partes adjacentes? O sincronismo do crescimento da face é descrito neste capítulo.

EVOLUÇÃO E CRESCIMENTO

Neurocrânio e Face

Devido ao crescimento precoce do cérebro em relação às partes da face com funções de respiração e mastigação, a fronte da criança parece alta e larga. O espaço das vias aéreas na face média é curto, nos sentidos vertical e anteroposterior, mas se desenvolve proporcional ao tamanho do corpo e do pulmão. A mandíbula neste estágio é pequena e retroposicionada na face. Durante a fase de sucção, o sétimo par de nervos cranianos e a função dos músculos faciais são dominantes, enquanto a musculatura mastigatória e o quinto par de nervos cranianos ainda não estão em operação. Devido ao maior e mais rápido crescimento dos lobos frontais do cérebro em relação ao crescimento da face no recém-nascido, o assoalho das fossas cranianas anteriores (FCA) projeta-se para anterior. O par de hemimaxilas, que se desenvolve no perímetro e limites das FCA são deslocadas no sentido anterior pelas porções anteriores da base do crânio bilateralmente. Na mandíbula, as articulações temporomandibulares (ATM) estão relacionadas às fossas cranianas médias (FCM), distal às hemimaxilas. As fossas cranianas médias e os lobos temporais do cérebro desenvolvem-se por período mais prolongado do que os 5 ou 6 anos de crescimento dos lobos frontais. Portanto, a mandíbula desenvolve-se de modo mais lento até o início da atividade mastigatória intensa, subsequente ao crescimento contínuo do espaço faríngeo, sob a FCM e lobos temporais, em crescimento.[3,4,7]

As FCA e FCM estabelecem gabaritos para o desenvolvimento da região faríngea e do complexo nasomaxilar, como descrito adiante. Além disso, as FCM vinculam-se diretamente ao desenvolvimento dos ramos mandibulares, componentes estruturais-chave que se remodelam de modo a ajustar o corpo mandibular em oclusão funcional com a maxila, como descrição no decorrer do capítulo.

Conceitos de Crescimento, Desenvolvimento e Maturação

O termo *crescimento* pode ser definido, para a área médica, como alteração normal de tamanho, nos seres vivos. O crescimento é o aspecto quantitativo do desenvolvimento biológico e é medido por unidade de aumento por unidade de tempo, exemplo: cm/ano ou g/dia. O crescimento é o processo pelo qual as substâncias vivas tornam-se maiores, pelo resultado direto da divisão celular, ou indireto como o produto da atividade biológica como a formação óssea e dos dentes. O crescimento enfatiza as mudanças normais de dimensão durante o desenvolvimento, podendo resultar no aumento ou diminuição do tamanho, modificações na forma e proporção, complexidade, textura ou outras características.[7]

O termo *desenvolvimento* pode ser definido como toda a sequência normal de eventos, desde a fertilização do óvulo até o estado adulto do ser vivo. Usando esta definição, existem três importantes aspectos do desenvolvimento/crescimento: aumento do tamanho, diferenciação celular e morfogênese, processos pelos quais a forma adulta é atingida, no seu estágio mais avançado, efetivo e complexo.[7]

Maturação significa amadurecimento, ou seja, a estabilização do estado adulto obtido pelo crescimento/desenvolvimento. Este termo assume as mudanças esperadas com o envelhecimento, isto é, degeneração e/ou senilidade? Para alguns autores, isto faz parte do desenvolvimento; para outros, tais modificações integram o conceito de maturação. Entretanto, outros consideram os fenômenos de envelhecimento, separadamente, do crescimento, do desenvolvimento e da maturação.[7]

Mecanismos da Formação Óssea

Histologicamente, um osso não é diferente de outro; entretanto, a osteogênese ocorre por três métodos: endocondral, intramembranoso e sutural. A formação endocondral utiliza um modelo de matriz cartilaginosa que precede o desenvolvimento ósseo. A formação intramembranosa acontece diretamente no tecido conjuntivo membranoso. A formação sutural é um mecanismo especial, onde a ossificação ocorre ao longo das margens suturais.[9,13]

Formação óssea endocondral

A formação óssea endocondral é a adaptação morfogenética para regiões especiais que envolvem relativamente alto nível de compressão, ocorre nas extremi-

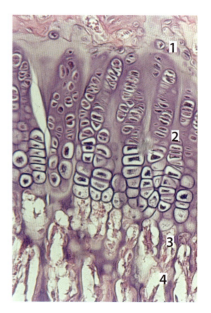

Fig. 4.1: Formação óssea endocondral, com um polo de ossificação, como encontrado no processo condilar da mandíbula e epífises. As zonas da matriz de crescimento: (1) zona proliferativa (fonte de novas células); (2) zona hipertrófica e maturação (aumento do tamanho e da quantidade de secreção, contribuindo para o aumento do tamanho da cartilagem) e (3 e 4) zona de mineralização (condroblastos atingem tamanhos máximos e produzem matriz com potencial de mineralização). (Tanaka, OM e Bolognese, AM. Estudo dos efeitos da aplicação de hormônio de crescimento em ratos "wistar", 1998.)[12]

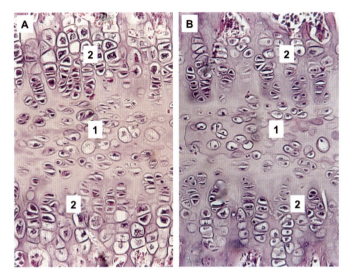

Fig. 4.2: Ossificação endocondral encontrada nas sincondroses. (A) corte histológico de uma sincondrose jovem, onde a camada central, (1) chamada zona proliferativa possui grande número de células. (B) a sincondrose está esgotando sua capacidade formadora, quando menor número de células é observado tanto na camada proliferativa (1), quanto na hipertrófica (2). As sincondroses tornam-se totalmente calcificadas quando a camada proliferativa perde a função. (Tanaka, OM e Bolognese, AM. Estudo dos efeitos da aplicação de hormônio de crescimento em ratos "wistar", 1998.)[12]

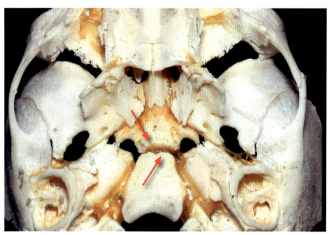

Fig. 4.3: Crânio seco, de criança. Vista da base do crânio, onde se observam os espaços da sincondroses. A seta vermelha mostra a sincondrose esfeno-occipital, cujo disco cartilaginoso apresenta dois polos de ossificação.

dades dos ossos longos, vértebras, costelas, no processo condilar da mandíbula (Fig. 4.1) e na base do crânio (sincondroses) (Figs. 4.2 e 4.3). Em estágios precoces da embriogênese, há condensação de células mesenquimais que tomam a forma do osso a ser desenvolvido e diferenciam-se em células cartilaginosas. Estas células organizam-se em colunas longitudinais, divididas em três diferentes zonas funcionais: proliferativa (fonte de novas células); hipertrófica e maturação (combinação do aumento de tamanho e da quantidade de secreção, levando ao aumento do tamanho da cartilagem) e de mineralização (os condroblastos atingem tamanhos máximos e criam matriz com potencial de mineralização, ocorrendo a substituição da cartilagem por osso).[9,13]

Formação óssea intramembranosa

A formação óssea intramembranosa deriva diretamente do tecido conjuntivo, onde, embriologicamente, células mesenquinais proliferam e se condensam em múltiplos sítios de cada osso do crânio, maxila, corpo da mandíbula (Fig. 4.4) e diáfise dos ossos longos. Como a vascularização aumenta nos sítios de condensação de células mesenquimais, ocorre diferenciação de osteoblastos e produção de matriz com alta velocidade de formação de osso de novo (embrionário). Desde o início do desenvolvimento fetal até a expressão total do esqueleto adulto, ocorre a transição do osso de novo (embrionário) em osso lamelar (maduro).[9,13]

Crescimento ósseo sutural

As suturas desempenham importante papel no crescimento da face e do crânio, possuem o mesmo potencial osteogênico do periósteo e sua estrutura histológica permite forte relação entre os ossos, conferindo movimentos limitados, enquanto provê formação de osso novo (Fig. 4.5). Sua função é permitir que o crânio e a face acomodem o crescimento dos órgãos internos, como os olhos e cérebro.[7,9,13]

Remodelamento Ósseo

O crescimento ósseo, diferente do crescimento dos tecidos moles, envolve, além do processo de deposição superficial direta e cumulativa, também, o processo de remoção. A combinação de adição óssea de um lado da cortical e absorção do lado oposto, produz o movimento de crescimento desse osso, que provê o aumento progressivo das dimensões do mesmo como um todo. O crescimento ósseo não envolve apenas depósito externo e absorção interna, mas requer remodelamento

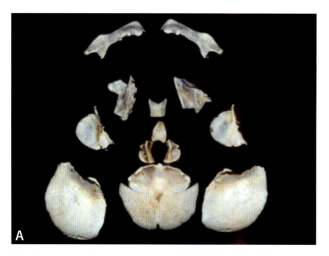 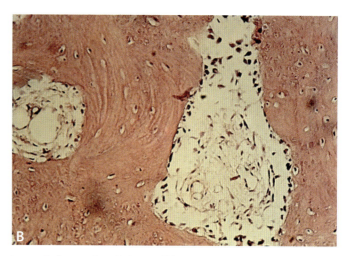

Fig. 4.4: A ossificação intramembranosa é encontrada nos ossos planos da face e do crânio em (A) e inicia-se com a condensação de células mesenquimais seguida da diferenciação de osteoblastos e produção de matriz em (B).

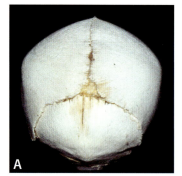 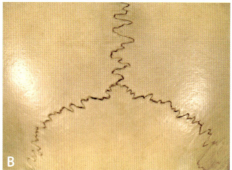 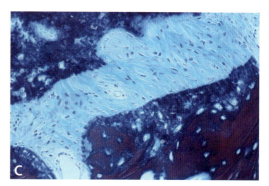

Fig. 4.5: As suturas provêm formação óssea enquanto organiza a relação entre os ossos, conferindo movimentos limitados. Em (A) crânio seco de criança, cujas suturas abertas e retilíneas ainda apresentam potencial de formação óssea; em (B) crânio de adulto, cujas suturas existentes tem função de manter a articulação de ossos vizinhos, conferindo movimentos limitados pelo grau de imbricamento da mesma. Em (C) a estrutura histológica da sutura com bordas ósseas, feixes de fibras perpendiculares às mesmas e células e vasos na camada interna.[11]

mais complexo, tanto para manter a configuração de todo o osso como, simultaneamente, aumentar de tamanho. Dois processos de desenvolvimento ocorrem simultaneamente. Estes processos, remodelamento e deslocamento, explicam porque e como o crescimento progride com sucesso. No remodelamento, o depósito direto e a absorção do tecido ósseo e as combinações características desses processos para a manutenção da forma do osso resultam no movimento de crescimento ósseo no sentido da superfície depositária. O remodelamento ocorre em todas as áreas de osso em crescimento, produzindo aumento generalizado do mesmo. O deslocamento, por outro lado, é o movimento de todo o osso, como unidade. Os dois processos combinam-se de diversas maneiras para completar o crescimento total craniofacial.[4,5,7,9]

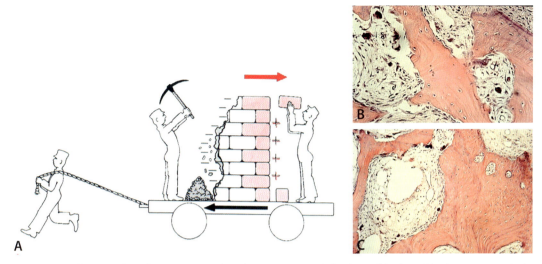

Fig. 4.6: Remodelamento da superfície de uma cortical onde se nota aposição óssea (sinal positivo) e no outro lado, acontece absorção (sinal negativo). Este processo ocorre em direção oposta à translação, resultante do crescimento das estruturas adjacentes, criando uma situação semelhante ao esquema, onde a parede está sendo construída em uma direção, enquanto a plataforma onde está, move-se na direção contrária. (Redesenhado de Enlow, D.H., 1975[4])

ÁREAS DE CRESCIMENTO DA FACE

Crescimento da Base do Crânio

É importante que se conheça o crescimento da base do crânio, tendo em vista que este influencia diretamente no deslocamento e na direção de crescimento facial (Fig. 4.7). A expansão da fossa craniana média tem efeito de deslocamento secundário sobre o assoalho craniano anterior, o complexo nasomaxilar e a mandíbula, sendo que esse efeito é bem menor sobre a mandíbula.[4]

A base do crânio possui origem endocondral, portanto, seus ossos formam-se a partir de cartilagens. Estas importantes áreas de crescimento são as sincondroses interesfenoidal (ossifica até os 2 anos de idade), intraóccipital (ossifica entre 5 e 6 anos de idade), esfeno-etmoidal (ossifica entre 6 e 8 anos de idade) e esfeno-occipital (importante centro de crescimento, pois ossifica na adolescência) (Fig. 4.7).[7]

Crescimento da Maxila

A maxila é um osso de origem exclusivamente intramembranosa, crescendo por aposição óssea nas suturas que a conectam ao crânio e à base do crânio, e pelo remodelamento de superfície. A maxila cresce em todas as direções, porém, para melhor entendimento, costuma-se dividir este processo em partes, comumente denominados *áreas de crescimento*.

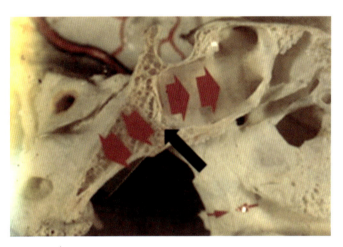

Fig. 4.7: Área de crescimento na base do crânio: a sincondrose esfeno-occipital (seta preta) é um importante centro de crescimento. A angulação da base do crânio influencia diretamente no deslocamento e na direção de crescimento da face.

As principais áreas de crescimento maxilares são:

A **tuberosidade maxilar** é a principal área de crescimento da maxila. Cresce por deposição óssea perióstea em suas superfícies posterior, lateral (ou bucal) e alveolar (para baixo). O lado endósteo da cortical, dentro da tuberosidade é de absorção, fazendo com que acompanhe esse crescimento em direção posterior.[4] Com o crescimento na tuberosidade maxilar, é obtido o espaço para a erupção dos primeiros, segundos e terceiros molares permanentes (Figs. 4.8A-C) e contribui para o crescimento da maxila no sentido anteroposterior e divergente para vestibular (formato divergente).[7]

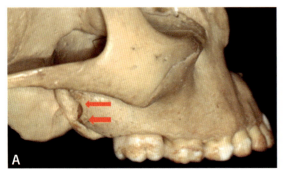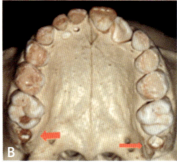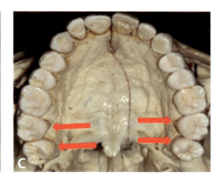

Fig. 4.8: (A-C) Crescimento da tuberosidade, obtendo espaço para erupção dos primeiros, segundos e terceiros molares permanentes.

O **processo alveolar** depende das funções dos dentes; forma-se em resposta à erupção dentária, adapta-se e remodela-se de acordo com as necessidades e é absorvido quando os dentes são perdidos. Contribui para o aumento da maxila nos sentidos vertical e anteroposterior (Fig. 4.9), acompanhando o crescimento da tuberosidade.[4]

As **superfícies maxilares** possuem padrão definido de remodelamento, sendo que na região anterior há absorção externa e na região de rebordos alveolares, aposição óssea interna (Fig. 4.10). Existe área de transição entre a formação e absorção óssea, conhecida como ponto A, utilizado como referência em cefalometria e, acima desse ponto, há aposição óssea externa, dando forma à espinha nasal anterior (Fig. 4.10).[4]

O **palato** acompanha a direção de crescimento facial, havendo aposição óssea na superfície bucal e absorção na superfície nasal (Fig. 4.10), seguindo a teoria de crescimento do princípio em "V", de forma que esse osso cresce em direção à sua maior divergência.[4]

O **complexo nasomaxilar** alonga-se verticalmente pela combinação de remodelamento e deslocamento. Há absorção óssea nas superfícies das paredes laterais e do assoalho das fossas nasais (Fig. 4.11).[4] A aposição óssea ocorre no teto da cavidade nasal (face nasal da lâmina crivosa), porém, a superfície craniana é de absorção. Existe aposição também no lado intrabucal do palato (Fig. 4.11). Esse padrão de remodelamento faz com que haja expansão lateral das fossas nasais e movimento para baixo, junto com o palato e com toda a fossa craniana anterior, contribuindo para maior largura da face.[7]

Ao nascimento, **as órbitas** já apresentam praticamente o tamanho do adulto, mas têm que se adaptar ao crescimento da maxila (Fig. 4.12). O remodelamento nas **órbitas** é altamente complexo, pois são muitos os

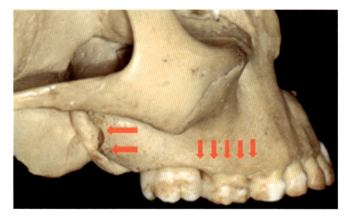

Fig. 4.9: Crescimento do processo alveolar contribuindo para o crescimento da maxila nos sentidos vertical e anteroposterior.

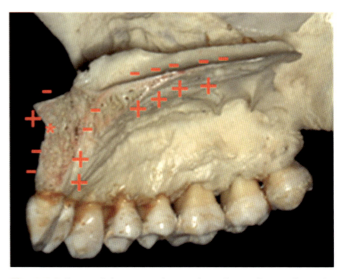

Fig. 4.10: Remodelamento ósseo da pré-maxila e palato. Os sinais positivos indicam formação e os negativos, absorção óssea. O asterisco marca o ponto de transição entre a absorção e a formação óssea e, em cefalometria, indica o ponto A.

ossos envolvidos: maxila, etmoide, lacrimais, frontal, zigomático, e as asas maior e menor do esfenoide. Em associação com o crescimento sutural interno e externo da órbita, seu assoalho é deslocado, progressivamente, para baixo e para a frente, junto com o restante do complexo nasomaxilar.[7]

Os seios maxilares, ao nascimento, são pequenos; quando o complexo craniofacial aumenta suas dimensões, os seios expandem-se, pela função respiratória. Localizam-se, profundamente, em relação à tuberosidade e aumentam de tamanho também devido à absorção endóstea. As superfícies corticais dos seios maxilares são todas de absorção, exceto a parede nasal medial, que é de deposição, pois se move junto com a expansão nasal lateral (Fig. 4.13).[7]

O osso malar acompanha o crescimento do arco maxilar para posterior, mantendo a relação constante com o mesmo, ou seja, sofre aposição posterior e absorção anterior (Fig. 4.14).[4,7]

Da mesma forma, o processo zigomático acompanha o crescimento da maxila no sentido posterior, sendo que há absorção na borda inferior, na superfície medial, da fossa temporal e aposição na superfície lateral, fazendo com que esse osso mova-se lateralmente, e aumente a fossa temporal, o que mantém os malares proporcionalmente largos de acordo com a face.[4]

As suturas, que unem os ossos da face entre si e ao crânio, são áreas de ajustes de crescimento e adaptam-se às tensões produzidas pelo crescimento nos tecidos moles que se relacionam com as mesmas, como o cérebro, as mucosas, os olhos, a língua, etc.[4] Dessa forma, conforme os ossos se afastam devido ao crescimento dos órgãos associados, ocorre aposição óssea nas bordas suturais, ampliando os próprios ossos e mantendo as uniões. As suturas da face são: frontonasal, zigomáticomaxilar, pterigomaxilar, zigmaticotemporal (Fig. 4.15), palatina mediana, palatina transversa e intermaxilar (Fig. 4.16). A direção de crescimento resultante é para baixo e para a frente.

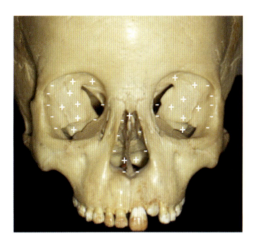

Fig. 4.11: Crânio de um indivíduo adulto mostrando o remodelamento da órbita e da cavidade nasal. Os sinais positivos indicam aposição óssea e os sinais negativos, absorção óssea.

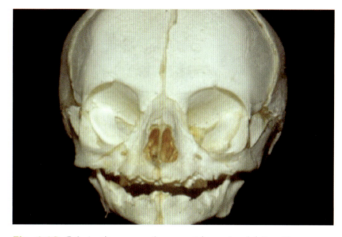

Fig. 4.12: Crânio de um recém-nascido, cujas órbitas já se apresentam praticamente de tamanho adulto.

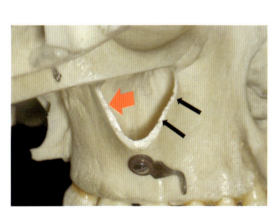

Fig. 4.13: Crescimento e remodelamento do seio maxilar. A seta vermelha indica absorção e as setas pretas, formação óssea.

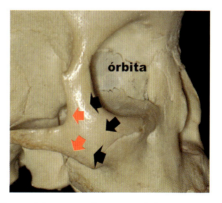

Fig. 4.14: Remodelamento do osso malar: setas vermelhas indicam neoformação e as setas pretas absorção óssea

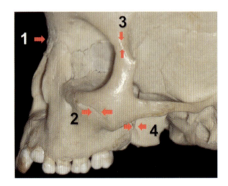

Fig. 4.15: Suturas da face: (1) frontonasal; (2) zigomaticomaxilar; (3) zigomaticotemporal; (4) pterigopalatina.

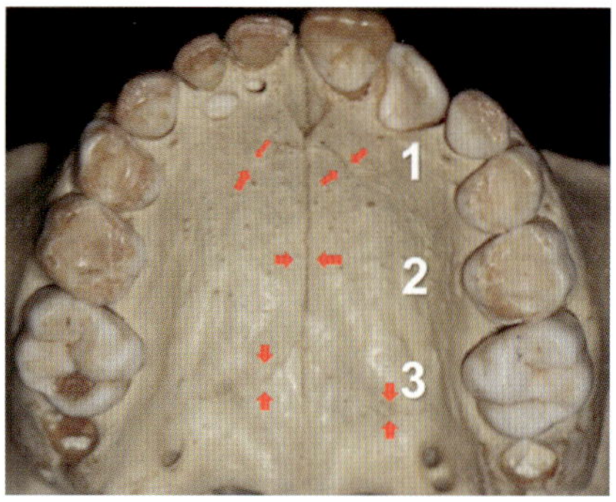

Fig. 4.16: Suturas transversa anterior (1), palatina mediana (2) e transversa posterior (3).

Crescimento da Mandíbula

A mandíbula consiste de três partes: o corpo, o processo alveolar e o ramo. Ao nascimento (Fig. 4.17), os dois ramos mandibulares são curtos, o desenvolvimento condilar é mínimo e praticamente não existe eminência articular do temporal. Na linha média da sínfise, há uma fina camada de cartilagem que separa os corpos mandibulares direito e esquerdo, a mesma se funde, aproximadamente, durante o segundo ano de vida (Fig. 4.18).[4]

Embora a mandíbula seja um osso de origem intramembranosa, dois tipos de crescimento ósseo são observados: o endocondral e o crescimento aposicional de superfície. Com exceção da área condilar, o aumento da mandíbula em tamanho é devido à deposição óssea subperióstea.[7]

O crescimento da mandíbula é o produto de todas as diferentes forças e dos agentes funcionais regionais que agem sobre a mesma para produzir a forma, topograficamente, complexa desse osso como um todo.[4]

O processo condilar da mandíbula é grande área de crescimento, que participa da ATM e, portanto, é coberta por cartilagem articular, que suporta as pressões sofridas durante a função. Dessa forma, o crescimento gera incremento dos processos condilares para trás e para cima, contribuindo para o aumento em altura, comprimento e largura da mandíbula (Fig. 4.18) e para o deslocamento de todo o osso para baixo e para a frente.[4,7]

O crescimento do ramo mandibular ocorre por absorção óssea na sua borda anterior e aposição na posterior, ou seja, sofre uma transição por remodelamento. Assim, todo o ramo é recolocado no sentido posterior e a antiga parte anterior do ramo, que sofreu absorção, é transformada em corpo, este alongamento permite a erupção dos dentes posteriores inferiores (Fig. 4.20). A direção do crescimento do ramo é para posterior e lateral e devido à sua forma, esse crescimento é dito em "V" (Figs. 4.18 a 4.20).[4,7]

A tuberosidade lingual é o equivalente anatômico da tuberosidade maxilar, na mandíbula. É uma área importante de crescimento para a mandíbula, ocorrendo depósitos na superfície posterior. As tuberosidades maxilar e lingual, em condições normais, estão alinhadas no sentido vertical e possuem quantidade e velocidade de crescimento iguais.[4]

A superfície lingual cresce em direção posterior e medial e é aumentada por um campo de absorção localizado abaixo da mesma, produzindo depressão chamada *fossa lingual*.[7]

Os processos coronoides crescem por aposição óssea nas suas porções superior e lingual e sofrem absorção nas superfícies vestibular e anterior (Fig. 4.21).[4,7] Dessa forma, a mandíbula cresce para cima e para trás, devido à sua forma, de acordo com o princípio em V (Fig. 4.20A).[4]

A chanfradura sigmoide aumenta sua concavidade como resultado do crescimento dos processos condilares e coronoides, ou seja, o remodelamento ósseo é do tipo intramembranoso aposicional subperiósteo (Fig. 4.21). Existe uma área de absorção isolada na borda inferior mandibular, na união do ramo com o corpo, a chamada *incisura antegoníaca*, provocada pelo remodelamento do ramo, à medida que o mesmo é recolocado para posterior.[7]

No padrão de remodelamento mandibular, há aposição em toda a borda inferior da mandíbula, formando a cortical espessa. Na região mentual, a absorção óssea na região alveolar anterior e deposição no mento delineiam o queixo e forma-se uma linha de transição entre os dois campos de remodelamento, onde o contorno côncavo da superfície alveolar torna-se convexo no mento (Figs. 4.19 e 4.22).[7] Em Cefalometria, esta linha indica o ponto B (Fig. 4.22).

O rebordo alveolar na mandíbula, da mesma forma que na maxila, depende dos dentes, crescendo verticalmente e em largura, conforme estes erupcionam. Consequentemente, quando da perda dos dentes, seus rebordos alveolares também desaparecem (Fig. 4.19).[4,7]

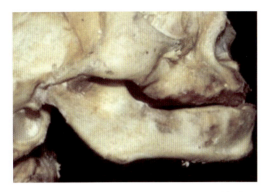

Fig. 4.17: Crânio de um recém-nascido. A mandíbula é curta e o côndilo não está desenvolvido.

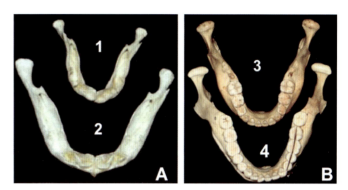

Fig. 4.18: Modificações em tamanho da mandíbula, com manutenção da forma. Em (1), mandíbula de recém-nascido; (2) aos 12 meses de idade (observar o espaço representativo da sínfise aberta); (3) aos 6 anos de idade e (4) mandíbula de um adulto.

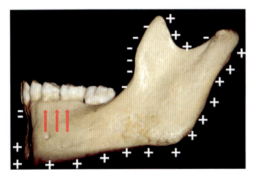

Fig. 4.19: Remodelamento de toda a mandíbula. Os sinais negativos definem as áreas de absorção e os positivos, de formação óssea. As setas vermelhas mostram o crescimento alveolar.

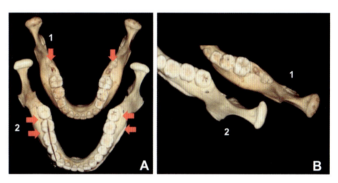

Fig. 4.20: Mandíbulas em A e B: (1) de um jovem e (2) de um adulto mostrando o remodelamento do ramo para obter espaços para os molares permanentes.

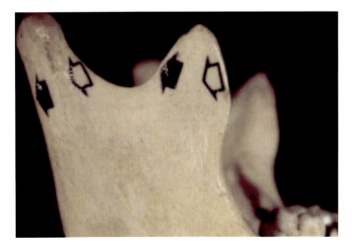

Fig. 4.21: Crescimento do processo coronoide e chanfradura sigmoide. A setas pretas mostram aposição óssea.

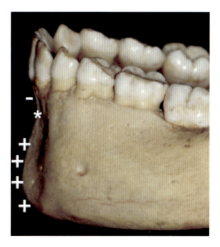

Fig. 4.22: Remodelamento na região da sínfise. O asterisco mostra o ponto de transição do crescimento, chamado de B, em Cefalometria.

Resultante de Crescimento

O crescimento da face se dá nos sentidos posterior e superior, mas, devido à relação precisa com a base do crânio, é observado o seu deslocamento para a frente e para baixo (Fig. 4.23).

A força que causa o movimento de deslocamento é a matriz funcional, ou seja, os ossos desenvolvem-se em uma relação subordinada ao crescimento de todos os tecidos moles circundantes. Isso coloca cada osso em posição anatômica correta para realizar suas funções.

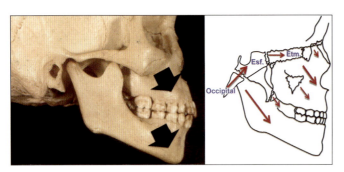

Fig. 4.23: Direção do deslocamento facial, que segue o paralelismo das suturas maxilares.

INDICADORES DE CRESCIMENTO E MATURAÇÃO ESQUELETAL

Na análise do crescimento e maturação esquelética, o conceito de padrão é importante, pois representa proporcionalidade. A organização física do corpo, em qualquer período de desenvolvimento, é um padrão de partes espacialmente proporcionais e segue o padrão de crescimento, que se refere às alterações nessas proporções espaciais, através do tempo.[4,9]

Nos indicadores de crescimento, o desenvolvimento dentário correlaciona-se bem com a idade cronológica, mas ocorre de modo relativamente independente. O estado de crescimento físico também varia com a idade cronológica em muitas crianças, mas se correlaciona bem com a idade esquelética, a qual é determinada pelo nível de maturação esquelética. Embora muitos indicadores possam ser teoricamente utilizados, a ossificação dos ossos da mão e do punho é o padrão do desenvolvimento esquelético (Fig. 4.24). Uma radiografia da mão e do punho fornece a visão de 30 ossículos, aproximadamente, cada um com uma sequência de ossificação previsível. Embora a observação de um único osso não forneça o diagnóstico, a avaliação do nível de desenvolvimento dos ossos do punho, das mãos e dos dedos poderá fornecer o retrato exato do estágio de desenvolvimento esquelético da criança. Para tanto, compara-se a radiografia de mão e punho da criança com as imagens radiográficas padronizadas no Atlas de Greulich e Pyle.[6]

Recentemente, foi desenvolvida uma avaliação similar, da idade esquelética, baseada nas vértebras cervicais, observadas em radiografias cefalométricas de perfil.[1]

Nanda[8] e Björk e Helm[2] mostraram que o surto puberal de várias estruturas faciais ocorrem em tempos diferentes, quando relacionado com o surto puberal na altura corpórea e demais tecidos do corpo (curva de tecidos). Assim, o surto máximo de crescimento puberal para muitas estruturas faciais ocorre suavemente após do surto estatural (Fig. 4.25).

Embora a relação específica entre altura/peso e as medidas craniofaciais não se correlacionem com precisão em um indivíduo, as anotações de altura e peso são usadas para determinar o potencial e a velocidade do crescimento. Estes dados são representados por gráficos, cuja constituição possibilita situar a variabilidade normal da curva de crescimento, classificando as variações do indivíduo quanto à quantidade e velocidade de crescimento: na média, acelerado e/ou lento. Estes gráficos estão disponíveis em http://www.cdc.gov/growthcharts National Center for Health Statistics (Fig. 4.26).[9]

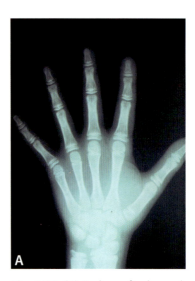
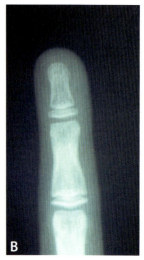

Fig. 4.24: (A) Radiografia de punho e mão para avaliar a maturação esquelética, onde são observados os ossos do punho e da mão e comparados com o Atlas Greulich e Pyle.[6] (B) Radiografia do dedo médio onde são examinadas as falanges média e distal, observando-se a distância e a forma do disco epifisário e sua relação com as diáfises. São dados importantes para a avaliação do andamento do surto puberal.

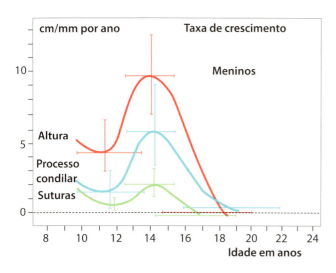

Fig. 4.25: Curva da taxa de crescimento de vários tecidos, na fase do surto máximo puberal. A taxa de crescimento, a velocidade e a época do crescimento variam com o gênero do indivíduo. (Extraído de Woodside DG. In: Salzmann JA. Othodontics.JB Lippincott, Philadelphia, 1974.)[10]

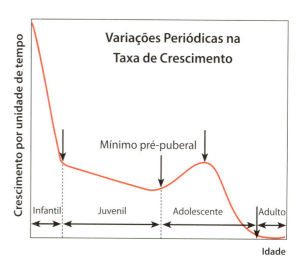

Fig. 4.26: Curva mostrando as variações na intensidade e velocidade de crescimento durante a vida do indivíduo. Para a Ortodontia, o pico da adolescência tem especial interesse, pois nesta época ocorre o crescimento e a maturação dos ossos faciais. (Extraído de Woodside DG. In: Salzmann JÁ. Othodontics in Daily Practice. JB Lippincott, Philadelphia, 1974.)[10]

CONCLUSÃO

O conhecimento sobre o crescimento e desenvolvimento craniofaciais é fundamental para o diagnóstico correto das alterações dentofaciais. Reconhecendo os aspectos normais de desenvolvimento, o cirurgião-dentista pode orientar os pacientes ou responsáveis sobre a melhor época de intervenção ortodôntica.

REFERÊNCIAS

1. Baccetti FL, Franchi L. e McNamara JA Jr. The cervical vertebral maturation (CVM) method for the assessment of optimal treatment timing in dentofacial orthopedics. Sem. Orthod; 11:119-129, 2005.
2. Björk A, Helm S. Prediction of maximum puberal growth in body height. Angle Orthodont. 37:134, 1967.
3. Cevidanes LHS, Enlow DH. Conceitos de crescimento e desenvolvimento. In: Ortodontia: Arte e Ciência. Dental Press Editora, 2007, p.35-46.
4. Enlow DH. Handbook of Facial Growth . Philadelphia: W.B Saunders Company ed.; 1975, 423p.
5. Graber TM. Orthodontics – Principles and Practice. Philadelphia: W.B. Saunders Company, 3ª ed., 1972.
6. Greulich WW, Pylr SI. Radiographic atlas os skeletal development of the hand and wrist. Stanford University Press, Stanfor. 1993, 256p.
7. Moyers RE. Ortodontia Rio de Janeiro: Guanabara Koogan, 3ª ed., 1979.
8. Nanda RS. The rates the growth of several facial components measured from serial cephalometric roentgenograms. Am J Orthodont 41:658, 1955.
9. Proffit WR. Facial growth and development concepts. In Contemporary Orthodontics, 4th edition, Saint Louis: Elservier Ed., 2008, p.25-65.
10. Salzmann JA. Orthodontics: Principles and Prevention. J.B. Lippincott Co, Philadelphia. 1974, 381p.
11. Souza MMG, Bolognese AM. Comportamento radiográfico, histológico e histométrico da sutura palatina mediana de primatas adultos (cebus apella) submetidos à expansão maxilar. Dissertação de Mestrado, Faculdade de Odontologia – UFRJ, 1992. 142p.
12. Tanaka OM, Bolognese AM. Estudos dos efeitos da aplicação de hormônio de crescimento em ratos wistar. Tese de Doutorado, Faculdade de Odontologia – UFRJ. 1998, 150p.
13. Ten Cate AR. Oral Histology: development, structure and function. 4th ed.. St Louis Mosby: Year Book, Inc. 1994, 531p.

Capítulo 5

Biogênese das Dentições

Lucianne Cople Maia, Andréa Gonçalves Antonio, Rogerio Gleiser

A presença de anomalias de desenvolvimento dental é uma questão de preocupação dos seres humanos, tanto no aspecto estético quanto funcional, tendo em vista o fato de que os dentes exercem influência direta e indireta no seu bem-estar físico, psicológico e no seu convívio social. Pesquisas na área da biogênese das dentições e da biopatologia dos tecidos dentais e de sustentação levaram a uma melhora na compreensão dos diversos aspectos relacionados às alterações da face e da cavidade bucal. Assim, esse capítulo tem por finalidade abordar os fenômenos inerentes ao desenvolvimento das estruturas citadas, possibilitando auxiliar o clínico no diagnóstico de doenças que, por ventura, venha a se deparar.

DESENVOLVIMENTO DA FACE E DA CAVIDADE BUCAL

O período compreendido entre a fecundação até o nascimento do bebê representa um complexo estágio de diferenciação e organização celulares, que resultará em mudanças evidentes na cabeça e face humanas. Apesar desta intensa atividade, ao nascimento, não se percebe a origem segmentada da face.

Durante a embriogênese, cinco pares de arcos branquiais emergem do crânio à região caudal do embrião entre a segunda e a quinta semana do desenvolvimento humano. E, é a partir do primeiro e segundo arcos que as estruturas da face têm origem. Cada arco faríngeo consiste de um núcleo de tecido mesenquimal ou cartilaginoso contendo células da crista neural, coberto externamente por tecido ectodérmico e internamente por uma camada de células do endoderma (Fig. 5.1).

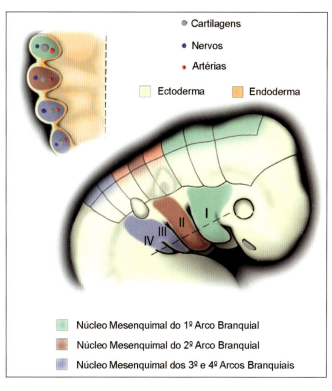

Fig. 5.1: Desenho esquemático dos arcos branquiais (I, II, III, IV) em um embrião humano. (Desenho feito por Marta Martins Montenegro).

São estes diferentes tipos de tecidos embrionários que darão origem às estruturas anatômicas orofaciais.[11] No entanto, ao nascimento, a face mostra pouca diferença entre os indivíduos. Por isso, é difícil imaginar a diversidade de aparências que estes só desenvolverão durante a infância e a adolescência a partir de pequenas faces neonatas similares.[27]

Período Intrauterino

Aproximadamente na terceira semana de vida intrauterina, o embrião humano apresenta os arcos branquiais como uma sequência de pontes que se interligam através do endoderma e ectoderma e que rapidamente sofrerão uma série de rearranjos devido à diferenciação e proliferação celulares intensas, dando origem a diversas estruturas anatômicas como os nervos, músculos, tecidos esqueléticos e especializações epiteliais.[9]

As mudanças no primeiro e segundo arcos faríngeos os transformam de um agrupamento de massas separadas em estruturas do crânio e da face. Originados do primeiro arco branquial, pode-se observar o processo ou a proeminência frontonasal, dois processos maxilares e dois arcos mandibulares que formarão a cavidade bucal do embrião, enquanto todo aparato hióideo tem procedência do segundo arco.[19] Em cada lado da proeminência frontonasal estão localizadas as fossas nasais rodeadas por elevações em forma de ferradura. A porção média dessas elevações é chamada de processo nasal mediano e a parte lateral representa o processo nasal lateral (Fig. 5.2). O crescimento destas estruturas resultará no aprofundamento das fossas nasais, originando os sacos nasais primitivos, que se encontram separados da cavidade bucal pela membrana buconasal. No entanto, esta membrana rompe-se permitindo a comunicação entre as cavidades bucal e nasal, que só será fechada em um estágio mais adiante. Por fim, ao redor da quarta semana, já é possível notar também uma elevação de forma triangular na faringe primitiva, que é o primeiro sinal da presença da musculatura da língua no embrião.

Quanto ao processo lateral do nariz, ele é separado do processo maxilar por um sulco que atinge a face média da órbita em desenvolvimento, chamado sulco nasolacrimal.[33] Posteriormente, cada processo maxilar move-se em direção à linha média e une-se à porção nasal lateral do processo frontonasal, resultando na obliteração deste sulco nasolacrimal. Em acréscimo, ocorre também a fusão dos processos maxilares com os processos nasais medianos, originando o lábio superior (Fig. 5.2).[10,13]

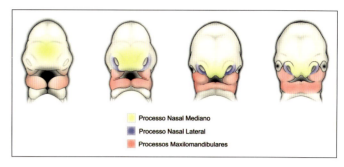

Fig. 5.2: Vista frontal progressiva de diferentes estágios de desenvolvimento embrionário demonstrando os processos envolvidos com o desenvolvimento das futuras regiões orofaciais. (Desenho feito por Marta Martins Montenegro).

Durante a quinta semana pré-natal, o tecido que reveste cada narina representa a primeira separação entre a cavidade nasal e a bucal, sendo chamado de palato primário. Esse segmento, formado pela união dos processos nasais médios, torna-se a parte pré-maxila da maxila, que posteriormente abrigará os germes dentais dos incisivos. Já, inferiormente, a cavidade bucal é limitada pela mandíbula, formada a partir dos processos mandibulares que constituem o esqueleto cartilaginoso do primeiro arco branquial, conhecido como cartilagem de Meckel, durante o período compreendido entre a quinta e sétima semanas de vida intrauterina.[16]

Essas proeminências mandibulares dão origem ao lábio inferior e também à região inferior da bochecha (Fig. 5.2). Já as glândulas salivares seguem um padrão de desenvolvimento no qual derivam de uma proliferação de células epiteliais da mucosa bucal, seguida pelo crescimento de uma corda de células do tecido conjuntivo subjacente, que posteriormente representarão o sistema de ductos dessas glândulas.[33]

A fusão dos processos mandibulares em direção à linha média ocorre um pouco antes da fusão dos processos maxilares e nasal. Assim, ao mesmo tempo em que este fenômeno de coagregação das estruturas anteriormente citadas está ocorrendo, um processo em forma de plataforma denominado processo palatino desenvolve-se na porção média de cada proeminência maxilar. Esses dois processos palatinos movem-se em direção à linha média onde se fundem em torno da oitava semana de vida intrauterina,[27] sendo denominados palato secundário (Fig. 5.3). As porções posteriores desses processos não se ossificam, porém se fundem para formarem o palato mole e uma projeção cônica amolecida surge a partir deste, representando a úvula. As cavidades, nasal e bucal, são então separadas por essas projeções palatinas secundárias, ressaltando que, em seguida, a cavidade nasal abre-se posteriormente na nasofaringe.[10]

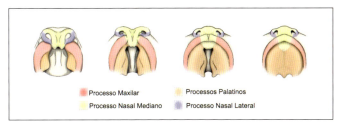

Fig. 5.3: Desenvolvimento do palato secundário. (Desenho feito por Marta Martins Montenegro.)

Os músculos da mastigação têm origem mesenquimal a partir dos processos mandibulares e começam a sua diferenciação também por volta da sétima e oitava semanas pré-natais. Esses músculos, que são os temporais, os masseteres e os pterigóideos medial e lateral, são independentes e só começam a se inserir no esqueleto ósseo em um período posterior. As fibras nervosas também têm origem a partir do primeiro arco branquial e já são observadas nestes músculos por volta da oitava semana pré-natal.[22,38]

Aproximadamente aos sessenta dias de gestação, o embrião já adquiriu todas as suas características morfológicas básicas e entra no período fetal, que é marcado pelo crescimento ósseo, contribuindo apenas para o alargamento da face.

Período Pós-natal

Ao nascimento, a face da criança caracteriza-se por ser pequena em comparação ao crânio, embora os olhos sejam grandes em comparação com o restante da face. A sua largura total resulta da falta de crescimento vertical durante este período da vida, existindo também uma desproporção maxilomandibular. Já o crânio está mais perto do tamanho que é observado em um adulto do que qualquer outra parte da cabeça.[2,27]

A criança sofre um surto de crescimento ósseo inicial durante os três primeiros anos de vida, logo depois o crescimento permanece constante até que o próximo surto ocorra. Mecanismo e padrão de crescimento ósseo craniofacial foram abordados de forma detalhada no capítulo 4.

POSSÍVEIS DISTÚRBIOS DE DESENVOLVIMENTO FACIAL

Durante o período intrauterino, todos os processos ósseos da face e cavidade bucal, cada um com seu conjunto de atividades e estágios de desenvolvimento, criam condições de variabilidade patológica facial.[21] Dentre as malformações desta região, as fissuras orofaciais têm recebido muita atenção na literatura médica e odontológica por ser a principal malformação encontrada ao nascimento humano, com incidência em todo mundo de 1 a cada 700 casos, apresentando impacto clínico substancial.[1,21]

Existem dois grupos principais de fissuras labiais e do palato: 1 – fissuras que envolvem o lábio e a parte anterior da maxila, com ou sem envolvimem do palato; e 2 – aquelas que envolvem somente as regiões isoladas do palato, que podem ser completas ou incompletas. As fissuras labiais podem ainda ser uni ou bilaterais[8] (Fig. 5.4). Acredita-se que os casos de fissuras labiais, acompanhadas ou não de fissuras do palato, são causados por uma combinação de fatores genéticos e ambientais que parecem agir interferindo na migração de células da crista neural para as proeminências maxilares e mandibulares. Assim, se o número destas células for insuficiente durante o período de desenvolvimento embrionário, fissuras de lábio ou de palato podem ocorrer.[3,23]

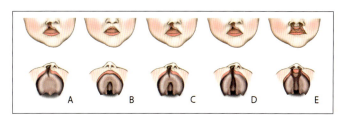

Fig. 5.4: Fissuras orofaciais. (A) fissura labial; (B) fissura palatina; (C) fissura incompleta unilateral do lábio e do palato; (D) fissura completa unilateral do lábio e do palato; (E) fissura completa bilateral do lábio e do palato. (Desenho feito por Marta Martins Montenegro.)

Resumidamente, os tipos de fissuras orofaciais associadas à sua origem embrionária podem ser observadas no quadro 5.1.

Existem ainda diversas malformações faciais decorrentes de alterações quanto ao processo de fusão das proeminências orofaciais, relacionadas ou não a algumas síndromes, como: microssomia congênita ou "boca pequena" – decorrente da fusão excessiva dos processos maxilares e mandibulares do primeiro arco;[24,26] ausência do nariz – presentes quando não há formação dos processos nasais; ou uma única narina, quando há apenas

Quadro 5.1: Tipos e origem embrionária de fissuras orofaciais.

Tipos de fissuras	Origem embrionária
Fissura labial unilateral	Falta de coalescência entre o processo maxilar do lado afetado aos processos nasais medianos já fusionados.
Fissura labial bilateral	Falta de união dos processos maxilares com os processos nasais medianos já unidos.
Fissura labial mediana	Não há fusão dos processos nasais medianos.
Fissura do palato	Falta de união do tecido mesenquimal dos processos palatinos laterais entre si, com o septo nasal e com o palato primário.

a formação de um processo nasal; fissuras faciais, que são raras e, normalmente, associadas a outras malformações presentes no crânio; presença de nariz bífido, que ocorre quando os processos nasais medianos não se fundem completamente;[35] macrostomia ou aumento da cavidade bucal; malformação do ouvido externo,[27] dentre outras.

É importante salientar que todas as disfunções orofaciais descritas podem influenciar direta ou indiretamente no desenvolvimento dental.

ODONTOGÊNESE

A dentição humana desenvolve-se em um período de anos que se inicia durante o segundo mês de vida intrauterina e finaliza na adolescência, quando os terceiros molares entram em erupção. De forma similar a outras estruturas ectodérmicas, o processo é regulado por uma interação tecidual ditada por mediadores genéticos e envolve mecanismos auto-organizados e integrados[25] de alta complexidade, que podem ser divididos em múltiplos estágios, onde número, tamanho e tipo são determinados. O potencial odontogênico representa a capacidade tecidual de induzir a expressão gênica em tecidos adjacentes, a fim de que este responda aos demais sinais odontogênicos que sustentem a formação dental.[40] Interações sincronizadas entre as células mesenquimais derivadas da crista neural e o epitélio do estomódio (boca primitiva) regulam a morfogênese e diferenciação dos dentes. Estas interações envolvem a expressão de vários genes ligados à formação dental, bem como a secreção de fatores de crescimento, transcrição e sinalização.[14,15] Embora seja um processo de formação tecidual contínuo, o período de desenvolvimento dental será didaticamente apresentado em estágios, a fim de facilitar a compreensão.

Iniciação e Proliferação

O início da formação dental se dá por volta da sexta semana de vida embrionária, quando as células epiteliais cuboidais presentes nas áreas dos futuros arcos dentais alongam-se em formato colunar formando, na maxila e mandíbula, uma banda epitelial chamada lâmina dental primária (Fig. 5.5A) que demonstra pontos de atividade celular aumentada.[40] Nesta fase inicial, também denominada estágio de botão ou iniciação (Fig. 5.5B), a camada basal (fila de células organizadas sobre a membrana basal que divide o ectoderma e o mesoderma) começa a se expandir.[27] O espessamento localizado inicialmente no ectoderma bucal invagina-se e induz a condensação do mesênquima local.[7] Ao longo da membrana basal de cada arco surgem, em momentos distintos, 10 pontos de iniciação. De cada um dos 20 botões decíduos em desenvolvimento surgem lâminas dentais que serão responsáveis pelo desenvolvimento dos sucessores permanentes. Por fim, o desenvolvimento dos molares permanentes se dá em três sítios sucessivos de uma lâmina dental, distal aos segundos molares decíduos.

Posteriormente, os botões expandem-se, devido ao crescimento mais acelerado do epitélio externo do esmalte em relação ao interno, resultando na formação dos germes dentais, passando a se assemelhar a um capuz (Fig. 5.5C). Entre o epitélio interno e o externo encontram-se as células que compõem o retículo estrelado com potencial secretório de glicosaminoglicanas envolvidas na produção do futuro esmalte. Assim, epitélios interno, externo e retículo estrelado formam o esmalte (chamado, nesta etapa, de órgão dental). O mesoderma incorporado abaixo e dentro do capuz começa a se diferenciar e a secretar moléculas diferentes que futuramente induzem maior concentração local de vários fatores de crescimento, que, por conseguinte, induzem multiplicações celulares também diferenciadas, mais tarde gerando as morfologias dentais distintas.[15] Este mesoderma dá origem à papila dental (futura polpa dental) que se evagina em direção à camada interna do epitélio dental. O epitélio do órgão dental e o mesênquima condensado em torno da papila dental são, agora, denominados folículo dental. Neste estágio, denominado proliferação, o folículo possui todos os tecidos necessários para que dente e ligamento periodontal se formem.[27]

Histodiferenciação e Morfodiferenciação

A histodiferenciação (Fig. 5.5D) é o estágio onde a aparência histológica das células começa a mudar em decorrência de sua especialização para formar os diferentes tecidos. O capuz continua a crescer, tomando uma aparência de sino ou campânula cujas extensões crescem dentro do mesênquima. O tecido dentro da campânula dá origem à papila dental. A condensação do mesoderma ao redor do órgão e da papila dentais dá origem ao saco dental, formando assim estruturas de suporte dos dentes (cemento e ligamento periodontal). As lâminas dentais dos dentes decíduos reduzem e as dos dentes permanentes tornam-se mais evidentes como uma extensão das decíduas. O retículo estrelado expande-se e organiza-se para incorporar mais fluido, preparando-se para a formação do esmalte. As células do epitélios interno e externo do esmalte tornam-se ameloblastos e induzem a transformação das células da papila dental imediatamente adjacente à membrana basal em odontoblastos.

Nesta fase, as lâminas dentais decíduas desaparecem, restando apenas as lâminas permanentes. As células especializadas preparam os dentes para o desenvolvimento dos diferentes tecidos (esmalte, dentina, cemento e ligamento periodontal).[27] Além disso, a interface entre o epitélio e o mesênquima determina a superfície externa da dentina. Na coroa em desenvolvimento, a superfície externa da dentina transforma-se na junção amelodentinária. Já o limite cervical do esmalte coronário é estabelecido no ponto de união entre os epitélios interno e externo do esmalte e a bainha epitelial de Hertwig. A partir deste momento, a interface entre o epitélio e o mesênquima transforma-se na superfície externa da dentina ao longo de toda a raiz dental, que posteriormente será recoberta pelo cemento.[30]

A forma e o tamanho dos dentes são definidos no estágio de morfodiferenciação, também chamado de estágio de campânula avançado (Fig. 5.5E). As interações entre o epitélio e o mesênquima que guiam o desenvolvimento dental em seus estágios iniciais estabelecem a morfologia dentinária sobre o qual o esmalte será depositado. Sob o comando dos ameloblastos, o delineamento da forma da coroa dental inicia-se na superfície abaixo das pontas de cúspides e é regido por cinco parâmetros de crescimento: (1) velocidade do crescimento aposicional (aumento da espessura do esmalte em direção à junção amelodentinária/dia); (2) duração do crescimento aposicional (número de dias em que os ameloblastos estão envolvidos com o crescimento aposicional); (3) taxa de extensão dos ameloblastos (o ritmo em que cada camada celular transforma-se em pré-ameloblastos); (4) Duração da extensão dos ameloblastos (montante de diferenciação de células epiteliais em pré-ameloblastos/tempo) e (5) taxa de término aposicional dos ameloblastos (finalização do período aposicional/tempo).[30]

Aposição e Calcificação

O estágio aposicional (Fig. 5.5F) ocorre quando a rede ou o tecido matriz do dente está se formando. O crescimento neste caso é aposicional, aditivo e regular, visto que esmalte e dentina formam-se em camadas, a partir de um centro de crescimento ao longo das junções amelodentinária e amelocementária. Por fim, a calcificação ocorre devido ao aporte de sais minerais no tecido matriz previamente depositado, com formação de esmalte no topo das cúspides e faces incisais.[27] O ritmo de crescimento aposicional do esmalte é função direta do incremento mineral diário que faz aumentar os prismas de esmalte e o ângulo de desvio formado pelo longo eixo dos prismas com a junção amelodentinária. O crescimento aposicional ocorre no fronte de mineralização ao longo da membrana distal dos ameloblastos, onde fitas de fosfato de cálcio amorfo depositam-se e, à medida que se alongam, vão sendo convertidas em hidroxiapatita. Esse crescimento envolve um ciclo secretório que se reflete em uma série de linhas incrementais. Uma função importante das proteínas do esmalte é garantir o alinhamento dos sucessivos incrementos depositados, viabilizando o crescimento dos cristais a cada ciclo.[30]

O depósito mineral do esmalte inicia-se no espaço extracelular (parte mais distal) da membrana celular dos ameloblastos. Um ameloblasto secretório possui o processo de Tomes, responsável pela secreção das proteínas da matriz de esmalte (amelogenina, ameloblastina, enamelina) e de enamelisina, que constitui uma enzima proteolítica que cliva a matriz protéica. Além disto, os tecidos dentais não são remodelados por ciclos de aposição e reabsorção, mas sim por linhas incrementais de desenvolvimento depositadas em caráter definitivo. No esmalte, há dois processos de depósito de linhas incrementais, um diário, com formação de linhas cruzadas e outro que ocorre a cada período de 7 a 11 dias, com o depósito das chamadas estrias de Retzius. As estrias diárias depositam-se no espaço formado entre duas estrias de Retzius e a mensuração da distância entre espaços adjacentes pode ser usada para a determinação do ritmo de depósito do esmalte pelos ameloblastos.[30] Linhas incrementais também são observadas na dentina. Enquanto as linhas depositadas diariamente são denominadas de Von Ebner, as depositadas a longo prazo são ditas linhas de contorno de Owen e são análogas às estrias de Retzius no esmalte, com uma relação 1:1 em sua formação nos tecidos.[30]

Durante os estágios iniciais de formação do esmalte, a matriz é levemente mineralizada. Nos estágios mais avançados, há aumento da mineralização secundária que começa de forma sutil da superfície em direção ao interior da estrutura e posteriormente se intensifica em direção oposta. A área mais superficial e estreita do esmalte mineraliza-se muito lentamente durante os estágios médio e tardio da maturação até alcançar seu ritmo de mineralização de toda a camada de esmalte. Já a fina camada interna mineraliza-se lentamente, sem que haja aumento de sua largura. Todo este processo parece estar sob direto controle dos ameloblastos.[34]

Resumidamente, as células mesenquimais na borda da polpa dental e ligadas às células de esmalte (na futura junção amelodentinária) assumem a forma de odontoblastos e iniciam a formação da pré-dentina.[20] Imediatamente após o depósito da pré-dentina, as células do epitélio interno do esmalte diferenciam-se em ameloblastos e iniciam a síntese e depósito dos pré-prismas de esmalte. Estas duas substâncias secretadas por duas populações celulares distintas, também mineralizadas via diferentes mecanismos, produzem as matrizes de esmalte e dentina.[39] Após a formação do esmalte e ainda antes da emergência na cavidade bucal, os ameloblastos sofrem apoptoses, não sendo possível, por mecanismos convencionais, formar novo esmalte. No entanto, a dentina continua a se formar ao longo de toda a vida dental pelos odontoblastos.[15]

Formação Radicular

O desenvolvimento radicular está intimamente relacionado com o processo de erupção dental. Quando a coroa clínica de um dente tem a sua formação completa, os epitélios interno e externo do esmalte parecem dobrar-se (*loop* apical) sobre a junção amelocementária e continuam seu crescimento sem qualquer tecido entre eles, sendo chamado neste momento de bainha epitelial de Hertwig. Esta estrutura epitelial é responsável por determinar a forma radicular e desempenha um papel importante na regulação da dentinogênese, cementogênese e para o desenvolvimento do periodonto.[36] Contudo, esta estrutura é considerada transitória, sendo sua integridade perdida com o crescimento radicular após a dissociação da sua membrana, transformando-se nos restos epiteliais de Malassez[18] que podem ser encontrados no ligamento periodontal de um dente já com a raiz totalmente formada.[5]

Assim, o início da formação da raiz começa na presença da Bainha de Hertwig e de células mesenquimais do folículo dental.[6] Quatro diferentes zonas anatômicas das células mesenquimais podem ser observadas na área ainda imatura do ápice radicular durante a formação da raiz: (1) o saco dentário em torno da bainha epitelial de Hertwig, que é responsável pelo desenvolvimento do periodonto; (2) a polpa dentária radicular

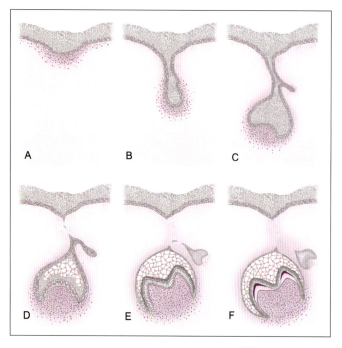

Fig. 5.5: Representação esquemática dos estágios da odontogênese. (A) banda epitelial primária; (B) estágio de botão ou iniciação; (C) expansão do botão ou proliferação, resultando na formação dos germes dentais, passando a se assemelhar a um capuz; (D) histodiferenciação; (E) estágio de morfodiferenciação, também chamado de estágio de campânula avançado; (F) estágio aposicional. (Desenho feito por Marta Martins Montenegro.)

encaixada dentro da dentina que a envolve, ou seja, dentro do tecido entre a porção mais apical dos odontoblastos e a porção mais coronária; (3) o mesênquima da papila apical, ou seja, a porção mais apical do germe do dente, que é ligado ao ápice da raiz, demarcada pela presença da bainha epitelial. Esta zona irá gerar não apenas a população de células que contribui para o desenvolvimento da polpa radicular, mas também para formar o periodonto em desenvolvimento. Por último, (4) o mesênquima da papila dental envolto pela bainha epitelial, que é amplamente reconhecido como parte da polpa radicular. Esta última zona tem sido descrita como uma zona rica por conter mais quantidade de vasos sanguíneos e componentes celulares quando comparada com a zona da papila apical.[36]

Alguns autores acreditam que a bainha epitelial exerce uma função protetora contra reabsorções e anquiloses.[18] No entanto, considerando os dentes decíduos e sua substituição pelos sucessores permanentes, um fenômeno de reabsorção fisiológica, associado com o processo de erupção, acomete a raiz destes elementos. Isto ocorre quando uma pressão eruptiva do sucessor permanente estimula o desenvolvimento de osteoclastos que acarreta na esfoliação progressiva da raiz, bem como na reabsorção da dentina, cemento e do osso adjacente.[27]

ANOMALIAS DO DESENVOLVIMENTO DENTAL

Distúrbios congênitos na formação dental, doenças adquiridas e tumores odontogênicos afetam milhares de pessoas e levam as doenças bucais ao segundo lugar no patamar em frequência das doenças clínicas.[15] Um grande número de anomalias de desenvolvimento está associado com os defeitos nas diferentes fases da odontogênese, tendo como origem fatores genéticos, locais ou sistêmicos.[12,27,28] Tais alterações representam anomalias na estrutura do esmalte e da dentina, assim como no número, na forma e no tamanho dos dentes.[25]

Os distúrbios de desenvolvimento podem se manifestar em níveis e formas diferentes, uns de maneira inócua, outros atingindo a estética e a função com intensidade variável.[4] Também acompanham síndromes e atuam como marcadores genéticos, modificando a anatomia normal e promovendo o enfraquecimento das estruturas correlatas.[31] Além disso, os dentes são estruturas homólogas que permitem a localização e quantificação dos efeitos de mutações genéticas específicas. Assim, a partir do conhecimento de todos os estágios da odontogênese, torna-se simples o diagnóstico das possíveis anomalias dentais, frente às suas características clínicas e/ou radiográficas (Quadro 5.2), o que possibilita a implementação de um tratamento adequado, quando necessário.

CONCLUSÃO

Compreender os mecanismos moleculares que regulam e coordenam a diferenciação celular do complexo sistema que envolve dente, periodonto e osso alveolar é fundamental para que se consiga, futuramente, estabelecer mecanismos necessários para a substituição dos dentes.[7,40]

Atualmente, sabe-se que células-tronco embrionárias específicas para cada grupo dental localizam-se nos extratos intermediários, entre os epitélios interno e externo do esmalte.[32] Além disso, células-tronco da polpa dental e do ligamento periodontal humanos possuem potencial para a produção de tecidos, o que torna a engenharia reparadora tecidual uma abordagem nova e desafiadora no reparo de doenças dentais e do periodonto, e até mesmo na formação de dentes e suas estruturas circundantes.[7,36,37] Esta tendência para fins de geração de órgãos e tecidos parece um grande desafio para a pesquisa odontológica nos próximos anos,[36,40] com o objetivo principal de prevenir e tratar doenças e malformações, bem como regenerar os tecidos dentais *in vitro* e *in vivo*.[15]

Quadro 5.2: Descrição das possíveis anomalias dentais e seus respectivos estágios de desenvolvimento.

Estágios da Odontogênese	Anomalia	Definição	Característica(s) Clínica(s)	Característica(s) Radiográfica(s)
Iniciação e Proliferação	Agenesia	Ausência de dentes decorrente de falha na formação da lâmina dental ou na multiplicação celular durante a proliferação.	Pode ser total ou parcial, acometendo um ou mais dentes.	Ausência total ou parcial de dentes.
	Supranumerários	É todo dente além do número considerado normal em seu grupo, resultante do brotamento ou da proliferação excessiva.	Dentes em excesso, normalmente com tamanho e forma alterados. Podem ser conoides, tuberculados, típicos ou atípicos.	Número excessivo de dentes que assumem posições diferentes e podem interferir na erupção dos dentes da série normal.
	Fusão	União completa ou incompleta de dois germes dentais da série normal ou um da série normal e outro supranumerário.	União completa de dois dentes, formando um dente único e grande ou união incompleta (coroa ou raiz) fusionadas. O número de dentes é menor. A exceção existe no caso de fusão entre um dente da série normal e um supranumerário.	Limitada às coroas, raízes ou ambas. Câmaras pulpares e canais radiculares independentes.
	Geminação	Tentativa de divisão de um germe dentário por invaginação, resultando na formação incompleta de dois dentes.	Coroa dentária longa e larga, apresentando um sulco raso que se estende da borda incisal até a cervical. Mais comum na dentição decídua. O número de dentes na arcada não varia.	Coroa bífida com câmara pulpar e canal radicular únicos.
	Concrescência	Tipo de fusão que ocorre após a formação radicular.	Não possui características clínicas visíveis.	União de dois dentes pelo cemento.

Histodiferenciação	Odontoma	Tumores odontogênicos mistos com formação de esmalte e dentina. Resulta do brotamento contínuo do germe dental ou sua proliferação anormal. Pode ser composto ou complexo.	Não são visíveis clinicamente. No entanto, podem interferir na erupção de dentes, bem como resultar em malformação de dentes permanentes.	O odontoma composto mostra pequenas estruturas semelhantes a dentes com variação na forma e no tamanho, circundados por uma linha radiolúcida fina. Já o complexo, apresenta-se como uma massa radiopaca calcificada e circundada pela mesma linha radiolúcida.
	Odontodisplasia	Condição onde um ou mais dentes em uma área localizada são afetados e não se desenvolvem de forma adequada.	Alteração profunda na forma dental, em geral bastante irregular, com evidência de mineralização defeituosa. Há atraso ou ausência completa da erupção.	Redução acentuada da densidade que dá ao dentes um aspecto de "fantasmas". Esmalte e dentina muito finos e câmara pulpar excessivamente grande. Nem sempre a camada de esmalte é evidente.
	Amelogênese Imperfeita	Anomalia de estrutura do esmalte dental resultante da malformação dos ameloblastos, podendo ser hipoplásica, hipomineralizada ou hipomaturada. Hipoplásica – defeitos na formação da matriz orgânica sem, necessariamente, alterar sua mineralização. Hipomineralizada – alteração no conteúdo de minerais. Hipomaturada – defeito na formação dos cristais de hidroxiapatita.	Todas implicam em forma, cor e textura alteradas.	Podem-se evidenciar áreas radiopacas e radiolúcidas nas coroas; coroas amplas e rizogênese tardia, porém com morfologias pulpar e radicular normais.

(continua)

Morfodiferenciação	Dentinogênese Imperfeita	Falha na diferenciação dos odontoblastos com depósito de dentina anormal, formação irregular e redução no número de túbulos dentinários. Classificada em três tipos: I – associada à osteogênese imperfeita; II – caráter autossômico dominante não associado à osteogênese imperfeita; III – autossômica dominante exclusiva dos descendentes da população de Mariland, EUA.	Os dentes assumem coloração acastanhada ou cinza-azulado e também opaca, com alterações na junção amelodentinária. Além de descolamento do esmalte e exposição da dentina, altamente vulnerável ao desgaste. A presença de exposição pulpar é frequente, assim como fístulas.	Presença de raízes delgadas, câmara pulpar extremamente reduzida ou ausente, canais radiculares estreitos. Rarefações ósseas periapicais são comumente associadas com os dentes decíduos.
	Displasia de Dentina	Distúrbio raro da formação de dentina caracterizado por esmalte normal e formação atípica de dentina e morfologia pulpar alterada. Classificada como tipo: I – displasia de dentina radicular; II – displasia de dentina coronária.	Tipo I – forma e coloração normal, podendo haver ligeira translucidez na cor âmbar. Devido às suas raízes curtas, possuem mobilidade extrema e, em geral, esfoliam prematuramente. Tipo II – os dentes decíduos afetados têm as mesmas características de cor dos dentes com dentinogênese imperfeita. As coroas dos dentes permanentes têm aspecto normal.	Tipo I – em ambas as dentições, observam-se raízes curtas, rombas, cônicas ou igualmente malformadas, com obliteração total dos canais radiculares nos dentes decíduos e parcial dos permanentes. Presença de radiotransparências periapicais. Tipo II – As câmaras pulpares dos dentes decíduos são obliteradas, já os permanentes possuem câmara anormalmente grande, com eventual presença de áreas radiopacas parecendo nódulos pulpares.
	Microdontia	Dentes menores que o tamanho normal; fora dos limites de variação.	Pode ser generalizada e verdadeira: com dentes bem formados, porém pequenos; ou relativa: com dentes com tamanho normal, mas presentes em arcadas maiores que o normal, dando a falsa impressão de microdontia verdadeira. Pode ainda ser localizada, envolvendo apenas um ou mais dentes.	Dentes pequenos e, por vezes, parcialmente formados.
	Macrodontia	Dentes maiores que o normal.	Pode ser generalizada verdadeira: com dentes bem formados, porém maiores; ou relativa: com dentes com tamanho normal, mas em arcadas menores que o normal, dando a falsa impressão de macrodontia verdadeira.	Dentes grandes.

(continuação)

Taurodontia	Condição semelhante à encontrada nos dentes de animais ruminantes, como o touro.	Coroas alongadas no sentido apical, podendo afetar a dentição decídua. No entanto, é mais comum na permanente, envolvendo principalmente os molares.	Câmaras pulpares amplas e altura oclusoapical aumentada. Raízes curtas e bi ou trifurcações próximas aos ápices radiculares. Dentes tendendo a uma forma retangular.
Dilaceração	Angulação ou curvatura acentuada da coroa ou da raiz.	Curvatura que pode ocorrer em qualquer ponto ao longo do comprimento do dente. Muitas vezes relacionada à erupção tardia ou impactação de incisivos, fato que não ocorre nos molares, devido à localização da dilaceração.	Presença de angulação alterada na coroa ou raiz, algumas vezes com aspecto de redução do tamanho do dente ou alteração na sua trajetória de erupção.
Dens in dente	Invaginações que ocorrem antes do período de calcificação dos dentes. Mais frequente em incisivos laterais decíduos ou permanentes, porém podendo acometer outros dentes.	Invaginação profunda da superfície da coroa ou raiz revestida por esmalte e presença de forame cego com a probabilidade de comunicação entre a cavidade, a invaginação e a câmara pulpar. Nas formas leves, há invaginação profunda na área de cicatrícula lingual que pode passar despercebida.	Invaginação do esmalte e da dentina em forma de pêra com constrição estreita na abertura da superfície dental.
Cúspides acessórias	Estrutura anômala que se projeta na superfície palatina (área de cíngulo) dos incisivos.	Padrão de três projeções lembrando uma garra de águia, podendo estar presente onde a cúspide funde-se com a superfície subjacente.	É similar ao dente normal, com esmalte e dentina contendo um corno com tecido pulpar.

(continua)

(continuação)

Aposição e Calcificação	Molares em amora	Alteração na forma dos molares decorrente da sífilis congênita.	As coroas são irregulares e o esmalte da face oclusal e do terço oclusal está disposto em uma massa aglomerada de glóbulos, semelhante à amora.	Irregularidades na forma da coroa dental.
	Dentes de Hutchinson	Alteração na forma dos incisivos decorrente da sífilis congênita.	Incisivos superiores assumem a forma de chave de fenda com as faces mesial e distal da coroa convergindo para a borda incisiva devido à ausência do tubérculo ou centro de calcificação.	Irregularidades na forma da coroa dental.
	Hipoplasia do esmalte	Áreas hipoplásicas (formação incompleta e defeituosa) que surgem devido a fatores ambientais, durante os estágios de formação da matriz do esmalte. Nem sempre são acompanhadas por hipomineralização.	Defeito do esmalte (sulco, depressão, fissura) afetando dentes decíduos e permanentes (com alteração de textura e cor), em geral de forma localizada, podendo ainda afetar mais de um dente.	A forma geral do dente pode ou não estar alterada devido à quantidade de esmalte existente e acometido, variando do pouco afetado ao completamente ausente. Quando a calcificação estiver afetada, esmalte e dentina podem parecer ter a mesma densidade.
	Pérolas de esmalte	Glóbulo de esmalte ectópico (restos da bainha epitelial de Hertwig) presente na bi ou trifurcação dos dentes, podendo aparecer também em pré-molares com uma única raiz.	Na maioria das vezes, não são visíveis clinicamente. Mais comum em dentes permanentes, embora possa acometer dentes decíduos gerando atraso na esfoliação.	Achados radiográficos de forma globular e densidade similar ao esmalte, com tamanho variável.
	Hipercementose	Depósito de quantidades excessivas de cemento secundário nas superfícies radiculares, em sua maioria em toda a raiz, podendo ser focal na região apical.	Não produz sinais e sintomas clínicos que indiquem a sua presença.	Espessamento aparente das raízes que apresentam aspecto arredondado, sendo quase sempre impossível distinguir a dentina radicular do cemento.
	Hipocalcificação	Áreas hipocalcificadas, devido a alterações no aporte de minerais, que surgem durante a calcificação da matriz do esmalte.	Alterações de cor em parte ou em todo o esmalte.	Quando intensa, esmalte e dentina parecem ter a mesma densidade.

REFERÊNCIAS

1. Bernheim N, Georges M, Malevez C, De Mey A, Mansbach A. Embryology and epidemiology of cleft lip and palate. B-ENT 2006: 2 Suppl 4:11-9.
2. Buschang PH, Baume RM, Nass GG. Craniofacial growth and size patterns during postnatal development. Growth 1983 Summer; 47(2):217-223.
3. Campbell A, Costello BJ, Ruiz RL. Cleft Lip and Palate Surgery: An Update of Clinical Outcomes for Primary Repair. Oral Maxillofac Surg Clin North Am 2010 Feb; 22(1):43-58.
4. Campos V, Cruz RA, Mello HSA. Diagnóstico e tratamento das anomalias da odontogênese. 1ª ed. São Paulo: Ed. Santos; 2004.
5. Cho MI, Garant PR. Development and general structure of the periodontium. Periodontol 2000. 2000 Oct; 24:9-27.
6. Diekwisch TGH. Developmental biology of cementum. Int J Dev Biol 2001 Sep; 45(5-6): 695-706.
7. Fleischmannova J, Matalova E, Sharpe PT, Misek I, Radlanski RJ. Formation of the tooth-bone interface. J Dent Res. 2010 Feb; 89(2):108-15.
8. Genisca AE, Frías JL, Broussard CS, Honein MA, Lammer EJ, Moore CA et al. National Birth Defects Prevention Study. Orofacial clefts in the National Birth Defects Prevention Study, 1997-2004. Am J Med Genet A 2009 Jun;149A(6):1149-58.
9. Graham A. Development of the Pharyngeal Arches. Am J Med Genet A 2003 Jun 15; 119A(3):251-56.
10. Greene RM, Pisano MM. Palate morphogenesis: Current understanding and future directions. Birth Defects Res C Embryo Today 2010 Jun; 90(2):133-54.
11. Grevellec A, Tucker AS. The pharyngeal pouches and clefts: Development, evolution, structure and derivatives. Semin Cell Dev Biol 2010 May; 21(3):325-332.
12. Guedes-Pinto AC. Odontopediatria. 8ª ed. São Paulo: Ed. Santos; 2010.
13. Helms JA, Cordero D, Tapadia MD. New insights into craniofacial morphogenesis. Development 2005 Jun; 132(5): 851-861.
14. Huang XF, Chai Y. TGF- signalling and tooth development. Chin J Dent Res 2010; 13(1):7-15.
15. Koussoulakou DS, Margaritis LH, Koussoulakos SL. A curriculum vitae of teeth: evolution, generation, regeneration. Int J Biol Sci 2009; 5(3):226-243.
16. Lee SK, Kim YS, Oh HS, Yang KH, Kim EC, Chi JG. Prenatal development of the human mandible. Anat Rec 2001 Jul 1; 263(3):314-325.
17. Lesot H, Brook AH. Epithelial histogenesis during tooth development. Arch Oral Biol 2009 Dec: 54 Suppl 1: S25-33.
18. Luan X, Ito Y, Diekwisch TG. Evolution and development of Hertwig's epithelial root sheath. Dev Dyn 2006 May; 235(5):1167-1180.
19. Mallo M. Formation of the middle ear: recent progress on the developmental and molecular mechanisms. Dev Biol 2001 Mar 15; 231(2):410-9.
20. Mamaladze M, Ustiashvili M. Theoretical and practional principles of dentinogenesis: Hypotheses and confirmed clinically reality. Georgian me News, 2010 Sep; 186:22-28.
21. Mossey PA, Little J, Munger RG, Dixon MJ, Shaw WC. Cleft lip and palate. Lancet 2009 Nov 21; 374(9703):1773-85.
22. Moyers RE. Ortodontia. 4ª ed. Rio de Janeiro: Guanabara Koogan;1991.
23. Murray JC. Gene/environment causes of cleft lip and/or palate. Clin Genet 2002 Apr; 61(4):248-56.
24. Naikmasur VG, Mantur RS, Guttal KS. Hemifacial microsomia. A report of two cases. N Y State Dent J 2009 Mar; 75(2):38-43.
25. Nieminem P. Genetic basis of tooth agenesis. J Exp Zool Mol Dev Evol 2009 Jun 15; 312B (4):320-42.
26. Ongkosuwito EM, de Gijt P, Wattel E, Carels CE, Kuijpers-Jagtman AM. Dental Development in Hemifacial Microsomia. J Dent Res 2010 Dec; 89(12):1368-72.
27. Pinkham JR. Odontopediatria da infância à adolescência. 2ª ed. São Paulo: Artes Médicas; 1996.
28. Shafer WG, Hine MK & Levy BM. Tratado de patologia bucal. 4ª ed. Rio de Janeiro: Guanabara Koogan; 1987.
29. Silva ER, Alves JB. Genetic model of tooth development. Biosci J 2008 Apr-June; 24(2): 113-24.
30. Simmer JP, Papagerakis P, Smith CE, Fisher DC, Rountrey NA, Zheng L et al. Regulation of dental enamel shape and hardness. J Dent. Res 2010 Oct; 89(10): 1024-38.
31. Siqueira AF, Resende DRB, Neto AMLP. Development disorders (enamel ectopy) on homeostatic break at furcation area. Rev Periodontia 2007 Sep; 17(3):98-104.
32. Smith MM, Fraser GJ, Mitsiadis TA. Dental lamina as source of odontogenic stem cells: evolutionary origins and developmental control of tooth generation in gnathostomes. J Exp Zool Mol Dev Evol 2009 Jun 15; 312B(4):260-80.
33. Sperber Gh, Sperber SM, Guttmann GD, Tobias PV. 2nd ed. Shelton: Peoples's Medical Publishing House – USA, 2010.
34. Suga S. Enamel hipomineralizationviewed from the pattern of progressive mineralization of human and monkey developing enamel. Adv Dent Res 1989 Sep; 3(2):188-98.
35. Tunçbilek G, Alanay Y, Uzun H, Kayikçio lu A, Akarsu NA, Benli K. Intracranial and extracranial malformations in patients with craniofacial anomalies. J Craniofac Surg 2010 Sep; 21(5):1460-4.
36. Tziafas D, Kodonas K. Differentiation potential of dental papilla, dental pulp, and apical papilla progenitor cells. J Endod 2010 May; 36(5):781-9.

37. Yagyuu T, Ikeda E, Ohgushi H, Tadokoro M, Hirose M, Maeda M et al. Hard tissue-forming potential of stem/progenitor cells in human dental follicle and dental papilla. Arch Oral Biol 2010 Jan; 55(1):68-76.
38. Yamane A. Embryonic and postnatal development of masticatory and tongue muscles. Cell Tissue Res 2005 Nov; 322(2):183-9.
39. Yokozeki M, Afanador E, Nishi M, Kaneko K, Shimokawa H, Yokote K et al. Smad3 is required for enamel biomineralization. Biochem Biophys Res Commun 2003 Jun 6; 305(3):684-90.
40. Zhang YD, Chen Z, Song YQ, Liu C, Chen YP. Making a tooth: growth factors, transcription factors, and stem cells. Cell Res 2005 May; 15(5):301-16.

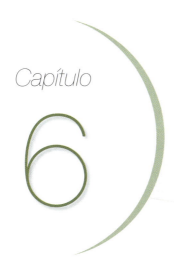

Erupção Dentária

Lucianne Cople Maia, Roberta Barcelos, Andréa Pereira de Morais, Rogerio Gleiser

A erupção dentária pode ser definida como o processo no qual um dente se move de sua posição de desenvolvimento, a cripta óssea, dentro da maxila e da mandíbula, até a sua emergência na cavidade bucal.[42,75] De acordo com Marks & Schroeder,[43] os dentes se movem tridimensionalmente em velocidades diferentes até chegarem as suas posições funcionais. Devido à sua natureza lenta e pouco acessível, a erupção dentária é um processo difícil de ser estudado.[14]

TEORIAS RELACIONADAS À ERUPÇÃO DENTÁRIA

Muito esforço tem sido dispendido na tentativa de responder às questões – *como e por que os dentes erupcionam*? Teorias foram desenvolvidas e muitas relacionam o processo a quase todos os tecidos dentro ou próximo ao dente em erupção. Tais tecidos exerceriam forças no germe do dente dando início ao processo.[43] De alguma maneira, as forças eruptivas são geradas e direcionam os dentes através do osso, até que estes se apresentem na cavidade bucal. Tais forças continuam ativas até que os dentes entrem em oclusão e exerçam suas funções mastigatórias em plenitude, perpetuando-se em menor magnitude, em concomitância com o crescimento facial.[58]

Embora o processo eruptivo não seja totalmente compreendido,[27] existem algumas teorias clássicas descritas na literatura científica a fim de elucidá-lo. Dentre elas, as mais comumente discutidas são as descritas a seguir.

- A **teoria da formação e crescimento radicular** postula que à medida que há aumento na formação radicular, existe acomodação do espaço que impulsiona a coroa para uma posição oclusal. Esta teoria por si só não consegue explicar o processo eruptivo, visto que alguns dentes com raiz completa ou parcialmente formada não conseguem erupcionar. Além disto, os dentes continuam a erupcionar mesmo após a formação radicular completa. Por fim, dentes sem raiz, como no caso da displasia de dentina tipo I, também erupcionam.[43,71] Embora não cause o movimento eruptivo, a formação radicular pode acelerar o ritmo da erupção.[43]

- A **teoria da pressão hidrostática** preceitua que o maior valor da pressão hidrostática nos tecidos periapicais impulsiona o dente para uma posição de menor pressão, como a oclusal;[71] no entanto, uma vez que um dente inicia seus movimentos eruptivos, estes não são paralisados nem mesmo quando os ápices radiculares são removidos experimentalmente.[59]

- A **teoria do remodelamento ósseo** estabelece que o folículo dentário tem que estar presente para que ocorra a erupção dentária. De acordo com alguns autores,[14,41-43,59] o folículo dental controla a erupção através da regulação e coordenação da reabsorção e formação óssea na região, a partir de um código próprio com mensagens erupção-específicas (ESM – *eruption-especific messages*) nas quais proteínas reguladoras específicas, tais como fatores de transcrição e de crescimento, passam a agir como caminhos para o controle da reabsorção e formação ósseas. A erupção dentária é um evento localizado e simétrico que ocorre em ambas as arcadas, envolvendo a ativação de células locais e migrantes, bem como de uma cascata de moléculas reguladoras do processo, por meio de eventos proteolíticos no órgão do esmalte.[42] Embora parte do folículo se perca quando o dente penetra na mucosa bucal, ligamento periodontal, cemento e osso alveolar, que são oriundos do próprio folículo, tendem a assumir, em conjunto com outras estruturas, os eventos tardios relacionados à erupção.[43] Conforme mencionado, a erupção dentária ocorre inicialmente de forma intraóssea e requer, por parte dos odontoclastos, a formação de uma passagem que determinará a direção eruptiva. Os eventos celulares no folículo envolvidos na reabsorção óssea ocorrem após a formação coronária completa e envolvem alguns sinais enviados pelo epitélio reduzido do esmalte,[41] demonstrando uma relação nítida entre o ectoderma e o mesoderma.[43] Assim, a erupção intraóssea envolve reabsorção óssea, formação óssea inter-radicular e no fundo do alvéolo, bem como crescimento radicular. Todos estes eventos são regulados pelo folículo que desenvolve regiões que iniciam e controlam a formação e reabsorção ósseas, bem como áreas que se mantêm neutras.[43] Deve-se destacar, no entanto, que não existem evidências de que o folículo esteja envolvido no posicionamento dos dentes.[71] Apesar de bem aceita, alguns autores mostraram que as regiões de formação e reabsorção ósseas ocorrem como consequência do processo eruptivo, e não ao contrário.[44]

- A **teoria do ligamento periodontal** dispõe que as células e fibras com capacidade contrátil impulsionam o dente em direção oclusal.[14,71] A teoria dominante considera que as fibras colágenas ou os fibroblastos presentes no ligamento periodontal exerceriam as forças eruptivas primárias.[41] Tais forças supraósseas são geradas por distorções no alvéolo dental e distenção das fibras principais do ligamento periodontal.[27] Ainda de acordo com esta teoria, uma vez que as fibras do ligamento não podem transmitir forças compressivas e devido à estrutura sólida do osso, quando a largura do alvéolo aumenta, sua dimensão em altura diminui, impulsionando o dente em direção extrusiva. Associado à atividade celular, um fluxo sanguíneo diferenciado aumentaria a pressão no ligamento periodontal, o que proporcionaria a força motriz necessária para explicar os movimentos eruptivos. No entanto, dentes sem ligamento periodontal também podem erupcionar.[59] Além disto, esta teoria pode ser contestada, visto que o desenvolvimento do ligamento periodontal apenas se inicia no final do processo eruptivo.[41] Embora ainda haja controvérsias, a teoria do ligamento periodontal parece ter alguma relação com os mecanismos eruptivos.[59]

FASES DA ERUPÇÃO DENTÁRIA

A erupção dos dentes humanos ocorre de acordo com uma cronologia específica que implica na presença de um mecanismo programado. Para as espécies com mais de um grupamento de dentes (decíduos e permanentes), a erupção do segundo grupo dental (permanente) ocorre em concomitância com a reabsorção radicular e esfoliação dos primeiros dentes (decíduos).[42] As diferentes fases da erupção encontram-se representadas na figura 6.1.

MOVIMENTOS ERUPTIVOS

Durante a formação da coroa, o dente se mantém na mesma posição óssea. Para que os movimentos eruptivos ocorram, dois fatores são necessários: geração de força que impulsione o dente; e remoção de obstáculos da trajetória eruptiva. Para os dentes decíduos, estes obstáculos são representados por osso e posteriormente tecidos gengivais. No caso dos dentes permanentes, também é necessária a reabsorção das raízes dos dentes decíduos.[59]

O mais aceito é que os movimentos eruptivos têm início simultaneamente à formação do ligamento periodontal, possuindo ritmo e direção controlados pelo processo de reabsorção óssea que cria uma trajetória eruptiva pela qual o dente caminha. Neste sentido, o ritmo e a direção da reabsorção são os fatores controladores dos movimentos eruptivos, e não a força desenvolvida para mover o dente, como se pensava no passado.[59]

Existem quatro princípios básicos que norteiam a erupção dentária.[43]

- Qualquer região do folículo dentário possui potencial para iniciar e regular o remodelamento ósseo.
- O movimento dos dentes durante a erupção consiste em preparar um caminho através do qual possam atravessar osso e mucosa.
- A formação radicular é consequência do processo, e não a causa.
- Formação óssea e radicular move um dente através do epitélio oral até que este chegue ao plano oclusal.

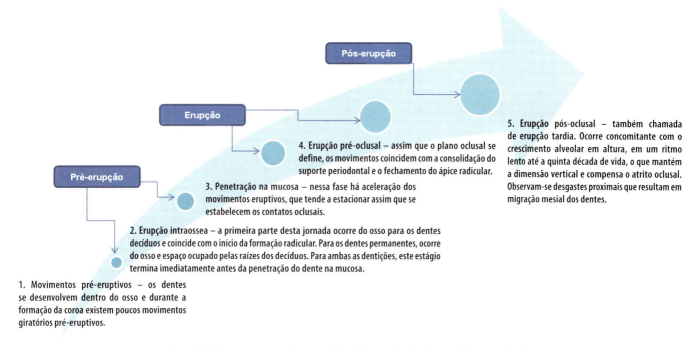

Fig. 6.1: Fases da erupção dentária (adaptado de Marks & Schroeder[43]).

Por fim, após atingirem o plano oclusal, dois tipos básicos de movimentos ainda podem ocorrer: crescimento periodontal onde o aparelho de ligação movimenta-se em direção oclusal com o dente; e erupção ativa, onde o dente erupciona e o aparelho de ligação movimenta-se apical à sua posição original.[14]

Nesse sentido, as principais fontes de força que movem os dentes após atingirem as funções oclusais parecem ser a maturação, o entrecruzamento e o encurtamento das fibras colágenas do ligamento periodontal.[59]

CRONOLOGIA E SEQUÊNCIA DE ERUPÇÃO

Cronologia corresponde à época de surgimento do dente na cavidade bucal, enquanto a sequência representa a ordem em que os dentes erupcionam, sendo esta última mais importante para estabelecer a oclusão adequada.

Alterações na cronologia da erupção são de interesse dos profissionais envolvidos na atenção à criança, como um dos fatores para estabelecer a melhor época para o tratamento ortodôntico preventivo, interceptativo ou corretivo, além de se poder identificar prováveis fatores etiológicos e a época de ocorrência das alterações de desenvolvimento dentário em seus pacientes. Por sua vez, a Odontologia Legal utiliza o conhecimento dos padrões de erupção na realização das perícias solicitadas pela Justiça, identificação de cadáveres ou ainda a determinação da idade cronológica no caso de menores de idade.

A erupção dentária pode apresentar variações na sua sequência e/ou cronologia, por influência de fatores locais ou sistêmicos. Entre os fatores locais destacam-se as perdas precoces ou retenções prolongadas, traumatismos, dentes supranumerários, aquilose dental, odontomas ou outras doenças. Quanto às desordens gerais que afetam a erupção dos dentes, alterações nutricionais,[60] deficiência do hormônio do crescimento,[59] baixo peso ao nascimento,[3] síndrome de Down,[49] displasia cleidocraniana[37] e osteogênese imperfeita, entre outras, representam condições relacionadas ao seu retardo. Por outro lado, erupção acelerada dos dentes pode ser observada em condições como artrite reumatoide juvenil, osteogênese imperfeita tipo IV e diabetes melitus.[32]

Os quadros 6.1 e 6.2 apresentam a cronologia da dentição humana proposta por McCall e Wald[45] e modificada por Lunt e Law.[38,39]

Nolla[53] propôs uma avaliação radiográfica do desenvolvimento dos dentes permanentes. A autora criou dez estágios distintos de mineralização que permite, de maneira confiável, avaliar a cronologia individual de erupção e a formação radicular, descritos na figura 6.2.

Quadro 6.1: Cronologia da dentição humana.

Dentição	Arcada	Dente	Início da formação dos tecidos duros	Esmalte formado ao nascimento	Esmalte completo	Irrupção	Raiz completa
Dentição Decídua	Maxila	Incisivo Central	4º mês IU	5/6	1º ½ mês	7º ½ mês	1º ½ ano
		Incisivo Lateral	4º ½ IU	2/3	2º ½ mês	9º mês	2º ano
		Canino	5º mês IU	1/3	9º mês	18º mês	3º ¼ ano
		Primeiro Molar	5º mês IU	Cúspides unidas	6º mês	14º mês	2º ½ ano
		Segundo Molar	6º mês IU	Pontas de cúspides isoladas	1º mês	24º mês	3º ano
	Mandíbula	Incisivo Central	4º ½ mês IU	3/5	2º ½ mês	6º mês	1º ½ ano
		Incisivo Lateral	4º ½ mês IU	3/5	3º mês	7º mês	1º ½ ano
		Canino	5º mês IU	1/3	9º mês	16º mês	3º ¼ ano
		Primeiro Molar	5º mês IU	Cúspides unidas	5º ½ mês	12º mês	2º ¼ ano
		Segundo Molar	6º mês IU	Pontas de cúspides isoladas	10º mês	20º mês	3º ano
Dentição permanente	Maxila	Incisivo Central	3º – 4º mês		4º – 5º ano	7º – 8º ano	10º ano
		Incisivo Lateral	10º – 12º mês		4º – 5º ano	8º – 9º ano	11º ano
		Canino	4º – 5º mês		6º – 7º ano	11º – 12º ano	13º – 15º ano
		Primeiro Pré-molar	1º ½ – 1º ¾ ano	Algumas vezes, apenas traços	5º – 6º ano	10º – 11º ano	12º – 13º ano
		Segundo Pré-molar	2º – 2º ¼ ano		6º – 7º ano	10º – 12º ano	12º – 14º ano
		Primeiro Molar	Ao nascimento		2º ½ – 3º ano	6º – 7º ano	9º – 10º ano
		Segundo Molar	2º ½ – 3º ano		7º – 8º ano	12º – 13º ano	14º – 16º ano
		Terceiro Molar	7º – 9º ano		12º – 16º ano	17º – 21º ano	18º – 25º ano
	Mandíbula	Incisivo Central	3º – 4º mês		4º – 5º ano	6º – 7º ano	9º ano
		Incisivo Lateral	10º – 12º mês		4º – 5º ano	7º – 8º ano	10º ano
		Canino	4º – 5º mês		6º – 7º ano	9º – 10º ano	12º – 14º ano
		Primeiro Pré-molar	1º ¾ – 2º ano	Algumas vezes, apenas traços	5º – 6º ano	10º – 12º ano	12º – 13º ano
		Segundo Pré-molar	2º ¼ – 2º ½ ano		2º ½ – 3º ano	11º – 12º ano	13º – 14º ano
		Primeiro Molar	Ao nascimento		2º ½ – 3º ano	6º – 7º ano	9º – 10º ano
		Segundo Molar	2º ½ – 3º ano		7º – 8º ano	11º – 13º ano	14º – 15º ano
		Terceiro Molar	8º – 10º ano		12º – 16º ano	17º – 21º ano	18º – 25º ano

IU = intrauterino
Quadro modificado por McCall e Wald[45]

Quadro 6.2: Modificação da tabela de cronologia da dentição humana sugerida por Lunt e Law[38,39] para a calcificação e erupção dos dentes decíduos.

Dentição	Arcada	Dente	Início da formação dos tecidos duros	Esmalte formado ao nascimento	Esmalte completo	Erupção (1 ± DP)	Raiz completa
Dentição Decídua	Maxila	Incisivo Central	14ª (13ª – 16ª) semana IU	5/6	1º ½ mês	10º (8º – 12º) mês	1º ½ ano
		Incisivo Lateral	16ª (14ª 2/3 – 16ª ½) semana IU	2/3	2º ½ mês	11º (9º – 13º) mês	2º ano
		Canino	17ª (15ª – 18ª) semana IU	1/3	9º mês	19º (16º – 22º) mês	3º ¼ ano
		Primeiro Molar	15ª ½ (14ª ½ – 17ª) semana IU	Cúspides unidas, completamente calcificada e mais de 1/2 a 3/4 da altura da coroa formada	6º mês	16º (13º – 19º) mês em meninos 16º (14º – 18º) mês em meninas	2º ½ ano
		Segundo Molar	19ª (16ª – 23ª ½) semana IU	Cúspides unidas; oclusal incompletamente calcificada; a calcificação cobre 1/5 a ¼ da altura da coroa	11º mês	29º (25º – 33º) mês	3º ano
	Mandíbula	Incisivo Central	14ª (13ª – 16ª) semana IU	3/5	2º ½ mês	8º (6º – 10º) mês	1º ½ ano
		Incisivo Lateral	16ª (14ª 2/3) semana IU	3/5	3º mês	13º (10º – 16º) mês	1º ½ ano
		Canino	17ª (16ª) semana IU	1/3	9º mês	20º (17º – 23º) mês	3º ¼ ano
		Primeiro Molar	15ª ½ (14ª ½ – 17ª) semana IU	Cúspides unida; oclusal completamente calcificada	5º ½ mês	16º (14º – 18º) mês	2º ¼ ano
		Segundo Molar	18ª (17ª – 19ª ½) semana IU	Cúspides unidas; oclusal incompletamente calcificada	10º mês	27º (23º – 31º) mês em meninos 27º (24º – 30º) mês em meninas	3º ano

IU = intrauterino
DP = desvio-padrão

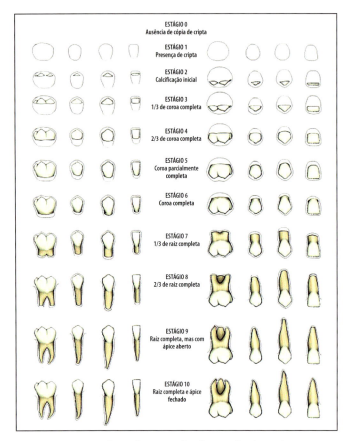

Fig. 6.2: Estágios de Nolla. Desenho feito pela aluna de Iniciação Científica Marta Martins Montenegro.

MANIFESTAÇÕES ORGÂNICAS ASSOCIADAS À ERUPÇÃO DENTÁRIA

A relação entre erupção dentária e a ocorrência de manifestações orgânicas locais e gerais tem sido objeto de estudo e questionamentos entre profissionais da saúde. De um lado, defende-se que a erupção é um processo fisiológico e que, portanto, a atribuição de distúrbios locais e gerais a este processo seria errôneo.[72] Por sua vez, outros autores defendem que alterações orgânicas são observadas, mesmo durante processos fisiológicos normais como parto, menstruação e digestão e, dessa forma, a ocorrência de sintomas locais e gerais associados à erupção dentária é evidente.[5] Apesar da divergência entre os autores, para os pais e responsáveis parece não haver dúvidas quanto à ocorrência de sinais e sintomas associados à erupção dentária,[6,18,55,64] sendo esta uma queixa frequente dos pais que procuram os consultórios odontológicos.

Manifestações Sistêmicas

Entre as manifestações sistêmicas mais frequentemente relatadas destacam-se irritabilidade, distúrbios gastrointestinais, febre e alterações na pele.[55,64] Outros distúrbios como aumento da secreção nasal, vômitos, tosse, urina com odor forte, coceira auditiva, dificuldade de movimentação também são relatados, porém com menor frequências.[5]

A *irritabilidade* da criança é uma alteração frequentemente relatada pelos pais. Sua ocorrência pode estar associada a fatores psicológicos, visto que a criança não aceita facilmente o surgimento dos dentes, desencadeando ansiedade, alteração de humor, necessidade de colo incessante e medo de estímulos inofensivos.[17] Durante a erupção dos dentes decíduos, a criança tem a primeira concretização de sua agressividade através dos dentes. Pela primeira vez é possível mastigar e ao mesmo tempo destruir. Assim, o bebê fica agitado, não consegue dormir adequadamente e, consequentemente, torna-se mais irritadiço gerando um ciclo que se repete.[65,66] A irritabilidade também pode ocorrer como resultado da inflamação gengival no local do dente em erupção, causando dor e desconforto. Durante a alimentação, a compressão da gengiva no local da erupção pode exacerbar a dor, levando o bebê à recusa do alimento,[65] evidenciando outra manifestação associada à erupção dentária que é a perda de apetite.

Igualmente frequente é a ocorrência de *distúrbios gastrointestinais* que também podem ser explicados pela inflamação gengival local. Com o desconforto gengival causado pela irritação no local de erupção, a criança passa a levar objetos ou mesmo seus próprios dedos à boca, que se estiverem contaminados, poderão causar infecção gastrointestinal, manifestando diarreia e febre. Ainda, concomitante com a erupção dos dentes, ocorrem mudanças alimentares importantes, pois iniciam-se o desmame e a introdução de novos alimentos.[29] Dessa forma, uma possível contaminação do leite não materno oferecido nesta época ou a adaptação aos novos alimentos[21] podem ser os responsáveis pelos sintomas.

Estado febril tem sido relatado em bebês na fase de erupção dos dentes decíduos,[11] porém não há suporte científico para esta associação.[5] Acredita-se que a febre esteja relacionada a algum quadro patológico ocorrendo nesta fase, não diagnosticado. Na fase de erupção dos dentes, a criança apresenta menor resistência e maior suscetibilidade a doenças e infecções, o que pode explicar uma coincidência entre a erupção dos dentes decíduos e os sintomas gerais.[34] Especula-se que o desgaste gerado pelas múltiplas erupções seja responsável pela *redução da resistência do organismo* a infecções,[21] bem como pela irritação da extensão do nervo trigêmeo, causando estímulo do centro regulador da temperatura, manifestando-se clinicamente pela febre.[29]

Quanto ao surgimento de *lesões cutâneas* na região perioral (Fig. 6.3), sua etiologia está relacionada às mudanças na qualidade da saliva que ocorrem neste época. Concomitante com o período de erupção dentária, ocorre a maturação das glândulas salivares, aumentando a viscosidade da saliva, que dificultam sua deglutição.[22] Assim, pode ocorrer escoamento da saliva não deglutida e esta umidade constante na pele sensível do bebê pode favorecer o aumento das lesões cutâneas.[65]

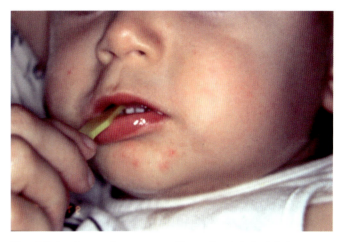

Fig. 6.3: Lesões cutâneas na região perioral de bebê durante o período de erupção dentária. Os dedos que aparecem na figura sem luvas de procedimento são da mãe da criança.

Manifestações Locais

Entre as manifestações locais mais frequentemente relatadas em bebês, quando da erupção dos dentes decíduos, destacam-se a *inflamação gengival* e a *úlcera bucal*. A *inflamação gengival* ao redor das cúspides dos dentes em erupção está relacionada à ausência de proteção gengival, exacerbada pela impactação dos alimentos e acúmulo de biofilme nas áreas irregulares da região. A *úlcera bucal* pode ser provocada pelo fato de a criança frequentemente colocar objetos na boca podendo lesar a mucosa bucal.

O *eritema,* o *prurido* e a *irritação tecidual local*, presentes quando da erupção dos dentes decíduos, estão relacionados à eliminação de proteínas da matriz do esmalte antes da maturação dos ameloblastos, desencadeando a sensibilização das células imunocompetentes no tecido conjuntivo extrafolicular. A interação entre a imunoglobulina E, as proteínas da matriz do esmalte e os mastócitos é capaz de produzir reações de hipersensibilidade, com seus sinais clínicos característicos – eritema e prurido, sinais estes frequentemente associados à erupção dentária. Entre as explicações apresentadas para a associação entre erupção dentária e manifestação orgânica, esta tem sido aceita como a mais plausível.[5,43]

Além destas alterações locais, com frequência os pais relatam aumento da salivação, denominado *sialorreia*. Esta condição, nesta época, pode ser explicada pelo processo de amadurecimento das glândulas salivares conforme já descrito.

Conduta Clínica

Ainda que a relação entre as manifestações orgânicas e a erupção dentária não esteja totalmente elucidada, o manejo da sintomatologia apresentada é imperativo, podendo incluir desde a orientação aos pais, quando complicações sistêmicas não são observadas, até o encaminhamento ao pediatra, quando na presença de sintomatologia exacerbada.

Como primeira abordagem, os responsáveis devem ser orientados sobre os sintomas apresentados e sua possível relação com a erupção, intensificando os cuidados com a higiene geral, para evitar contaminação por objetos ou alimentos infectados, bem como a higiene bucal para controlar a inflamação gengival local.

Outra estratégia importante é utilizar a crioterapia para alívio dos sinais e sintomas. Assim, o uso de mordedores resfriados ou a oferta de alimentos e bebidas frios ou gelados à criança apresenta bons resultados. Outra possibilidade é a prescrição de fitoterápicos, como a camomila (*Matricaria chamomila*) ou a calêndula (*Calendula officinallis*). Para tanto, deve-se massagear os roletes gengivais com uma gaze esterilizada embebida na infusão da camomila ou com a tintura de calêndula diluída em água (1:10). Ambos apresentam ação antisséptica, cicatrizante e refrescante, promovendo alívio na sintomatologia. A infusão da camomila não deve ser armazenda por mais de 24 horas devido à perda das propriedades químicas do seu princípio ativo,[10] e ambas devem ser utilizadas, de preferência após refrigeração.

Embora apresentem indicação restrita, alguns medicamentos de uso tópico são comercializados com o objetivo de aliviar a sintomatologia local, dentre eles, encontram-se o Baby Orajel® e o Nenedent®. Sua *utilização deve ser muito criteriosa* devido ao *risco* de desenvolvimento de *hipersensibilidade* decorrente da presença de anestésicos locais em sua composição. Além disso, a ocorrência de meta-hemoglobinemia grave foi descrita após a aplicação do Orajel® em um bebê.[9] Quando da utilização de medicamentos alopáticos, deve-se atentar para o diagnóstico diferencial com infecções ou outras alterações orgânicas cujos sinais e sintomas podem se confundir com os da erupção dentária.[47] Uma revisão das crianças atendidas em hospital, tendo como queixa principal alterações decorrentes da erupção, revelou que em 98% delas outra condição médica era a responsável pelos sintomas.[69] Assim, recomenda-se que, na presença de quadros exacerbados ou agravamento dos sintomas, os médicos sejam consultados, a fim de que outras causas sejam excluídas e o tratamento adequado instituído.[72]

Distúrbios de Erupção

Muitas desordens clínicas podem estar relacionadas à erupção dentária. Estas variam desde atrasos até falhas completas no processo eruptivo, podendo ou não estar ligados à presença de síndromes.[19] As falhas no processo eruptivo possuem origem genética, sendo a retenção primária uma falha eruptiva localizada, enquanto a secundária envolve uma cessação no processo eruptivo, após o dente ter rompido a mucosa alveolar. Tais falhas podem afetar um ou mais dentes decíduos ou permanentes, sendo parciais ou completas. E podem, ainda, estar associadas ou não às obstruções mecânicas ou aos problemas no próprio mecanismo eruptivo.[2]

Para Proffit & Frazier-Bowers,[59] as falhas pré-eruptivas são possivelmente moduladas por genes reguladores e possuem dois principais componentes. O *primeiro*, obstruções mecânicas, tais como dentes anquilosados, supranumerários e a presença de outros dentes no trajeto eruptivo que impedem o dente de erupcionar. Pode-se citar ainda como impedimento físico para a erupção dentária, a presença de patologias (Fig. 6.4). Nesses casos, removendo-se a obstrução, o dente que estava impedido de erupcionar, normalmente o faz. Caso contrário, pode ser movido ortodonticamente. No *segundo* caso, há falhas no processo de propulsão do dente, sendo esta condição chamada de falha eruptiva primária, onde existe uma falha de coordenação entre erupção e reabsorção e os dentes afetados falham em seguir o trajeto eruptivo existente. Nesses casos, existe uma resposta negativa ao tratamento ortodôntico.

A etiologia destas falhas parece estar vinculada a um defeito no mecanismo diferencial de aposição e reabsorção ósseas no processo alveolar.[19] A descoberta de alguns genes como agentes causadores dos casos familiares da falha primária na erupção sugere que existam outros fatores reguladores dos diferentes distúrbios eruptivos.[19]

Dentes Natais e Neonatais

Apesar da cronologia de erupção apontar para o sexto mês de vida como a fase de surgimento do primeiro dente na cavidade bucal, dentes podem estar presentes ao nascimento (dentes natais) ou no primeiro mês de vida (dentes neonatais).[51] A sua prevalência varia entre 1:2.000 e 1:3.000 em nascidos vivos. A maioria dos dentes (95%) pertence à série normal, ou seja, são dentes decíduos que erupcionaram prematuramente e apenas 5% são supranumerários.[26,35] Os dentes natais (Fig. 6.5) e neonatais mais comuns são os incisivos inferiores (85%). A etiologia parece estar associada a um traço familiar ou hereditário, sendo que essa condição aparece associada a um grande número de síndromes genéticas. A associação entre os dentes natais e síndromes hereditárias graves e raras sugere a necessidade de atenção especial durante o exame dos recém-nascidos prematuros com os dentes erupcionados.[13,51]

A remoção precoce desses dentes é indicada na maioria dos casos, já que durante o nascimento a formação radicular não existe e a implantação dentária é inadequada com grande mobilidade clínica. Assim, o deslocamento acidental deste, com posterior deglutição ou aspiração é uma preocupação relevante. Outro dado que requer

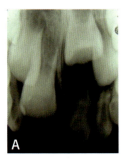
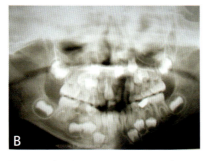

Fig. 6.4: Cisto associado à coroa do dente 21 que impede sua erupção. (A) Radiografia periapical. (B) Radiografia panorâmica.

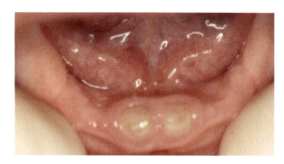

Fig. 6.5: Dentes natais.

atenção é a lesão do seio da mãe durante a amamentação e a ulceração traumática de tecidos moles do próprio bebê, conhecida como doença de Riga-Fede.[23,35,68] Esta extração, porém, deve ser evitada nos primeiros 10 a 15 dias de vida do recém-nascido, pois a microbiota intestinal da criança ainda é incapaz de produzir a vitamina K, necessária para o processo de coagulação. Caso o procedimento seja inadiável, a prescrição profilática de uma dose adequada, sob supervisão médica, de vitamina K é recomendável.[63] Porém, quando houver pouca mobilidade e o dente puder ser preservado, o arredondamento das bordas incisais com uma lixa pode garantir mais conforto à mãe e ao bebê.

Perdas Prematuras e suas Repercussões

Quando um dente decíduo é perdido antes do sucessor permanente ter começado a sua erupção, compatível com fase 6 de Nolla (Fig. 6.2), o osso provavelmente terá tempo de se depositar acima do dente permanente, retardando sua emergência na cavidade bucal. A erupção de pré-molares será atrasada em crianças que perderam os molares decíduos aos 4 ou 5 anos de idade ou antes, e o mesmo ocorrerá em crianças que perderam os incisivos aos 1,5 ou 2 anos de idade. Os dentes adjacentes a esse espaço terão muito tempo para se inclinarem e haverá perda de espaço com bloqueio da erupção do dente permanente (Figs. 6.6 e 6.7).[50,56] Porém, quando um dente é perdido próximo ao período em que deve sofrer a esfoliação, o processo eruptivo do seu sucessor é acelerado. Isto ocorre após os 8 anos de idade para molares decíduos e após os 5 anos para incisivos.

Variação na Sequência de Erupção

Basicamente, as variações na sequência de erupção dos dentes podem causar maloclusões. Na dentição decídua, a erupção do canino decíduo logo após a dos incisivos pode impedir o estabelecimento correto do primeiro levante de oclusão com a erupção dos primeiros molares decíduos e pode concorrer para o estabelecimento de uma mordida cruzada funcional. Na dentição permanente, a erupção do canino inferior após a erupção dos pré-molares pode comprometer o perímetro da arcada pela lingualização dos incisivos e aumentar a sobremordida. Outra troca de sequência que pode levar à perda de espaço é a erupção dos segundos molares antes dos segundos pré-molares, tanto na mandíbula como na maxila.[50] Uma explicação mais detalhada encontra-se no capítulo 21.

ERUPÇÃO ECTÓPICA

A erupção ectópica de um dente pode ser definida como uma anormalidade na direção eruptiva, tendo como principais causas distúrbios mecânicos, processos patológicos, perdas prematuras de dentes decíduos e apinhamentos de dentes permanentes ou quaisquer outras interferências que desviem o dente do seu trajeto eruptivo (Figs. 6.8 e 6.9).[58,62,73] Quando o material obturador dos canais radiculares não reabsorve na mesma velocidade que o dente decíduo, pode ocorrer a retenção prolongada do dente e erupção ectópica do dente permanente sucessor (Fig. 6.10).[70]

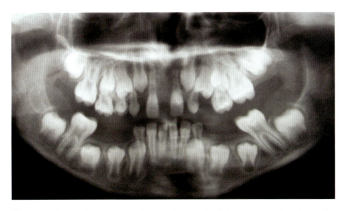

Fig. 6.6: A perda precoce dos molares decíduos levou à migração mesial dos primeiros molares permanentes, consequentemente comprometeu o espaço em ambos os hemiarcos, dificultando a erupção dos pré-molares e caninos.

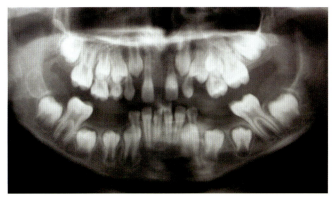

Fig. 6.7: Radiografia panorâmica demonstrando inclinação mesial dos dentes 36 e 46 decorrente de perda precoce dos molares decíduos. Tal situação requer avaliação devido à possibilidade de redução no perímetro do arco e consequentes alterações nos processos eruptivos de pré-molares e caninos.

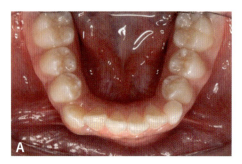 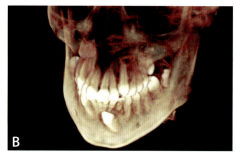

Fig. 6.8: Retenção do canino permanente. (A) vista oclusal. (B) Vista da tomografia computadorizada.

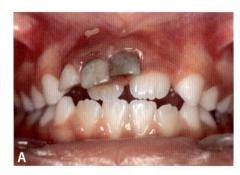 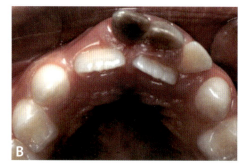

Fig. 6.9: Erupção ectópica do dente 21 devido à retenção prolongada dos dentes 51 e 61 decorrente de traumatismo seguido de necrose pulpar. (A) vista vestibular. (B) vista oclusal.

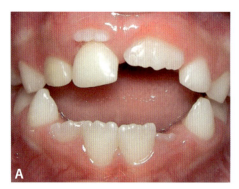 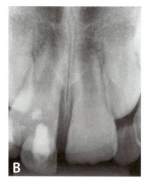

Fig. 6.10: Erupção ectópica do dente 11 devido à retenção prolongada de dente decíduo, pela não reabsorção do material obturador. (A) vista vestibular. (B) Radiografia periapical.

Um dos dentes mais afetados em crianças é o primeiro molar permanente. A prevalência dessa doença está entre 0,75 e 5,99% e muito raramente acomete a mandíbula.[8,28] A etiologia tem sido atribuída a fatores diferentes, entre eles: dentes decíduos e permanentes anormalmente grandes; maxila pequena; posição posteriorizada da maxila em relação à base do crânio; calcificação tardia do primeiro molar permanente além de uma tendência genética. Uma etiologia multifatorial é também aventada, o que deve alertar para a coexistência de outras anormalidades dentais e sistêmicas.[7,12,15,48,61]

O primeiro molar permanente superior possui uma trajetória de erupção diagonal em relação à linha média (ângulo de erupção), movimentando-se para baixo e para a frente até atingir a raiz distal do segundo molar decíduo e, posteriormente, a face distal desse mesmo dente que lhe servirá de guia até a sua oclusão. Nos casos em que há erupção ectópica do primeiro molar maxilar (Fig. 6.11), existe uma angulação acentuada dessa trajetória fazendo com que esse dente atrase sua erupção, pois ele sofre uma impacção temporária ou permanente.[76]

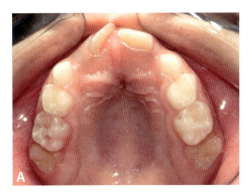
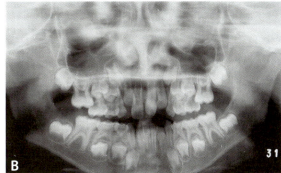

Fig. 6.11: Erupção ectópica bilateral do primeiro molar permanente. (A) vista oclusal. (B) vista na radiografia panorâmica.

Classicamente, a erupção ectópica do primeiro molar permanente superior é classificada em irreversível (*hold*) e reversível (*jump*). A primeira é menos comum (44% dos casos) e pode ser definida quando o primeiro molar está impactado permanentemente e a segunda (reversível) ocorre quando, apesar de causar reabsorção do segundo molar decíduo, o primeiro molar permanente, eventualmente, consegue chegar à oclusão devido à autocorreção do processo.[76] Nesses casos, normalmente, o diagnóstico tardio de tal condição é radiográfico e caracteriza-se por reabsorção atípica na raiz distal do segundo molar decíduo. Em alguns casos mais graves, porém, ocorre a esfoliação do segundo molar decíduo em função de reabsorção extensa de suas raízes.[31]

Erupção Lingual dos Incisivos

Muitas vezes, os incisivos permanentes inferiores erupcionam em uma posição lingualizada em relação aos seus predecessores. A prevalência desse fenômeno varia de 18,5 a 50% e não existe relação direta com o comprimento da arcada dentária, ou seja, a presença de espaços (Fig. 6.12) ou a presença de apinhamento dental (Fig. 6.13). O tratamento para tal condição consiste do acompanhamento atento do caso, pois em cerca de 70 a 95% deles as forças musculares e o crescimento mandibular contínuo levam à esfoliação do dente decíduo. Uma radiografia periapical aos 8 anos de idade, caso não haja resolução espontânea, pode determinar o grau de reabsorção radicular do dente decíduo e a necessidade de uma extração com ou sem manutenção de espaço. Apesar de fonte de desconforto para os pais e pacientes, o esclarecimento correto dessa condição pode evitar exodontias desnecessárias.[4,16,46]

Nódulos de Bohn, Pérolas de Epstein e Cistos da Lâmina Dental

Essas três situações têm características clínicas semelhantes e aparecem normalmente de forma múltipla como pequenas pápulas esbranquiçadas com 2 a 3 mm de diâmetro, de preferência na maxila. São lesões comuns nos recém-natos, mas raramente são observadas após os 3 meses de idade, pois normalmente tem resolução espontânea. Em casos de dano à amamentação, é indicada a excisão cirúrgica.[20,52]

Histologicamente, todos são cistos preenchidos por ceratina e tem sua origem discutida. Tradicionalmente,

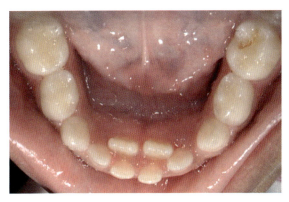

Fig. 6.12: Erupção lingual dos incisivos permanentes inferiores em uma arcada com espaços para a acomodação.

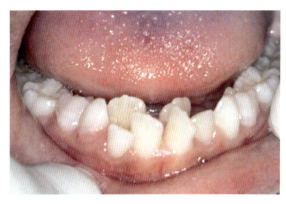

Fig. 6.13: Erupção lingual dos incisivos permanentes inferiores em uma arcada sem espaços para a acomodação.

os cistos da lâmina dental ou também chamados cistos gengivais (alveolares) do recém-nascido originam-se de remanescentes da lâmina dental e, como o próprio nome diz, seu local de predileção é o processo alveolar (Fig. 6.14). Já as pérolas de Epstein e os nódulos de Bohn são considerados cistos de desenvolvimento (Fig. 6.15) e podem ser originados de remanescentes epiteliais de glândulas salivares menores ou de pequenas ilhas de epitélio aprisionado durante o processo de fusão dos processos embrionários. Quando esses cistos de desenvolvimento surgem na rafe palatina, normalmente são denominados pérolas de Epstein, e os nódulos de Bohn ficam dispersos no palato do bebê. Recentemente, evidências os consideram como tendo uma única etiologia odontogênica. São consideradas tentativas embriológicas de formação dos dentes primitivos e consistem apenas em componentes epiteliais sem indução dos componentes mesenquimais, assim, nenhuma estrutura dental avançada é formada.[36]

Cisto e Hematoma de Erupção

O cisto de erupção é uma lesão resultante de acúmulo de fluido no espaço folicular ao redor da porção coronária de um dente que está em erupção. A gengiva torna-se fina e apresenta-se como uma tumefação amolecida e transparente na região gengival, porém, seu aspecto clínico pode variar se o mesmo sofrer traumatismo mínimo causado pela alimentação, mastigação ou até de um brinquedo que é levado à boca. Nesse caso, misturado ao líquido cístico, pode-se encontrar sangue, resultando em uma aparência púrpura-acastanhada, comum aos hematomas.[51]

A localização usual dos cistos ou hematomas de erupção é a crista alveolar geralmente associadas com a erupção de dentes decíduos (Fig. 6.16) e permanentes (Figs. 6.17 e 6.18).[33,40] A idade dos pacientes acometidos pode variar de dias de nascido a 21 anos.[67] A etiologia de tal doença ainda não está bem esclarecida, porém, em adição à sua característica traumática, pode haver predispo-

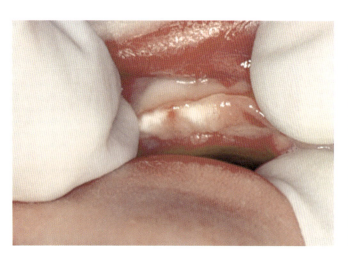

Fig. 6.14: Cistos da lâmina dental.

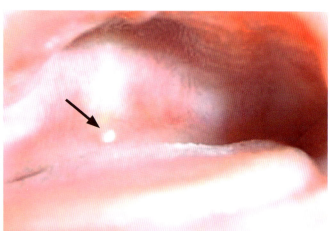

Fig. 6.15: Pérola de Epstein.

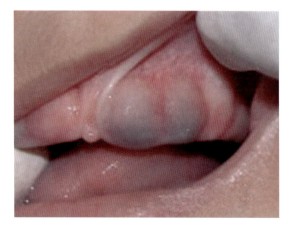

Fig. 6.16: Hematomas de erupção associados à coroa dos dentes 61 e 62.

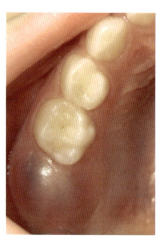

Fig. 6.17: Hematoma de erupção associado à coroa do dente 16.

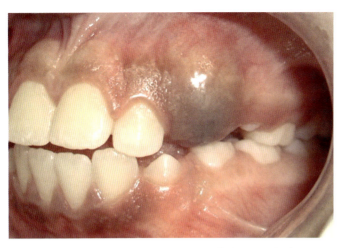

Fig. 6.18: Hematoma de erupção associado à coroa do dente 23.

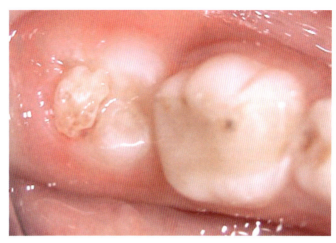

Fig. 6.19: Sequestro de erupção associado ao primeiro molar permanente.

sição genética.[1] Alguns casos, têm sido associados ao uso de ciclosporina (droga imunossupressora) por crianças com dentes em erupção.[30,54]

O cisto ou o hematoma de erupção tende a ter uma resolução espontânea sem qualquer tratamento. Quando a sua presença causa dor ou desconforto e, principalmente, quando o mesmo causa transtornos alimentares, o tratamento cirúrgico (ulotomia) deve ser considerado.[24]

Sequestro de Erupção

Algumas vezes, são encontrados pequenos fragmentos calcificados (espículas) adjacentes às coroas dos primeiros molares permanentes (Fig. 6.19). Esses fragmentos estão presos apenas por tecido mole e, algumas vezes, estão associados a uma fibrose genvival.[25] Normalmente, esse achado clínico não possui nenhuma relevância e tem resolução espontânea. Histologicamente, sugere-se que esses fragmentos calcificados podem ser compostos por uma substância semelhantes ao cemento formado dentro do folículo, um sequestro de um pequeno fragmento ósseo inviável ou substância dentinária. Nos casos em que esteja causando irritação tecidual ou desconforto, pode ser feita a sua remoção deste.[57,74]

CONCLUSÃO

A erupção dentária é um processo, ainda não totalmente compreendido, no qual um dente move-se de sua posição de desenvolvimento até assumir sua função na cavidade bucal. Embora considerado fisiológico, manifestações orgânicas, principalmente na dentição decídua, têm sido atribuídas a este processo. Fatores locais e sistêmicos podem influenciar na erupção ocasionando desde variações na sua sequência e/ou cronologia, até falhas completas no processo. Conhecer a erupção e suas especificidades é fundamental para o diagnóstico precoce de eventuais desvios da normalidade, tornando-se uma meta a ser alcançada por odontopediatras, ortodontistas e clínicos que atendam crianças.

REFERÊNCIAS

1. Aguiló L, Cibrián R, Bagán JV, Gandía JL. Eruption cysts: Retrospective clinical study of 36 cases. ASDC J Dent Child. 1998 Mar-Apr; 65(2): 102-6.
2. Ahmad S, Bister D, Cobourne MT. The clinical features and aetiological basis of primary eruption failure. Eur J Orthod. 2006 Dec; 28(6): 535-40.
3. Aktoren O, Tuna EB, Guven Y, Gokcay G. A study on neonatal factors and eruption time of primary teeth. Community Dent Health. 2010 Mar; 27(1): 52-6.
4. Aminabadi NA, Farahani RM, Sohrabi A, Pouralibaba F. Lingual eruption of mandibular permanent incisors: a space correlated phenomenon? J Contemp Dent Pract. 2009 Jan; 10(1): 25-32.
5. Assed S, Queiroz AM. Erupção dental. In: Assed S, editor. Odontopediatria: bases científicas para a prática clínica. 1ª ed. São Paulo: Artes Médicas; 2005. p. 173-212.
6. Baykan Z, Sahin F, Beyazova U, Ozcakar B, Baykan A. Experience of Turkish parents about their infants' teething. Child Care Health Dev. 2004 Jul; 30(4):331-6.
7. Bjerklin K. Ectopic eruption of the maxillary first permanent molar. An epidemiological, familial, aetiological and longitudinal clinical study. Swed Dent J Suppl. 1994; 100:1-66.

8. Bjerklin K, Kurol J. Ectopic eruption of the maxillary first permanent molar: etiologic factors. Am J Orthod. 1983 Aug; 84(2):147-55.
9. Bong CL, Hilliard J, Seefelder C. Severe methemoglobinemia from topical benzocaine 7.5% (baby orajel) use for teething pain in a toddler. Clin Pediatr (Phila). 2009 Mar; 48(2):209-11.
10. Camargo MCFd. Programa preventivo de maloclusões em bebês. In: Gonçalves EAN, Feller C, editores. Atualização na clínica odontológica – a prática da clínica geral. 1ª ed. São Paulo: Artes Médicas; 1998; p.405-42.
11. Carpenter JV. The relationship between teething and systemic disturbances. ASDC J Dent Child. 1978 Sep-Oct; 45(5):381-4.
12. Chintakanon K, Boonpinon P. Ectopic eruption of the first permanent molars: prevalence and etiologic factors. Angle Orthod. 1998 Apr; 68(2):153-60.
13. Cohen RL. Clinical perspectives on premature tooth eruption and cyst formation in neonates. Pediat Dermatol. 1984 Apr; 1(4): 301-6.
14. Craddock HL, Youngson CC. Eruptive tooth movement-the current state of knowledge. Br Dent J. 2004 Oct 9; 197(7): 385-91.
15. da Silva Dalben G, Costa B, Gomide MR. Prevalence of dental anomalies, ectopic eruption and associated oral malformations in subjects with Treacher Collins syndrome. Oral Surg Oral Med Oral Pathol Oral Radiol Endod. 2006 Feb; 101(5): 588-92.
16. Deery C. The relationship of crowding to the eruptive position of the lower permanent incisors. Br J Orthod. 1993 Nov; 20(4): 333-7.
17. Diniz MB, Bolini PDA, Minarelli-Gaspar AM. Local and systemic symptoms related to deciduous tooth eruption. Rev paul pediatr. 2006; 24(1): 71-7.
18. Feldens CA, Faraco IM, Ottoni AB, Feldens EG, Vitolo MR. Teething symptoms in the first year of life and associated factors: a cohort study. J Clin Pediatr Dent. 2010 Spring; 34(3): 201-6.
19. Frazier-Bowers SA, Puranik CP, Mahaney MC. The etiology of eruption disorders – further evidence of a 'genetic paradigm'. Semin Orthod. 2010 Sep 1; 16(3): 180-5.
20. Fromm A. Epstein's pearls, Bohn's nodules and inclusion-cysts of the oral cavity. ASDC J Dent Child. 1967 Jul; 34(4): 275-87.
21. Galili G, Rosenzweig KA, Klein H. Eruption of primary teeth and general pathologic conditions. ASDC J Dent Child. 1969 Jan; 36(1): 51-4.
22. Garcia-Godoy FM. [The process of dental eruption and associated conditions]. Acta Odontol Pediatr. 1981 Jun; 2(1): 1-4.
23. Gardiner JH. Erupted teeth in the newborn. Proc R Soc Med. 1961 Jun; 54: 504-6.
24. Hayes PA. Hamartomas, eruption cyst, natal tooth and Epstein pearls in a newborn. ASDC J Dent Child. 2000 Sep-Oct; 67(5): 365-8.
25. Ho KH. Eruption sequestrum. Ann Acad Med Singapore. 1986 Jul; 15(3): 454-5.
26. Kates GA, Needleman HL, Holmes LB. Natal and neonatal teeth: a clinical study. J Am Dent Assoc. 1984 Sep; 109(3): 441-3.
27. Katona TR, Qian H. A mechanism of noncontinuous supraosseous tooth eruption. Am J Orthod Dentofacial Orthop. 2001 Sep; 120(3): 263-71.
28. Kimmel NA, Gellin ME, Bohannan HM, Kaplan AL. Ectopic eruption of maxillary first permanent molars in different areas of the United States. ASDC J Dent Child. 1982 Jul-Aug; 49(4): 294-9.
29. Kruska HJ. Teething and its significance. ASDC J Dent Child. 1946; 13(4): 110-2.
30. Kuczek A, Beikler T, Herbst H, Flemmig TF. Eruption cyst formation associated with cyclosporin A – A case report. J Clin Periodont. 2003 May; 30(5): 462-6.
31. Kurol J, Bjerklin K. Resorption of maxillary second primary molars caused by ectopic eruption of the maxillary first permanent molar: a longitudinal and histological study. ASDC J Dent Child. 1982 Jul-Aug; 49(4): 273-9.
32. Lal S, Cheng B, Kaplan S, Softness B, Greenberg E, Goland RS et al. Accelerated tooth eruption in children with diabetes mellitus. Pediatrics. 2008 May; 121(5): e1139-43.
33. Laskaris G. Color atlas of oral diseases. In: Laskaris G, editor. Color atlas of oral diseases. Stuttgart: G.Thieme Verlag; 1994.
34. Leung AK. Teething. Am Fam Physician. 1989 Feb; 39(2): 131-4.
35. Leung AKC, Robson WLM. Natal Teeth: A Review. J Natl Med Assoc. 2006 Feb; 98(2): 226.
36. Lewis DM. Bohn's nodules, Epstein's pearls, and gingival cysts of the newborn: a new etiology and classification. J Okla Dent Assoc. 2010 Mar-Apr; 101(3).
37. Lossdorfer S, Abou Jamra B, Rath-Deschner B, Gotz W, Abou Jamra R, Braumann B et al. The role of periodontal ligament cells in delayed tooth eruption in patients with cleidocranial dysostosis. J Orofac Orthop. 2009 Nov; 70(6): 495-510.
38. Lunt RC, Law DB. A review of the chronology of calcification of deciduous teeth. J Am Dent Assoc. 1974 Sep; 89(3): 599-606.
39. Lunt RC, Law DB. A review of the chronology of eruption of deciduous teeth. J Am Dent Assoc. 1974 Oct; 89(4): 872-9.
40. Maia LC, Primo LG. Importância da interação pediatria/odontopediatria no giagnóstico do cisto de erupção dental. Pediatria atual. 1997; 10(10): 16-25.
41. Maltha JC. [Dissertations 25 years after date 9. How is tooth eruption regulated?]. Ned Tijdschr Tandheelkd. 2006 Aug; 113(8): 322-5.
42. Marks SC, Jr., Gorski JP, Wise GE. The mechanisms and mediators of tooth eruption–models for developmental biologists. Int J Dev Biol. 1995 Feb; 39(1): 223-30.

43. Marks SC, Jr., Schroeder HE. Tooth eruption: theories and facts. Anat Rec. 1996 Jun; 245(2): 374-93.
44. Matsuda E. Ultrastructural and cytochemical study of the odontoclasts in physiologic root resorption of human deciduous teeth. J Electron Microsc (Tokyo). 1992 Jun; 41(3): 131-40.
45. McCall J, Wald S. Clinical dental roentgenology: technic and interpretation including Roentgen studies of the child and young adult: W.B. Saunders company; 1940.
46. McDonald RE, Avery DR, Dean JA. Eruption of the teeth: local, systemic, and Congenital factors that influence the process. In: McDonald RE, Avery DR, Dean JA, editors. McDonald and Avery's dentistry for the child and adolescent. 9th ed. Maryland Heights, Mo.: Mosby/Elsevier; 2011. p. 152-75.
47. McIntyre GT, McIntyre GM. Teething troubles? Br Dent J. 2002 Mar 9; 192(5): 251-5.
48. Mooney GC, Morgan AG, Rodd HD, North S. Ectopic eruption of first permanent molars: presenting features and associations. Eur Arch Paediatr Dent. 2007 Sep; 8(3): 153-7.
49. Moraes ME, Bastos MS, Santos LR, Castilho JC, Moraes LC, Medici Filho E. Dental age in patients with Down syndrome. Braz Oral Res. 2007 Jul-Sep; 21(3): 259-64.
50. Moyers RE. Handbook of orthodontics. Chicago: Year Book Med. Pub; 1988.
51. Neville BW. Patologia oral & maxilofacial. Rio de Janeiro: Guanabara Koogan; 2004.
52. Neville BW, Damm DD, Allen CM. Odontogenic Cysts and Tumors. In: Gnepp DR, editor. Diagnostic Surgical Pathology of the Head and Neck. 2nd ed. Philadelphia: W.B. Saunders; 2009. p. 785-838.
53. Nolla CM. The development of the permanent teeth. J Dent Child. 1966; 27: 254-66.
54. O'Hara AJ, Collins T, Howell JMC. Gingival eruption cysts induced by cyclosporine administration to neonatal dogs. J Clin Periodontol. 2002 Jun; 29(6): 507-13.
55. Oziegbe EO, Folayan MO, Adekoya-Sofowora CA, Esan TA, Owotade FJ. Teething problems and parental beliefs in Nigeria. J Contemp Dent Pract. 2009 Jul; 10(4): 75-82.
56. Posen AL. The effect of premature loss of deciduous molars on premolar eruption. Angle Orthod. 1965 Jul; 35: 249-52.
57. Priddy RW, Price C. The so-called eruption sequestrum. Oral Surg Oral Med Oral Pathol Oral Radiol Endod. 1984 Sep; 58(3): 321-6.
58. Proffit WR. Equilibrium theory revisited: factors influencing position of the teeth. Angle Orthod. 1978 Jul; 48(3): 175-86.
59. Proffit WR, Frazier-Bowers SA. Mechanism and control of tooth eruption: overview and clinical implications. Orthod Craniofac Res. 2009 May; 12(2): 59-66.
60. Psoter W, Gebrian B, Prophete S, Reid B, Katz R. Effect of early childhood malnutrition on tooth eruption in Haitian adolescents. Community Dent Oral Epidemiol. 2008 Apr; 36(2): 179-89.
61. Pulver F. The etiology and prevalence of ectopic eruption of the maxillary first permanent molar. ASDC J Dent Child. 1968 Mar; 35(2): 138-46.
62. Riedel RA. A review of the retention problem. Angle Orthod. 1960 Oct; 30: 179-99.
63. Rusmah M. Natal and neonatal teeth: a clinical and histological study. J Clin Ped Dent. 1991 Summer; 15(4): 251-3.
64. Sarrell EM, Horev Z, Cohen Z, Cohen HA. Parents' and medical personnel's beliefs about infant teething. Patient Educ Couns. 2005 Apr; 57(1): 122-5.
65. Seward MH. General disturbances attributed to eruption of the human primary dentition. ASDC J Dent Child. 1972 May-Jun; 39(3): 178-83.
66. Seward MH. The influence of selected factors on the number of local disturbances experienced by an infant during teething. Public Health. 1972 Mar; 86(3): 129-36.
67. Seward MH. Eruption cyst: an analysis of its clinical features. J Oral Surg. 1973 Jan; 31(1): 31-5.
68. Sureshkumar R, McAulay AH. Natal and neonatal teeth. Arch Dis Child Fetal Neonatal Ed. 2002 Nov; 87(3): F227.
69. Swann IL. Teething complications, a persisting misconception. Postgrad Med J. 1979 Jan; 55(639): 24-5.
70. Tannure PN, Fidalgo TK, Barcelos R, Gleiser R, Primo L. Ectopic eruption of permanent incisors after predecessor pulpectomy: five cases report. General Dentistry. no prelo.
71. Ten Cate AR, Arana-Chavez VE. Histologia oral: desenvolvimento, estrutura e função. In: Ten Cate AR, Arana-Chavez VE, editors. Histologia oral: desenvolvimento, estrutura e função. Rio de Janeiro: Elsevier; 2008.
72. Tighe M, Roe MF. Does a teething child need serious illness excluding? Arch Dis Child. 2007 Mar; 92(3): 266-8.
73. van der Linden FP. Theoretical and practical aspects of crowding in the human dentition. J Am Dent Assoc. 1974 Jul; 89(1): 139-53.
74. Watkins JJ. An unusual eruption sequestrum. A case report. Br Dent J. 1975 May; 138(10): 395-6.
75. Wise GE, Frazier-Bowers S, D'Souza RN. Cellular, molecular, and genetic determinants of tooth eruption. Crit Rev Oral Biol Med. 2002; 13(4): 323-34.
76. Young DH. Ectopic eruption of the first permanent molars. ASDC J Dent Child. 1957; 24: 153-62.

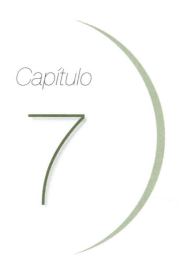

Manejo e Técnicas de Controle do Comportamento Infantil

Capítulo 7

Laura Guimarães Primo, Luciana Pomarico, Ivete Pomarico Ribeiro de Souza

A criança pensa e olha o mundo de maneira distinta do adulto, e o conhecimento do seu desenvolvimento auxiliará o profissional no estabelecimento de um bom relacionamento com ela. A clínica odontopediátrica apresenta características muito particulares, pois no atendimento ao paciente adulto se estabelece uma relação um-para-um, ou seja, cirurgião-dentista/paciente, enquanto no atendimento da criança a relação é um-para-dois, ou seja, cirurgião-dentista/criança/responsável.[38] Este "triângulo" pode tornar-se um complicador, se o profissional não tiver um bom contato com o responsável. A visita inicial da criança a um consultório odontológico é especialmente valorizada, e este primeiro contato, se for satisfatório, será a base de um tratamento bem-sucedido. Caso contrário, uma experiência negativa pode resultar em traumatismo difícil de solucionar, que acompanhará o paciente durante sua vida adulta, tornando este indivíduo um cooperador tenso, protelador do tratamento. Este capítulo propõe-se a abordar alguns tópicos importantes no relacionamento do profissional com o paciente infantil, sem comprometimento sistêmico, e sua família.

DESENVOLVIMENTO DA CRIANÇA

O cirurgião-dentista que atende à criança deve ter, além do conhecimento técnico-científico, noções de abordagem a estes pacientes, que não só propiciarão o êxito no atendimento, mas também embasarão um bom relacionamento com a criança e sua família, transmitindo uma imagem positiva da Odontologia. A generalização quanto a todas as características da criança nem sempre é válida, levando em conta a influência de uma série de fatores intrínsecos e extrínsecos a que o indivíduo está sujeito. O quadro 7.1 resume as características das crianças mais relevantes para a Odontologia.[28]

CLASSIFICAÇÃO DO COMPORTAMENTO DA CRIANÇA

As atitudes da criança no consultório odontológico vêm sendo categorizadas desde meados do século XX. Mc Bride[22] descreveu diversos tipos de criança, como criança caprichosa, envergonhada e retraída, nervosa e histérica, tímida e assustada. Da mesma forma que no prontuário do paciente, são registrados os índices clínicos, como biofilme e sangramento gengival, é importante o registro do comportamento da criança através de uma escala, permitindo ao profissional acompanhar a evolução das suas atitudes nas diversas consultas. A Escala Comportamental de Frankl[38] é a mais utilizada para este registro, por ser funcional, quantificável e segura, apresentando alto índice de concordância. O quadro 7.2 descreve os quatro comportamentos da escala.

Quadro 7.1 – Principais características das crianças nas diversas faixas etárias.

Idade (anos)	Características
Zero a três (primeira infância)	Estreita união com os pais Pouca capacidade de interpretar dados sensoriais Negativismo aos dois anos de idade
Três a seis (segunda infância)	Autorregulação Curiosidade: idade do "por quê?" – "para quê?" – "eu também" Limitação no pensamento operacional Egocentrismo e animismo Diminuição do medo de estranhos e ruídos Receio de lesões corporais
Seis a onze (terceira infância)	Diminuição do animismo Desenvolvimento da inteligência racional
Onze anos em diante (adolescência)	Antagonismo Instabilidade emocional Inquietação Desenvolvimento de conceitos e raciocínios abstratos

Quadro 7.2 – Escala comportamental de Frankl.[38]

Tipo	Comportamento	Descrição	Registro
1	Definitivamente negativo	Rejeita o tratamento, choro vigoroso, receoso ou outra evidência de negativismo extremo	– –
2	Negativo	Reluta em aceitar o tratamento, não coopera, emburrado, retraído	–
3	Positivo	Aceita o tratamento; boa vontade em obedecer ao cirurgião-dentista, seguindo as instruções fornecidas, às vezes com reserva; cooperador	+
4	Definitivamente positivo	Boa comunicação com o cirurgião-dentista, interessado nos procedimentos, rindo	++

PRINCIPAIS VARIÁVEIS QUE INFLUENCIAM NO TRATAMENTO

Família

As condições emocionais da criança são forjadas inicialmente no ambiente familiar, e até a segunda infância a criança tende a imitar "modelos" familiares. Crianças provenientes de famílias com desajustes crônicos tendem a ter maiores problemas de comportamento no consultório. A análise do profissional sobre a criança e sua família é importante, antes de qualquer procedimento. Uma conversa franca e objetiva com os pais na primeira consulta é importante para mostrar a eles que o CD e a família têm que ser parceiros, trabalhar em conjunto para atingir uma meta, que é o atendimento da criança da melhor maneira possível. Nesta conversa, é fundamental ouvir os pais, e não apenas "ditar" as regras de funcionamento do consultório. Em muitos casos, a mãe acompanha a criança na primeira consulta, e através deste diálogo inicial ela sente segurança na atuação do profissional, gerando confiança para, quando necessário, delegar a outros familiares ou babás a função de acompanhante em consultas subsequentes.

Para o bom relacionamento com o paciente e a família, e para entender determinados comportamentos da criança, deve-se "diagnosticar" o perfil dos pais da criança. Assim, pais autoritários, que valorizam o controle e a obediência sem questionamentos, tendem a ter filhos mais insatisfeitos, retraídos e desconfiados; pais permissivos, que valorizam a autoexpressão e a autorregulação, tendem a ter filhos pré-escolares imaturos, as crianças tendem a se tornar inseguras e ansiosas.[4,28]

Visando auxiliar na condução do tratamento da criança antes ou durante a primeira consulta, algumas informações gerais devem ser transmitidas aos responsáveis sobre como agir no consultório. Estas normas de conduta do acompanhante em geral são fornecidas na primeira consulta ou previamente, tanto pela secretária como pela internet, caso o profissional tenha página na web. Dessas orientações, destacam-se: não demonstrar medo ou ansiedade na frente da criança, não mentir sobre procedimentos odontológicos, não prometer presentes se ela cooperar com o CD. É importante demonstrar de maneira clara aos pais que não se está impondo regras, e sim procurando trabalhar em conjunto. Com relação à orientação de não prometer presentes, deve-se explicar aos pais que no consultório é comum dar brindes à criança, o que não deve ser confundido com uma troca mercantilista, um suborno do tipo "se você ficar quieta ganha presente". Estes brindes são apreciados pelas crianças, e devem ser de preferência educativos, podendo ser, por exemplo, adesivos alusivos à higiene bucal, que funcionam como reforço positivo para o comportamento e ao mesmo tempo para o autocuidado. Além disso, o brinde também é uma forma de criar vínculo com a criança.

Presença de Familiares na Sala de Consulta

A Academia Americana de Odontopediatria cita que, ainda hoje, é muito controvertida a influência da presença ou ausência dos responsáveis na sala de consulta. A resposta da criança possui uma variação muito grande.[3] Os pais em geral gostam de estar presentes durante o atendimento, principalmente em caso de primeira visita, ou durante o atendimento a crianças muito novas. Há um consenso que para o atendimento às crianças que estão na primeira infância é importante a presença materna, devido às características de desenvolvimento que a criança apresenta nesta faixa etária. Com relação às crianças em idade pré-escolar, desde 1962 Frankl et al.[10] estabeleceram o benefício da presença materna no consultório durante o atendimento aos pacientes nesta faixa etária, sendo as crianças de 3 a 4 anos de idade as que mais se beneficiam da presença das mães. Para as crianças com mais de 4 anos, a frequência de resposta positiva não sofre influência. Se a mãe ou outro familiar for corretamente instruído e motivado, pode funcionar como um fator importante para estabelecer uma relação positiva entre o CD e o paciente. Por outro lado, em uma pesquisa realizada em 2009, foi verificado que a presença dos responsáveis influenciou na permanência do comportamento negativo de crianças com média de 5 anos de idade, em sua primeira visita ao CD,[16] comprovando a controvérsia do tema.

Ansiedade Materna

A ansiedade materna é outro aspecto importante que deve ser abordado na primeira consulta, caso o CD perceba estar frente a uma mãe ansiosa. Se esta ansiedade for incontrolável, deve-se sugerir que outro acompanhante traga a criança ao consultório, pois a mãe é um modelo importante para seu filho. Há relação estreita entre a ansiedade materna e o comportamento cooperador da criança na primeira consulta, ou seja, pais muito nervosos e ansiosos tendem a afetar negativamente o comportamento de seus filhos, principalmente os menores.[17,39]

Ao referir-se à ansiedade materna, deve-se estender esta característica a todo o meio familiar. Isto porque mesmo que, para a maioria das crianças a presença da mãe possa ser a mais marcante, outros membros da família, que tenham grande ascendência e convivência estrita com a criança, podem desencadear, com sua tensão, a ansiedade na criança.[7]

História Médica

Há controvérsia da influência real dessa variável no comportamento da criança.

Crianças infectadas pelo HIV com experiência médica desde o seu nascimento não apresentaram comportamento negativo em pesquisa sobre procedimentos odontológicos que envolvem inclusive anestesia local[1]. Concordando com esta pesquisa, Wright[39] afirmou que geralmente as crianças que tiveram experiências médicas positivas são mais capazes de cooperar com o CD.

Conscientização do Problema Odontológico

Durante a primeira visita ao CD, quando a criança acredita que existe um problema odontológico, há tendência a um comportamento não cooperador. Essa reação por parte da criança pode ser em consequência da ansiedade e apreensão transmitidas pelos responsáveis.[39]

A EQUIPE ODONTOLÓGICA E O AMBIENTE DE TRABALHO

O primeiro e mais importante membro da equipe é o CD, que deve estar preparado para a sua tarefa, sabendo que ela transcende o aspecto técnico da Odontologia. O CD deve ter sempre a mesma disposição, boa aparência e simpatia do primeiro ao último paciente, com a finalidade de propiciar maior "abertura" e "diálogo" fazendo com que o paciente sinta-se mais à vontade. Com relação ao uso da roupa branca e sua relação com o medo associativo, não há consenso, sendo mais uma decisão pessoal o uso ou não da roupa branca. Esta questão passou a não ser tão valorizada, no momento em que o uso do equipamento de proteção pessoal tornou-se obrigatório no atendimento odontológico. Primo et al.[31] verificaram que a utilização do equipamento de proteção não influencia no comportamento da criança, de modo negativo, e o mesmo foi verificado em outro estudo com crianças que apresentavam história médica relevante.[33]

Em crianças muito jovens, a aceitação do equipamento de proteção pessoal pode ser facilitada se o profissional justificar seu uso com um pouco de fantasia, por exemplo, em relação às luvas: "além de ficar com minhas mãos mais limpas e macias (tocar no rosto da criança com a luva para ela sentir a textura do látex), elas ficarão iguais às do Mickey Mouse. Você já viu como ele tem luvas brancas enormes!"

Quanto ao pessoal auxiliar, é responsabilidade do CD o seu treinamento e a verificação de sua aparência. Geralmente, o primeiro contato do cliente com o consultório se dá com pessoal auxiliar. O atendimento ao telefone e a recepção ao abrir a porta para a criança e seu acompanhante de maneira agradável e sem artificialismos são preliminares que auxiliarão a compor um quadro favorável do consultório. A equipe, de maneira geral, deve estar treinada para o auxílio em técnicas aversivas e evitar interferência verbal em diálogos com a criança.

O ambiente do consultório deve transmitir tranquilidade, sem barulho ou agitação, sendo o mais agradável possível. A sala de espera deve conter leitura, jogos ou alguns brinquedos, que ajudarão a dissipar a ansiedade que antecede a consulta. As crianças muito jovens podem ter ao seu alcance brinquedos, que devem estar dentro de cestos ou caixas, pois nesta idade ela gosta de colocar e retirar objetos destes recipientes. A decoração do consultório deve explorar todos os sentidos, utilizando cores que acalmam, luz suave ou não, dependendo do ambiente.

Em relação ao som, o uso de música ao fundo (musicoterapia) pode produzir uma sensação de relaxamento, diminuindo a ansiedade,[29] influindo no limiar de dor. Além disto, torna o trabalho mais prazeroso e aumenta a produtividade. Nestes casos, o profissional que possui coleção de CD ou DVD no consultório deve perguntar ao responsável qual o tipo de música que mais agrada a criança, ou até mesmo alguém da equipe pode cantarolar durante a consulta.

No consultório são utilizados óleos altamente estimulantes, como o timol e o eugenol, que podem provocar a sensação de ansiedade e irritação. Esta situação na sala de clínica, e mesmo na sala de espera, pode ser contrabalançada com o uso de aromatizantes calmantes, como a lavanda e outras substâncias naturais, muito utilizadas atualmente para produzir no ambiente uma sensação tranquilizante.[36]

Outro aspecto importante diz respeito ao horário e à duração da consulta. Estes devem ser considerados no tratamento de crianças muito jovens. Os pais devem ser questionados quanto aos horários mais convenientes, devendo-se evitar agendar a criança em horários que sabidamente ela está mais cansada ou com sono. As consultas devem ser breves, principalmente no início do tratamento, e o seu planejamento deve levar em consideração estes aspectos. Consultas mais demoradas podem levar à deteriorização do comportamento, e para crianças apreensivas devem-se manter consultas de curta duração até esta ganhar confiança e melhorar seu comportamento no consultório. Além disso, devem-se considerar as diferenças de cada criança.[18]

DISTÚRBIOS DE COMPORTAMENTO E MANEJO

Os distúrbios de conduta de interesse para a Odontologia são: agressividade, negativismo, timidez, birra, fobia, medo e ansiedade. Os dois últimos destacam-se, particularmente o medo, que representa o principal desafio para o CD. É importante distinguir as diferentes reações que a criança apresenta, sendo este diagnóstico determinante da conduta que o profissional vai adotar. A valorização dos indicadores precoces do distúrbio de conduta pode facilitar a abordagem e evitar que a alteração tome uma proporção maior. A conduta errônea não modifica comportamento, e em muitos casos agrava o distúrbio. A criança pode também apresentar mais de uma alteração simultaneamente.

O choro faz parte do cotidiano da Odontopediatria, sendo uma reação da criança que pode estressar os pais e o profissional. É uma forma de comunicação primária da criança com pouca idade, e assim como os pais reconhecem o tipo de choro do bebê (choro de fome, por estar molhado e outros), o CD deve identificar os diversos tipos de choro da criança, se é motivado pelo medo, pela dor, pelo cansaço ou por outra razão. Na anamnese, os pais podem ser questionados se a criança é mais chorona, permitindo que o CD prepare-se para a abordagem. Essa manifestação da criança pode estar presente em várias situações.

O manejo do choro da criança envolve não só ela, mas também seus pais, pois com o aumento da sua participação no tratamento dos filhos é importante detectar a sua atitude frente ao choro. A maioria dos pais que relatam que sua criança tem tendência a chorar, prefere que o operador interrompa o tratamento para acalmar a criança, e gostariam de ajudar a tranquilizar seu filho. Porém, algumas crianças "choronas" cooperaram com o tratamento, o que reforça a necessidade do entendimento com os pais, no sentido de traçar a abordagem. É importante lembrar que crianças manipuladoras, que usam o choro para atingir seus objetivos, certamente podem tentar fazer o mesmo para interromper o tratamento, e se o CD parar o procedimento reforçará a conduta da criança.[40] A seguir são descritas as características dos principais distúrbios de conduta.

Agressividade

É uma reação normal no início da socialização da criança, e estas manifestações iniciais de agressão devem ser disciplinadas. Caso contrário, quando não são impostos limites, ela apresenta dificuldades cada vez maiores de aceitação destes, que são expressas através de xingamento, quebra de objetos, agressão. Muitas vezes são confundidas com as crianças que têm hiperatividade verdadeira, e o que ocorre é uma hiperatividade situacional.[41]

Como controlar a agressividade: utilizar o reforço positivo em caso de bom comportamento, ser breve e objetivo nos diálogos, ser coerente, ter normas de conduta claras e firmes.

Negativismo

Pode ser considerada uma reação normal, geralmente começando antes dos 2 anos de idade, persistindo até os 4 anos de vida da criança (Fig. 7.1). Esse distúrbio é também conhecido como resistência, teimosia.

Como controlar o negativismo: persistir na conduta correta e ter paciência.

Timidez

É expressa frequentemente por crianças mais novas (3 ou 4 anos de idade), principalmente na primeira consulta.[14] Em geral, o tímido é um paciente que não apresenta grandes transtornos, porém, deve-se estar atento para conseguir se comunicar efetivamente. A abordagem não pode ser encarada apenas como um modo de controlar o paciente não cooperador, mas também visa a atingir esta criança, que devido à sua timidez, não consegue verbalizar seus sentimentos. Geralmente a timidez é encontrada em alunos bem comportados, que não se destacam nem para o bem nem para o mal, e costumam ser ignorados pelos professores, sendo raras as escolas com estrutura especial para o atendimento aos tímidos. É na adolescência que a timidez crônica

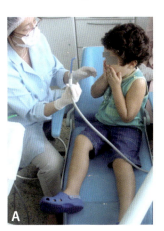
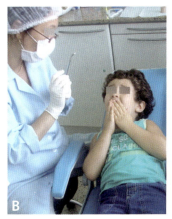
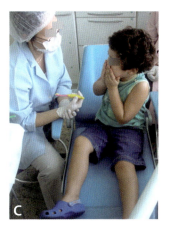
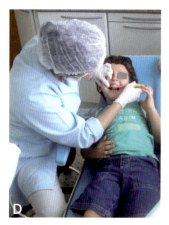

Fig. 7.1: (A-C) Paciente de 4 anos de idade apresentando comportamento de negativismo durante a consulta odontológica; (D) Na mesma consulta, o paciente apresentando atitude colaboradora.

pode se transformar em fobia social, sendo este um período caracterizado por mais instabilidade e fragilidades afloradas.[20]

Como controlar a timidez: na realidade, a timidez não necessita de "controle" para que a consulta seja realizada. Porém, deve-se conversar muito com a criança, mesmo que nas primeiras consultas ocorra apenas um monólogo, pois a barreira da comunicação é maior, sendo um desafio para o profissional a sua ultrapassagem. As técnicas de manejo serão explicadas no decorrer do capítulo.

Birra

É uma resposta muscular de massa, em que se observa a criança chorando, gritando, xingando, mordendo, deitando no chão, batendo pés, mãos e cabeça (Fig. 7.2). Este distúrbio é normal em torno dos 2 anos de vida, embora não seja o mais comum no consultório. A birra é uma forma de comportamento onde a criança procura controlar o adulto, sendo também vista como falta de educação da criança.[11]

Como controlar a birra: esperar a crise passar e realizar o procedimento, à semelhança da conduta materna quando a crise se desencadeia em casa – a mãe afirma que a criança tem todo o seu amor, porém aquela sua vontade não poderá ser satisfeita.

Fobia

A fobia geralmente é expressa de maneira similar ao medo, e com o recurso de exemplos pode-se distinguir os dois distúrbios: a reação de uma criança de 3 anos de idade frente a um cão raivoso, se escondendo entre as pernas do pai, caracteriza o medo; por outro lado, se uma criança de 11 anos se recusa a sair de casa porque pode ser atacada por um cão raivoso, pode-se dizer que a reação é fóbica.[25]

Como controlar a fobia: similar à conduta para controlar o medo, três técnicas de manejo podem ser usadas: dizer-mostrar-fazer, modelagem ou imitação e distração. A intervenção de um psicólogo, muitas vezes, se faz necessária nestes casos.[25]

Medo

É um estado emocional geralmente transitório, sendo parte do desenvolvimento da criança, estando presente desde o momento do seu nascimento e até mesmo desde a vida intrauterina. Está diretamente relacionado ao instinto de conservação, não sendo patológico. Ele nem sempre é verbalizado, e seus indicadores vão desde cerrar os lábios até bater, espernear, gritar, e geralmente está associado a momentos dolorosos. As situações que podem gerar medo nas diversas fases do desenvolvimento da criança estão listadas a seguir,[28] devendo tentar evitá-las ou preparar a criança, caso seja inevitável (p. ex., mostrar ruído da turbina de alta rotação).

- Zero a seis meses de vida – perda de apoio, ruídos altos.
- Nove meses a dois anos de idade – separação dos pais, ruídos altos.
- Dois a quatro anos de idade – separação dos pais, criaturas imaginárias, pequenos animais.
- Quatro a seis anos de idade – situações escolares, convivência social com estranhos.
- Seis anos de idade em diante – danos corporais, morte e eventos naturais.

As pessoas não nascem com medo do cirurgião-dentista, desenvolvendo esta associação ao longo do processo de socialização e das experiências de aprendizagem. O tipo de medo deve ser identificado: caso a criança já tenha sentido dor ou tenha passado por outras experiências desagradáveis em um tratamento anterior, e suponha que o mesmo vá ocorrer novamente, diz-se que o medo

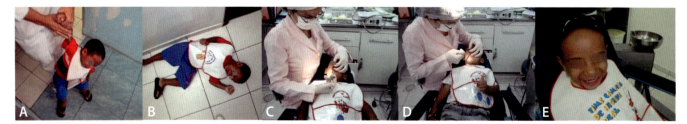

Fig. 7.2: (A e B) Paciente de 2 anos de idade apresentando comportamento de birra, antes da consulta odontológica; (C-E) Um mês depois, o mesmo paciente com atitude colaboradora durante procedimento de anestesia odontológica.

é objetivo; já o medo subjetivo é oriundo de histórias sobre situações atemorizantes que são contadas por amigos ou familiares.

O medo é o maior problema a ser enfrentado no consultório.[6,34] Este distúrbio é comum, principalmente em crianças muito jovens, sendo significativamente maior em meninas,[15,35] e a proximidade da experiência pode exacerbá-lo.[5,24]

As experiências negativas no consultório são as que mais frequentemente acarretam medo, e dentre estas experiências tem-se a dor intensa, uma situação alarmante ou uma relação interpessoal negativa com o CD.[23] Os procedimentos que mais causam medo são sensação de asfixia e injeção.[24] Crianças temerosas têm pais também temerosos, e as mídias escritas ou eletrônicas também podem gerar medo indireto.

Conduta para controlar o medo: usar as técnicas de manejo dizer-mostrar-fazer, modelamento ou imitação e distração. Deve-se lançar mão também de reforço positivos e substitutos de linguagem. Particularmente, em situações que mais causam medo, como a anestesia, pede-se para a criança relaxar, enfatizando que tudo vai dar certo. Ao dirigir o comportamento deve-se usar comandos diretos e objetivos; ao usar reforço ser específico (p. ex.,: assim foi legal porque você não mexeu a cabeça), em vez de um elogio geral (p. ex., você é uma criança bacana). A dessensibilização sistemática (exposição gradual a uma situação temida) também pode ser empregada.[28] E, utilizar o "toque tranquilizante",[12] no qual o CD toca a criança no ombro por cerca de 10 segundos, fazendo uma suave massagem na região, enquanto reforça o toque com a descrição do procedimento dentário com voz suave.[13]

Condutas que não se deve adotar: adulação, coerção, ridicularizar e humilhar a criança (um exemplo típico desta conduta, baseado em uma distorção cultural – o tradicional "homem não chora"; pedir para a criança interromper o choro, pois afinal de contas ela "é um homem ou um rato?" Esta atitude diminuirá a criança e certamente ela se sentirá um rato). A persuasão lógica também não ajuda, pois a imaturidade cognitiva não pode ser eliminada pela razão.[28]

Ansiedade

É um estado de alerta ante o perigo, porém, ao contrário do medo, é desprovido de conhecimento intelectual. O alto nível de ansiedade pode gerar um comportamento negativo,[32] e em crianças muito jovens pode ser difícil distinguir ansiedade de medo. É um distúrbio muito frequente em crianças de 3 a 6 anos de idade, estando presente na maioria dos atendimentos nesta faixa etária.[6,30]

Particularmente na primeira consulta é comum a criança se apresentar ansiosa, pois está diante de um desconhecido, em um ambiente igualmente estranho, agravado pelo temor de ser submetida a experiências desagradáveis. Ela pode apresentar taquicardia, não responder às tentativas de diálogo, sendo preciso que o profissional já tenha diagnosticado o tipo de criança e da família que tem à sua frente, para traçar as estratégias de abordagem. Um certo grau de ansiedade é gerado pela maioria dos procedimentos no consultório, podendo prejudicar a atenção do paciente.

Como controlar a ansiedade: da mesma maneira que para o controle do medo, três técnicas de manejo podem ser usadas: dizer-mostrar-fazer, imitação ou modelagem e distração. Pode-se também combinar com o paciente um sinal para interromper o procedimento em caso de desconforto.[36] Geralmente, este sinal é levantar a mão, à semelhança da atitude da criança quando quer falar com a professora. Às vezes, logo após combinar o sinal, quando o CD inicia o procedimento, a criança levanta a mão, ou para "testar" o que foi combinado ou por estar com medo ou ansiosa. Deve ser explicado para ela que o combinado foi para levantar a mão apenas em caso de desconforto, e se ela ficar interrompendo o procedimento a todo instante, certamente a consulta irá demorar muito. Aos poucos, a criança passa a se sentir segura com a sensação de comando. Os procedimentos que podem causar desconforto devem ser informados à criança, e nestas ocasiões pode-se sugerir que pense em situações agradáveis, tentando distrair a sua atenção.[13] Pode-se também utilizar o "toque tranquilizante",[12] já descrito.

TÉCNICAS DE CONTROLE DO COMPORTAMENTO INFANTIL

As causas do comportamento inadequado de uma criança no consultório podem estar relacionadas a um atraso no desenvolvimento, retardo mental e doenças crônicas. Outros fatores que podem contribuir são o medo transmitido pelos pais, experiências negativas anteriores com outros CD e um preparo inadequado da criança em sua primeira visita.[3]

O desenvolvimento de técnicas de controle do comportamento no consultório odontopediátrico está diretamente relacionado à comunicação e à educação. O relacionamento do CD com a criança está ligado a um processo dinâmico de diálogo, expressão facial e tom de voz, onde todos os métodos passam uma mensagem. Além do CD, toda a sua equipe deve ser envolvida e treinada para participar destas atividades. Alguns destes métodos são utilizados para manter um processo de comunicação com a criança, enquanto outros são utilizados para cessar um comportamento inadequado, ensinando-lhe como cooperar no consultório odontológico. O desenvolvimento destas técnicas representa uma metodologia feita para melhorar o relacionamento do paciente com o CD, baseado em confiança, eliminado o medo e a ansiedade. Como as crianças exibem uma variedade muito grande de comportamento e atitudes, o CD deve lançar mão de uma diversidade de técnicas de manejo e comunicação para lidar com cada tipo de criança.[3]

Técnicas não Aversivas

As técnicas não aversivas ou psicológicas são amplamente utilizadas para abordagem da criança, com a vantagem de não ter nenhuma restrição ao seu uso por parte do CD, responsáveis e pacientes. O uso das mesmas vem aumentando, em detrimento das técnicas aversivas.[2] Muitas vezes, a fim de promover um atendimento de qualidade ao paciente, o profissional lançará mão de um conjunto de técnicas.

Dizer-mostrar-fazer

É a técnica mais usada pelos profissionais que lidam com crianças[9] e tem como objetivo preparar e familiarizar a criança para os procedimentos odontológicos. A técnica consiste em explicar verbalmente os procedimentos a serem realizados em frases apropriadas ao nível de cognitivo do paciente (Dizer); demonstrar para o paciente dos aspectos visuais, auditivos, olfativos e táteis dos procedimentos a serem realizados (Mostrar); e, depois, realizar o procedimento, sem se desviar da explicação e da demonstração já realizadas (Fazer),[3,36] conforme pode ser visualizado na figura 7.3. Essa técnica é indicada para qualquer paciente, sem nenhuma contraindicação, exceto para procedimentos invasivos. A técnica é bem aceita pelos pais, pela criança e pelos profissionais.[21,37]

Dessensibilização

É a técnica onde se utilizam várias sessões para reduzir os comportamentos inadequados de uma criança. Estas sessões vão aumentando gradativamente o tempo do paciente no consultório, onde se inicia com procedimentos simples até os mais complexos.[3] Como desvantagem, ela requer muitas consultas para realizar a adaptação da criança ao consultório, onerando para o responsável e podendo fazer até com que o profissional se perca em sua atuação.[27]

Controle da voz

É uma técnica muito utilizada, e que se baseia na mudança no tom, ritmo e volume da voz, a fim de obter a atenção da criança, influenciar e direcionar o seu comportamento.[3] O conteúdo da mensagem é importante, porém a entonação e o modo como o profissional a transmite têm igual valor. Assim, se a autoridade precisa ser estabelecida, a entonação firme e decidida será decisiva para atingir o objetivo. Da mesma forma, a alteração do volume e do tom para mais suave pode acalmar a criança. Se a técnica está sendo usada para restabelecer a autoridade, é importante que a expressão facial do CD seja condizente com o tom de voz, de modo que a criança entenda e interprete corretamente o que está sendo transmitido. A técnica objetiva ganhar atenção do paciente e sua cooperação; evitar comportamento negativo; e estabelecer autoridade profissional. A técnica não apresenta restrição, podendo ser indicada a todos os pacientes.[37]

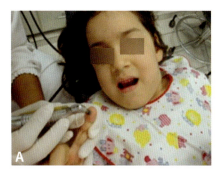 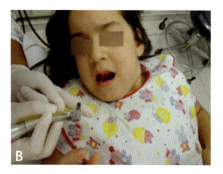 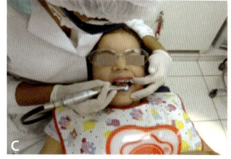

Fig. 7.3: (A e B) Desmonstração do procedimento para a criança e (C) depois a sua realização. Observar a criança acompanhando o procedimento pelo espelho.

Reforço positivo

O reforço positivo é uma técnica que valoriza os comportamentos desejados, favorecendo assim que se repitam. É um método importante, pois no processo de se estabelecer um comportamento adequado na criança, é essencial que se forneça um retorno para a mesma, através da reforços sociais que envolvem modulação de voz, expressão facial, recompensas verbais e demonstrações físicas de afeição por todos os membros da equipe. Tem como objetivo reforçar o comportamento adequado por parte da criança, podendo ser usado com qualquer criança, sem contraindicações.[3,36] Deve-se lembrar que o reforço é mais efetivo quando feito logo após o comportamento desejado.[28]

Imitação ou modelagem

A técnica da imitação ou modelagem utiliza modelos, tais como um irmão mais velho, a mãe ou uma outra pessoa próxima da criança, para que possam ser demonstrados todos os procedimentos que serão realizados no paciente (Fig. 7.4). Dessa forma, a criança tenderá a imitar o comportamento da pessoa que serviu de modelo. Nessa técnica também podem ser utilizados vídeos demonstrativos.[36]

Distração

Consiste em distrair a atenção do paciente durante a realização de um procedimento, que pode ser percebido pela criança como desagradável[3]. Pode ser usada com qualquer paciente, não havendo contraindicações. É especialmente eficaz na melhora do comportamento de crianças não colaboradoras. Faz parte desta técnica a apresentação de filmes, desenhos, músicas, jogos eletrônicos (Figs. 7.5A,B) e a projeção da própria criança sendo atendida.[13,14,30]

Técnicas Aversivas

Quando não se consegue abordar a criança por meio de técnicas psicológicas, o próximo passo consiste de lançar mão de técnicas aversivas, sendo importante que os responsáveis tomem conhecimento dos procedimentos e autorizem previamente por escrito a realização.

Contenção física

Técnica na qual a contenção física parcial ou total da criança se faz necessária, a fim de proteger o próprio paciente, o CD, sua equipe e os pais de alguma injúria enquanto o tratamento odontológico é realizado. Esta imobilização pode ser total ou parcial e realizada pelo CD, sua equipe e/ou pelo responsável, sendo interessante contar com a ajuda deste último para a imobilização (Fig. 7.6). É indicada para pacientes não colaboradores por falta de maturidade, retardo mental ou alguma deficiência física ou quando outras técnicas de controle de comportamento tenham falhado. É contraindicada para pacientes colaboradores.[3]

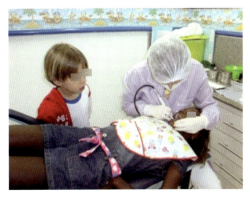

Fig. 7.4: Utilização da técnica da imitação ou modelagem com a realização de procedimento de profilaxia.

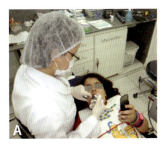 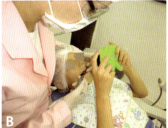

Fig. 7.5: (A e B) Duas situações de criança sendo distraída com jogos eletrônicos durante o atendimento odontológico.

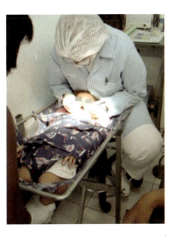

Fig. 7.6: Criança sendo contida em uma Macri durante o procedimento odontológico. Observar o contato físico da mãe, segurando os pés da criança.

Mão sobre a boca

É talvez a técnica de controle de comportamento mais discutida desde que foi descrita, e atualmente vem sendo cada vez menos utilizada devido às restrições feitas pelos responsáveis e à crescente opção dos CD pelas técnicas psicológicas.[2,26] Tem como objetivos ganhar a atenção do paciente, para se estabelecer uma comunicação, e obter a cooperação para a realização de um tratamento seguro, eliminando o comportamento inadequado.[8,19] É indicada para crianças entre 3 e 6 anos de idade, que não sejam portadoras de deficiência física, mental e emocional. Se a criança está apresentando comportamento histérico e o profissional esgotar todas as outras abordagens, mediante concordância por escrito do responsável pode realizar a técnica.

A mão do CD é colocada suavemente sobre a boca do paciente e o comportamento desejado para se realizar o tratamento é calmamente explicado ao paciente. É falado para a criança que a mão será removida assim que ela melhorar seu comportamento; feito isto, a mão é removida, e reforços positivos sobre o comportamento da criança são efetivados.[19] Deve-se sempre ter uma auxiliar, devidamente treinada, trabalhando em conjunto com o profissional para o uso da técnica. Salienta-se que, para a realização da técnica, o profissional deve possuir treinamento e habilidade.

Desde maio de 2006 a Academia Americana de Odontopediatria excluiu essa técnica da lista dos procedimentos de manejo do comportamento.[3] Os motivos para isso foram o receio de que a técnica gerasse algum dano emocional à criança, de que os pais interpretassem a técnica erradamente e dos questionamentos legais.[26]

Em pesquisa realizada após a exclusão da técnica pela academia,[26] a maioria dos profissionais não acredita que o uso da técnica possa gerar algum dano emocional à criança. Apesar de ter sido excluída como procedimento recomendado, 50% dos odontopediatras acreditam que seja uma técnica aceitável, e 41% deles gostariam que ela fosse revisada e voltasse a ser reconhecida pela academia.

Diante da controvérsia aqui exposta, recomendamos que essa técnica não seja empregada de modo rotineiro.

MANEJO DO BEBÊ

É característica do bebê a intensa movimentação dos membros e o choro perante estranhos e novas situações. O atendimento deve ser realizado sempre com a presença de um familiar, e para o exame inicial o bebê pode ser examinado na cadeira odontológica, deitado no colo da mãe (Fig. 7.7) ou na posição "joelho-joelho" (Fig. 7.8). Esta posição dá conforto e segurança à mãe e ao bebê, e o profissional tem condições ideais para o exame, com bom apoio e acesso à cavidade bucal da criança. Para a manutenção da cavidade bucal aberta, os abridores de boca de borracha são indicados. Como o bebê se assusta com movimentos bruscos, o profissional deve estar atento para este aspecto ao se movimentar junto à criança. Todas as técnicas não aversivas e a contenção física podem ser empregadas para o atendimento ao bebê.

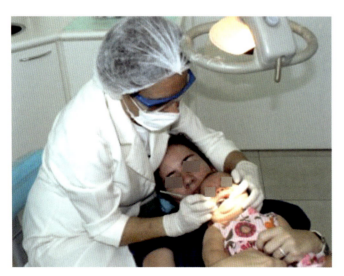

Fig. 7.7: Bebê sendo atendido durante em consulta odontológica no colo da mãe.

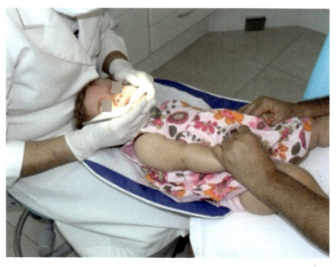

Fig. 7.8: Bebê sendo atendido durante a consulta odontológica na posição "joelho-joelho".

CONCLUSÃO

A família tem grande importância na formação, no estado emocional e equilíbrio da criança e do adolescente, e os pais e os diversos profissionais, entre os quais os CD, que interagem com crianças e adolescentes, devem estar cientes que eles estão sempre testando os seus limites. A avaliação do perfil dos pais e da criança antes da consulta pode auxiliar o profissional a escolher uma técnica de manejo mais adequada a cada tipo de paciente. Assim, há tendência a utilizar cada vez mais técnicas de abordagem psicológicas, com a ajuda dos pais em caso de atendimento, principalmente, a crianças muito jovens.

REFERÊNCIAS

1. Abdelnur JP, Drugowick RM, Guimarães LZ, Moura NG, Maia LC, Souza IPR. Correlation between mothers' perceptions/expectations and the behavior of children with HIV during dental treatment. Spec Care in Dent 2009; 29 (2):96-01.
2. Adair SM, Waller JL, Schafer TE, Rockman RA. A survey of members of the American Academy of Pediatric dentistry on their use of behavior management techniques. Pediat Dent 2004; 26 (2):159-66.
3. American Academy of Pediatric Dentistry – Guidelines on Behavior Guidance for the Pediatric Dental Patient. Reference Manual. Pediat Dent 2009-10; 31 (6):132-40.
4. Aminabadi NA, Farahani RMZ. Correlation of parenting style and pediatric behavior guidance strategies in the dental setting: preliminary findings. Acta Odontol Scand 2008; 66:99-04.
5. Baier K, Milgrom P, Russell S, Mancl L, Yoshida T. Children's Fear and Behavior in Private Pediatric Dentistry Practices. Pediat Dent 2004; 26 (4):316-21.
6. Colares V. A abordagem psicológica da criança pré-escolar pelos odontopediatras da cidade de Recife [Tese] Recife (Pe): Universidade de Pernambuco, 1998.
7. Corrêa MSNP, Guedes-Pinto AC, Echeverria S. Influências familiares e conselhos aos pais. In: Guedes-Pinto AC. Odontopediatria, 8ª ed., São Paulo: GEN/Santos; 2010. p. 159-68.
8. Craig W. Hand over mouth technique. J Dent Child 1971; 2(6):387-89.
9. Farhat-McHayleh N, Harfouche A, Souaid P. Techniques for managing behaviour in pediatric dentistry: comparative study of life modelling and tell-show-do based on children's heart rates during treatment. J Can Dent Assoc 2009; 75(4):283.
10. Frankl SN, Shiere FR, Fogels HR. Should the parent remain with the child in the dental operatory? J Dent Child 1962; 29(2):150-63.
11. Guedes-Pinto AC, Miranda IMAD, Echeverria S. Princípios da psicologia e sua relação com a odontopediatria. In: Guedes-Pinto AC. Odontopediatria, 8ª ed., São Paulo: GEN/Santos; 2010. p.137-48.
12. Greenbaum PE, Lumley MA, Turner C, Melamed BG. Dentist's reassuring touch: effects on children's behavior. Pediat Dent 1993; 15(1):20-4.
13. Ingersoll BD, Nash DA, Blount RL, Gamber C. Distraction and contingent reinforcement with pediatric dental patients. J Dent Child 1984; 51(3):203-07.
14. Klatchoian DA. O comportamento da criança como elemento-chave em odontopediatria. J Bras Odontoped Odonto Bebê 1998; 1(4):102-09.
15. Klingberg G, Broberg AG. Dental fear/anxiety and dental behavior management problems in children and adolescents: a review of prevalence and concomitant psychological factors. Int J Paediat Dent 2007; 17:391-96.
16. Kotsanos N, Coolidge T, Velonis D, Arapostathis KN. A form of 'parental presence/absence' (PPA) technique for the child patient with dental behaviour management problems. Eur Arch Paediat Dent 2009; 10(2):90-2.
17. Kyritsi MA, Dimou G, Lygidakis NA. Parental attitudes and perceptions affecting children's dental behavior in Greek population. A clinical study. Eur Arch Paediat Dent 2009; 10(1):29-2.
18. Lenchner V. The effect of appointment lenght on behavior of the pedodontic patient and his attitude toward dentistry. J Dent Child 1966; 33(2):61-73.
19. Levitas TC. HOME-Hand over mouth exercise. J Dent Child 1974; 41(3):178-82.
20. Luz SR, Granato AA. Rebelião dos Tímidos. VEJA 1999; 32 (21):122-29.
21. Matos CLB. Perfil do atendimento odontológico a crianças: avaliação de condutas profissionais. Tese de Mestrado-Odontologia (Odontopediatria), Rio de Janeiro, UFRJ, 167p., 1996.
22. McBride WC. Juvenile Dentistry. The management of the child. Chapter 1. 2ª ed. Philadelphia, Lea & Febiger; 1937, p.19-41.
23. Moraes ABA. Psicologia e Saúde Bucal: Circunscrevendo o Campo. In: Kerbauy RR. Comportamento e Saúde, S. André: Arbytes; 1999. p.61-83.
24. Moraes ABA, Ambrosano GMB, Fanton LE. Medida do medo odontológico em crianças. Pesqui Odontol Bras 2000: 14, Supl B021:110.
25. Moraes ABA, Gil IA. A Criança e o medo do tratamento odontológico. In: Usberty AC. Odontopediatria Clínica, 3ª ed., São Paulo: Ed. Santos; 1991. p.113-19.
26. Oueis HS, Ralstrom E, Mirlyala V, Olinari GE, Casamassimo P. Alternatives for hand over mouth exercise after

its elimination from the clinical guidelines of the American Academy of Pediatric Dentistry. Pediatr Dent 20 10; 32(3):223-28.
27. Pansani CA, Bausells J, Rocca A. Psicologia e motivação. Parte I Psicologia aplicada. In: Baussells J. Odontopediatria Procedimentos Clínicos, São Paulo: Premier; 1997. p.27-38.
28. Papalia DE, Olds SW. Desenvolvimento humano, 7ª ed., Porto Alegre: Artes Médicas; 2000.
29. Parkin SF. The effect of ambient music upon the reactions of children undergoing dental treatment. J Dent Child 1981; 48 (6):430-32.
30. Prabhakar AR, Marwah N, Raju OS. A comparison between audio and audiovisual distraction techniques in managing anxious pediatric dental patients. J Indian Soc Pedod Prev Dent 2007; 177-182.
31. Primo L, Modesto A, Souza IPR, Vianna R, Bastos E. Pediatric pactient's perceptions of personal protective equipment and White clothes. In: International Association for Dental Research. General Session & Exhibition, 75. Orlando, March 19-23, 1997. Abstract of papers. Alexandria, J Dent Res 1997; 76, p.332, Abs 2.546.
32. Ramos-Jorge ML, Pordeus IA, Serra-Negra JMC, Paiva SM. Análises dos fatores influenciadores do comportamento infantil frente ao tratamento odontopediátrico. Pesqui Odontol Bras 2000; 14, Supl A010: 61.
33. Ribeiro A, Primo L, Modesto A, Bundzman E, Souza I. Children with relevant medical history perception of personal protective equipment. In: International Association for Dental Research. General Session & Exhibition, 77. Vancouver, March 10-13, 1999. Abstract of papers. Alexandria, J Dent Res 1999; 78, p.240, Abs 1.077.
34. Sandrini JC, Bonacin P, Christóforo LR. Reações infantis frente ao atendimento odontológico e suas manifestações psíquicas. J Bras Odontoped Odonto Bebê 1998; 1 (3):75-89.
35. Singh K, Moraes ABA. Medo, ansiedade e controle relacionados ao tratamento odontológico. Reunião Científica da Sociedade Brasileira de Pesquisas Odontológicas, 15ª. Águas de São Pedro – SP, 8-11 de setembro de 1998. Resumo, São Paulo: SBPqO, p.181, Abs. B261, 1998.
36. Souza IPR, Primo L G, Ribeiro LP. Abordagem da criança ao adolescente em Odontopediatria In: Almiro dos Reis Gonçalves; Paulo Vanzilotta; Luiz Paulo Salgado. (Org.). Odontologia Integrada – Atualização multidisciplinar para o Clínico e o Especialista. 1ª ed. Rio de Janeiro: Pedro Primeiro, 2001, v.2, p.499-521.
37. Tavares MJ, Modesto A, Tostes MA, Rédua P, Vianna R. Different aspects related with dentist's attitude when seen pediatric patients. In: International Association for Dental Research. General Session & Exhibition, 76, Nice, June 24-27, 1998. Abstract of papers. Chicago, J Dent Res, v.77, p.829, Abs 1.577.
38. Wright GZ. Behavior management in dentistry for children. Philadelphia, W.B. Saunders; 1975.
39. Wright GZ Controle psicológico do comportamento de crianças. In: Mc Donald RE, Avery DR. Odontopediatria, 7ª ed, Rio de Janeiro: Guanabara Koogan; 2001. p.24-36.
40. Zadik D, Peretz B. Management of the crying child during dental treatment. J Dent Child 2000; 67(1): 55-58.
41. Zagury T. Limites sem Trauma – construindo cidadãos, 1ª ed., Rio de Janeiro: Record; 2000.

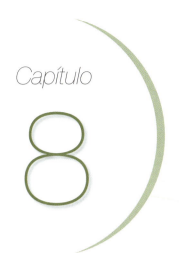

Capítulo 8

Exame, Diagnóstico e Planejamento em Odontopediatria

Gloria Fernanda Castro, Apoena de Aguiar Ribeiro, Cristiana Aroeira R. Oliveira

INTRODUÇÃO

Examinar está intimamente ligado à capacidade de observar, perguntar e organizar as informações coletadas. Um bom examinador é aquele que usa estes artifícios de forma aguçada e, aliado a sua experiência, consegue extrair informações relevantes que lhe conduzirão a um diagnóstico efetivo sobre a condição investigada. Na área de saúde, o diagnóstico é o resumo das informações disponíveis sobre a condição do paciente (anamnese), com o objetivo de viabilizar o planejamento apropriado e encontrar a melhor resposta possível para determinada condição. Em Odontologia, examinar não deve ser considerado apenas como o reconhecimento de determinados sinais e sintomas rotineiramente atribuídos à condição bucal e associado às decisões de tratamento. Independentemente da especialidade, este processo é mais complexo e considerado essencial para que o diagnóstico seja preciso, integral e apurado, para a proposição de um planejamento adequado.

Em Odontopediatria, essa investigação é complexa, pois envolve a aquisição de informações sobre os períodos pré e pós-natais, e estas podem ser fundamentais para o diagnóstico de algumas alterações clínicas rotineiramente observadas durante a prática diária. Por isso, este capítulo foi organizado como um roteiro, que conduzirá o profissional pelo caminho da investigação e coleta de informações, facilitando o fechamento do diagnóstico da condição global do pequeno paciente, e assim elaborar o planejamento do tratamento, inserindo o paciente e seu núcleo familiar em um programa de saúde bucal individualizado. Vale lembrar que ao receber um paciente em situações fora da normalidade, como os casos de urgência e emergência, a coleta de informações e exame se dá de maneira diferenciada. Este capítulo aborda a anamnese e os exames clínicos, assim como o planejamento, considerando uma situação de atendimento normal em Odontopediatria.

ANAMNESE

A coleta de dados é uma introdução essencial para se conhecer o paciente e obter o maior número de informações a respeito da história médica e odontológica passada e presente da criança. A anamnese deve ser realizada através de uma conversa agradável e clara entre o cirurgião-dentista (CD) e a criança com seu responsável. O profissional deve aproveitar este momento para iniciar o seu vínculo com a criança, além realizar a avaliação comportamental deste (Fig. 8.1).

Para garantir que as informações sejam todas coletadas é aconselhável que este processo seja feito de forma sistemática e ordenada seguindo um protocolo de acordo com o sugerido no quadro 8.1.

Quadro 8.1 – Informações essenciais que devem ser coletadas na anamnese.

Informações	Observações
Dados pessoais • Nome • Data e local de nascimento • Nome dos responsáveis e ocupação • Endereço • Telefones • História social: ocupação dos pais, quem é o cuidador, com quem a criança vive, se tem irmãos, ordem na prole de nascimento, escola que frequenta	É importante conhercer todos os dados do paciente para entender suas necessidades de tratamento. Registrar a data da anamnese.
Queixa principal	Saber o motivo da consulta: se é consulta de emergência ou não, se há traumatismo, dor, se é por estética ou outros. É importante anotar a queixa relatada com as palavras do paciente ou responsável.
História médica atual e passada • Gestação, nascimento e período neonatal • Sistemas: cardiovascular, digestório, respiratório, esquelético, imunológico, endócrino, hematológico • Doenças da infância • Hospitalização • Acompanhamento médico atual: nome e telefone de contato do médico • Medicação • Alergias • Vacinas	Ter conhecimento sobre doenças ou alterações desde o pré-natal, as doenças comuns da infância, vacinas, procedimentos cirúrgicos e internações prévias. Uso de medicamentos e alergias.
Antecedentes hereditários • História médica familiar	Problemas familiares, acometendo pais e irmãos, avós, tios e primos, como: câncer, diabetes, hipertensão arterial, doenças genéticas, problemas psiquiátricos, entre outros.
História dental • Tratamento prévio • Comportamento frente a tratamento prévio • Sedação, anestesia • Traumatismos, injúrias	Ter conhecimento sobre experiências frente a tratamentos odontológicos prévios; se foi anestesiado ou fez uso de sedação, história de traumatismos, etc.
Hábitos • Higiênicos: frequência e quantidade de escovações, tipo de escova, quantidade de dentifrício utilizada na escova, fio dental • Nocivos: sucção digital, de chupeta, respiração bucal, uso de mamadeira, tipo de bico, onicofagia, bruxismo, hábitos posturais, mordedura de objetos, ranger e trincar os dentes • Alimentares: tipo de aleitamento, tipo de bico de mamadeira, frequência e ingestão de açúcar, hábitos familiares. O padrão de alimentação da criança pode ser pesquisado por meio de diário de dieta	Sugere-se seguir sempre a mesma rotina de perguntas para não esquecer nenhum item importante.
Utilização de fluoretos • Água fluoretada • Tipo de dentifrício • Colutório • Suplemento • Aplicação profissional de fluoretos (já fez aplicação na escola ou creche)	Buscar informações sobre a água de abastecimento da resistência (se é fluoretada), o tipo de dentifrício (se tem flúor ou não), se faz uso de algum colutório ou suplemento (em caso afirmativo saber a periodicidade do uso) e se já fez aplicação tópica de flúor profissional.
Comportamento psicológico • Desenvolvimento cognitivo e psicomotor	Observar o paciente desde a entrada para a consulta: caminhar, maneira de falar, gestos e atitudes; perguntar a visão familiar sobre o comportamento da criança.

EXAME COMPLETO DO PACIENTE

O exame físico é a etapa que sucede a anamnese e tem como objetivo identificar os sinais e sintomas para a definição do quadro clínico. É através do exame completo que o profissional introduz a criança na Odontologia, por isso este exame deve ser feito da forma mais confortável possível, para que se defina uma relação profissional-paciente adequada e harmoniosa e o pequeno paciente possa se ambientar ao consultório.[1] O exame clínico pode ser realizado através de vários métodos e didaticamente o exame do paciente pode ser dividido em: exame clínico geral, exame clínico extrabucal, exame clínico intrabucal e exames complementares.

Métodos de Exame Clínico

Para que o exame clínico (Fig. 8.2) seja feito de forma abrangente, o cirurgião-dentista (CD) pode utilizar os métodos descritos a seguir.

Inspeção (visual): inspeção geral do paciente observando os aspectos anatômicos (estatura, porte, membros superiores e inferiores), fisiológicos (temperatura e suor) e psíquicos (linguagem, modo de andar e movimentos involuntários).

Palpação (tátil): deve ser realizada para estabelecer o padrão de normalidade ou anormalidade (presença de linfonodos) nas seguintes regiões:

- cadeias ganglionares, região parotídea, região submandibular e submentual;
- estruturas anatômicas;
- pele;
- ATM: para registrar os movimentos condilares.

Auscultação (auditivo): este método deve ser utilizado para documentar:

- alterações de ATM;
- crepitações em fraturas.

Percussão (auditivo + tátil): este método deve ser utilizado de forma restrita em crianças devido à possibilidade de causar dor levando a um comportamento inadequado do paciente ou até mesmo a um resultado falso-positivo.

Exame Clínico Geral

O profissional de Odontologia deve realizar um exame integral do seu paciente, pois, como profissional de saúde, ele não deve estar preocupado apenas com a cavidade bucal, mas com o paciente como um todo. Para tal, é importante o exame clínico geral antes do exame mais específico da cavidade bucal. Este exame começa quando o CD recebe o paciente para a anamnese e já observa, por exemplo, seu modo de andar, seu comportamento e sua linguagem.

O exame clínico geral deve ser feito usando os métodos já citados. Este exame é fundamental para que o profissional possa observar as alterações sistêmicas e relacioná-las às bucodentárias. Deve ser feito de forma sistemática observando:[1]

- *estatura:* é indicado o uso de um medidor para verificar se a criança está com a altura de acordo com a idade (Fig. 8.3);
- *peso:* observar se está de acordo com idade;
- *membros superiores e inferiores:* importante observar morfologia dos dedos, podendo-se evidenciar sucção digital (dedos limpos), unhas roídas, cardiopatias con-

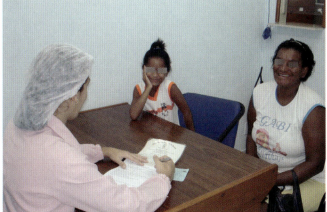

Fig. 8.1: Profissional realizando anamnese na presença do responsável e da criança.

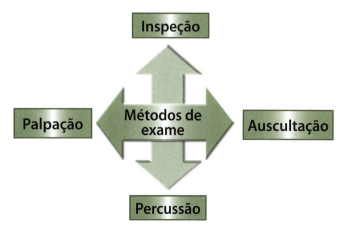

Fig. 8.2: Métodos de diagnóstico que devem ser utilizados no exame completo do paciente.

gênitas (dedos com cor azulada nos leitos ungueais), outras doenças crônicas como cirrose hepática (dedos em baqueta de tambor) (Fig. 8.4), além de sudorese nas mãos, o que pode revelar ansiedade exagerada;
- *pele:* deve-se procurar por qualquer contusão ou injúria, além de observar ressecamento e quantidade de pelos;
- *linguagem:* o modo de falar da criança varia de acordo com a idade e seu meio ambiente;
- *modo de andar ou movimentos involuntários:* estar atento se a criança apresenta andar normal ou alguma deficiência motora que pode estar relacionada a doenças sistêmicas (Fig. 8.5).

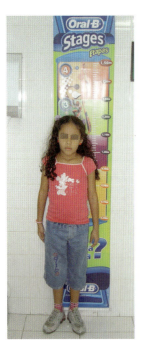

Fig. 8.3: Verificação da altura da criança com medidor de parede.

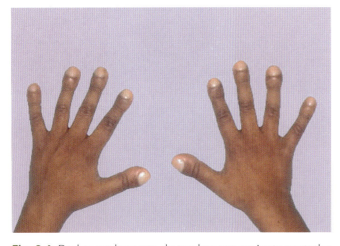

Fig. 8.4: Dedos em baqueta de tambor em paciente portador de cirrose hepática.

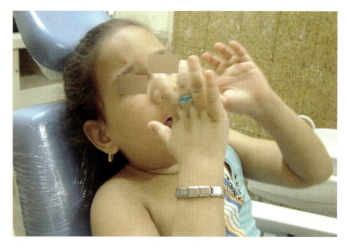

Fig. 8.5: Paciente com síndrome de Rett apresentando movimentos estereotipados das mãos.

Exame Clínico Extrabucal

Durante o exame clínico extrabucal, o profissional deve se atentar mais especificamente às características de cabeça e pescoço do paciente. Muitas alterações encontradas durante este exame podem indicar a presença de doenças sistêmicas, síndromes ou malformações.

Neste exame devem ser observados os itens descritos a seguir.

- *Cabeça:* observar simetria, tamanho e forma (anomalias são encontradas em algumas síndromes) (Fig. 8.6).
- *Cabelo:* observar a quantidade, procurar por falhas (ocorre em algumas síndromes) e pediculose.
- *Olhos:* acuidade visual, fotofobia, doenças inflamatórias, distância entre os olhos.
- *Ouvidos:* observar morfologia, implantação, distúrbios e uso de aparelhos auditivos.
- *Nariz:* anatomia (alterações podem estar relacionadas com síndrome ou reações alérgicas), padrão de respiração e presença de obstrução.
- *ATM:* realizar a auscultação para verificar alterações ou creptações em fraturas.
- *Lábios:* documentar coloração, tumefação ou ressecamento, além de hipo ou hipertonicidade.
- *Pescoço:* verificar a presença de enfartamento ganglionar através da palpação; também estar atento à forma e capacidade de movimentos (Fig. 8.7).
- *Áreas de submandibular, sublingual e região de parótidas.*

Exame Clínico Intrabucal

Neste momento, acontece o exame mais específico da área odontotológica, no qual todos os tecidos da cavidade bucal devem ser minuciosamente observados. Conhecer as características de normalidade das estruturas da boca, assim como a história médica e odontológica do paciente, em muito contribuirá para o reconhecimento de alguma anormalidade e definição do diagnóstico.

Esse exame dividi-se em quatro etapas, conforme descritas a seguir.

1ª etapa: exame dos tecidos moles

Tem como objetivo verificar a presença de alguma anormalidade clínica nos tecidos bucais. Para facilitar sua execução e evitar esquecer-se de examinar alguma região, é ideal que o profissional tenha uma sequência de exame com a qual se acostume e utilize sempre. A sequência sugerida é: região perioral, região interna dos lábios, palato duro, palato mole, região de orofaringe, assoalho da boca, ventre de língua, dorso e lateral da língua, mucosa jugal e periodonto. O exame periodontal mais específico não será abordado neste capítulo, podendo ser encontrado no capítulo 20.

A presença de alguma alteração em alguma dessas regiões pode indicar a presença de doenças sistêmicas (Figs. 8.8 e 8.9) ou até mesmo a presença de lesões por traumatismos locais (Fig. 8.10) ou hábitos nocivos.

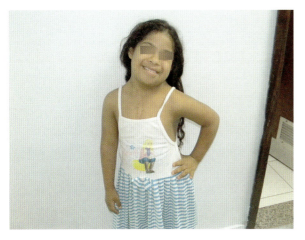

Fig. 8.6: Paciente com síndrome de Down. Observar a presença de face arredondada, olhos puxados e a distância entre os olhos.

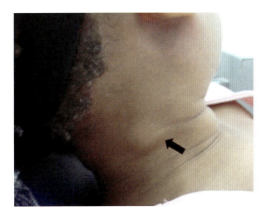

Fig. 8.7: Paciente infectado pelo HIV apresentando enfartamento ganglionar em região de pescoço.

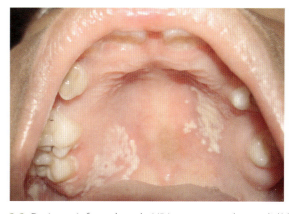

Fig. 8.8: Paciente infectado pelo HIV apresentando candidídase pseudomembranosa.

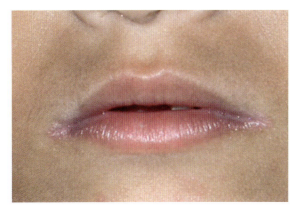

Fig. 8.9: Paciente infectado pelo HIV apresentando queilite angular.

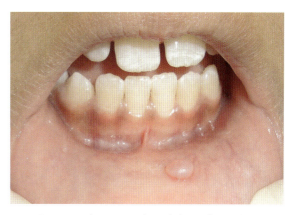

Fig. 8.10: Presença de mucocele no lábio inferior devido a traumatismo local.

2ª etapa: exame de oclusão

Tem como objetivo verificar possíveis anormalidades no desenvolvimento dentário e padrão de crescimento do paciente. Na maioria das vezes, para fechar o diagnóstico de alguma alteração verificada durante o exame da oclusão, serão necessários alguns exames complementares, como exames radiográficos específicos, análises de modelos e de figuras. O encaminhamento para o ortodontista, em alguns casos, será necessário para melhor avaliação e tratamento.

Durante este exame devem ser obervados:

- perfil do paciente;
- simetria facial;
- posição dos lábios;
- relação maxilomandibular;
- linha média;
- tipo de dentição;
- sequência de erupção.

Mais detalhes para a realização deste exame podem ser encontrados no capítulo 21.

3ª etapa: exame de biofilme dental

Tem como objetivo avaliar e classificar clinicamente a quantidade e qualidade do biofilme presente nas superfícies dentárias, sendo este um dos indicadores clínicos importantes usado durante o exame da condição dentogengival.

O biofilme pode ser definido como uma massa bacteriana uniforme não mineralizada aderida à superfície dental, restaurações e aparelhos protéticos, capaz de produzir vários irritantes locais depois de se maturar, como ácidos, toxinas e antígenos, os quais, com o tempo, invariavelmente dissolvem o dente e alteram o periodonto.[2,3] Como o acúmulo de biofilme maduro é responsável pela variação de saúde-doença, é razoável avaliar a sua presença, pois este é capaz de causar os primeiros indícios de dissolução no esmalte e a inflamação gengiva.[5,6]

Para este exame, está indicado o índice proposto por Ribeiro[4], no qual a avaliação clínica do biofilme envolve seu aspecto de espessura e adesividade à superfície dental. Este índice é composto por 6 escores, que combinam as características clínicas do biofilme dental, com sua localização na arcada (Figs. 8.11 e 8.12).

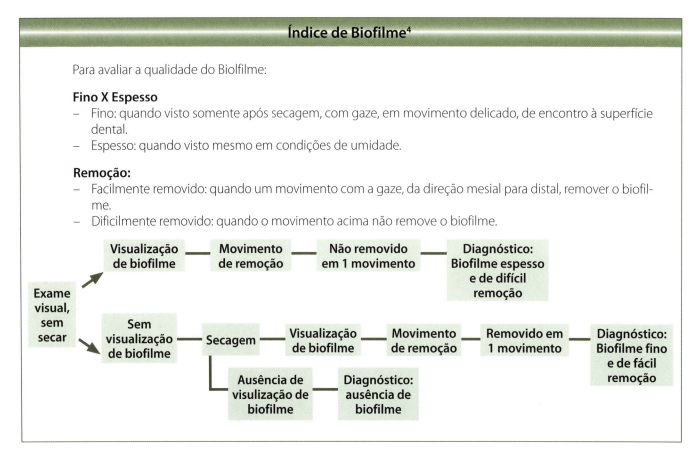

Fig. 8.11: Índice de biofilme proposto por Ribeiro.[4]

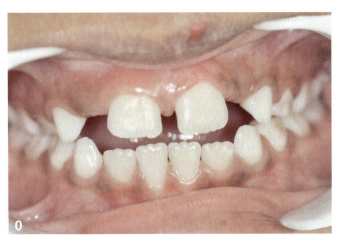
0: Ausência de biofilme visível.

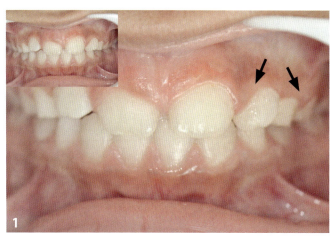
1: Biofilme fino e facilmente removido de dentes anteriores ou posteriores (no detalhe: observar biofilme fino nos dentes anteriores, após secagem)

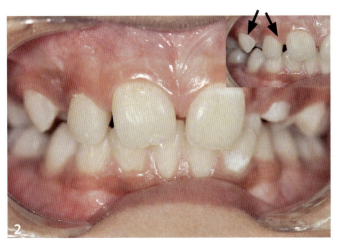
2: Biofilme fino e facilmente removido de dentes anteriores e posteriores (no detalhe: observar biofilme fino no incisivo lateral e no pré-molar).

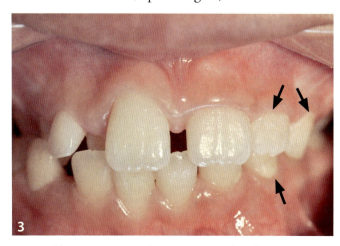
3: Biofilme espesso e firmemente aderido em dentes anteriores ou posteriores.

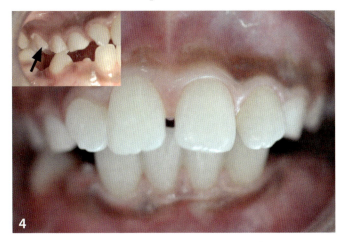
4: Biofilme fino e facilmente removido de anteriores, e espesso e firmemente aderido em dentes posteriores; ou vice-versa (no detalhe: observar biofilme espesso no segundo molar decíduo).

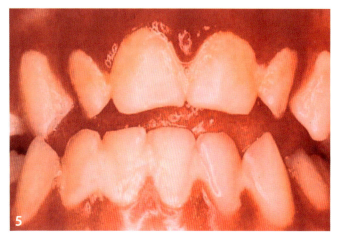
5: Biofilme espesso em dentes anteriores e posteriores.

Fig. 8.12: Exemplos clínicos dos escores do Índice de biofilme proposto por Ribeiro.[4]

4ª etapa: exame dental

Tem como objetivo examinar detalhadamente todos os dentes presentes, observando características gerais, tais como:

- *cor:* variações de cor, podem indicar a presença de alterações pulpares, processos fisiológicos de reabsorção, pigmentações extrínsecas, presença de lesão cariosa, dentre outros (Figs. 8.13 e 8.14).
- *forma:* dentes com formas alteradas podem estar associados à presença de síndromes, como os dentes conoides que podem estar associados à displasia ectodérmica hereditária (Fig. 8.15).
- *tamanho:* observar o diâmetro mésio-ocusal dos dentes; discrepâncias de tamanho podem interferir na oclusão do paciente.
- *número:* ausências dentárias ou presença de supranumerários podem atrapalhar o desenvolvimento correto da oclusão, sendo importante o seu diagnóstico precoce (Fig. 8.15).

Também devem ser determinadas as presenças de erosão, abrasão, fraturas, mobilidade, relação de contato e estado das restaurações presentes.[5] Feito isso, o examinador deve se atentar para o diagnóstico de lesões cariosas cavitadas ou não cavitadas, assim como a atividade destas lesões (ativas ou inativas).

A investigação clínica das alterações visuais deve ser realizada através dos exames tátil e visual com o auxílio de espelho e sonda exploradora em uma superfície dental limpa, seca e bem iluminada, proporcionando ao profissional a avaliação adequada da integridade da superfície, textura, translucidez, opacidade e local da lesão. Detalhes sobre métodos de exame e diagnóstico de cárie dentária estão disponíveis no capítulo 11.

A sequência sugerida para o exame dental é: quadrante superior direito (de posterior para anterior); quadrante superior esquerdo (de anterior para posterior); quadrante inferior esquerdo (de posterior para anterior) e, finalizando, quadrante inferior direito (de anterior para posterior).

Exames Complementares

Para se obter o diagnóstico definitivo, depois de realizados a anamnese e o exame clínico (geral e específico) é necessária a realização de exames complementares. Dentre os exames complementares da área de odontologia, os exames radiográficos são os mais comumente utilizados na prática odontopediátrica. Outros exames são: testes salivares (capacidade tampão, fluxo salivar), exames anatomopatológicos (biópsias) e exames laboratoriais.

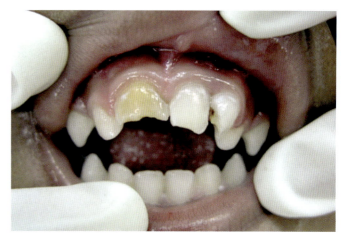

Fig. 8.13: Alteração de cor em dente decíduo tratado endodonticamente.

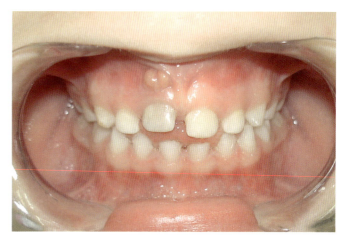

Fig. 8.14: Alteração de cor no elemento 51 devido a processo pulpar inflamatório. Observar a presença de fístula na altura do ápice do elemento.

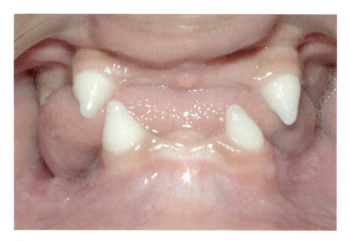

Fig. 8.15: Paciente com displasia ectodérmica hereditária, apresentando múltiplas ausências dentárias e presença de elementos dentários conóides.

Exame Radiográfico

Embora seja um exame complementar, sua realização é essencial para a execução do plano de tratamento. Na maioria das vezes sua informação será confirmatória ao diagnóstico; no entanto, alguns achados em exames radiográficos de rotina mostram que este pode ser o único capaz de realizar o diagnóstico de determinadas alterações, das quais não se suspeitou durante o exame clínico.

Em Odontopediatria, as radiografias mais comumente realizadas são: radiografias panorâmica, periapical e interproximal *(bitewing)*. No entanto, atualmente, o avanço tecnológico permite a realização de exames por imagem muito mais apurados. Indicações das diversas técnicas radiográficas podem ser vistas no capítulo 9: *(Diagnóstico por imagem em odontopediatria)*.

PLANO DE TRATAMENTO

O planejamento em Odontopediatria é de extrema importância, pois permite prever o número de consultas necessárias para a realização de todo o tratamento, favorecendo a organização do profissional e de sua equipe auxiliar e, consequentemente, diminuindo o tempo gasto nas consultas.

O plano de tratamento deve ser elaborado de modo sequencial (Fig. 8.16), priorizando os tratamentos mais urgentes (presença de dor, comprometimento da função e estética, nesta ordem) e aplicando procedimentos que visem o restabelecimento da saúde bucal da criança. Dessa forma, este capítulo sugere a aplicação de módulos de tratamento sequenciais inserindo o paciente em um programa de promoção e estabelecimento de saúde bucal. É importante ressaltar que o plano de tratamento deve ser autorizado por escrito pelo responsável da criança.

Adequação do Meio Bucal

A adequação do meio bucal compreende todos os procedimentos envolvidos no equilíbrio da saúde bucal. São medidas indispensáveis para o preparo da cavidade bucal para receber o tratamento restaurador definitivo em um ambiente sem doença.

Nesta fase devem ser, inicialmente, removidos os locais que facilitam o acúmulo de biofilme, permitindo a diminuição do número e da atividade metabólica microbiana na cavidade bucal. Assim, dentes ou resíduos radiculares que não tenham condição de recuperação devem ser extraídos, e cavidades devem ser fechadas com material temporário (preferencialmente cimento de ionômero de vidro, por suas propriedades de liberação e incorporação de íons fluoreto). Restaurações inadequadas devem receber cuidados de acabamento e polimento. Além disso, lesões cariosas ativas incipientes devem ser tratadas (ver Cap. 12). Dentes que serão submetidos a tratamento pulpar devem ser inicialmente medicados e as cavidades, fechadas temporariamente.

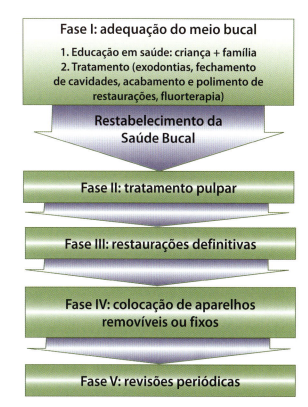

Fig. 8.16: Módulos sequenciais de tratamento para a promoção de saúde bucal.

Estas medidas, além de diminuírem os locais de acúmulo de biofilme, permitirão que o paciente ou seu responsável apliquem, de maneira eficaz, os ensinamentos fornecidos, também nesta fase, sobre os métodos de higienização, controle de dieta e uso de fluoretos.

Terapia Pulpar

Nesta fase, quando necessário, os dentes deverão ser tratados conforme protocolo sugerido no capítulo 18.

Restaurações Definitivas

A restauração definitiva de cavidades dentinárias em um ambiente saudável é preferível, pois alguns estudos já demonstraram que os materiais utilizados nas restaurações exercem um papel importante sobre a microbiota local do biofilme. Os dentes devem ser tratados conforme protocolo sugerido no capítulo 17.

Colocação de Aparelhos Removíveis ou Fixos

A colocação de aparelhos para realizar pequenos movimentos deve ser planejada após o restabelecimento da saúde bucal. É claro que aqueles espaços na arcada, que devem ser mantidos, são planejados em conjunto com a extração dos dentes, desde que seus diâmetros mesiodistais estejam mantidos, independente da destruição coronária. Caso o espaço já tenha sido perdido, o profissional deve planejar a recuperação deste espaço, e não sua manutenção, e isto pode ser feito com o restabelecimento da saúde já alcançado. A colocação de aparelhos deve seguir o protocolo sugerido no capítulo 22.

Revisões Periódicas

Acompanhar o paciente e sua família é importante para reforçar as instruções fornecidas, e motivá-los a incorporar estas práticas na vida diária familiar. Além disso, nestas consultas, o profissional pode rever os índices de saúde bucal (já descritos) e reiterar a importância dos cuidados bucais para a saúde geral da criança.

Prognóstico e considerações finais

Após o final do tratamento, é fundamental que se estabeleçam as estratégias para a manutenção da saúde bucal do paciente. O prognóstico: bom, ruim ou duvidoso será determinado com base no risco e na atividade das doenças bucais (cárie, doença periodontal e maloclusões), hábitos de higiene, e dieta do paciente, motivação e cooperação dos pacientes e responsáveis.

Com base no prognóstico, será programada a periodicidade das consultas de revisões e o CD determinará os procedimentos que devem ser feitos em relação a higiene bucal, dieta, controle clínico dos procedimentos realizados, acompanhamento da cronologia de erupção e troca de dentição.

REFERÊNCIAS

1. Guedes-Pinto AC. Odontopediatria, 8ª ed, São Paulo: Ed. Santos, 2010.
2. Nolte WA. Oral Microflora. In: Nolte WA. Oral Microbiology. St. Louis: Mosby, 1982. p. 193-228.
3. Monbelli AW. The role of dental plaque in the initiation and progression of the periodontal diseases. In: Lang NP, Attström R, Löe H. Proceedings of the European Worshop of Mechanical Plaque Control. Germany: Ed. Quintessence, 1998. p. 85-87.
4. Ribeiro AA. Avaliação de um programa de promoção de saúde bucal em crianças HIV+. [Dissertação – Mestrado]. Rio de Janeiro: Universidade Federal do Rio de Janeiro; 186, 2000.
5. Thylstrup A, Bruun C. The use of dentifrices in the treatment of dental caries. In: Embery G, Rølla G. Clinical and biological aspects of dentifrices. Oxford: Oxford University Press; 1992. p.132-143.
6. Thylstrup A, Fejerskov O. Textbook of clinical cariology. 2ª ed. Copenhagen: Muskgaard; 1994. p.111-48.

Capítulo 9

Diagnóstico por Imagem em Odontopediatria

Ivete Pomarico Ribeiro de Souza, Luciana Pomarico, Fábio Ribeiro Guedes

O uso de imagens radiográficas pelos cirurgiões-dentistas (CD) é fundamental, uma vez que são capazes de fornecer informações imprescindíveis para a elaboração do diagnóstico e do plano de tratamento, bem como auxiliar no acompanhamento e controle dos tratamentos e de doenças. Em Odontopediatria, sua utilização não é diferente, já que uma grande quantidade de condições que acometem os adultos também podem afetar as crianças. Porém, a obtenção de radiografias em crianças deve ser bem indicada e executada, pois como as crianças estão em fase de crescimento e desenvolvimento, são mais sensíveis aos efeitos deletérios das radiações. O profissional deve também tomar algumas precauções para a obtenção de radiografias de boa qualidade, com a menor dose de radiação possível, e para isso ele deve ter consciência e domínio dos princípios da Radiologia.

APARELHOS UTILIZADOS EM RADIOLOGIA

Aparelho de Raios X

Dentre os fatores que podem influenciar na qualidade da imagem radiográfica, independentemente da idade do paciente, cita-se o aparelho de raios X, que deve estar corretamente calibrado. A quilovoltagem (kVp) e miliamperagem (mA) devem estar compatíveis com as especificações do fabricante, o seletor de tempo de exposição deve reproduzir fielmente o tempo que o aparelho dura emitindo radiação, além de ele possuir filtração adicional de alumínio adequada para a quilovoltagem. Em geral, os aparelhos radiográficos odontológicos trabalham com a quilovoltagem entre 60 e 70 kVp, devendo possuir uma filtração adicional de 1,5 mm de alumínio colocada na saída do cabeçote. Todo aparelho radiográfico deve possuir um laudo de suas condições de funcionamento emitido por empresas de física médica, onde são verificados se todos estes fatores estão ajustados corretamente e, caso negativo, o profissional deve providenciar o conserto do equipamento e sua adequação à legislação.[3,22,23]

Em relação ao aparelho de raios X, o único fator relacionado à exposição dos raios X que o profissional pode manipular é o tempo de exposição, sendo uma dúvida frequente dos profissionais qual o tempo necessário para se realizar uma radiografia. Esta informação pode ser encontrada dentro das caixas do filme radiográfico, em tabela com as especificações de diferentes aparelhos e o tempo correspondente para a cada região a ser radiografada. Nos casos do uso de filme adulto para a exposição de pacientes infantis, o fabricante recomenda reduzir o tempo de exposição em 30%, visto que a estrutura física e a espessura dos tecidos das crianças são menores que as dos adultos, porém nas caixas de filmes infantis, este tempo já está adequado para o uso em crianças, não sendo necessário realizar qualquer tipo de mudança dos valores indicados pelo fabricante (Fig. 9.1).

Kodak Insight	Tempo de exposição em segundos *				
Região / Localização	60 kV 7mA	65kV 7,5mA	65kV 8mA	70kV 7mA	70kV 8mA
Maxilar Anterior	0,25	0,14	0,14	0,12	0,11
Maxilar Premolar	0,33	0,19	0,18	0,16	0,14
Maxilar Molar	0,37	0,22	0,20	0,19	0,16
Mandibular Anterior	0,21	0,12	0,11	0,10	0,09
Mandibular Premolar	0,23	0,13	0,12	0,11	0,10
Mandibular Molar	0,25	0,14	0,14	0,12	0,11
Bitewing Premolar	0,25	0,14	0,14	0,12	0,11

* Nota: Estas exposições recomendadas são meramente informativas, para utilização de cone curto (20cm-8"). O tempo de exposição deve multiplicar por 4 na utilização do cone longo (40cm-16"). Para pacientes grandes, aumentar o tempo em aproximadamente 25%. Para crianças, pequenas, ou pacientes edêntulos, diminuir o tempo em aproximadamente 30%.

Kodak Insight	Tempo de exposição em segundos *				
Região / Localização	60 kV 7mA	65kV 7,5mA	65kV 8mA	70kV 7mA	70kV 8mA
Maxilar Anterior	0,36	0,21	0,19	0,18	0,16
Maxilar Premolar	0,36	0,21	0,19	0,18	0,16
Maxilar Molar	0,46	0,27	0,24	0,23	0,20
Maxilar Bitewing	0,36	0,21	0,19	0,18	0,16
Mandibular Anterior	0,27	0,16	0,14	0,14	0,12
Mandibular Premolar	0,36	0,21	0,19	0,18	0,16
Mandibular Molar	0,36	0,21	0,19	0,18	0,16
Mandibular Bitewing	0,36	0,21	0,19	0,18	0,16

* Nota: Estas exposições recomendadas são meramente informativas, para utilização de cone curto (20cm-8"). O tempo de exposição deve multiplicar por 4 na utilização do cone longo (40cm-16"). Para pacientes grandes, aumentar o tempo em aproximadamente 25%. Para crianças, pequenas, ou pacientes edêntulos, diminuir o tempo em aproximadamente 30%.

Fig. 9.1: Tabelas de exposição dos filmes radiográficos fornecidas pelo fabricante; acima, para filme infantil com tempo reduzido e, abaixo, para filme adulto.

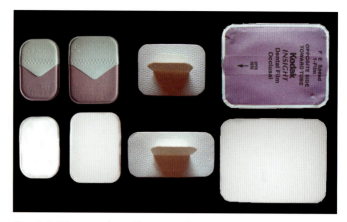

Fig. 9.2: Filmes radiográficos intrabucais, da esquerda para a direita: filme periapical infantil (tamanho 0); filme periapical (tamanho 2); filmes interproximais (tamanhos 2 e 3); e filme oclusal (tamanho 4).

Filme Radiográfico

Após a seleção do tempo de exposição para a técnica radiográfica desejada, o profissional deve determinar qual tipo e tamanho de filme irá se acomodar melhor na cavidade bucal do paciente. Os filmes disponíveis para as técnicas intrabucais são: filme periapical tamanho 0 (22 x 35 mm) – ideal para pacientes infantis com a dentição decídua e o início da dentição mista; filme periapical tamanho 2 (31 x 41 mm), mais indicado para pacientes na dentição mista, onde o tamanho da cavidade bucal comporte o tamanho do filme, e pacientes com a dentição permanente já estabelecida. Muitas vezes, o filme tamanho 2 é introduzido na cavidade bucal de crianças em substituição ao filme oclusal tamanho 4 (57 x 76 mm). Os filmes para radiografias interproximais tamanho 2 e tamanho 3 (26,6 x 53,6 mm) também podem ser utilizados pelos profissionais, porém seu uso dependerá basicamente do tamanho da cavidade bucal das crianças (Fig. 9.2). O filme tamanho 2, assim como sua utilização na técnica periapical, será condicionado à presença de dentes permanentes que irão permitir uma melhor acomodação do filme dentro da boca. Já o filme tamanho 3 é muito comprido para ser acomodado na boca de uma criança e por isso ele praticamente não é utilizado. Existe ainda filme tamanho 1 (24 x 35mm), que também é de grande utilidade em pacientes infantis, porém este não é comercializado no Brasil.[6,14,19]

Posicionadores Radiográficos

Para a obtenção das radiografias intrabucais de forma a minimizar o erro e consequentemente a exposição do paciente, o profissional pode lançar mão de posicionadores radiográficos. Estes dispositivos possuem a função de manter o filme estável e em posição em relação ao dente radiografado, além de auxiliar no posicionamento do cabeçote determinando o ângulo de incidência do feixe de raios X de forma correta, minimizando distorções nas imagens radiográficas. Assim como o tamanho da arcada e os dentes presentes ajudam a determinar qual o melhor tamanho do filme, o mesmo acontece na escolha dos posicionadores radiográficos. Existem no mercado brasileiro três tipos: o modelo Rinn, que é o único modelo que permite a realização da técnica do paralelismo, mas só existe no tamanho adulto, devendo ser utilizado com filme tamanho 2. Os outros tipos são do modelo Han-shin, nos tamanhos adulto e infantil (Fig. 9.3). Os modelos Han-shin são amplamente utilizados, apesar de não permitirem o paralelismo entre dente e filme, visto que os filmes ficam em uma posição inclinada no posicionador, mas, apesar disso, ainda facilitam muito a realização da técnica radiográfica por parte do profissional, devendo, no tamanho adulto, ser utilizado filme tamanho 2 e no infantil, o filme tamanho 0.[10,20,22]

Para a realização de radiografias interproximais em crianças, o uso de posicionadores é limitado, pois, apesar de existir um modelo infantil para radiografias periapicais, não existia no mercado um para radiografias interproximais. Pode ser utilizado o posicionador interproximal adulto com o filme tamanho 0, mas, dependendo do tamanho da arcada de criança, este artefato pode ser muito desconfortável. Porém, foi desenvolvido e patenteado um posicionador para radiografias interproximais utilizando filme tamanho 0 próprio para crianças, que por possuir dimensões menores não machuca e tem melhor aceitação pelos pacientes infantis. No entanto, este ainda não se encontra no mercado (Fig. 9.4).[15]

PROCESSAMENTO RADIOGRÁFICO

O processamento radiográfico dos filmes, segundo a Portaria 453 do Ministério de Saúde (1998), pode ser realizado de duas formas: pelo método manual temperatura/tempo ou pelo método automático. No método manual temperatura/tempo, o profissional deve aferir a temperatura do revelador e, seguindo a tabela de processamento, também encontrada dentro da caixa dos filmes radiográficos, deve deixar o filme imerso no revelador durante o tempo determinado pelo fabricante. Após esta imersão, segue-se uma lavagem intermediária de 30 segundos, fixação que varia de 2 a 4 minutos e o processo é concluido com a lavagem final, por volta de 10 minutos. Um fato importante que deve ser relatado é que foi proibida a comercialização das caixas de processamento totalmente vermelhas, que permitem muita entrada de luz. A Portaria 453 do Ministério da Saúde[3] recomenda caixa totalmente opaca ou caso haja um visor, a caixa deve ficar em um ambiente de penumbra. O processamento automático é realizado por um equipamento que transporta os filmes por meio de cilindros, imergindo-os nas soluções de processamento, sempre de forma padronizada (Fig. 9.5). Este método é vantajoso em relação ao tempo total de processamento, pois, em poucos minutos, o profissional tem a radiografia totalmente processada, seca e com boa qualidade para realizar a interpretação. Apesar de esta tecnologia ser muito boa, sem dúvida, a principal desvantagem é o custo dos equipamentos e, dependendo do modelo, há necessidade de uma câmara escura para sua instalação, o que praticamente inviabiliza seu uso no consultório odontológico.[6,10,14,16]

Com o avanço da tecnologia e a preocupação de produzir imagens radiográficas de melhor qualidade, vem crescendo cada vez mais o uso de imagens radiográficas digitais. Estas imagens são obtidas em Odontologia por meio da substituição dos filmes radiográficos e das soluções de processamento por sensores sensíveis aos raios X e pelo computador. Os sensores digitais que atualmente são utilizados em Odontologia são do tipo CCD (*Charge Couple Device*) ou CMOS (*Complementary Metal-Oxide Semiconductor*), que possuem um cabo de fibra óptica que liga o sensor diretamente ao computador (Fig. 9.6), permitindo que a imagem apareça imediatamente na tela do computador. Já o segundo tipo de sensor é do sistema de placa de fósforo (Fig. 9.6), que possui as mesmas dimensões físicas de um filme radiográfico convencional, porém, ao invés do processamento químico, este sensor é levado a um *scanner* ligado ao computador que realiza a leitura do sensor por meio de um feixe de *laser* e exibe a imagem na tela do computador em poucos segundos. A grande vantagem dos sensores em substituição ao filme radiográfico é o fato de eles responderem melhor à ação dos raios X, permitindo a redução da dose de radiação em até 70%, sem perda de qualidade da imagem.[7,21-23] O uso dos sensores digitais em Odontopediatria apresenta como principais vantagens a redução da dose de radiação nas crianças e a produção mais rápida de uma imagem radiográfica com alta qualidade na tela de computador, permitindo ao profissional um ganho de tempo durante o atendimento, porém, como desvantagem

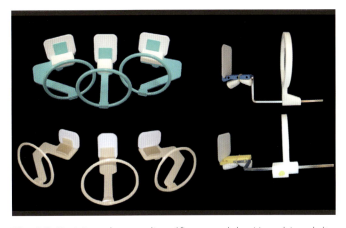

Fig. 9.3: Posicionadores radiográficos modelos Han-shin adulto e infantil (esquerda) e modelo Rinn (direita).

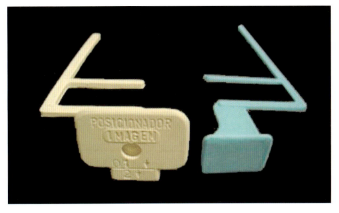

Fig. 9.4: Posicionador interproximal adulto (esquerda) e infantil (direita).

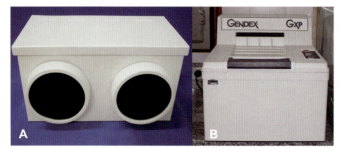

Fig. 9.5: (A) Câmara escura portátil para processamento radiográfico; (B) processadora automática de filmes (Imagens cedidas pelo setor de Radiologia FOP-Unicamp).

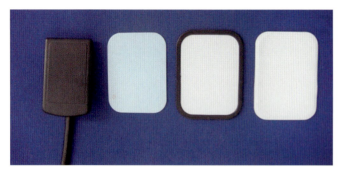

Fig. 9.6: Da esquerda para direita: sensor CMOS, sensor de placa de fósforo DenOptix e Digora e filme radiográfico convencional.

temos o tamanho dos sensores principalmente CCD/CMOS, que possuem espessura grande, o cabo conector com o computador e rigidez, o que pode dificultar sua colocação dentro da cavidade oral das crianças, já os sensores de placa de fósforo apesar de possuírem as mesmas dimensões dos filmes convencionais, este é mais suscetível a ter sua superfície danificada, caso seja mordido acidentalmente pela criança, o que danificará permanentemente o sensor.

MÉTODOS DE PROTEÇÃO ÀS RADIAÇÕES

O uso das radiações ionizantes e das imagens produzidas por elas revolucionou os métodos de diagnóstico, porém associados a eles está o desenvolvimento de efeitos biológicos deletérios nos tecidos dos pacientes. A legislação brasileira descreve que, em todo exame radiográfico médico ou odontológico, os pacientes devem utilizar métodos de proteção radiológica nas áreas não examinadas. Em pacientes infantis, esta preocupação deve ser ainda maior, pois, como as crianças estão com seus tecidos em constante multiplicação celular, elas são mais suscetíveis ao desenvolvimento de efeitos biológicos.[6,22,23] Na radiologia odontológica, a proteção dos pacientes se faz obrigatória com o uso de aventais de borracha plumbífera (tamanho 100 x 60 cm para adultos e tamanho 50 x 40 cm para crianças) e do protetor de glândula tireoide, que pode estar em separado ou associado ao avental plumbífero (Fig. 9.7). O uso dessas barreiras de proteção visa à proteção de tecidos e órgãos sensíveis à radiação. Além do uso de barreiras de proteção, os profissionais podem minimizar a dose de radiação em seus pacientes com o uso de filmes radiográficos mais sensíveis ou sensores digitais, de posicionadores radiográficos que diminuem o risco de erros nas técnicas radiográficas, além de se obterem imagens radiográficas com aparelhos corretamente calibrados.[4,14,23]

MANEJO DO PACIENTE PEDIÁTRICO PARA A REALIZAÇÃO DE RADIOGRAFIAS

Para o atendimento de crianças em idade pré-escolar, principalmente aquelas com menos de 3 anos de idade, dificilmente se executará o exame radiográfico completo, pois nem sempre é possível obter a cooperação e imobilização necessárias. Deve-se indicar apenas as radiografias estritamente necessárias, ou seja, das regiões onde há doenças que necessitem de investigação ou intervenção.

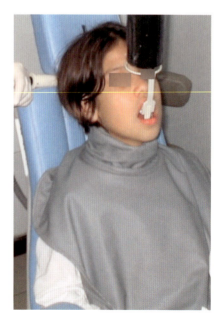

Fig. 9.7: Paciente infantil utilizando avental plumbífero e protetor de glândula tireoide durante a realização de um exame radiográfico.

Para a realização do exame radiográfico, o profissional pode abordar a criança através de técnicas de controle de comportamento, como a técnica do dizer-mostra-fazer e a técnica da imitação ou modelagem, descritas no capítulo 20. Na maioria das vezes, são os responsáveis que mantêm o filme radiográfico em posição, pois não está indicado ao cirurgião-dentista e seus auxiliares realizarem tal tarefa. Assim, em algumas ocasiões, a presença de mais de um adulto se faz necessária para conseguir manter o filme na posição correta e conter a criança. É importante frisar que tanto os pacientes como os acompanhantes devem estar sempre devidamente equipados com aparelhos de proteção para as radiações, como já comentado.[2]

As técnicas que serão utilizadas na criança podem ser modificadas, visando principalmente o posicionamento e a estabilização do filme, uma vez que a colaboração desses pacientes nem sempre é obtida. Além disso, deve-se iniciar pelas radiografias da região anterior, que em geral são mais aceitas pela criança, e com isso fica mais fácil assegurar o sucesso do exame em outras regiões da cavidade bucal.[12]

Nas situações onde o profissional não consegue a cooperação da criança e o exame radiográfico é necessário, deve-se realizar a contenção física. O paciente pode ser imobilizado na Macri ou em outro dispositivo de contenção ou, ainda, ser contido por um responsável. Essas formas de contenção são descritas no capítulo 20.

TÉCNICAS RADIOGRÁFICAS

Várias técnicas podem ser utilizadas para radiografar o paciente infantil, cada uma com suas indicações e particularidades específicas. A seleção da técnica dependerá da cooperação do paciente, do tamanho da cavidade bucal, do número de dentes presentes e da doença a ser examinada. As principais técnicas utilizadas em crianças estão descritas a seguir.

Radiografias Intrabucais

Periapical

É uma técnica comumente utilizada em Odontopediatria, com a principal indicação de observar a estrutura dentária, a região do periápice e as estruturas associadas. Nesta técnica, dois métodos podem ser utilizados:

- método da bissetriz ou cone curto – o feixe principal de raios X incide perpendicular à bissetriz do ângulo formado pela película e longo eixo do dente, de acordo com o conceito de Ciezinski (Fig. 9.8). A distância focal é 20 cm, obtida pela aproximação do cilindro localizador do aparelho à face do paciente. Na tabela 9.1 podem-se observar as angulações horizontais e verticais empregadas em cada região, de acordo com essa técnica.[14]
- método do paralelismo ou cone longo – o feixe de raios X incide perpendicular ao longo eixo do dente e ao filme, devendo estes estarem paralelos entre si. Para isso, há a necessidade de utilizar posicionadores (Fig. 9.9). Estes devem ser de tamanhos reduzidos para melhor se acomodarem na cavidade bucal de crianças. A distância focal nesse caso é 40 cm.

Em crianças na fase pré-escolar, para efetuar uma radiografia periapical na região anterior, pode ser realizada uma técnica modificada. Neste caso, é selecionado um filme tamanho 2 e posicionado no sentido transversal em relação ao eixo sagital mediano do paciente, sendo pedido a ele que apreenda o filme através de mordida, como na técnica oclusal. A face sensível deve ficar virada para a arcada dental da qual se quer obter a imagem. O feixe principal é dirigido para a ponta do nariz na arcada superior com angulação de +65°, e para o mento na arcada inferior, com angulação de −35°. Essa técnica tem como vantagens ser bem aceita pelo paciente, além de apresentar uma imagem ampla, de canino a canino, e germes dos dentes permanentes (Fig. 9.10).[19,22]

Outra técnica modificada para essa mesma faixa etária de pacientes foi preconizada por Casati-Álvares para a região de molares decíduos. Para isso, dobra-se o filme tamanho 2 em sua metade, em 90°, segundo seu maior longo eixo, formando uma asa de mordida, sendo a apreensão do filme feita pela oclusão do paciente[1,3]

Interproximal

A principal indicação dessa técnica é auxiliar no diagnóstico de cárie interproximal.[9,17,18,22] É também uma aliada importante na detecção de restaurações defeituosas, avaliação do estado periodontal, monitoramento da progressão de lesões cariosas e determinação da sua extensão.[22] Para isso, é necessário o armazenamento correto da radiografia para que possa servir de comparação mais tarde com outra tomada da mesma região.[5] Para realizar a radiografia, a cabeça da criança deve ser posicionada de modo que o plano sagital mediano fique perpendicular e a linha asa do nariz-tragus fique paralela ao plano do solo. A borda inferior do filme é colocada

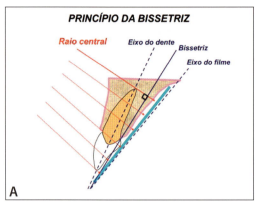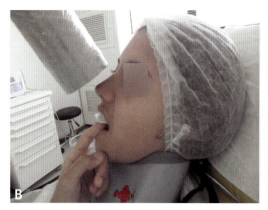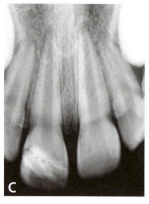

Fig. 9.8: (A) Esquema demonstrando a incidência perpendicular do feixe de raios X à bissetriz do ângulo formado pelo filme radiográfico e o longo eixo do dente; (B) paciente em posição para tomada radiográfica anteroposterior e (C) imagem radiográfica obtida.

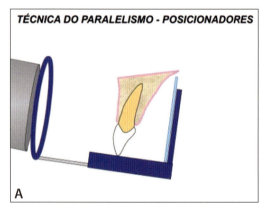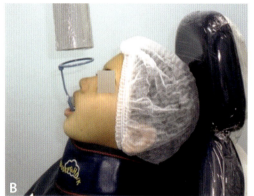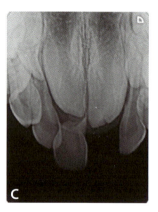

Fig. 9.9: (A) Esquema demonstrando a tomada radiográfica por meio do método do paralelismo; (B) paciente em posição para a realização da técnica e (C) imagem radiográfica obtida.

Tabela 9.1: Angulações horizontais e verticais para a realização do método da bissetriz, divididas por região.

Região	Ângulo Horizontal	Ângulo Vertical
Arcada Superior		
Incisivos centrais	0°	+ 50° a + 55°
Incisivos laterais e caninos	60° a 75°	+ 45° a + 50°
Pré-molares	70° a 80°	+ 30° a + 40°
Molares	80° a 90°	+ 20° a + 30°
Arcada Inferior		
Incisivos centrais	0°	− 15° a − 20°
Incisivos laterais e caninos	45° a 50°	− 10° a − 15°
Pré-molares	70° a 80°	− 5° a − 10°
Molares	80° a 90°	0° a − 5°

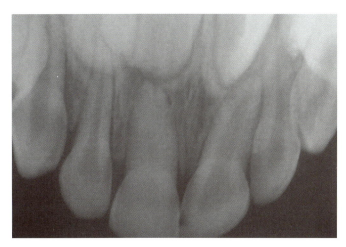

Fig. 9.10: Imagem radiográfica evidenciando dentes decíduos superiores e germes dos permanentes.

entre a língua e a face interna da mandíbula, e a aleta ou asa de mordida fica entre as superfícies oclusais dos dentes. O profissional deve manter essa asa de mordida contra as faces oclusais dos dentes posteriores e pedir então à criança para ocluir devagar. À medida que os dentes do paciente se aproximam da oclusão cêntrica, o cirurgião-dentista afasta seu dedo. O ângulo vertical utilizado é +5° a 8° e o horizontal deve ser determinado pela incidência dos raios X paralelos aos espaços interproximais (Fig. 9.11).

Oclusal

Este exame é indicado para a pesquisa de áreas patológicas nos maxilares, presença de dentes supranumerários ou dentes não irrompidos, anomalias nos maxilares, avaliação de fraturas dos dentes anteriores e do osso alveolar e controle radiográfico do crescimento.[22] Para a realização desta radiografia na arcada superior, o plano oclusal horizontal da criança deve ficar paralelo ao chão e o plano sagital, perpendicular. Um filme oclusal é posicionado na boca de modo que o longo eixo do filme fique posicionado da esquerda para a direita, e o plano sagital mediano deve seccionar o filme. O paciente é instruído a ocluir suavemente, a fim de manter o filme em posição. A borda anterior do filme deve se estender, aproximadamente, 2 mm além da borda incisal dos incisivos centrais. O feixe de raios X central é direcionado para os ápices dos incisivos centrais e 1 cm acima da ponta do nariz, direto na linha média. O ângulo vertical é +60°. A técnica na arcada inferior requer o posicionamento da cabeça da criança, de modo que o plano oclusal fique em um ângulo de –45°. O cilindro é alinhado num ângulo vertical de –15° e o feixe de raios X central é direcionado direto para a sínfise (Fig. 9.12).[12,22]

Técnica de localização

As principais indicações desta técnica são a localização (vestibular ou palatina) de dentes inclusos, corpos estranhos, tumores ou outras doenças, dissociação de raízes e canais radiculares e pesquisa de fraturas radiculares transversais. A técnica comumente utilizada em crianças é a chamada *método de Clark*, que é particularmente importante para um planejamento cirúrgico diante da indicação, por exemplo, de remoção de um dente incluso. Nesse caso, o profissional deve verificar se o dente a ser retirado está localizado pela face vestibular ou palatina. Consiste na variação da angulação na horizontal de incidência do feixe principal de raios X. Se o objeto estiver posicionado na face vestibular, sua imagem parece mover-se em direção oposta ao movimento da fonte de raios X. A imagem de qualquer objeto posicionado na face palatina parece mover-se na mesma direção do movimento da fonte de raios X. Usando esse princípio, o profissional realiza duas radiografias da área

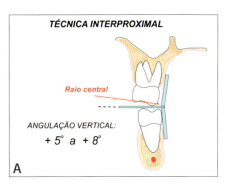
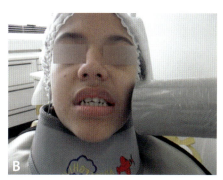
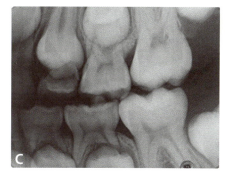

Fig. 9.11: (A) Desenho esquemático da tomada radiográfica interproximal; (B) Paciente em posição para a realização da técnica e (C) imagem obtida com a técnica interproximal.

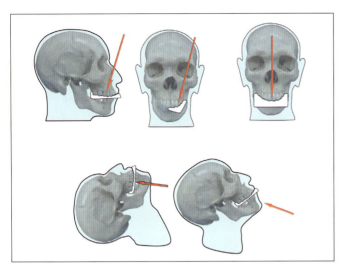

Fig. 9.12: Diferentes posicionamentos do cilindro para a realização da tomada radiográfica por meio da técnica oclusal.

do dente incluso. O plano sagital mediano do paciente deve ficar perpendicular e a linha asa do nariz-tragus, paralela ao solo. Um filme periapical intrabucal é colocado na cavidade bucal e exposto, a chamada incidência ortorradial. O outro filme é também posicionado da mesma forma, e a cabeça do paciente permanece na mesma posição. O ângulo vertical deve permarnecer o mesmo. No entanto, para a segunda tomada, o ângulo horizontal é desviado mesial ou distalmente, as denominadas incidências mesiorradial e distorradial, dependendo da área que está sendo pesquisada (Fig. 9.13).[12,14]

Radiografias Extrabucais

Panorâmica

A radiografia panorâmica é a técnica extrabucal mais utilizada em Odontopediatria. Tem como principal vantagem uma visão ampla das estruturas bucais, dose de radiação baixa e exclusão do filme de dentro da cavidade bucal, fato particularmente importante para crianças pouco colaboradoras (Fig. 9.14). Além disso, o paciente pediátrico pode achar interessante o movimento do aparelho, colaborando para a realização do exame. No entanto, é pouco utilizada em crianças com menos de 3 anos de idade devido à dificuldade de cooperação por parte do paciente, já que é necessário permanecer imóvel em torno de 15 segundos.[12] Assim, sua indicação nessa faixa etária fica restrita a casos específicos, como meio auxiliar de diagnóstico para algumas doenças. Outras indicações para as radiografias panorâmicas são realização de estudos dos padrões de erupção dentária, exame da ATM e dos seios maxilares e observação de fraturas faciais.[22]

A principal desvantagem dessa técnica é a perda de detalhes das estruturas bucais. Dessa forma, é necessária a complementação com radiografias interproximais e periapicais das regiões anterior, superior e inferior.

Lateral de mandíbula e maxila

É uma técnica utilizada quando não há cooperação da criança para a realização de uma radiografia intrabucal na região posterior ou que estejam impossibilitadas de abrir a boca. Sendo assim, suas principais indicações são a pesquisa de fraturas e dentes não erupcionados e a avaliação de doenças nos maxilares. Para a realização dessa técnica, é utilizado um filme oclusal que é posicionado extrabucalmente sobre a face do paciente, sendo mantido em posição pelo responsável. O longo eixo do filme acompanha o longo eixo da face do lado oposto à exposição, e a cabeça inclina-se lateralmente (Fig. 9.15). Para evitar a superposição de imagem, deve-se desviar do ângulo da mandíbula, ficando abaixo do ângulo externo. O feixe de radiação deve encontrar o filme formando um ângulo reto.[14,19,22]

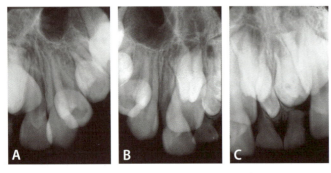

Fig. 9.13: (A) Radiografia ortorradial evidenciando retenção prolongada dos dentes 51 e 61 e presença de supranumerários; (B) e (C) imagens após desvio do ângulo horizontal mostrando deslocamento dos supranumerários no sentido contrário ao feixe de raios X, indicando que os mesmos estão na região vestibular.

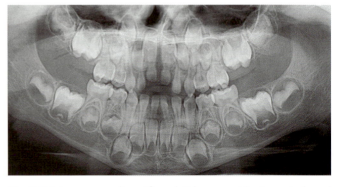

Fig. 9.14: Imagem radiográfica obtida com a técnica extrabucal panorâmica de um paciente na fase de dentição mista.

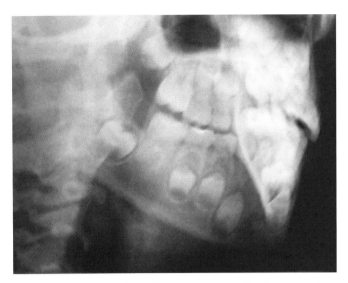

Fig. 9.15: Imagem radiográfica de uma incidência utilizando a técnica lateral de mandíbula.

Radiografia lateral de nariz

É uma técnica utilizada em Odontopediatria nos casos de traumatismo dentário quando houve intrusão de dentes decíduos. Neste caso, seleciona-se um filme periapical ou oclusal (Fig. 9.16) e se posiciona o mesmo paralelo à face da criança. Metade do filme deve ficar localizado na altura do nariz e os raios X devem incidir entre a ponta do nariz e o lábio superior.

Tomografia computadorizada

A tomografia computadorizada (TC) é um exame por planos de corte. A imagem é observada de forma volumétrica, ou seja, tridimensionalmente (Fig. 9.17). Cortes axiais ou coronais são realizados e através deles obtêm-se reconstruções sem expor o paciente a novas tomadas. As TC podem ser obtidas de duas formas, *fan beam* e *cone beam*, este último também denominado tomografia computadorizada por feixe cônico.[22]

As principais propriedades dessa técnica são ausência de distorções e de tamanho, assim como ausência de sobreposição de estruturas anatômicas. A tomografia *cone beam*, bastante utilizada em Odontologia, tem como principais vantagens a excelente qualidade de imagem, baixa dose de radiação e rapidez.[22] Tem entre suas indicações localização de dentes impactados,[8,11,22] diagnóstico de reabsorção radicular[1], diagnóstico de fraturas ósseas e dentárias, avaliação de deslocamentos dentários, avaliações ortodônticas, investigação do seio maxilar, observação da relação do terceiro molar inferior com o canal mandibular, investigação da ATM, entre outras.[14,22]

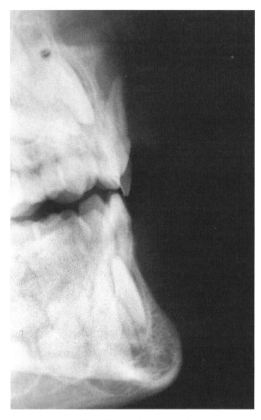

Fig. 9.16: Imagem radiográfica evidenciando traumatismo na região de incisivos superiores decíduos, onde se observa a relação entre o ápice da raiz dos dentes decíduos e a coroa do germe do dente permanente.

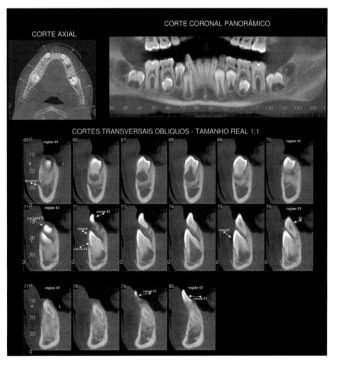

Fig. 9.17: Imagens de tomografia computadorizada com o objetivo de verificar a posição dos caninos inferiores.

EXAME RADIOGRÁFICO DE ACORDO COM A FASE DA DENTIÇÃO E TIPO DE TRATAMENTO

Os fatores que orientam a definição do número de radiografias, os tipos de filme a serem utilizados e os métodos mais adequados estão diretamente relacionados ao tamanho da cavidade bucal, grau de cooperação da criança e tipo de tratamento a ser realizado (preventivo ou curativo). A maior quantidade de filmes não implica necessariamente em maior número de informações para o diagnóstico. O exame radiográfico de toda a cavidade bucal pode causar desconforto e menos cooperação por parte do paciente infantil, sendo contraindicado para crianças excessivamente nervosas ou que tenham algum tipo de incapacidade física, assim como em pacientes que apresentem náusea com o simples contato do filme dentro da cavidade bucal. É importante lembrar também que, quando da realização do exame radiográfico completo da cavidade bucal, a quantidade de radiação é maior que a observada no exame com a radiografia panorâmica com complementação. Sendo assim, esse último passa a ser o exame mais indicado em Odontopediatria para crianças nas fases das dentições mista e permanente. Em caso de necessidade de tratamento curativo, além desse exame, é necessária a realização de radiografias periapicais dos dentes envolvidos com algum tipo de doença. Para as crianças em fase de dentição decídua, é indicado o exame radiográfico nos dentes com lesão de cárie e nos casos onde o exame clínico das faces interproximais deixe dúvida quanto à presença de lesão. Nestas situações, é solicitado o exame interproximal ou periapical da região envolvida.

CONCLUSÃO

Quando da indicação do exame radiográfico, independentemente da fase da dentição que se encontra o paciente, deve-se considerar o risco e a atividade de cárie da criança e seu grau de cooperação. Deve ser observado também se a criança está presente no consultório pela primeira vez ou se frequenta o consultório regularmente. Isso se torna particularmente importante para considerar qual exame radiográfico indicar: o exame periapical completo, a radiografia panorâmica com complementação ou periapicais isoladas. O profissional deve dominar a técnica radiográfica, o que possibilitará a obtenção de imagens de boa qualidade, evitando a repetição de exames. Finalmente, os profissionais devem estar atentos ao uso de radiografias digitais, que além de reduzir a dose de radiação nas crianças, geram rapidamente imagens radiográficas com alta qualidade.

REFERÊNCIAS

1. Algerban A, Jacobs R, Souza PC, Willems G. In-vitro comparison of 2 cone-beam computed tomography systems and panoramic imaging for detecting simulated canine impaction-induced external root resorption in maxillary lateral incisors. Am J Orthod Dentofac Orthop 2009; 136(6):764-5.
2. American Academy of Pediatric Dentistry. Guideline on prescribing dental radiographs for infants, children, adolescents, and persons with special health care needs. Reference Manual 2009/2010;31(6):250-2.
3. BRASIL. Portaria/MS/SVS nº 453, de 1 de junho de 1998 – Aprova o Regulamento Técnico que estabelece as diretrizes básicas de proteção radiológica em radiodiagnóstico médico e odontológico, dispõe sobre o uso dos raios-x diagnósticos em todo território nacional e dá outras providências. D.O.U. 02/06/1998.
4. Cesar PRSM, Lascala CA, Matson E. Risco radiobiológicos produzidos pela técnica periapical do paralelismo. Rev da APCD 2002; 56(1):69-2.
5. Espelid I, Mejàre I, Weerheijm K. EAPD guidelines for use of radiographs in children. Eur J Paediatr Dent 2003; 1:40-8.
6. Freitas A, Rosa J, Souza IS. Radiologia odontológica. 6ªed. São Paulo: Artes Médicas, 2004.
7. Haiter Neto F, Bóscolo FN, Oliveira AEF. Estudo comparativo das análises subjetiva e objetiva de quatro sistemas radiográficos digitais intrabucais. RPG. Revista de Pós-graduação (USP)2005; 11(4):389-6.
8. Haney E, Gansky SA, Lee JS, Johnson E, Maki K, Miller AJ, Huang JC. Comparative analysis of traditional radiographs and cone-beam computed tomography volumetric images in the diagnosis and treatment planning of maxillary impacted canines. Am J Orthod Dentofac Orthop 2010; 137(5):590-7.
9. Hopcraft MS, Morgan MV.Comparison of radiographic and clinical diagnosis of approximal and occlusal dental caries in a young adult population. Community Dent Oral Epidemiol 2005; 33(3):212-8.
10. Langland OE, Langlais RP. Princípios do diagnóstico por imagem em Odontologia. 1ª ed. São Paulo: Ed. Santos, 2002.
11. Liu DG, Zhang WL, Zhang ZY, Wu YT, Ma XC. Localization of impacted maxillary canines and observation of adjacent incisor resorption with cone-beam computed to-

mography. Oral Surg Oral Med Oral Pathol Oral Radiol Endod 2008; 105(1):91-8.
12. Miles DA, Parks ET. Técnicas radiográficas. In: McDonald RE, Avery DR. Odontopediatria. 7ª ed, Rio de Janeiro: Guanabara Koogan; 2001.
13. Oliveira JX, Guedes-Pinto AC. Radiologia e imaginologia. In: Guedes-Pinto AC. Odontopediatria. 8ª ed. São Paulo: Ed. Santos, 2010.
14. Panella J. Fundamentos de Odontologia – Radiologia Odontológica e Imaginologia. 1ª ed. Rio de Janeiro: Guanabara Koogan, 2006.
15. Pierro VSS, Barcelos R, Souza IPR, Raymundo Junior R. Pediatric Bitewing Film Holder: Preschoolen' Acceptance and Radiographs' Diagnostic Quality. Pediatr Dent 2008; 30:342-7.
16. Pistóia GD, Cerpa G, Pistóia AD, Martins Neto M, Kaizer MR. A imagem latente e a química do processamento radiográfico. Rev Saúde 2004; 30(1-2):12-0.
17. Poorterman JH, Vermaire EH, Hoogstraten J. Value of bitewing radiographs for detecting approximal caries in 6-year-old children in the Netherlands. Int J Paediatr Dent 2010; 20(5):336-0.
18. Popoola BO, Denlove OO, Aiayi DM, Sote EO. A comparison of clinical and radiographic caries diagnosis on posterior teeth of children seen at a Nigerian teaching hospital. Afr J Med Med Sci 2010; 39(1):41-8.
19. Rosa JE. Radiografia em Odontopediatria. 1ª ed. Rio de Janeiro: Ed. de Publicações Científicas, 1990.
20. Terra ER, Pontual AA, Cruz AD, Haiter Neto F. Avaliação da precisão da imagem radiográfica obtida com o uso de diferentes posicionadores. Rev da APCD 2006; 60(5):357-60.
21. Watanabe PCA, Tanaka EE, Fenyo Pereira M Panella J. Estado atual da arte da imagem digital em odontologia. Revista da APCD, v.53, n.4, p.320-5, 1999.
22. Whaites E. Princípios de Radiologia Odontológica. 4ª ed. São Paulo: Elsevier, 2009.
23. White SC, Pharoah MJ. Radiologia Oral – Princípios e Interpretação. 5ª ed. Rio de Janeiro: Elsevier, 2007.

Capítulo 10

Estomatologia Pediátrica

Maria Elisa Rangel Janini, Valdir Meirelles Jr., Tatiana Ferreira Robaina

INTRODUÇÃO

Neste capítulo descrevemos as principais lesões que acometem as crianças. Elas basicamente não diferem do restante da Estomatologia, mas é importante ressaltar que o paciente em questão é uma criança, nem sempre cooperativa e por si só é incapaz, na maioria das vezes, de nos ajudar durante o processo diagnóstico.

O comportamento biológico das lesões não difere pelo fato de estarem afetando crianças ou adultos, mas será acrescido de uma boa quantidade de dengo, birra e excesso de preocupação dos pais.

O importante no universo da Estomatologia pediátrica é que nós, profissionais, temos que adaptar nosso trabalho para as necessidades dos nossos pacientes e junto a isso seremos pais, tios e daremos colo e faremos os dengos.

ALTERAÇÃO DE DESENVOLVIMENTO

Anciloglossia

Anciloglossia é a fusão, total ou parcial, da língua ao assoalho da boca. A fusão total é raramente encontrada, mas a fusão parcial é relativamente frequente. É uma alteração de desenvolvimento presente desde o nascimento, que não apresenta predileção de ocorrência por nenhum dos gêneros. A anciloglossia, quando fusão parcial, é resultado da presença ou de uma brida curta unindo o ventre de língua ao assoalho, ou de uma brida com inserção lingual mais próxima à ponta. Ocasionalmente, ocorre restrição do movimento normal da língua e os indivíduos assim afetados podem apresentar problemas de fonação. Mais raramente, pode ser observada má oclusão, representada por mordida cruzada de dentes posteriores, uni ou bilateralmente.

Na maioria dos casos, não é necessário nenhum tratamento e há acomodação dos indivíduos afetados ao problema de limitação de movimento lingual. Quando persistem sintomas importantes, a brida lingual pode ser removida por meio de frenectomia.[4,18,22,27,28]

INFECÇÕES

Candidíase Pseudomembranosa

A candidíase bucal é a doença fúngica bucal mais comum. É causada por um fungo dimórfico comumente encontrado na microbiota oral, sendo necessário um desequilíbrio na resistência do hospedeiro para que se torne patogênico. A principal cepa envolvida nas manifestações orais é a *Candida albicans*, embora outras cepas também possam estar envolvidas, tais como a *C. tropicalis*, *C. stellatodea* e *C. krusei*.

As manifestações clínicas dependerão, principalmente, do estado imunológico do paciente, grau de envolvimento da pele e da mucosa e características do próprio microrganismo. Várias características clínicas são observadas nos quadros desenvolvidos associados à candidíase; no entanto, o quadro mais comumente encontrado nos pacientes pediátricos é a candidíase pseudomembranosa, conhecida popularmente como "sapinho". A criança pode se contaminar no momento do parto através do canal vaginal da mãe.

A candidíase pseudomembranosa é bastante comum em crianças e não tem predileção por gênero. Apresenta-se clinicamente como uma área branco-leitosa, bastante semelhante à "nata de leite", formando uma placa facilmente removível com raspagem. A mucosa adjacente em geral está eritematosa e, algumas vezes, hemorrágica.

A sintomatologia é mínima enquanto a placa está presente, embora a criança possa queixar-se de ardência, queimação e disfagia. Quando a placa se desloca ou é removida, origina-se uma lesão avermelhada e a sintomatologia torna-se mais exacerbada.

O conteúdo da placa é composto por fungos, restos ceratóticos, células inflamatórias, células epiteliais descamadas, bactérias e fibrina.

O diagnóstico, na maioria dos casos, é clínico, mas podem ser realizadas culturas usando os meios de ágar sangue, *Sabourant* e ágar farinha de milho. O exame direto com o uso do material coletado na placa é corado com hidróxido de potássio a 20% e fornecerá a confirmação da presença das hifas e, ainda, pode ser realizado o exame citológico com coloração com PAS. No exame histopatológico, a *Candida* será encontrada na superfície até o terço médio do epitélio.

Quanto ao tratamento, devemos nos lembrar que a presença de um quadro de candidíase pseudomembranosa em criança pode ser sugestivo de alguma outra alteração concomitante. Portanto, antes de tratar a alteração descrita, deve-se investigar a causa do surgimento da candidíase e tratá-la simultaneamente. O tratamento antifúngico pode ser local ou sistêmico. Nos quadros brandos, podemos usar a nistatina, que deve ser prescrita em bochechos e, dependendo da idade do paciente e sua dificuldade de realizar bochechos, o responsável deve limpar a área com gaze e aplicar o fármaco com cotonete ou simplesmente pingar com conta-gotas na região. Nos quadros mais graves, onde é necessário tratamento sistêmico, preconiza-se o uso de fluconazol e cetaconazol orientado pelo pediatra da criança.

Devemos nos lembrar que nos quadros graves o pediatra da criança deve ser o responsável pelo tratamento, devido aos possíveis efeitos colaterais dos medicamentos, e, principalmente, pela possível necessidade de tratamento de uma doença de base.[2,7,8,18,22,27,28,32]

Infecção pelo HSV (Vírus Herpes Simples) — Gengivoestomatite herpética primária

A gengivoestomatite herpética primária e seu quadro recidivante são causados pelo vírus HSV, principalmente do tipo 1.

Os HSV são vírus de DNA e pertencentes à família *Herpesviridae*, e classificados na subfamília *Alphaherpesvirinae*. São vírus citolíticos, que apresentam predileção por células de origem ectodérmica, podendo infectar pele e mucosa, com ampla distribuição no hospedeiro. A manifestação mais conhecida é a doença localizada com produção de vesículas.

A infecção primária ocorre após o contato direto com uma pessoa contaminada com o vírus para o qual o paciente ainda não desenvolveu anticorpos (Ac). Este paciente pode ou não desenvolver a doença. Após o contato inicial, pode haver o desenvolvimento de um quadro assintomático e a produção de anticorpos sem o desenvolvimento de manifestações clínicas da doença primária ou recorrente, permanecendo o indivíduo infectado por toda sua vida. Estima-se que 80% das pessoas encontrem-se nessa categoria. Por outro lado, alguns indivíduos podem desenvolver a doença primária denominada gengivoestomatite herpética primária, que normalmente acontece na infância. Geralmente, ocorre entre 6 meses e 4 anos de idade, pois antes desta idade a criança apresenta proteção imunológica adquirida da mãe.

O quadro clínico caracteriza-se por eritema, edema, vesículas, ulcerações, dor na mucosa oral, língua, gengiva, palato mole e lábio. Além da sintomatologia local descrita, a criança apresenta irritabilidade, mal-estar, febre, linfoadenopatia cervical e submandibular e dificuldade na deglutição.

O diagnóstico, na maioria das vezes, é realizado pela história e quadro clínico apresentados. Alguns métodos laboratoriais podem ser realizados para a confirmação viral, como a imunofluorescência direta para pesquisa da presença de Ac contra o herpes simples.

A citologia utilizando material coletado a partir de uma vesícula íntegra pode comprovar a presença dos corpúsculos de Tzank. Quando a análise histopatológica é necessária, encontram-se como características da doença viral a presença de bolha intraepitelial, células com degeneração em balão (balonizante) e a presença de inclusões intranucleares denominadas corpúsculo de Lipchutz.

O tratamento preconizado é o uso de antivirais, que limitam a multiplicação viral. No entanto, no quadro primário, a terapêutica antiviral apresenta poucos resultados, pois sua eficácia está associada ao uso antes do surgimento dos sinais relacionados à infecção, prevenindo a instalação do quadro. Devemos também ministrar tratamento de suporte com analgésicos, antitérmicos e antibióticos, estes últimos se houver a presença de infecção secundária.

Devemos nos lembrar que no período em que existem lesões vesiculares a condição é considerada contagiosa, devendo-se alertar a criança e os responsáveis para o risco da autoinoculação e de transmissão direta a outras pessoas. Após esse período, a infecção entra no estágio denominado latência, ou seja, não há manifestações clínicas, mas a criança permanece como portadora do vírus. Se por algum motivo essa latência for interrompida através da baixa resistência, fatores locais e ambientais, uso de antibióticos, quimio e radioterapia, poderá haver o desenvolvimento de uma novo quadro de lesões herpéticas agora denominada infecção herpética recorrente ou recidivante.

Geralmente, a criança apresenta-se febril, irritada e com mal-estar, e a área correspondente à infecção inicial torna-se ligeiramente avermelhada. Esse período é denominado prodronal, sendo a época mais adequada para o início da terapêutica antiviral, impedindo a multiplicação do HSV e eliminando o processo infeccioso. Três a quatro dias após essa sintomatologia há o surgimento de vesículas (doença ativa).

A doença secundária é muito mais branda quando comparada com a doença primária e geralmente acomete palato, gengiva e língua. O número de episódios recorrentes diminui com o avanço da idade e sempre ocorre no mesmo local de lesão primária.

O tratamento, tanto da lesão primária quanto da recorrente, é por meio de antivirais, locais ou sistêmicos, sendo o agente de primeira escolha o aciclovir. Embora o ideal seja iniciar o tratamento no período prodronal, se isso não ocorrer, deve ser iniciado tão logo seja possível.[4,7,8,10,11,15,18,20,22,23,28,30]

Sarampo

É uma doença causada por um *paramyxovirus*, altamente contagiosa e considerada epidêmica principalmente no inverno e na primavera, a cada 2 ou 3 anos, e apresenta a sua incidência em menor escala na zona rural.

A via de contaminação é aérea através de secreção nasal e gotículas de ar. O vírus atinge epitélio respiratório superior e tecido linfoide regional ocorrendo viremia posterior e sua disseminação para todos os órgãos.

O período de incubação é de 10 a 14 dias e, após esse período, aparecem os primeiros sintomas: febre discreta, coriza, tosse seca, dor de garganta, conjuntivite e cefaleia.

Alguns dias após o início da sintomatologia, aparecem nas bochechas, bilateralmente, áreas avermelhadas brilhantes com pontos brancos denominados manchas de Koplic. São considerados sinais patognomônicos da doença. O *rash* cutâneo aparece 3 a 4 dias após a sintomatologia inicial, iniciando-se na linha tríquea, se espalhando pelo tronco e, posteriormente, para os membros. Após o desaparecimento do *rash*, há diminuição da febre e do eritema. O curso clínico em geral não apresenta complicações na criança saudável. Pode ocorrer infecção secundária embora seja rara.

Na criança mal nutrida, imunossuprimida, pode ocorrer lesão tecidual, danos ao sistema nervoso central (SNC) com problemas mentais, e raramente panencefalites, evoluindo para óbito em cerca de 10 a 15% dos casos.

O tratamento é o de suporte, com antitérmicos e analgésicos.

Não devemos nos esquecer da imunização através da vacina com o vírus atenuado em crianças com mais de 1 ano de idade e uma dose de reforço ao entrar para a escola.[4,7,18,22,27,29]

Caxumba (Parotidite Epidêmica)

É causada por um *paramyxovirus*, que penetra por vias respiratória e oral. Infecta o epitélio respiratório e os linfonodos cervicais, e após ocorre uma viremia disseminando o vírus para as glândulas salivares e outros órgãos como testículos, ovários, pâncreas e meninges. Nestes locais, ocorrem degeneração celular e inflamação acompanhada por uma grande produção viral. Este quadro é denominado viremia secundária.

A caxumba apresenta maior incidência no inverno e na primavera, mas não é considerada endêmica. O período de incubação é de 2 a 3 semanas; após esse período, inicia-se o aumento doloroso das glândulas, principalmente das parótidas, que é acompanhado por febre, mal-estar, cefaleia, dor pré-auricular e calafrios. Esse quadro pode se desenvolver de forma uni ou bilateral, e algumas pessoas desenvolvem um quadro subclínico.

Podemos detectar a presença do vírus na saliva, mesmo antes do surgimento da doença clínica e ele se mantém presente cerca de aproximadamente 15 dias após esse início.

O curso da doença tem o transcorrer de geralmente uma semana, e o quadro tende a regredir sem complicações. No entanto, em uma pequena porcentagem dos casos podem ocorrer complicações como um quadro de orquite, em geral nos homens adultos – sendo 95% destes casos unilaterais, mas pode ocorrer bilateralidade, ocasionando a esterilidade.

O SNC pode ser acometido e o paciente apresentar um quadro de hipertemia e meningoencefalite que pode ser fatal em alguns casos.

Em razão do aumento volumétrico das glândulas salivares ocorre hipossalivação transitória devido à obstrução do ducto de Stenon. Em raros casos as glândulas submandibulares e sublinguais podem ser acometidas, mas são as parótidas os sítios de predileção.

Na ampla maioria dos casos o diagnóstico é realizado pela história da criança, pela descrição de contato com pessoas infectadas, mas pode ser realizado um exame laboratorial sorológico para comprovar a presença de anticorpos contra caxumba.

O tratamento preconizado é repouso e medicamento de suporte. Em casos graves, pode ser utilizado corticoide, mas os resultados são questionáveis.

A imunização é feita com vacinas de vírus atenuado, obtendo-se em 90% dos casos uma imunidade de longa durabilidade. A vacina é aplicada em crianças com mais de 1 ano de idade.

Como a caxumba não é epidêmica, não existem programas de vacinação, o que justifica a ocorrência da doença em várias pessoas ao mesmo tempo.[7,18,22,27,30]

HIV

O HIV pode contaminar a criança através da mãe, quando esta é portadora, ou através de hemotransfusões realizadas na criança, quando necessárias. É importante lembrar que quando a criança apresenta anticorpos anti-HIV, logo após o nascimento, há necessidade de descartar a possibilidade de a origem dos Ac ser materna e a criança não se apresentar contaminada pelo vírus, isto é, tão logo sejam destruídos estes anticorpos ela não mais produzirá Ac para o HIV, uma vez que não possui o antígeno. Após o período de aproximadamente 6 meses, deve-se repetir a sorologia para o HIV, se houver a presença, Ac ela será considerada contaminada, portadora do vírus.

A criança HIV(+) em geral apresenta infecções oportunistas, sendo as principais delas a candidíase pseudomembranosa e a infecção herpética e, ainda, quadros compatíveis com *cancrum* orais.

A leucoplasia pilosa oral pode estar presente em alguns quadros pediátricos da infecção pelo HIV. No início dos tempos da "era AIDS", ocorriam alguns relatos de aumento da glândula parótida, que eram na época considerados quadros de caxumba. Hoje se sabe que esses quadros são bastante comuns em crianças soropositivas para HIV, sendo sugestivos dessa infecção. Em torno de 7 a 17% das crianças infectadas apresentam aumento das glândulas e o agente causal associado atualmente aceito é o citomegalovírus (CMV). As crianças HIV(+) raramente apresentam neoplasias, principalmente o sarcoma de Kaposi.

Nos quadros neonatais de infecção pelo HIV, a criança pode apresentar falência no crescimento neonatal, microencefalia e outras complicações que podem levar ao óbito. Já foram relatados distúrbios da erupção dental e quadros de gengivite e periodontite comuns nos adultos e não tão comuns em crianças.

Em relação ao tratamento, é necessário acompanhamento pediátrico realizado por um profissional que conheça o curso da infecção. Deve-se estar atento em relação à inserção social da criança, sem que haja discriminação.[7,8,18,22,27,29,30]

Sífilis

A sífilis é uma infecção bacteriana causada por uma espiroqueta denominada *Treponema palladium*, que pode penetrar no organismo através da mucosa íntegra, mas, em geral, o faz através da mucosa lesionada. Nas crianças, encontra-se mais comumente o quadro congênito da doença, isto é, transmitido por via placentária pela mãe infectada. Poucos são os casos de sífilis adquirida na infância, uma vez que a doença é considerada sexualmente transmissível, logo não seria aceitável encontrar grande número de casos nessa faixa etária.

O pré-natal é de suma importância para a prevenção dessa doença e suas consequências na criança, pois, se a mãe receber tratamento adequado até o 4º mês de gestação, praticamente não há chances de o feto nascer com alguma anormalidade.

As características clínicas encontradas no portador de sífilis congênita são: presença de bossas frontais, hipoplasia de maxila, abóbada palatina profunda, nariz em sela, molares em amora, rágades e tíbia em sabre. As características mais conhecidas são denominadas tríade de Hutchinson, composta por hipoplasia de incisivos e molares, surdez relacionada ao 8º par craniano e ceratite intersticial, embora seja raro o surgimento dos 3 sinais concomitantemente. Em menor número de casos está a ocorrência do sinal de Higoumenakis ou espessamento irregular da porção externa clavicular. Se a criança ao nascer apresentar alguma das características já descritas, deve ser submetida à sorologia para sífilis, através do VDRL ou do FTA-Abs. Na hipótese de resultado positivo, tanto a criança quanto sua mãe devem submeter-se a tratamento através de antibioticoterapia sob os cuidados do pediatra.

Na sífilis adquirida, a criança desenvolverá o curso clássico da infecção, isto é, primeiramente há o aparecimento do cancro sifilítico, característico da sífilis primária, que regride espontaneamente sem tratamento. Posteriormente, a criança desenvolverá a sífilis secundária, ocasião provável em que o responsável irá procurar ajuda profissional, devendo aquela ser testada e tratada. As características clínicas da sífilis secundária são: presença de erupções na pele, placas mucosas, geralmente múltiplas, localizadas na língua, gengiva e bochecha. Pode, em alguns casos, haver regressão espontânea e reativação após semanas. A sorologia positiva e essas lesões são altamente contagiosas.

Na sífilis secundária, podemos obter materiais a fresco e fazer exame de campo escuro para visualizarmos a mobilidade do treponema. É necessário lembrar que na cavidade bucal existe mais de uma espécie de treponema e nem todos são responsáveis pela sífilis.

Os casos de sífilis terciária são raros, tanto na criança quanto no adulto.

Lamentavelmente, os números de casos de sífilis adquirida estão aumentando nos dias atuais (devido às modificações socioeconômicas e culturais), o que leva à preocupação em relação ao aspecto social desta doença[3,7,8,12,18,22,27,30,35]

LESÕES DE GLÂNDULAS SALIVARES

Mucocele

Pode representar um cisto verdadeiro (fenômeno de retenção de muco/mucocele de retenção) ou um pseudocisto (fenômeno de extravasamento de muco/mucocele de extravasamento). Os mucoceles de retenção são considerados cistos verdadeiros e caracterizam-se basicamente por retenção e acúmulo de secreção mucosa de glândulas salivares acessórias em um ducto obstruído por um sialolito, formando uma cavidade revestida internamente pelo epitélio ductal. Já os mucoceles de extravasamento caracterizam-se pelo acúmulo de muco no tecido conjuntivo adjacente a uma glândula que sofreu um dano traumático e consequente ruptura do ducto. Nesse caso, o muco extravasado é circundado por tecido de granulação, sem revestimento epitelial. O termo mucocele é utilizado para definir clinicamente ambas as formas, muito embora a primeira seja mais rara e apresente pico de incidência em adultos, fora do lábio inferior.

Os mucoceles de extravasamento são relativamente frequentes, e podem afetar o lábio inferior entre a linha média e a comissura. Acometem principalmente crianças e adultos jovens, com ligeira predileção pelo gênero masculino, e usualmente são superficiais com base séssil. Caracteristicamente, apresentam-se como aumentos de volume nodulares, assintomáticos, não ulcerados, amolecidos, flutuantes, arredondados, translúcidos, de coloração azul-acinzentada, normalmente com diâmetros menores que 1 cm. Podem romper-se facilmente, liberando muco, mas tornam a formar-se caso a glândula afetada não seja removida (Figs. 10.1 a 10.3).

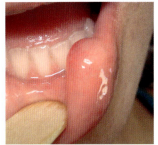 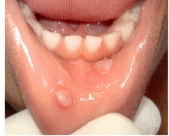

Fig. 10.1: Mucocele em lábio inferior.

Fig. 10.2: Múltiplos mucoceles em lábio inferior.

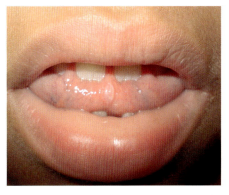

Fig. 10.3: Mucocele no ventre da língua devido ao diastema dos incisivos centrais superiores.

Alguns autores denominam cisto de Blandin-Nuhn ao cisto de retenção de muco que acomete as glândulas salivares de mesmo nome, localizadas na superfície ventral da língua. Apresentam características semelhantes aos mucoceles, respondem aos mesmos tratamentos e são geralmente induzidos por traumatismo, embora possam ser congênitos.

No diagnóstico diferencial, devemos incluir as lesões vasculares e as neoplasias de glândulas salivares, em particular em nódulos no lábio superior. Mucoceles mais profundos podem ser confundidos com tumores mesenquimais, e as lesões menores podem se assemelhar a condições versiculobolhosas.

Normalmente, os pacientes apresentam queixas estéticas quanto às lesões, indicando sua excisão cirúrgica seguida de exame histopatológico. A criocirurgia também tem sido descrita como forma de tratamento, muito embora lesões assintomáticas e pequenas possam ser apenas observadas. Recorrências são possíveis se o mucocele não for adequadamente excisado ou se outros ductos forem lesados durante a cirurgia.[4,5,16,18,22,28,30-32]

Rânula

A rânula forma-se no assoalho de boca a partir da inibição do fluxo salivar normal através de um ducto excretor das glândulas sublingual, submandibular ou acessórias dilatado, obstruído por sialolito ou lesionado.

Rânula é o termo utilizado para descrever a aparência de "ventre de rã" que a lesão assume. Não apresenta predileção por gênero, afeta crianças e adultos jovens, e apresenta variações de tamanho graças a estímulos de salivação variados. Existem dois tipos: uma superficial e outra submersa ou profunda. A primeira caracteriza-se por ser aumento de volume mole, compressível, translúcido ou com tonalidade ligeiramente azulada. É comumente unilateral arredondada e flutuante e, com o aumento assintomático da lesão, a mucosa torna-se distendida, adelgaçada e tensa. O tipo submerso, também chamado dissecante, cervical ou mergulhante, penetra abaixo do músculo milo-hióideo, produzindo aumento na região submentual (Fig. 10.4).

A pressão digital não rompe a lesão, mas sua ruptura pode causar o escape de muco. Todo o assoalho da boca pode ser afetado pela lesão, a qual pode projetar a língua, limitando seu movimento, dificultando consequentemente a mastigação, a fonética e a deglutição.

Deve ser diferenciada de outros aumentos de volume do assoalho de boca, como cistos dermoides e epidermoides, tumores de glândulas salivares, alterações vasculares ou aumentos causados por sialolitos. Nesse sentido, sialografias e radiografias oclusais podem auxiliar no seu diagnóstico.

Histopatologicamente, assemelha-se aos mucoceles, mas pode apresentar revestimento epitelial definido, sendo caracterizada como cisto de retenção verdadeiro por alguns pesquisadores.

Tratamento consiste de sua excisão, marsupialização ou micromarsupialização, na dependência direta de seu volume e localização. Drenagem não é o tratamento de escolha, já que haverá reacúmulo de fluido quando ocorrer a cicatrização. As recorrências são relativamente comuns, especialmente em casos que envolvam rânulas submersas ou lesões superficiais que não sejam adequadamente tratadas, situações nas quais a remoção da glândula salivar maior, embora radical, pode ser o tratamento indicado (Fig. 10.5).[16-18,28,30,31,32,36]

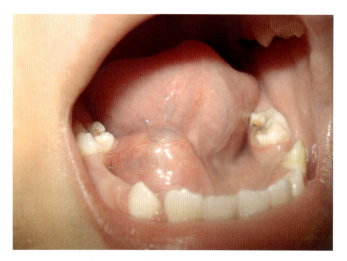

Fig. 10.4: Rânula em assoalho bucal.

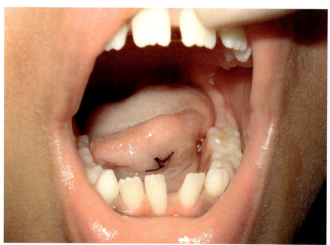

Fig. 10.5: Micromarsupialização de rânula.

LESÕES REACIONAIS

Úlceras Traumáticas – Aftas

As úlceras são as lesões mais comuns que acometem a cavidade bucal e apresentam, na maioria dos casos, como fator etiológico o traumatismo. Podem ocorrer em qualquer idade e em ambos os gêneros igualmente, tendo como localizações preferenciais os lábios, a mucosa jugal, o palato e as bordas linguais, apresentando sintomatologia dolorosa.

As causas do surgimento de ulcerações bucais podem ser as mais diversas, dentre as quais se podem destacar injúrias químicas, mecânicas, térmicas e elétricas. Injeções anestésicas têm sido implicadas na gênese de ulcerações labiais em crianças que mordem seus lábios após consultas odontológicas. Também podem ser precipitadas por contato da mucosa bucal com superfícies dentárias fraturadas ou restaurações mal adaptadas. Outras úlceras podem se originar de lesões causadas pela fricção das unhas dos dedos das mãos na mucosa gengival, por lesões palatinas ocasionadas pela ingestão de bebidas ou alimentos muito quentes (p. ex., queijo de pizza), materiais odontológicos na cavidade bucal (cera ou godiva quentes), por injúrias elétricas, lesões causadas pelo contato direto de substâncias químicas com mucosa (p. ex., ácido acetilsalicílico, fenol, soluções clareadoras dentais, ácido fosfórico), ulceração do freio lingual causada por tosse frequente, surgimento de lesões após a ingestão de alimentos ácidos, causas odontológicas iatrogênicas (p. ex., aparelhagem ortodôntica sem as devidas proteções, roletes de algodão removidos a seco), lesões com escovas de dente, etc. Em adição, infantes e crianças jovens costumam apresentar úlceras traumáticas no palato mole decorrentes da sucção dos dedos, denominadas aftas de Bednar.

Sua aparência clínica varia de forma direta com a intensidade e o tamanho do agente. Nas ulcerações traumáticas comuns, a lesão em geral é única e está precisamente relacionada à causa, sendo que sua cronificação pode determinar hiperplasia ou hiperceratose. Normalmente, não excedem 1 cm, parecem ligeiramente deprimidas e ovais. Uma zona eritematosa encontrada na periferia, progressivamente, desaparece com o incremento da ceratinização, e delimita uma região central amarelo-acinzentada (Figs. 10.6 a 10.8).

O diagnóstico destas condições é simples e frequentemente obtido através de uma história e um exame minucioso dos achados físicos. Entretanto, diversas condições sistêmicas devem ser pesquisadas caso não fique clara a natureza local e traumática das ulcerações: estomatites aftosas recorrentes e desordens sistêmicas

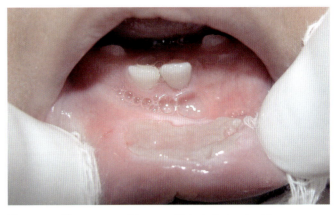

Fig. 10.6: Úlcera traumática em lábio inferior devido a traumatismo constante dos incisivos centrais.

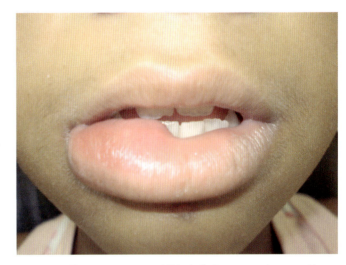

Fig. 10.7: Traumatismo em lábio inferior gerando uma úlcera traumática vista na figura 10.8.

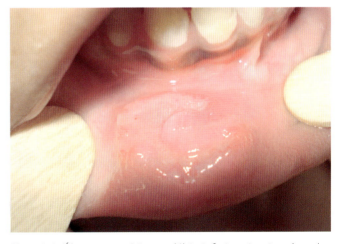

Fig. 10.8: Úlcera traumática em lábio inferior, vista intrabucal.

(deficiências hematínicas – ferro, vitamina B12, zinco –, leucemia, neutropenias, agranulocitose, infecção pelo HIV, defeitos imunológicos, eritema multiforme, dermatite herpetiforme e doença da IgA linear, epidermólise bolhosa, infecção por herpesvírus, infecção por vírus Coxsackie, herpangina, reações a drogas citotóxicas ou não, entre outras).

Diversos pacientes desenvolvem lesões ulcerativas facticiais autoinduzidas na mucosa bucal, as quais frequentemente têm por base um hábito de fundo psicogênico. Crianças em idade escolar podem apresentar quadro sugestivo da condição, que requer a confirmação do hábito nervoso/vicioso para seu diagnóstico correto. A mordedura da bochecha (*morsicatio buccarum*) e a mordedura do lábio (*morsicatio labiorum*) também podem se configurar em expressões diferentes do mesmo fenômeno que, embora não apresente potencial maligno, pode acarretar uma gama de alterações na superfície da área afetada. A úlcera de Riga Fede é um tipo específico de lesão que ocorre em bebê devido à presença de dentes neonatais e à falta de coordenação motora mandibular. Esta úlcera ocorre na maioria dos casos na região ventral da língua. O tratamento inclui basicamente a tentativa de suspensão do hábito e a conscientização dos responsáveis (Fig. 10.9).

Existem condições ditas estomatites aftosas recorrentes, as quais parecem corresponder a respostas autoimunes e que podem ser divididas, basicamente, em relação ao tamanho das ulcerações em: aftas menores, aftas maiores e ulcerações herpetiformes. Apresentam picos de incidência na infância e na adolescência – segundo alguns estudos, 5 a 21% das crianças de 4 a 14 anos de idade têm aftas recorrentes – e caracteriza-se pela presença quase constante de diversas ulcerações bucais simultâneas (Figs. 10.10 e 10.11).

Histopatologicamente, as úlceras traumáticas são inespecíficas e caracterizam-se pela exposição do tecido conjuntivo, graças ao dano no tecido epitelial de revestimento, que aos poucos vai tendo sua superfície recoberta por exsudato fibrinoso.

O tratamento das úlceras bucais consiste basicamente na remoção da influência traumática. Normalmente, a úlcera cicatriza em até duas semanas; se este período for ultrapassado, outras causas devem ser suspeitadas e uma biópsia, realizada. Algumas formulações locais podem ser utilizadas na tentativa de acelerar o processo de cicatrização, tais como: bochechos com clorexedina a 0,2%, calêndula, colutórios à base de tetraciclina e, principalmente, agentes corticosteroides tópicos (cremes). Devemos nos lembrar antes de prescrever o uso

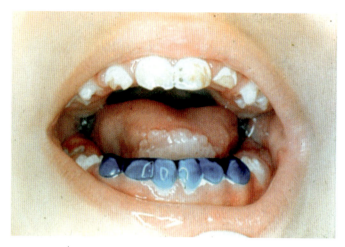

Fig. 10.9: Úlcera de Riga Fede em criança com problemas neurológico. Foi confeccionada uma moldeira de acrílico para proteção.

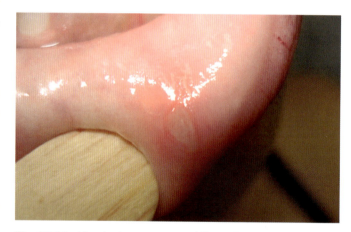

Fig. 10.10: Afta do tipo menor em lábio inferior.

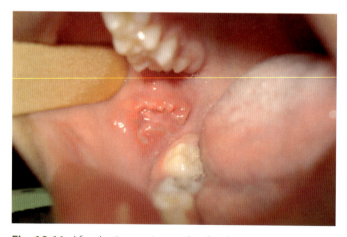

Fig. 10.11: Afta do tipo maior em bochecha.

de bochechos de tetraciclina da possibilidade de manchar os dentes, além disso não podemos esquecer que o paciente devido à sua pouca idade pode ter dificuldade de realizar o bochecho. Neste caso, devemos substituir o bochecho por compressa com gaze ou colocação do fármaco por meio de cotonetes realizada pelo responsável da criança. O uso do *laser* de baixa intensidade está entre as novas propostas de tratamento.[4,5,18,21,22,28,30,31]

Fibromatose Gengival Hereditária

É uma alteração gengival hereditária podendo ser tanto de caráter dominante quanto recessivo. O mecanismo para o desenvolvimento desta doença ainda é desconhecido, mas parece estar relacionado aos fibroblastos gengivais e não envolvem as células do ligamento periodontal.

A forma dominante apresenta-se geralmente associada à hipertricose, alterações craniofaciais, defeito nas unhas e surdez. A forma recessiva pode estar associada a anomalias faciais e hipertelorismo, mas a maioria dos casos constitui-se em um achado isolado.

O crescimento gengival aparece na puberdade e progride, chegando a recobrir as coroas dos dentes. Este crescimento afeta tanto a face bucal quanto a lingual. A gengiva apresenta-se como aumento nodular firme e a coloração pode estar discretamente esbranquiçada. Devido à grande quantidade de colágeno presente no tecido hiperplasiado, os dentes da área podem sofrer atraso no processo eruptivo devido à dificuldade de romper esta barreira. Este quadro pode começar a desenvolver na época da erupção dos dentes decíduos ou permanentes.

A histopatologia encontrada é caracterizada pela proliferação de tecido conjuntivo rico em fibras colágenas e poucos fibroblastos. Não há a presença de infiltrado inflamatório.

O tratamento proposto é a gengivectomia associado a um rigoroso esquema de higiene bucal. A recidiva da lesão é achado comum. Há autores que relatam que a exodontia induz a parada do crescimento gengival. O mecanismo associado a esta característica ainda não foi totalmente elucidado.[18,22,27,28]

Hiperplasia Gengival Induzida por Drogas

Muitas drogas podem induzir o surgimento de crescimento gengival. Este aumento gengival está relacionado ao grau de suscetibilidade individual à droga usada e à qualidade da higiene bucal. Alguns medicamentos, mesmo com o paciente sob um rígido esquema de higiene bucal, podem ser capazes de induzir o crescimento da gengiva. O crescimento ocorre em toda gengiva, iniciando-se pela papila interdentária, caracteristicamente após um período de 1 a 3 meses de uso do medicamento.

Os medicamentos mais comuns que causam hiperplasias fibrosas são: fenitoína, nefedipina, valproato de sódio e ciclosporina. A associação de 2 drogas aumenta o risco para o surgimento da hiperplasia. Clinicamente, observam-se aumentos nodulares que recobrem as coroas dos dentes podendo apresentar deslocamentos dentários e raramente apresentam quadros inflamatórios. Em alguns casos, com a suspensão da medicação ou a troca da substância medicamentosa pode ocorrer regressão parcial ou total do excesso de tecido.

A gengivectomia associada a alteração de medicação e controle da higiene bucal pode ser a melhor opção de tratamento.[18,22,27,28]

CISTOS

Cisto Gengival do Recém-nascido ou Cisto da Lâmina Dentária do Recém-nascido

A etiologia deste cisto é a partir de remanescentes da lâmina dentária presentes na mucosa alveolar, por isso dito de origem odontogênica.

Clinicamente, apresentam-se como pequenos nódulos brancos amarelados dispersos pelo rebordo alveolar da criança. Histologicamente, o cisto apresenta um fino epitélio de revestimento e sua luz é preenchida por ceratina. Não há necessidade de tratamento específico, pois em sua maioria regride espontaneamente.[1,4,18,22,27,32]

Cisto Palatino do Recém-nascido (Pérolas de Epstein e Nódulos de Bohn)

As pérolas de Epstein são cistos de desenvolvimento presentes ao longo da rafe palatina mediana. Sua etiologia está associada ao aprisionamento de remanescentes epiteliais durante a fusão dos processos palatinos. Já os nódulos de Bohn apresentam sua etiologia associada ao aprisionamento de remanescentes de epitélio glandular e localizam-se próximos à junção dos palatos duro e mole. Ambos são cistos de desenvolvimento verdadeiros de origem não odontogênica. Clinicamente, podem ocorrer em 65 a 80% dos bebês, são lesões papulonodulares pequenas, em geral múltiplas e amareladas presentes ao longo da linha média palatina (pérolas de Epstein) e na junção do palato mole com o palato duro (nódulos de Bohn). A histopatologia é caracterizada por uma cavidade revestida por epitélio estratificado preenchida por ceratina. Não há necessidade de tratamento específico, pois as lesões regridem espontaneamente.[1,4,18,22,27,32]

NEOPLASIAS BENIGNAS

Papiloma

O papiloma é uma lesão benigna epitelial cuja etiologia ainda não está totalmente elucidada. Devido à presença de inclusões virais em alguns exemplos de papiloma, a possibilidade de a lesão ser causada pelo HPV (papilomavírus humano) dos subtipos 2, 6 e 11 não pode ser totalmente descartada; no entanto, casos não associados à presença do HPV devem ser classificados como neoplasias verdadeiras. Em seu aspecto clínico a lesão caracteriza-se por ser uma neoplasia de tecido mole exofítica com aspecto papilar ou em couve-flor, medindo em torno 1 cm, em geral unitária. A base da lesão pode ser séssil ou pedunculada e a coloração rósea, podendo torna-se leucoplásica frente à presença de traumatismos crônicos (Fig. 10.12).

Acomete principalmente palato mole, palato duro, úvula, língua e gengiva.

Histologicamente, ocorre à proliferação das células epiteliais com padrão digitiforme.

O tratamento é cirúrgico e a recidiva não é esperada.[4,5,8,18,22,27,28,32,33]

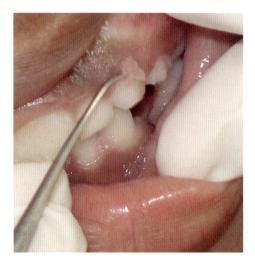

Fig. 10.12: Papiloma em gengiva inserida em região de canino superior decíduo.

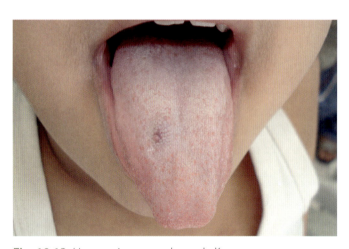

Fig. 10.13: Hemangioma em dorso de língua.

Hemangioma

O hemangioma é caracterizado pela proliferação benigna de tecido vascular. Sob esta denominação estão incluídos os neoplasmas congênitos e as malformações vasculares congênitas. As malformações congênitas são oriundas da morfogênese anormal das veias e artérias, já os neoplasmas são originários da proliferação de células endoteliais.

Dentre as características clínicas do hemangioma, podemos destacar a sua presença desde o nascimento ou nos primeiros anos de vida, maior ocorrência em mulheres, coloração de vermelha a azulada, podendo ser plano inicialmente e depois apresentar nodulações ou bosselamento (Fig. 10.13).

A coloração da lesão pode variar, dependendo da sua profundidade e da quantidade de sangue presente. Os hemangiomas apresentam crescimento acelerado entre 7 e 12 meses de vida, depois o ritmo do crescimento da lesão diminui. Devido a este fato, não devemos manipular estas lesões durante esta época da vida do paciente.

O diagnóstico clínico destas lesões pode ser realizado por meio de uma manobra semiotécnica denominada vitropressão. Esta manobra consiste de comprimir a lesão com uma placa de vidro, através da qual podemos observar o surgimento de uma área isquêmica para logo após a sua retirada ser observado o sangue da região refluir, confirmando clinicamente então a origem vascular da lesão. As malformações, principalmente as fístulas arteriovenosas, apresentam ruídos e sopros. Em algumas, a pulsação é perceptível a olho nu. A maioria das lesões vasculares intraósseas é na verdade uma malformação vascular do tipo arteriovenoso, e não hemangioma congênito. As lesões vasculares ocorrem principalmente em região de cabeça e pescoço, sendo mais comuns em lábio, língua e mucosa bucal.

Os hemangiomas podem ser classificados histologicamente em capilares e cavernosos. Esta classificação baseia-se no tamanho do espaço vascular. Estes espaços são delineados por células endoteliais, mas não apresentam suporte muscular. As malformações congênitas apresentam-se histologicamente como tecidos capilar, venoso e arteriolar.

O tratamento dos hemangiomas é um grande problema para o clínico. O primeiro passo é localizar os limites da lesão para poder avaliar as possibilidades de tratamento. A regressão espontânea é bem documentada na literatura e ocorre por volta dos 6-7 anos de idade, a cirurgia é uma opção de tratamento, mas sempre há o risco de hemorragia transoperatória. A esclerose química também é uma opção de tratamento, mas é preciso lembrar que os hemangiomas da região de cabeça e pescoço na maioria são de circulação terminal. A aplicação de agentes esclerosantes locais podem levar a uma isquemia com necrose da área. Atualmente, a técnica da embolização seguida ou não da cirurgia é a melhor opção de tratamento.[4,5,6,8,18,26,27,30,33]

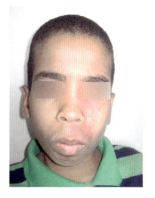

Fig. 10.14: Síndrome de Sturge Weber. Vista frontal: presença do nevo vinhoso no lado direito da face.

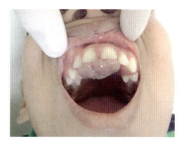

Fig. 10.15: Síndrome de Sturge Weber. Vista intrabucal de lesão vascular em palato (hemangioma).

Síndrome de Sturge-Weber ou Angiomatose Encefalotrigeminal

Acredita-se que esta síndrome origine-se a partir da persistência do plexo vascular da porção encefálica do tubo neural. Este plexo aparece por volta da 6ª semana de vida intrauterina. As características clínicas da síndrome de Sturge-Weber são a presença de nevos vinhosos na face acompanhando o trajeto de um ou mais ramos do nevo trigêmeo. Quando ocorre intrabucal, pode afetar principalmente a mucosa bucal e gengiva.

As calcificações das leptomeninges podem ser visualizadas através de radiografias de crânio. Os pacientes portadores desta síndrome podem apresentar retardo mental, hemiparesia e distúrbios de tamanho (Figs. 10.14 e 10.15).

O tratamento destes pacientes deve englobar avaliação neurológica e acompanhamento clínico das lesões vasculares.[6,14,18,19,22,26,27]

Síndrome de Rendu-Osler-Weber ou Telangectasia Hereditária Hemorrágica

É uma síndrome autossômica dominante, caracterizada pela presença de múltiplas máculas vermelhas ou pápulas localizadas na face, no tronco e na mucosa oral. Inicia-se na infância e pode persistir até a idade adulta, com ocorrência de quadros de hemorragias buconasais. O diagnóstico é baseado nos achados clínicos, hemorrágicos e da história familiar. O tratamento preconizado é a preservação das lesões e o controle dos quadros hemorrágicos.[18,22,26,27]

Neurofibromatose Tipo I

Neurofibromatose é uma denominação genérica para um grupo de lesões de origem genética autossômica dominante com penetrância completa. O tipo mais comum é o I, denominado Doença de Von de Recklinghausen (NF1). A NF1 é herdada de um dos pais em 50% dos casos, os demais casos surgem a partir de uma mutação, já que não há história de familiares acometidos. O gene em que ocorre a mutação é o gene NF1 localizado no cromossomo 17q11. Sua expressão fenotípica é bastante variável, mesmo entre os membros da mesma família. O gene NF1 é responsável pela produção de neurofibrina, uma proteína supressora tumoral.

Clinicamente, os pacientes apresentam múltiplos neurofibromas originários nas células da bainha dos nervos periféricos. Estes neurofibromas podem ocorrer em qualquer parte do corpo, sendo mais comuns na derme. A aparência clínica é variável, desde pequenas pápulas, nódulos até grandes massas pedunculadas caracterizando um quadro denominado Elefantíase Neuromatosa. As manifestações clínicas são variáveis e podem ser divididas em uma forma discreta ou localizada e uma disseminada ou plexiforme. Na localizada, encontramos a presença dos neurofibromas ao longo de um segmento do nervo, e as massas são bem definidas. É o tipo mais comum. A forma disseminada estende-se ao longo de todo o nervo. Ambas podem ser superficiais ou profundas. Pode envolver mais de um nervo, sendo os mais comumente envolvidos: V, IX e o X par craniano. O início das lesões pode ocorrer na infância ou surgir na adolescência. O número de neurofibromas aumenta na puberdade e gravidez.

O critério de diagnóstico é clínico. Atualmente, utilizam-se os critérios estabelecidos pelo *National Institute of Health* (NIH) EUA, onde é necessária a presença de pelo menos 2 sinais concomitantes (Quadro 10.1).

Outras características da neurofibromatose são: manchas do tipo café com leite, sinal de Crowe (sardas axilares), nódulos de Lisch (pigmentação na íris). A presença de mais de seis manchas com mais de 0,5 cm de diâmetro é sugestiva de neurofibromatose. O comprometimento sistêmico associado à neurofibromatose é: hipertensão, tumores do SNC, macrocefalia, déficit mental, tontura, baixa estatura e escoliose. Há a diminuição da perspectiva de vida em torno de 10 anos no paciente acometido pela neurofibromatose em relação à população em geral (Figs. 10.16 e 10.17).

As manifestações bucais ocorrem em 70 a 90% dos casos e as mais comumente encontradas são hiperplasias das papilas fungiformes, aumento do forame mandibular e do canal mandibular, macroglossia, presença dos neurofibromas e massas tumorais. Pode ocorrer tanto hipoplasia quanto hiperplasia dos maxilares (Fig. 10.18).

Não há tratamento específico para a neurofibromatose. Preconiza-se a prevenção de complicações estéticas e funcionais. A remoção destes neurofibromas pode ser realizada tanto por bisturi tradicional quanto por *laser* usando o dióxido de carbono (CO_2).

Um cuidado importante é a remoção das lesões sujeitas a traumatismos constantes uma vez que é comprovada a possibilidade de transformação maligna destas lesões. Esta transformação ocorre em 5-9% dos casos dando origem a um tumor maligno da bainha do nervo periférico (neurofibrossarcoma ou schwanoma maligno).

Outro importante fator a ser considerado é o aconselhamento genético, pois é uma doença autossômica dominante. Embora nem todos os pacientes apresentem complicações clínicas e estéticas da doença, é necessário suporte psicológico para esses pacientes uma vez que haja repercussão em sua vida pessoal e social.[4,5,9,18,24,27,28,31,33,34]

Quadro 10.1: Critérios diagnósticos da NF1 (NIH, 1988).*

Seis ou mais manchas café com leite ≥ 5 mm em pacientes com menos de 6 anos de idade.
Seis ou mais manchas café com leite ≥ 15 mm em pacientes com mais de 6 anos de idade.
Sardas inguinais e/ou axilares.
Glioma de nervo óptico.
Dois ou mais neurofibromas de qualquer tipo ou um neurofibroma plexiforme.
Dois ou mais hamartomas de íris (nódulos de Lisch).
Lesões ósseas distintas como displasia do osso esfenoide e/ou afilamento do córtex de ossos longos com ou sem pseudoartrose.
Parente de primeiro grau com NF-1.

*Dois ou mais dos critérios são necessários para o diagnóstico; NF1: neurofibromatose tipo 1; National Institutes of Health (NIH).
Fonte: Espig AF, Slomp AA, Quatrin A, Campagnolo DM. Neurofibromatose Tipo 1: Atualização. Rev Bras Clin Med 2008 6:243-249.

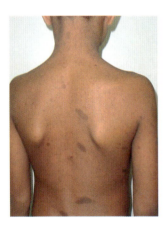

Fig. 10.16: Neurofibromatose: manchas do tipo café com leite.

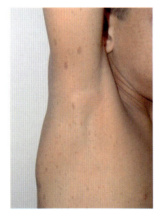

Fig. 10.17: Sinal de Crowe (sardas axilares).

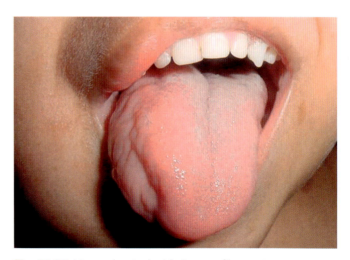

Fig. 10.18: Macroglossia devido à neurofibromatose.

NEOPLASIAS MALIGNAS

As lesões malignas de origem mesenquimal são as que mais acometem crianças. Ocorrem de preferência na primeira e segunda décadas de vida, com metástases precoces por via hematogênica, tendo um prognóstico sombrio. As neoplasias malignas mais comuns que afetam crianças são os linfomas, as leucemias e osteossarcomas.

Leucemias

A leucemia é a neoplasia maligna mais comum na infância e adolescência. Corresponde a um terço de todos os casos de cânceres nesta faixa etária. Origina-se das células-tronco hematopoiéticas que sofrem mutações, que se originam na medula óssea e depois extravasam para o sangue periférico. A caracterização da doença se dá quando o número de células alteradas é maior que o número de células precursoras normais.

A leucemia é classificada, em relação à sua histogênese, em mieloide e linfocítica (linfoblástica) e, em relação ao seu curso clínico, em aguda e crônica. As agudas são agressivas e se não tratadas levam o paciente a óbito em poucos meses. Já as crônicas apresentam curso clínico indolente, mas culminam em óbito se não forem tratadas.

A causa das leucemias está associada a fatores ambientais e genéticos. Pacientes portadores de alterações genéticas como a síndrome de Down e neurofibromatose do tipo I apresentam risco maior de desenvolver esta doença. Alterações cromossômicas específicas já foram comprovadas, como alterações no cromossomo Filadélfia na leucemia mieloide aguda. Essa alteração cromossômica é caracterizada por uma translocação entre o braço longo do cromossomo 22 e do 9.

A ação dos agentes ambientais na etiologia das leucemias parece ser bastante baixo, em torno de 5% dos casos. Os agentes descritos na literatura são pesticidas, benzeno e produtos químicos semelhantes aos benzenos. Outros fatores importantes no desenvolvimento das leucemias são a irradiação ionizante e presença do HTLV-1 (vírus do linfoma/leucemia de células T humano tipo 1). A maioria dos casos de leucemia causada pelo HTLV 1 estão localizados na África central, no Caribe e no Japão.

As leucemias agudas (linfoblástica e mieloide) ocorrem mais em crianças e jovens, sendo que a linfoblástica ocorre de preferência em crianças pequenas. Ambas apresentam predileção pelo gênero masculino. A sintomatologia clínica apresentada engloba fadiga, cansaço e dispneia ao mínimo esforço, devido à falta de oxigenação celular. Pode ocorrer hepatoesplenomegalia. Devido à diminuição do número de plaquetas, o paciente pode apresentar equimose no palato e hemorragia gengival. Se o número de plaquetas for inferior a 10-20000/mm^3, pode ocorrer hemorragia gengival espontânea.

O paciente pode apresentar úlceras na mucosa gengival associadas com o quadro de neutropenia e aumentos difusos, moles e eritematosos nos tecidos bucais, caracterizando infiltração tumoral.

O diagnóstico baseia-se na presença de células leucêmicas pouco diferenciadas no sangue periférico e na medula óssea. Pode acontecer de na fase inicial do processo o paciente não apresentar as alterações no sangue periférico, sendo assim, devemos sempre obter amostra de material das duas localizações. É necessário que sejam realizadas análises citogenéticas e moleculares deste material para classificar o subtipo.

O tratamento atualmente empregado é a poliquimioterapia em duas fases. A de indução, mais agressiva, para reduzir drasticamente as alterações e a de manutenção, para estabilizar o quadro. Caso haja o comprometimento do SNC, a associação com radioterapia é necessária, pois as drogas utilizadas na quimioterapia não ultrapassam a barreira hematoencefálica. O transplante de medula óssea é uma opção de tratamento eficaz, principalmente em pacientes jovens (menos de 45 anos de idade). É preciso, entretanto, que a fase de indução da quimioterapia tenha sido bem-sucedida. O prognóstico destes pacientes é bastante particular, variando segundo o tipo de leucemia, a idade do paciente e as alterações citogenéticas presentes.

Em crianças, a leucemia linfocítica aguda é considerada curável em 80% dos casos após tratamento específico.[8,18,22,27,30,33]

Linfomas

Os linfomas não Hodgkin formam um grupo de alterações celulares malignas com origem no sistema linforreticular. Eles proliferam dentro dos linfonodos e crescem como aumentos sólidos, fato este que os diferenciam das leucemias. Os linfomas não Hodgkin podem ser originários das células B (cerca de 85% dos casos), das células T e raramente derivados dos histiócitos.

Atualmente, a classificação dos linfomas é feita a partir de suas características histopatológicas e imunogenéticas. A maioria dos centros de diagnóstico e o tratamento destas lesões utilizam a classificação REAL

(*Revised European-American Lynphoma*) ou a modificação feita pela Organização Mundial de Saúde da classificação REAL.

A incidência vem aumentando consideravelmente em cada ano e esta prevalência é bastante notada em pacientes que apresentam problemas imunológicos, pacientes transplantados, entre outros. A presença de alguns tipos de vírus já foi relacionada ao surgimento de linfomas. O EBV (vírus Epstein-Barr) e o HHV8 (herpesvírus humano tipo 8) são exemplos de agentes biológicos descritos nesse envolvimento.

As características clínicas principais são o surgimento em faixa etária precoce, principalmente os do tipo agressivo. Iniciado-se como crescimento nodais ou extranodais, sendo este último responsável por cerca de 20-40% dos casos.

Os linfomas nodais caracterizam-se por aumentos de volume indolores e crescimento lento. À medida que evoluem tornam-se agrupados e fixos no tecido adjacente. Podem ser cervicais e axilares. Na cavidade bucal, apresentam-se como uma lesão extranodal, podendo ser o primeiro local de acometimento. Ocorre principalmente no palato, vestíbulo e gengiva. Clinicamente, apresenta-se como um aumento de tecido mole, esponjoso, eritematoso, ulcerado ou não. Pode ocorrer lesão intraóssea, e a sintomatologia dolorosa estará presente. Ao exame radiográfico, uma imagem osteolítica mal definida causando reabsorção radicular é observada com frequência. O diagnostico será dado pelos achados histopatológicos e pela análise citogenética (Figs. 10.19 a 10.21). Em crianças e adolescentes, o linfoma não Hodgkin mais encontrado é o linfoma de Burkitt.[5,8,13,18,21,27,33]

Linfoma de Burkitt

O linfoma de Burkitt é da linhagem de células B, indiferenciado e agressivo. Foi relatado pela primeira vez pelo médico Denis Burkitt na África. Neste relato, a lesão acometia crianças e apresentava predileção pelos ossos gnáticos.

Atualmente, é classificado em três tipos. O tipo africano descrito originalmente, o endêmico e o americano ou esporádico. O linfoma de Burkitt endêmico ocorre em área endêmicas fora da África, como, por exemplo, o nordeste brasileiro. A principal diferença para a forma americana ou esporádica é a sua apresentação clínica. Este tipo de linfoma apresenta-se como uma massa abdominal.

Há associação entre este linfoma e o vírus Epstein Barr (EBV), principalmente em sua forma africana. Em pacientes soropositivos para o HIV que apresentam linfoma de Burkitt, eles são denominados linfoma de Burkitt associados à imunodeficiência e são mais agressivos que as outras formas.

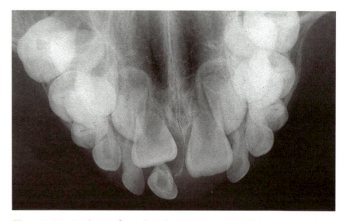

Fig. 10.20: Radiografia oclusal superior demonstrando destruição da cortical óssea externa.

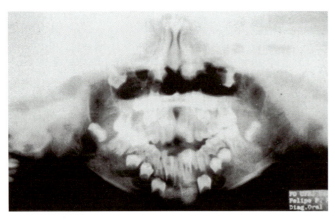

Fig. 10.19: Linfoma não Hodgkin: lesão lítica em região anterior da mandíbula e maxila.

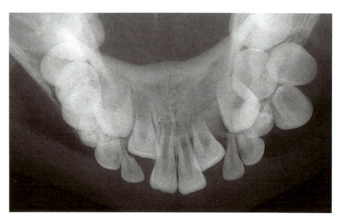

Fig. 10.21: Radiografia oclusal inferior demonstrando destruição da cortical óssea externa.

A forma endêmica encontrada no Brasil apresenta predileção por ossos gnáticos, sendo mais afetada a maxila. Afeta crianças com pico de idade por volta dos 7 anos e a maioria dos casos ocorre no gênero masculino. No tipo esporádico, a faixa etária de acometimento é ampla e, além da presença das massas abdominais, pode ocorrer lesões líticas nos ossos gnáticos.

A sintomatologia dolorosa pode estar presente acompanhada por aumento de volume, parestesia, mobilidade dentária, esfoliação precoce e tumefações gengivais.

Radiograficamente, temos uma lesão radiolúcida com limites indefinidos, destruição da lâmina dura dos dentes adjacentes à lesão. A imagem de dentes "flutuando" dentro da área radiolúcida é bastante característica, embora não patognomônica. O aspecto histopatológico característico é descrito como o de "céu estrelado".

O tratamento de escolha é um protocolo poliquimioterápico, o que permitiu uma sobrevida maior a estes pacientes. O linfoma de Burkitt sem tratamento evolui para óbito em um prazo de 4 a 6 meses.[8,13,18,22,25,27,28,33]

CONCLUSÃO

A Estomatologia pediátrica apresenta cada vez mais importância no diagnóstico precoce de inúmeras doenças que afetam as crianças em sua tenra idade. Muitas vezes, o pediatra não é capaz de diagnosticá-las devido à sua pouca vivência nesta área de atuação, podendo subestimá-las ou valorizá-las aos extremos acarretando muita preocupação e angústia ao pais e responsáveis. Cabe a nós cirurgiões-dentistas especializados ou não em Estomatologia esta responsabilidade.

REFERÊNCIAS

1. Acevedo GO, De la Teja AE. Prevalencia de quistes de inclusión en recién nacidos/ Prevalence of inclusion cysts in newborn babies. Rev ADM1995 52(6):291-2.
2. Alberth M, Majoros L, Kovalecz G, Borbas E, Szegedi I, J Marton I, Kiss C. Significance of oral Candida infections in children with cancer. Pathol Oncol Res 2006 12(4):237-41.
3. Avelleira JCR, Bottino G. Syphilis: diagnosis, treatment and control. An Bras Dermatol 2006 81(2):111-26.
4. Baldani MH, Lopes CML, Scheidt WA. Prevalência de alterações bucais em crianças atendidas nas clínicas de bebês públicas de Ponta Grossa – PR, Brasil/ Prevalence of oral alterations in infants seen at the public pediatric dental clinics from Ponta Grossa – PR, Brazil. Pesqui Odontol Bras 2001 15(4):302-307.
5. Bataineh A, Al-Dwairi ZN. A survey of localized lesions of oral tissues: a clinicopathological study. J Contemp Dent Pract 2005 6(3):30-9.
6. Bonet-Coloma C, Mínguez-Martínez I, Palma-Carrió C, Galán-Gil S, Peñarrocha-Diago M, Mínguez-Sanz JM. Clinical characteristic, treatment and outcome of 28 oral haemangiomas in paediatric patients. Med Oral Patol Oral Cir Bucal 2010 aug 15.
7. Calil KF, Falleiros LH, Rodrigues C, Menezes RC. Infectologia Pediátrica. Atheneu, 3ª ed, 2006.
8. Cawson, RA. Atlas Colorido de Enfermidades da Boca. 2ª ed. São Paulo: Artes Médicas, 1995.
9. Cunha KSG, Barboza EP, Dias EP, Oliveira FM. Neurofibromatosis type I with periodontal manifestation. A case report and literature review. Br Dent J 2004 196:457-60.
10. Fatahzadeh M, Schwartz RA. Human herpes simplex virus infections: Epidemiology, pathogenesis, symptomatology, diagnosis, and management. J. Am. Acad. Dermatol 2007 57:737-763.
11. Fatahzadeh M, Schwartz, RA. Human herpes simples labialis. Clin. Exp. Dermatol 2007 32:625-630.
12. Ficarra G, Carlos R. Syphilis: The Renaissance of an Old Disease with Oral Implications. Head and Neck Pathol 2009 3:195-206.
13. Freitas RA, Veras Barros SS, Quinderé LB. Oral Burkitt's Lymphoma-case report. Rev Bras Otorrinolaringol 2008 74(3):458-61.
14. Greene Ak, Taber SF, Ball KL, Padwa BL, Mulliken JB. Sturge Weber syndrome:soft-tissue and skeletal overgrowth. J Craniofac Surg 2009 Mar:20 Suppl1:617-21.
15. Harmenberg J, Öberg Bo, Spruance S. Prevention of Ulcerative Lesions by Episodic Treatment of Recurrent Herpes Labialis: A Literature Review. Acta Derm Venereol 2010 90:122-130.
16. Hayashida AM, et al. Mucus extravasation and retention phenomena: a 24-years study. BMC Oral Heath 2010; 7:1015.
17. Hidaka H, Oshima T, Kakehata S, Watanabe K, Toshima M, Suzuki H, Kobayashi T. Two cases of plunging ranula managed by the intra oral approach. Tohoku J Exp Med 2003; 200:59-65.
18. Laskaris G. Atlas colorido de doenças bucais da infância e adolescência. 1ª ed. São Paulo: Ed. Santos, 2000.
19. Lin DD, Gailloud P, McCarthy EF, Comi AM. Oromaxillofacial osseous abnormality in Sturge-Weber syndrome: case report and review of the literature AJNR 2006 27(2):274-7.
20. Miller CS, Danaher RJ. Asymptomatic shedding of herpes simplex virus (HSV) in the oral cavity. Oral Surg. Oral Med. Oral Pathol Oral Radiol Endod 2008 105(1):43-50.
21. Munoz-Corcuera M, Esparza-Gomez G, Gonzalez-Moles MA, Bascones-Martine A. Oral ulcers: clinical aspects. A tool for dermatologists. Part I. Acute ulcers. Clinical and Experimental Dermatology 2008 34, 289-294.

22. Neville B, Damm DD, Allen C, Bouquot JE. Patologia Oral e Maxilofacial. Rio de Janeiro: Guanabara Koogan, 3a ed, 820 p., 2009.
23. Nikkels AF, Piérard GE. Current Treatments of Muco-Cutaneous Herpes Simplex Virus Infections. Curr Med Chem – Anti-infective Agents 2002 1, 83-98 83.
24. Patil K, Mahima VG, Shetty SK, Lahari K. Facial plexiform neurofibroma in child with neurofibromatosis type I: A case report. J Indian Soc Pedod Prev Dent March 2007, 30-35.
25. Pereira CM, Lopes AP, Meneghini AJ, Silva GB, Monteiro MC. Burkitt's lymphoma in a young Brazilian boy. Malays J Pathol 2010; 32(1):59-64.
26. Ray BW, MatthewIR. Point of care.How do I manege a suspected oral vascular malformation? J Can Dent Assoc 2009; Oct, 75(8):575.
27. Regezi JA, Sciubba JJ. Patologia Bucal: Correlações clinicopatológicas. 5ª Ed. Rio de Janeiro: Elsevier: 419p, 2008. Rev. Odontol. Univ. Cid. Sao Paulo (Online); 22(2):138-146, 2010.
28. Rioboo-Crespo MDEL R, Planells-Del Pozo P, Rioboo-Garcia R. Epidemiology of the most common oral mucosal diseases in children. Med Oral Patol Oral Cir Bucal 2005; 10(5):376-87.
29. Santos NOS, Romanos MV, Wigg M. Introdução à virologia humana. 2ª ed. Rio de Janeiro: Guanabara-Koogan, 248 p, 2008.
30. Scully C. Medicina Oral e Maxilofacial – bases do diagnóstico e tratamento. 2ª ed. Rio de Janeiro: Elsevier; 2009.
31. Shah SK, Le MC, Carpenter WM. Retrospective review of pediatric oral lesions from a dental school biopsy service. Pediatr Dent 2009 31(1):14-9.
32. Shear S. Cysts of the Oral and Maxillofacial Regions. 4th ed. Oxford: Blackwell Munksgaard, 2007. 228p.
33. Silva FWG, Arnez MFM, Queiroz AM, Borsatto MC. Principais tumores não odontogênicos que acometem a cavidade bucal de crianças: [revisão]/ The most relevant non odontogenic tumors found in children oral cavity. Rev. odontol. Univ Cid Sao Paulo (Online) 2010; 22(2): 138-146.
34. Souza JF. Neurofibromatose tipo1: mais comum e grave do que se imagina. Ver Assoc Med Bras 2009, 55(4):304-9.
35. Viñals-Iglesias H, Chimenos-Kustner E. The reappearance of a forgotten disease in the oral cavity: Syphilis. Med Oral Patol Oral Cir Bucal 2009 1;14 (9):e416-20.
36. Yuca K, Bayram I, Cankaya H, Caksen H, Kiroğlu AF, Kiriş M. Pediatric intraoral ranulas: An analysis of nine cases. Tohoku J Exp Med 2005 205:151-5.

Capítulo 11

Cárie Dentária: Etiologia e Fatores de Risco

Ivete Pomarico Ribeiro de Souza, Léa Assed Bezerra da Silva, Liana Bastos Freitas-Fernandes

INTRODUÇÃO

A cárie é um processo patológico de caráter progressivo, onde vários fatores estão envolvidos. É fundamental fazer a distinção entre a doença e a lesão que pode resultar desta condição. A *doença cárie* acontece quando há desequilíbrio nas constantes trocas minerais entre os tecidos dentais e o meio bucal. A *lesão de cárie* é a consequência deste desequilíbrio, ocorrendo quando predomina a perda de minerais do esmalte e da dentina.[27,62] No Brasil, esta doença persiste como um dos mais importantes problemas de saúde pública, e o último levantamento epidemiológico nacional apontou aos 12 anos de idade uma proporção de 44% de crianças sem cárie, sendo o índice CPO 2,1. Aos 5 anos de idade a média de dentes afetados pela cárie é 2,3.[11] Neste capítulo, são discutidos os principais fatores etiológicos da cárie e a avaliação do risco de cárie em crianças.

ETIOLOGIA DA CÁRIE DENTÁRIA

A cárie tem um caráter multifatorial, dependente da interação de diversos fatores por um determinado período, sendo historicamente descrito por Keyes três fatores essenciais ou primários para o seu desenvolvimento. O primeiro fator – *hospedeiro*, representa o indivíduo com os componentes da cavidade bucal, como dentes e fatores salivares. O segundo fator – *microbiota*, representa os microrganismos bucais, e o terceiro fator – *substrato*, representa a dieta.[41] O quarto fator foi adicionado posteriormente representando o *tempo* de interação dos diversos fatores, para o início e a progressão da lesão.[58] Além dos fatores essenciais ou determinantes, fatores socioeconômicos, culturais e comportamentais também são relacionados à etiologia da doença.[55] A figura 11.1 sintetiza os diversos fatores que interagem para desencadear a cárie.

Existem alguns fatores que, embora não sejam essenciais para que a doença inicie-se, podem favorecer a sua progressão e gravidade, ou seja, a atividade de cárie. Esses fatores são denominados "fatores etiológicos secundários", e podem interferir nos fatores primários. Assim, fatores que alteram a mineralização dos dentes durante a sua formação e que reduzem o fluxo salivar e as propriedades de defesa da saliva são classificados como fatores etiológicos secundários, pois tornam o hospedeiro mais suscetível à doença. Fatores que favoreçam uma dieta (substrato) mais cariogênica ou que favoreçam a aquisição precoce e a proliferação de microrganismos cariogênicos são também fatores etiológicos secundários.[33]

Hospedeiro

Alguns fatores do hospedeiro são importantes na formação da cárie, como baixo fluxo salivar combina-

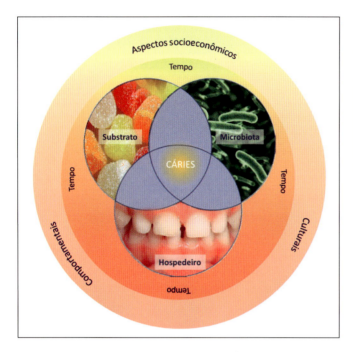

Fig. 11.1: Fatores essenciais e secundários da cárie dentária (Beaglehole et al.,[8] modificado).

Quadro 11.1: Composição média, fluxo e pH da saliva total humana, não estimulada e estimulada.[23]

	Não Estimulada	Estimulada
Água (%)	99,4	99,5
Sólidos (%)	0,6	0,5
Velocidade de fluxo (ml/min.)	0,3–0,4	1,0–3,0
pH	5,7–7,1	Até 7,8

A saliva tem constituintes inorgânicos e orgânicos, com funções importantes na proteção dos dentes.[4,21] Os compostos orgânicos podem ser proteicos e não proteicos, sendo as proteínas os principais compostos orgânicos da saliva. Os componentes orgânicos não proteicos são representados pelo acido úrico (principal agente antioxidante do fluido salivar), bilirrubina, creatinina, glicose, aminas salivares e representantes lipídicos, como, por exemplo, o colesterol.[17,18,20] A lisozima tem atividade antimicrobiana; a histatina e imunoglobulina têm atividade antimicrobiana e antifúngica, sendo também observada atividade antiviral nas imunoglobulinas. As mucinas têm um papel importante na lubrificação das superfícies orais, assim como no trato digestivo, estando também envolvido entre outros processos relacionados a superfícies dos microrganismos. O perfil proteico salivar tem padrões proteicos distintos, variando entre os indivíduos.[30] A grande variedade de compostos salivares e suas propriedades específicas possibilitam a determinação de biomarcadores, que podem ser utilizados no diagnóstico tanto de desordens orais[29,31] quanto sistêmicas.[36,60,71,77,78]

Fluxo salivar

Em crianças muito jovens, em virtude da imaturidade sistêmica, as concentrações de fatores protetores salivares são muito baixas.[79] Além da composição salivar, outro aspecto a considerar é o fluxo salivar, que é a quantidade de saliva secretada em determinado período. O fluxo salivar exerce uma função importante na diluição e eliminação de substâncias introduzidas na cavidade bucal. Este é um processo fisiológico, usualmente referido como taxa de limpeza salivar ou limpeza bucal.[28] A média de produção de saliva diária de adultos saudáveis é 1500 ml, e a taxa média do fluxo salivar 0,5 ml/min. Em crianças de 4 a 7 anos de idade, o fluxo médio de saliva não estimulada é 0,35ml/min,[12] sendo mais de 10 vezes menor em recém-nascidos.[7] Apesar de o fluxo salivar normal ser um fator intrínseco muito

do com áreas de retenção, forma dentária e ausência de elementos, aspectos que facilitam o acúmulo de alimentos. As mudanças do hospedeiro de acordo com a idade têm impacto no surgimento da cárie. Outro fator importante é o efeito da nutrição deficiente que altera a resposta do hospedeiro, favorecendo o aparecimento de doenças. A cavidade bucal é banhada por saliva, que pode ser considerada fonte de proteção para todas as superfícies orais. A saliva exerce parte da defesa do hospedeiro contra a cárie, removendo alimentos e bactérias, mantendo um sistema tampão contra os ácidos produzidos, sendo um reservatório mineral de cálcio e fosfato necessários para a desmineralização/remineralização do esmalte e possuindo substâncias antibacterianas, antifúngicas e antivirais.[4,20,23]

Saliva

A saliva total é composta por secreções das glândulas salivares maiores (parótida, submandibular e sublingual), das glândulas menores e fluido gengival, além de outros componentes de origem não glandular. Ela desempenha funções muito importantes na fonação, na digestão e no paladar. Tem funções importantes também na manutenção da integridade dos tecidos moles e mineralizados da cavidade bucal.[4,17] O quadro 11.1 mostra a composição, o fluxo e o pH da saliva total.

importante para a proteção contra a cárie dentária, há poucos dados sobre a prevalência de baixo fluxo salivar em crianças.[14,74] Algumas alterações fisiológicas, o uso de medicamentos e determinadas doenças podem influenciar no fluxo e na composição da saliva.[12,17] Crianças com asma que são continuamente medicadas, por exemplo, podem apresentar fluxo salivar alterado, além de alterações qualitativas na saliva.[67] Valores sialométricos abaixo de 0,1 ml/min podem indicar hipofunção das glândulas salivares, sugerindo o diagnóstico de desordens sistêmicas associadas à hipossalivação como, por exemplo, a síndrome de Sjögren.[39] É importante registrar, também, que durante o sono o fluxo salivar é reduzido.[21]

Microbiota

O biofilme dentário é formado por microrganismos aderidos às superfícies dentais, imersos em matriz extracelular. É um processo complexo que envolve interação entre os microrganismos e estas superfícies, tendo vários fatores que podem influenciar neste mecanismo. Dentre as bactérias potencialmente odontopatogênicas presentes no biofilme, destacam-se os estreptococos do grupo mutans, muito importantes na iniciação da cárie dentária. Estes microrganismos são acidogênicos (produzem ácido), acidúricos (sobrevivem em pH ácido), metabolizam a sacarose, além de produzir polissacarídeos intracelulares, que têm função de reserva de nutrientes, e os extracelulares, que auxiliam na aderência à superfície dentária.[46,49] As espécies mais envolvidas no processo da cárie são *S. mutans* e *S. sobrinus*, sendo esta última mais sacarose-dependente do que os *S. mutans*, tendo mais capacidade de produzir ácidos,[69] dominando o biofilme de indivíduos que fazem uso irrestrito de sacarose. Por esse motivo, altas contagens de *S. sobrinus* na saliva ou no biofilme apresentam maior risco de cárie do que saliva ou biofilme que contém apenas a espécie *S. mutans*.[32,37,42,47] Os lactobacilos são importantes no desenvolvimento da cárie, estando normalmente em baixo número na cavidade bucal de crianças de 2 anos de idade,[68] aumentando se houver alto consumo de açúcar.[13]

O estabelecimento de estreptococos do grupo mutans na cavidade bucal da criança depende da transmissão intrafamiliar, principalmente pela mãe.[44] Há correlação positiva dos níveis de estreptococos do grupo mutans na saliva das mães e respectivos bebês.[43] É importante observar que os estreptococos do grupo mutans não são encontrados antes da erupção dos dentes decíduos, sendo esta aquisição inicial entre 19 e 31 meses de idade, com a erupção dos molares decíduos, chamada "*janela de infectividade*".[16] As crianças entre 1 e 2 anos de idade apresentam rápido aumento de novas superfícies dentária, que são novas áreas de colonização para estes microrganismos. O aumento da suscetibilidade da contaminação por microrganismos cariogênicos, que ocorre com a erupção dos primeiros molares permanentes, é chamado "*segunda janela de infectividade*".[15]

Substrato

A higienização ineficiente facilita o acúmulo do biofilme dentário, que associado com frequente ingestão de alimentos açucarados e fluxo salivar reduzido, facilita a formação de um substrato favorável para a formação da cárie.

Potencial cariogênico da dieta

A dieta é um dos fatores essenciais na etiologia da cárie, influenciando na composição e no metabolismo do biofilme e atuando como substrato para os microrganismos da cavidade bucal. Quatro aspectos devem ser considerados quando se analisa o potencial cariogênico da dieta: *composição* – destacam-se os açúcares extrínsecos, em particular a sacarose; *frequência, consistência* e *horário de ingestão*. No estudo de Vipeholm, ficou comprovado que o aumento da frequência do consumo de açúcar e a consistência dos alimentos estão relacionados consideravelmente ao desenvolvimento da cárie.[34] Anderson et al.,[5] após realizarem uma extensa revisão de literatura sobre o papel da sacarose no desenvolvimento da cárie, concluíram que existe uma relação bem estabelecida entre a frequência de consumo de açúcar e o desenvolvimento de lesões de cárie. A associação entre cárie e o consumo frequente de açúcar foi também evidenciada pela Organização Mundial da Saúde (The World Health Organization),[72] em 2003. Entretanto, a relação entre a quantidade de açúcar consumido e o desenvolvimento de lesões de cárie não está bem estabelecida.

Em relação ao bebê, o tipo e o padrão de aleitamento podem desempenhar um papel contribuinte ou inibitório no desenvolvimento da cárie precoce na infância. Estudos sobre o leite materno e a cárie precoce na infância concluíram que esta relação é complexa e confundida por inúmeras variáveis, não havendo evidência científica que comprove a associação entre o leite materno e a cárie.[24,35,45,66,73] Entretanto, quando o aleitamento materno é combinado com o uso de outros carboidratos, pode tornar-se altamente cariogênico.

Quanto ao horário de ingestão dos alimentos, particularmente em crianças bem jovens, é frequente a mamadeira à noite, sem a subsequente higienização. Como durante o sono o fluxo salivar é diminuído, tem-se um ambiente muito favorável ao desenvolvimento da cárie. De acordo com a Academia Americana de Odontopediatria,[1-3] a amamentação no seio materno em livre demanda por um tempo prolongado, o aleitamento artificial (mamadeira) durante a noite e a demora na introdução da alimentação por meio do uso de copo estão associados, embora não consistentemente implicados, na cárie precoce na infância. Outro fator implicado no desenvolvimento desse tipo de lesão em crianças de pouca idade é o consumo frequente de lanches.[38] A sacarose é considerada o glicídio presente no alimento cariogênico mais consumido pelas crianças. O potencial cariogênico da sacarose está relacionado ao seu papel na formação da mutana e dextrana, que é um polímero formado pela microbiota cariogênica a partir da sacarose, relacionado ao início da cárie.[70] Outros açúcares envolvidos na cariogênese são a glicose e a frutose.[76]

Potencial cariogênico dos medicamentos

Ao se analisar o potencial cariogênico dos medicamentos, dois principais aspectos devem ser considerados: a *composição* e a *posologia*. Muitos medicamentos líquidos pediátricos apresentam alta concentração de carboidratos fermentáveis, alta acidez e baixo pH endógeno.[22,50,51] Os pediatras, frente a determinadas doenças, prescrevem estes medicamentos de forma contínua e prolongada, tanto para crianças com doenças crônicas, como asma, cardiopatias, epilepsias e insuficiência renal crônica,[22,40] como também para aquelas que apresentam doenças benignas recorrentes, como gripes e resfriados.[52] Tais crianças, por necessitarem do uso constante de medicamentos, podem apresentar alto risco do desenvolvimento de cárie[9,52] e erosão dental.[19]

A inclusão de açúcares nos medicamentos líquidos infantis deve-se ao seu sabor doce, que mascara o gosto desagradável de alguns ingredientes ativos das formulações. Contudo, estes carboidratos fermentáveis podem promover grande atividade acidogênica, uma vez que funcionam como substrato para bactérias cariogênicas, ocasionando a queda do pH do biofilme dentário.[10,61,65]

Por outro lado, além da alta concentração de carboidratos fermentáveis e do baixo pH endógeno de algumas formulações,[51,54,65] outras características podem conferir potencial cariogênico aos medicamentos líquidos pediátricos. Como exemplo podem-se citar a frequência de ingestão e o momento de administração (diurno ou noturno);[40,54,65] a alta viscosidade, que dificulta a capacidade tampão da saliva; o uso contínuo e prolongado;[22] a falta de higiene bucal após a ingestão dos medicamentos[57] e, em alguns casos, a diminuição do fluxo salivar, que é o efeito colateral de alguns medicamentos, como os anti-histamínicos.[22] Neves et al.[57] analisaram o potencial cariogênico e erosivo de 23 medicamentos comumente prescritos, verificando que 13 deles apresentaram açúcares (frutose, glicose ou sacarose) em sua formulação com concentração total de 21,0 g a 85,9 g%. Todos os medicamentos se mostraram ácidos, com pH entre 2,6 e 6,4. É importante ter em mente que o uso do medicamento sozinho não tem potencial cariogênico. É frequente os pais comentarem que "antibiótico causa cárie", e cabe ao profissional esclarecer que o medicamento é um fator adjuvante.

Aspectos Socioeconômicos, Culturais e Comportamentais

Fatores de risco e de proteção podem incidir de modo desigual sobre as diferentes classes sociais, com efeitos deletérios ou salutares que afetam a população de modo heterogêneo, aumentando as desigualdades em saúde.[6]

Os índices de cárie observados nas diversas regiões do Brasil demonstram, em grande parte, a influência dos fatores socioeconômicos, culturais e comportamentais na instalação da doença. O CPO aos 12 anos de idade na região norte brasileira é quase o dobro do índice observado na região sudeste do país (norte 3,2 e sudeste 1,7).[11]

Determinação do risco de cárie em crianças

Os indicadores do risco de cárie são definidos como as variáveis que podem causar a doença diretamente, como a microbiota, ou podem ser úteis na predição da doença, como a condição socioeconômica. Também incluem variáveis que podem ser consideradas fatores de proteção.[2,3] A determinação do risco de cárie não deve ser fundamentada em fatores de risco isolados, mas sim na combinação de fatores, incluindo a dieta, a exposição ao flúor, a suscetibilidade do hospedeiro e a microbiota bucal, que interagem com uma variedade de fatores sociais, culturais e comportamentais.[25,26,48,59]

A estratégia para a prevenção e o tratamento da cárie dentária deve ser baseada no risco e na atividade de cárie do paciente. Segundo Reich et al.[64] e Fejerskov & Kidd,[28] a *avaliação do risco de cárie* é definida como a determinação da probabilidade de um indivíduo, um dente ou uma superfície dentária desenvolver lesões de cárie, durante um período de tempo específico. Por outro lado, a *atividade de cárie* representa o estado de lesões ativas e paralisadas já presentes na cavidade bucal.[56]

A figura 11.2 representa duas crianças: uma com baixo risco de cárie (A) e uma com alto risco/alta atividade de cárie (B).

Não há um fator de risco ou uma combinação de fatores específicos que atinja altos níveis de valores preditivos positivos e negativos.[79] Embora a melhor ferramenta para predizer o desenvolvimento de futuras lesões seja a experiência passada de cárie, essa não é muito aplicável a crianças, devido à importância de se determinar o risco de cárie antes das lesões se manifestarem.[2]

Tendo em vista que a avaliação do risco de cárie pode auxiliar os clínicos na tomada de decisões com relação ao tratamento a ser instituído, a Associação Americana de Odontopediatria (AAPD)[1] publicou em 2010/2011 um guia para a avaliação do risco de cárie e instituição de protocolos de tratamento para bebês, crianças e adolescentes, tendo como base um levantamento e seleção de 1.909 artigos científicos publicados nos últimos 10 anos.[2] De acordo com a AAPD, a avaliação do risco de cárie permite: implementar o tratamento da doença cárie ao invés de tratar apenas o resultado da doença, ou seja, as cavitações; o entendimento dos fatores que estão ocasionando a doença, em cada paciente; individualizar, seleccionar e determinar o tratamento preventivo e restaurador para cada paciente; e prever a progressão da doença cárie ou sua estabilização.[2]

Os quadros 11.2 e 11.3 apresentam formulários para a avaliação do risco de cárie, os quais podem ser aplicados na prática clínica.

Avaliação do Risco e da Atividade de Cárie em Bebês

Os principais fatores de risco em crianças, no primeiro ano de vida, são a transmissibilidade dos microrganismos cariogênicos, o aleitamento noturno, a ausência de limpeza e/ou escovação, o consumo de sacarose em alta frequência, a presença de defeitos congênitos e a ausência do contato com o flúor.[75]

Para avaliar o risco de cárie em bebês, do ponto de vista prático, pode-se empregar um sistema de pontos. Atribui-se 1 ponto caso a criança apresente consumo de açúcar com frequência igual a 5 ou mais vezes, por dia; 2 pontos para a criança que faz uso de aleitamento noturno (natural ou artificial); 3 pontos para aquelas que não fazem uso de fluoretos; e 4 pontos quando a mãe não está efetuando a limpeza da cavidade bucal do bebê ou a escovação adequada dos dentes da criança. Após a somatória dos pontos, a criança é classificada em 2 categorias: risco não identificado (pontuação nula) ou risco identificado (pontuação maior ou igual a 1).[53]

Bebês com risco não identificado devem retornar periodicamente ao consultório, a fim de que a mãe receba orientações sobre transmissibilidade de microrganismos, aleitamento, higiene bucal, dieta e uso de fluoretos, entre outras. Por outro lado, em bebês com risco identificado, o objetivo é a reversão do risco, por meio da aplicação de medidas preventivas/educativas, além de utilizar recursos para reeducar o paciente e remover hábitos deletérios. A

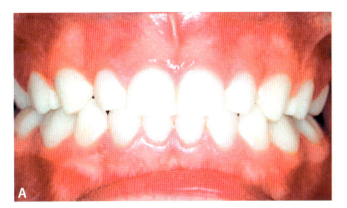
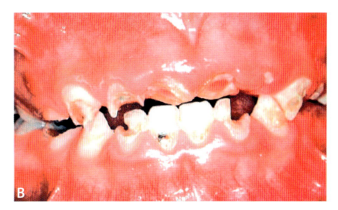

Fig. 11.2: (A) Paciente de baixo risco e sem atividade de cárie no momento da avaliação. Ausência de manchas brancas ativas, tanto em regiões de fossas e fissuras quanto nas superfícies lisas livres. Controle mecânico de biofilme dental adequado e dieta balanceada. (B) Paciente com alto risco/alta atividade de cárie. Lesões cavitadas, com características de cárie ativa. O paciente faz uso de mamadeira noturna, apresentando higiene bucal precária. As medidas implementadas para controle do risco/atividade de cárie, nesse caso, devem ser mais intensas.

Quadro 11.2: Formulário para a avaliação do risco de cárie em crianças de 0 a 5 anos de idade (adaptado de AAPD, 2010[2]; American Dental Association Councils on Scientific Affairs and Dental Practice, 2010[3]; Ramos-Gomez et al., 2007[63]).

Circular as condições que se aplicam especificamente ao paciente. Isso pode auxiliar o profissional e os pais ou responsáveis a compreenderem os fatores que contribuem para o desenvolvimento de lesões de cárie e os fatores protetores. A categorização do risco de cárie será baseada na preponderância de fatores para o paciente em questão. Entretanto, a avaliação clínica pode justificar o uso de um fator como preponderante na determinação do risco (P. ex., exposição frequente a alimentos contendo açúcar; cavitações visíveis etc.).

Fatores	Alto Risco	Risco Moderado	Fator Protetor
Biológicos			
– Mãe/Babá apresenta lesões de cárie ativas	Sim	–	–
– Pais/responsáveis apresentam baixo nível socioeconômico	Sim	–	–
– A criança faz mais de 3 ingestões de alimentos/bebidas contendo açúcar, entre as refeições, por dia	Sim	–	–
– A criança dorme com mamadeira contendo açúcar	Sim	–	–
– A criança apresenta necessidade de cuidados especiais de saúde	–	Sim	–
Protetores			
– A criança ingere água fluoretada em concentração adequada ou suplementos de flúor	–	–	Sim
– A criança tem os seus dentes escovados diariamente com dentifrício fluoretado	–	–	Sim
– A criança é submetida à aplicação tópica de flúor profissional	–	–	Sim
– A criança recebe cuidados odontológicos regulares (no domicílio e profissional)	–	–	Sim
Achados Clínicos			
– A criança apresenta mais de 1 superfície cariada/perdida/restaurada (ceos)	Sim	–	–
– A criança apresenta lesões de mancha branca ativas ou defeitos no esmalte	Sim	–	–
– A criança apresenta altos níveis salivares de estreptococos do grupo mutans	Sim	–	–
– A criança apresenta biofilme nas superfícies dentárias	–	Sim	–

periodicidade de retorno ideal, determinada pelo cirurgião-dentista, é variável de semanas a meses, na dependência das condições de cada paciente.

Outro fator a ser considerado é a atividade de cárie no momento, ou seja, se as lesões apresentadas pelo paciente encontram-se em atividade (áreas de desmineralização branco-opacas, com aspecto de giz, ou lesões cavitadas de cor marrom-amarelada, úmidas, amolecidas, de fácil remoção e bastante dolorosas) ou paralisadas (lesões escurecidas, duras, de difícil remoção e pouco dolorosas). Em função da atividade de cárie, o plano de tratamento incluirá a reabilitação do dano causado e a manutenção da saúde. A periodicidade do retorno dependerá de cada criança.

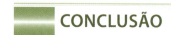

CONCLUSÃO

Todo profissional que se dedica à Odontologia deve ter em mente que a instituição de um protocolo preventivo adequado, o estabelecimento do plano de tratamento curativo/reabilitador individualizado e a periodicidade de retorno devem estar embasados no risco e na atividade de cárie da criança, a fim de reduzir a prevalência da cárie dentária e melhorar a qualidade de vida dos pacientes.

Quadro 11.3: Formulário para a avaliação do risco de cárie em crianças com mais de 6 anos de idade (adaptado de AAPD, 2010[2]; American Dental Association Councils on Scientific Affairs and Dental Practice, 2010[3]; Ramos-Gomez et al., 2007).[63]

Circular as condições que se aplicam especificamente ao paciente. Isso pode auxiliar o profissional e os pais ou responsáveis a compreender os fatores que contribuem para o desenvolvimento de lesões de cárie e os fatores protetores. A categorização do risco de cárie será baseada na preponderância de fatores para o paciente em questão. Entretanto, a avaliação clínica pode justificar o uso de um fator como preponderante na determinação do risco (P. ex., mais de 1 lesão de cárie interproximal, baixo fluxo salivar, etc.).

Fatores	Alto Risco	Risco Moderado	Fator Protetor
Biológicos			
– A criança apresenta baixo nível socioeconômico	Sim	–	–
– A criança faz mais de 3 ingestões de alimentos/bebidas contendo açúcar, entre as refeições, por dia	Sim	–	–
– A criança apresenta necessidade de cuidados especiais de saúde	–	Sim	–
Protetores			
– A criança ingere água fluoretada em concentração adequada	–	–	Sim
– A criança realiza a escovação dental diariamente com dentifrício fluoretado	–	–	Sim
– A criança é submetida à aplicação tópica de flúor profissional	–	–	Sim
– A criança recebe medidas preventivas domiciliares adicionais (P. ex., uso de xilitol, agentes antimicrobianos, etc.)	–	–	Sim
– A criança recebe cuidados odontológicos regulares (no domicílio e profissional)	–	–	–
Achados Clínicos			
– A criança apresenta quantidade de lesões interproximais igual ou superior a 1	Sim	–	–
– A criança apresenta lesões de mancha branca ativas ou defeitos no esmalte	Sim	–	–
– A criança apresenta baixo fluxo salivar	Sim	Sim	–
– A criança apresenta restaurações insatisfatórias	–	Sim	–
– A criança utiliza aparelho ortodôntico intrabucal	–	Sim	–

REFERÊNCIAS

1. American Academy of Pediatric Dentistry. Policy on dietary recommendations for infants, children and adolescents. Reference manual. 32(6):48-9, 2010/2011.
2. American Academy of Pediatric Dentistry. Guideline on caries-risk assessment and management for infants, children, and adolescents. Reference manual. 32(6):101-8, 2010/2011.
3. American Dental Association Councils on Scientific Affairs and Dental Practice. Caries Risk Assessment Form (Ages 0-6). American Dental Association: Chicago, Ill; 2008. Available at: "http://www.ada.org/sections/professionalResources/docs/to-pics_caries_under6.doc". Accessed July 3, 2010.
4. Amerongen AV, Veerman ECI. Saliva – The defender of the oral cavity. Oral Diseases 2002; 8:12-2.
5. Anderson CA, Curzon ME, Van Loveren C, Tatsi C, Duggal MS. Sucrose and dental caries: a review of the evidence. Obes Rev. 2009; 10 Suppl 1:41-54.
6. Antunes JLF, Narvai PC. Políticas de saúde bucal no Brasil e seu impacto sobre as desigualdades em saúde. Rev Saúde Publ 2010; 44 (2):360-5.
7. Bagci S, Mueller A, Reinsberg J, Heep A, Bartmann P, Franz AR. Saliva as a valid alternative in monitoring melatonin concentrations in newborn infants. Early Hum Dev 2009; 85:595-8.
8. Beaglehole R, Benzian H, Crail J, Mackay J. The Oral Health Atlas Mapping a neglected global health issue. FDI; 2009.
9. Bigeard L. The role of medication and sugars in pediatric dental patients. Dent Clin North Am 2000; 44: 443-56.
10. Birkhead D. Sugar content, acidity and effect on plaque pH of fruit, juices, fruit,drinks, carbonated beverages and sport drinks. Caries Res 1984; 18:1207-12.
11. Brasil MS/SAS. SB Brasil 2010. Pesquisa Nacional de Saúde Bucal. Disponível em: www.saúde.gov.br. 2010.
12. Bretz WA, Valle EV, Jacobson JJ, Cançado MF, Schneider LG. Instimulated Salivary Flow Rates of young children. Oral Surg Oral Med Oral Pathol Oral Radiol Endod 2001; 91:541-45.

13. Carlsson J, Grahnén H, Jonsson G. Lactobacilli and streptococci in the mouth of the children. Caries Res 1975; 9:333-39.
14. Cataldo WL, Oppenheim FG. Physical and chemical aspects of saliva as indicators of risk for caries in human. J Dent 2001; 65:1054-62.
15. Caufield PW. Dental caries – a transmissible and infectious disease revisited: a position paper. Pediatr Dent 1997; 19 (8):491-98.
16. Caufield PW, Cutter GR, Dasanayake AP. Initial acquisition of mutans streptococci by in infants: Evidence for a discrete window of infectivity. J Dent Res 1993; 72:37-45.
17. Chiappin S, Antonelli G, Gotti R, De Palo EF. Saliva specimen: a new laboratory tool for diagnostic and base investigation. Clin Chem Acta 2007; 383:30-40.
18. Chicharro JL, Lucia A, Perez M, Vaquero AF, Urena R. Saliva composition and exercise. Sports Med 1998; 26:17-27.
19. Costa CC, Almeida ICS, Costa Filho LC. Erosive effect of an antihistamine containing syrup on primary enamel and its reduction by fluoride dentifrice. Int J Paediatr Dent 2006; 16:174-80.
20. Curvelo RJA, Ferreira CD, Gonsalves SAE, Bertolini MM, Freitas-Fernandes LB. Análise da saliva nas desordens sitêmicas. Rev Odontol Univer São Paulo 2010; 22:163-73.
21. Dawes C. Circadian rhythms in the flow rate and composition of unstimulated an stimulated human submandibular saliva. J Physiol 1975; 244:535-48.
22. Durward C, Thou T. Dental caries and sugar containing liquid medicines for children in New Zeland. N Z Dent J 1997; 93:124-29.
23. Edgar M, Colin D, O'Mullane D. Saliva e saúde bucal – composição, funções e efeitos protetores. 3ª ed. São Paulo: Ed. Santos; 2010.
24. Erickson PR, Mazhari E. Investigation of the role of human breast milk in caries development. Pediatr Dent 1999; 21(2):86-90.
25. Featherstone JD. The caries balance: Contributing factors and early detection. J Calif Dent Assoc 2003; 31(2):129-33.
26. Featherstone JD. The caries balance: The basis for caries management by risk assessment. Oral Health Prev Dent 2004; 2(Suppl 1):259-64.
27. Featherstone JD. The continuum of dental caries-evidence for a dynamic disease process. J Dent Res.83:39-42, 2004.
28. Fejerskov O, Kidd E. Cárie dentária: a doença e seu tratamento clínico. São Paulo: Ed. Santos; 2005.
29. Fidalgo TKS, Angeli R, Gonsalves E, Fernandes LBF, Almeida F, Valente AP, Souza IPR. Análise in vitro do metaboloma salivar de crianças livres de cáries e com lesões cariosas por meio de Ressonância Magnética Nuclear. In: 26ª Reunião Anual da Sociedade Brasileira de Pesquisa Odontológica (SBPqO), 2009, Águas de Lindóia. Braz Oral Res 2009; 23:259.
30. Freitas-Fernandes LB. On salivary interactions with the antiplaque agents delmopinol and chlorhexidine- An experimental in vitro study. PhD thesis, Malmö University, 2003; 1-95.
31. Freitas-Fernandes LBF, Gonsalves E, Fidalgo TKS, Almeida F, Valente AP, Souza IPR. Análise de Saliva de Crianças de 3 a 12 anos de Idade através de Ressonância Magnética Nuclear: Criação de um Padrão Ouro. In: 25ª Reunião Anual da Sociedade Brasileira de Pesquisa Odontológica (SBPqO), 2008, Águas de Lindóia. Braz Oral Res 2008; 22:103.
32. Fujiwara T, Sasada E, Mima N, Ooshima N. Caries prevalence and salivary mutans strreptococci in 0-2-year-old children of Japan. Commun Dent Oral Epidemiol 1991; 19:151-54.
33. Graner ROM, Gonçalves RB, Höfling JF, Furlan LM. Aspectos microbiológicos da cárie dental. In: Apostila disciplina Pré-clínica II, Faculdade de Odontologia de Piracicaba, 2005, p.1-24.
34. Gustafsson BE, Quensel C-E, Lanke LS, Lundqvist C, Grahnén H, Bonow BE, Krasse B. The Vipeholm dental caries study. The effect of different levels of carbohydrate intake in caries activity on 436 individuals observed for five years. Acta Odontol Scand 1954;11:232-64.
35. Hiroko I, Avinger P, Billings RJ, Weltzman M. Association between infant breastfeeding and early childhood caries in the United States. Pediatrics 2007;120(4):944-52.
36. Hodinka RL, Nagashunmugan l, Malamud D. Detection of human Immunodficiency Virus antibodies in oral fluids. Clin Diagn Lab Immunol 1998;5:419-26.
37. Höfling JF, Spolidorio DMP, Pereira CV, Rosa EAR, Moreira D. Presença de Streptococcus mutans e Streptococcus mutans associado a Streptococcus sobrinus em escolares de diferentes classes sócio-econômicas e sua relação com a atividade cariogênica dessas populações. Rev Odontol Univ São Paulo 1999; 13:173-80.
38. Johansson I, Lif Holgerson P, Kressin NR, Nunn ME, Tanner AC. Snacking Habits and Caries in Young Children. Caries Res 2010;44(5):421-30.
39. Jorkjend L, Johansson A, Johansson AK, Bergenholtz A. Resting and stimulated whole salivary flow rates in Sjögren's syndrome patients over time: a diagnostic aid for subsidized dental care. Acta Odontol Scand 2004; 62:264-68.
40. Kenny DJ, Somaya P. Sugar load of oral liquid medications on chronically ill children. J Can Dent Assoc 1989; 55:436-43.
41. Keyes PH. Recent advances in dental caries research. Int Dent J 1962; 12:443-64.
42. Köhler B, Andreen I, Jonsson B. The earlier the colonization by mutans streptococci, the higher the caries prevalence at 4 years of age. Oral Microbiol Immunol 1988; 3:14-17.
43. Köhler B, Andreen I, Johnsson B. The effect of caries-preventive measures in mothers on dental caries and the oral presence of the bacteria Streptococcus mutans and lactobacilli in their children. Arch Oral Biol 1984; 29: 879-83.

44. Köhler B, Bratthal D. Intrafamilial levels of Streptococcus mutans and some aspects of the bacterium transmission. Scand J Dent Res 1978; 86:35-42.
45. Kramer MS, Vanilovich I, Matush L, Bogdanovich N, Zhong X, Shishko G, Muller-Bolla M, Plat RW. The effect of prolonged and exclusive breast-feeding on dental caries in early school-age children. Caries Res 2007; 41:484-88.
46. Krasse B, Edwardsson S, Svensson I, Trell L. Implantation of caries-including streptococci in the human oral cavity. Arch Oral Biol 1967; 12:231-36.
47. Lindquist B, Emilson CG. Colonization of Streptococcus mutans and Streptococcus sobrinus genotypes and caries development in children to mothers harboring both species. Caries Res 2004; 38:95-103.
48. Litt MD, Reisine S, Tinanoff N. Multidimensional causal model of dental caries development in low-income preschool children. Public Health Reports 1995; 110(4):607-17.
49. Loesche WJ. Role of Streptococcus mutans in human dental decay. Microbiol Rev 1986; 50:353-80.
50. Mackie IC, Bentley E. Sugar containing or sugar free paediatric medicines:does it really matter? Dent Update 1994; 21:192-94.
51. Maguire A, Rugg-Gunn AJ. Prevalence of long-term use of liquid oral medicines by children in the northern region, England. Community Dent Health 1994; 11:91-96.
52. Maguire A, Rugg-Gunn AJ. Changes in the prescribing of liquid oral medicines (LOMs) in the northern regions of England between 1987 and 1992 with especial regard to sugar content and long term use in children. Community Dent Health 1997; 14:31-35.
53. Modesto A. Atendimento odontológico a bebês: uma realidade. In: 8º Livro do Grupo Brasileiro de Professores de Ortodontia e Odontopediatria; 1999. p. 227-36.
54. Moss SJ. Dental erosion. Int Dent J 1998; 48:529-39.
55. Narvai PC, Frazao P, Roncalli AG, Antunes JL. Dental caries in Brazil: decline, polarization, inequality and social exclusion. Rev Panam Salud Publica 2006; 19:385-93.
56. Nelson-Filho P, Assed S. Cárie de mamadeira (cárie precoce da infância, cárie severa da infância, cárie de acometimento precoce). In: Assed S. Odontopediatria: bases científicas para a prática clínica. São Paulo: Artes Médicas, 2005. p. 341-92.
57. Neves BG, Farah A, Lucas E, De Souza VP, Maia LC. Are paediatric medicines risk factors for dental caries and dental erosion? Community Dent Health 2010; 27:46-51.
58. Newbrun E. Cariologia. São Paulo: Ed. Santos; 1988.
59. Nicolau B, Marcenes W, Bartley M, Sheiham A. A life course approach to assessing causes of dental caries experience: The relationship between biological, behavioural, socio-economic and psychological conditions and caries in adolescents. Caries Res 2003; 37(5):319-26.
60. Pereira L, Pomarico L, Fidalgo TKS, Feres-Filho EJ, Freitas-Fernandes LB, Almeida F, Valente AP, Souza IPR. Avaliação do metaboloma salivar de mulheres com hipertensão pós-parto por Ressonância Magnética Nuclear. In: 27ª Reunião Anual da Sociedade Brasileira de Pesquisa Odontológica (SBPqO), 2010, Águas de Lindóia. Braz Oral Res 2010; 24:258.
61. Pierro VSS, Abdelnur JP, Maia LC, Trugo LC. Free sugar concentration and pH of paediatric medicines in Brazil. Commun Dent Health 2005; 22:180-83.
62. Pitts NB. Modern concepts of caries measurement. J Dent Res 2004; 83:43-7.
63. Ramos-Gomez FJ, Crall J, Gansky SA, Slayton RL, Featherstone JDB. Caries risk assessment appropriate for the age 1 visit (infants and toddlers). J Calif Dent Assoc 2007; 35 (10):687-02.
64. Reich E, Lussi A, Newbrun E. Caries-risk assessment. Int Dent J 1999; 49(1):15-26.
65. Rekola M. In vivo acid production from medicines in syrup form. Caries Res 1989; 23:412-16.
66. Ribeiro NME, Ribeiro MAS. Aleitamento materno e cárie do lactante e do pré-escolar: uma revisão crítica. J Pediatr 2004; 80 (5 supl): S 199-210.
67. Ryberg M, Möller C, Ericson T. Saliva composition and caries development in asthmatic patients treated with beta 2-adrenoceptor agonists: a 4-year follow-up study. Scand J Dent Res. 1991 Jun; 99 (3):212-18.
68. Roeters FJ, Van der Hoeven JS, Burgersdijk RCW, Schaeken MJM: Lactobacilli, mutans streptococci and dental caries: A longitudinal study in 2 years old children up to the age of 5 years. Caries Res. 29:272-79, 1995.
69. Saito K, Hayakawa T, Kawabata R, Meguro D, Kasai K. In vitro antibacterial and cytotoxicity assessments of an orthodontic bonding agent containing benzalkonium chloride. Angle Orthod. 2009; 79(2):331-37.
70. Shklair IL, Gaugler RW. Glucan synthesis by the oral bacterium streptococcus mutans from caries-active and caries-free naval recruits. Arch Oral Biol 1981; 26:683-86.
71. Streckfus CF, Bigler LR. Saliva as a diagnostic fluid. Oral Diseases. 2002; 8:69-76.
72. The World Health Organization. The World Oral Health Report 2003. Geneva: World Health Organization; 2003.
73. Valaitis R, Hesch R, Passarelli C, Sheehan D, Sinton J. A systematic review of the relationship between breastfeeding and early childhood caries. Canadian J of Public Health 2000; 91(6):411-17.
74. Vanobbergen J, Martens L, Lesaffre E, Bogaerts K, Declerck D. The value of a baseline caries risk assessment model in the primary dentition for the prediction of caries incre-ment in the permanent dentition. Caries Res 2001; 35(6):442-50.
75. Walter LRF. Parâmetros para avaliação do risco de cárie. In: 6º Livro anual do Grupo Brasileiro de Professores de Ortodontia e Odontopediatria; 1997. p.266-68.

76. Wennerholm K, Birkhed D, Emilson CG. Effects of sugar restriction on Streptococcus sobrinus in saliva and dental plaque. Caries Res 1995; 29:54-61.
77. Wong DT. Salivary diagnostic powered by nanotechnologies, proteomics and genomics. J Am Dent Ass 2006; 137:313-21.
78. Wulfuhle JD, Liotta LA, Petricoin EF. Proteomica applications for the early detection of cancer. Nature Reviews Cancer 2003; 3:267-75.
79. Yppat H, Karhuvaara L, Tenovuo J, Lumirary M, ViljaI P. Antimicrobiane factor in whole saliva of human infants: a longitudinal study. Pediatr Dent 1989; 11:30-36.

Capítulo 12

Cárie Dentária: Diagnóstico e Tratamento Não Invasivo

Ivete Pomarico Ribeiro de Souza, Regina Guenka Palma-Dibb, Juliana Jendiroba Faraoni-Romano, Luciana Pomarico

Para o diagnóstico [palavra derivada do grego *dia* (através) e *gnosis* (conhecimento)] da doença cárie, deve-se realizar no paciente um exame adequado e meticuloso, utilizando os métodos apropriados para se obter e registrar com precisão o número de lesões existentes, e também determinar o estágio de desenvolvimento de cada um desses processos patológicos.[40] O diagnóstico preciso permite que se estabeleça o melhor plano de tratamento, com menor margem de erro, sendo o valor das informações obtidas a partir de exames de diagnóstico diretamente proporcional à qualidade da saúde do paciente. Este capítulo tem o objetivo de auxiliar o profissional quanto aos métodos de diagnóstico de cárie e sua eficácia de detectar lesões de cárie nas superfícies lisas (livre e proximal) e oclusais. Também são descritos os seguintes métodos de tratamento não invasivo da cárie: controle mecânico e químico do biofilme dental e selantes resinosos e ionoméricos. O uso dos fluoretos, outro método de tratamento não invasivo, será abordado no capítulo 13.

DIAGNÓSTICO

O principal desafio no diagnóstico de cárie está relacionado à detecção da doença em seus estágios iniciais.[41] As primeiras alterações são ultraestruturais e imperceptíveis a olho nu. Com a progressão da lesão o esmalte torna-se mais poroso, alterando sua translucidez, evidenciando-se clinicamente a primeira manifestação da lesão em esmalte: a mancha branca, que inicialmente só é visível com uma secagem vigorosa da superfície. Com o seu avanço, o tecido desmineralizado pode ser perceptível mesmo com o dente molhado.[57]

O profissional precisa empregar métodos que permitam o exame adequado de todas as superfícies (limpas, secas e boa iluminação). Para tanto, são utilizados métodos diretos ou indiretos, que podem ser os convencionais aprimorados ou outros para a detecção de lesões cariosas.[58] Um *método de diagnóstico ideal* deve ser: *seguro, confiável*, capaz de influenciar na decisão pelo tratamento a ser adotado, *eficaz* na detecção de lesões de cárie em estágio inicial que ainda não tenham desenvolvido cavidade; capaz de diferenciar lesões reversíveis de irreversíveis; permitir algum tipo de documentação e registro em um determinado tempo, visando comparações diretas imediatas e/ou futuras; capaz de possibilitar uma melhor reprodutibilidade e evitar a grande variação individual.[40] Além disso, deve ter custo acessível, não causar desconforto ao paciente, ser fácil e rapidamente executável e aplicável a todos os locais dos dentes.

Apesar da grande evolução das ferramentas de diagnóstico, ainda não existe um método que reúna todos os requisitos ideais, e assim, o método mais apropriado deve ser selecionado de acordo com cada situação, considerando o local do dente e o tipo de paciente e, se confirmada a presença de lesão, determinar suas características (atividade de cárie). Além disso, deve ser considerada a progressão da lesão cariosa nas diferentes dentições, sendo que os dentes decíduos apresentam características de estrutura e composição química ligeiramente diferentes dos permanentes. Essas características influenciam no desenvolvimento da lesão, que é muito mais rápida nos dentes decíduos por apresentarem menor dimensão vestibulolingual, menor espessura do esmalte e dentina, menor grau de mineralização e túbulos dentinários com um lúmen mais amplo que os permanentes, e uma área de contato proximal ampla entre os molares.[4] Devido a esses fatores, a eficácia do diagnóstico radiográfico de lesões iniciais em dente permanente é menor que nos decíduos.[4,45]

Os métodos para o diagnóstico clínico de cárie podem ser empregados separados ou em conjunto, e envolvem procedimentos visual-tátil-radiográfico que têm sido descritos e são utilizados de rotina por mais de meio século com pouca mudança.[51]

Todos os métodos de diagnósticos são avaliados quanto à sua capacidade de diagnosticar superfícies com presença (sensibilidade) ou ausência (especificidade) de lesões, independentemente da prevalência da doença, pois são determinados apenas para pacientes que tenham ou não a doença. Porém, é necessário que estes métodos sejam validados por meio de um critério de validação (padrão-ouro), que pode ser o exame histológico ou a abertura clínica da lesão. Dessa forma verifica-se o número de resultados verdadeiro-positivos (concorda com o padrão quanto à presença de cavidade) e negativos (concorda com o padrão quanto à ausência de lesão) e falso-positivos (o exame determina a presença de lesão, porém o padrão determina ausência da doença) e negativos (o exame determina ausência de lesão, porém o padrão determina a presença da doença), permitindo a avaliação dos métodos.[40]

Métodos de Diagnóstico Clínico e por Imagem em Superfície Lisa Livre

Nas superfícies lisas livres, o *método de inspeção visual* é o que oferece melhores resultados, pois permite detectar mais facilmente a presença de lesões de mancha branca. Estas manchas devem ser visualizadas quando o dente está seco, devido aos diferentes índices de refração do esmalte, água e ar.[18] Estas superfícies são potencialmente muito mais acessíveis para a observação clínica direta e suas lesões podem ser prontamente detectadas em um estágio inicial, antes de ocorrer a formação de cavidade.[36] A figura 12.1 mostra o tempo de formação, na presença de biofilme, da lesão subclínica até o estágio de lesão clinicamente visível.[55] A importância da detecção precoce da atividade de cárie é enfatizada pelo fato de que uma lesão incipiente pode ser paralisada. No exame visual, critérios clínicos bem definidos são os métodos de primeira escolha,[31] em especial quando se examinam superfícies lisas livres.[1] O exame visual deve ser realizado com boa iluminação, e a superfície do dente deve estar limpa e bem seca, pois a presença de biofilme e saliva pode mascarar as lesões, de mancha branca.[27] A sonda exploradora com ponta romba deve ser utilizada apenas para remover alguns debris que porventura fiquem entre os dentes, ou na cavidade cariosa que poderia estar dificultando o exame,[10,46] ou é empregada para passar delicadamente na superfície para verificar a textura.

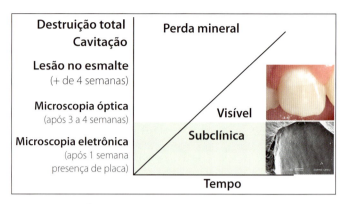

Fig. 12.1: Gráfico mostrando a progressão da cárie ao longo do tempo.[55] Ao lado, incisivos superiores, onde se observa facilmente a presença de lesão de mancha branca ativa, e MEV de lesão subclínica.

O método de inspeção visual deve ser preferível à técnica tátil (usando sonda exploradora), pois a validade da sondagem da superfície dental tem sido cada vez mais questionada,[37,40] uma vez que a retenção da sonda em uma determinada região depende de outros fatores além da presença de cárie, podendo causar danos à integridade da superfície de esmalte parcialmente desmineralizada.[10] Pode-se dessa maneira converter iatrogenicamente uma lesão incipiente, remineralizável, em uma cavidade com potencial de destruição progressiva maior do que antes do exame clínico.[55] Além disso, pode transferir microrganismos cariogênicos de um local infectado para outros locais,[26] e a sondagem não é o método mais exato do que o exame visual, não havendo diferença na sensibilidade,[34] inclusive para os dentes decíduos.[13]

Clinicamente, as lesões de cárie de mancha branca são opacas e apresentam-se abaixo de locais de estagnação de biofilme, que se encontram protegidos do desgaste mecânico e das forças de cisalhamento, tanto nas superfícies livres como nas proximais, caracterizando uma lesão ativa. Nas superfícies livres, elas se localizam contornando a gengiva marginal pelas faces vestibulares e nas palatinas dos dentes superiores, podendo se iniciar como duas lesões lineares acompanhando o cíngulo.[21] Quanto menor for a perda mineral a ser detectada, mais desidratado deve estar o esmalte, ou seja, deve-se manter o campo isolado com roletes de algodão e usar o sugador de saliva, secando com a seringa tríplice durante 15-20 segundos. Nos casos de lesões mais avançadas, a cor branca pode ser observada mesmo com o dente hidratado, mas deve-se secar para detectar outras características de atividade, como a opacidade ou rugosidades superficial. Se a situação clínica permitir a visualização desta mancha branca mesmo com a superfície do esmalte úmida, isso significa que a porosidade está maior, ou seja, a perda mineral já atingiu grande extensão da subsuperfície. Quando lesões de mancha branca são controladas, dependendo do seu tamanho, elas podem permanecer brancas, porém ficam menores e mais brilhantes, perdendo a característica opaca. Com o passar do tempo, as lesões inativas podem desaparecer ou adquirir pigmentos exógenos e escurecer devido à maior porosidade do esmalte desmineralizado,[22,23] não necessitando de intervenção por parte do profissional, a não ser por exigências estéticas. O quadro 12.1 mostra os tipos e as características de lesões de cárie, incipientes e cavitadas, em superfície lisa. Estas informações são importantes para se realizar o diagnóstico diferencial com outras opacidades que são encontradas no esmalte dental. Outro fenômeno considerado é a erosão da superfície que, pela presença de irregularidades, leva à perda da aparência lisa, evidenciando a rugosidade característica da lesão ativa.[28]

A aparência, localização e o número das lesões de mancha branca são fatores importantes para diferenciá-las dos distúrbios qualitativos no desenvolvimento do esmalte. No quadro 12.2, podem-se observar as características clínicas das manchas brancas em relação a alguns distúrbios de desenvolvimento.

Nas superfícies lisas livres, o método radiográfico não é muito indicado. Devido às dificuldades encontradas nos exames clínicos tátil e visual para a realização de diagnóstico diferencial de manchas brancas ativas e inativas e às limitações do exame radiográfico, o uso combinado dos métodos de fluorescência a *laser* e inspeção visual em superfícies livres é recomendado. O *laser* tem a vantagem de quantificar o conteúdo mineral, auxiliando os clínicos a aumentarem a eficácia do diagnóstico e do tratamento. As superfícies dentais devem estar limpas antes das leituras, para reduzir o número de diagnósticos falso-positivos. Em algumas situações, a transluminação por fibra ótica (FOTI) pode ser utilizada para auxiliar a inspeção visual. No exame, a luz é posicionada na face oclusal ou incisal, e quando surgem sombras escurecidas nas faces vestibular ou lingual, este é um sinal indicativo de lesões em dentina.[41]

Quadro 12.1: Tipos de lesões cariosas.

Tipo	Incipiente		Cavidade	
Ativa	Opaca, rugosa, encontrada preferencialmente em locais de maior dificuldade de limpeza, podendo estar associada à gengivite.		Coloração clara, fundo amolecido, apresentando mancha branca ativa nas bordas.	
Inativa	Pigmentada ou com coloração clara, superfície de esmalte brilhante, lisa ou polida.		Coloração escurecida, fundo endurecido à sondagem, margens definidas e sem o halo de mancha branca ativa nas bordas da cavidade.	

Quadro 12.2 – Diagnóstico diferencial de manchas brancas em esmalte.

	Aparência	Localização	Figura
Cárie	Esmalte branco opaco, rugoso (lesão ativa) ou com brilho se estiver na forma inativa.	Terço cervical, acompanhando o contorno gengival.	
Fluorose	Estrias esbranquiçadas ou áreas brancas opacas, castanho ou com fossetas.	Em qualquer parte do dente, bilateral e simetricamente distribuídas	
Opacidade	Extensão limitada, formato redondo ou oval.	Terço médio, incisal ou ponta de cúspide. Acomete um dente (causa local) ou grupo de dentes (causa sistêmica).	

Métodos de Diagnóstico Clínico e por Imagem em Superfície Proximal

Nas superfícies proximais, devido à sua localização anatômica topográfica, é difícil a detecção de lesões cariosas quando avaliadas apenas por meio de exame visual, principalmente na região posterior, onde a dimensão vestibulolingual proporciona uma área de contato. A questão gira em torno da dúvida quanto à presença ou ausência de lesão. Quando se tem evolução do processo carioso nestas superfícies, é possível visualizar descolorações na crista marginal, ou lesão pelas embrasuras vestibular e lingual (Fig. 12.2). Porém, estas lesões, via de regra, são detectadas clinicamente só quando a lesão acometeu grande extensão da face proximal.[24,44] No dente decíduo, devido à espessura menor do esmalte, o desenvolvimento da lesão de cárie é mais rápido.

O *exame visual* é o método mais utilizado para detectar lesões de cárie, pois é uma técnica simples que é realizada rotineiramente na clínica. Este exame apresenta alta especificidade, mas baixa sensibilidade e baixa reprodutibilidade; este último devido à sua natureza subjetiva. Entretanto, é incapaz de revelar pequenas lesões cariosas pela dificuldade de visualizar a superfície proximal, principalmente nas regiões posteriores, pela interferência de saliva e sangue, além de iluminação inadequada.[6] Mesmo com o auxílio do espelho, com a superfície limpa, seca e bem iluminada, o exame tem pouca capacidade de identificar os estágios iniciais e intermediários da lesão, exceto na ausência de contato proximal ocasionado pela crista marginal destruída ou ausência do dente adjacente (Fig. 12.3) ou em processo de erupção.[14]

O emprego da separação temporária das superfícies proximais promove melhora significativa no diagnóstico dessas lesões em ambas as dentições.[47] É necessário ter cuidado quando da realização desta técnica, devendo sempre realizar o afastamento dental da forma mediata com emprego de elásticos ortodônticos. O elástico deve envolver todo o ponto de contato, ou seja, o elástico fica abaixo e acima do ponto de contato, e permanecer de 24 a 48 horas antes de ser removido. Tempos mais prolongados ou seu uso incorreto podem acarretar inflamação gengival. O diagnóstico da atividade de cárie deve ser avaliado da mesma forma que em superfície lisa livre.[41] O método proporciona a diferenciação de lesões com e sem cavidade, se é ativa ou inativa; um método sem envolvimento de radiação ionizante; tolerável, efetivo e de baixo custo; permite o acesso direto à cavidade para que se possa avaliar a extensão da lesão. Contudo, existem algumas desvantagens: requer visita adicional, desconforto ocasional e falha de separação, além do potencial de exacerbação da inflamação gengival.[45,47] Assim sendo, a separação temporária dos dentes

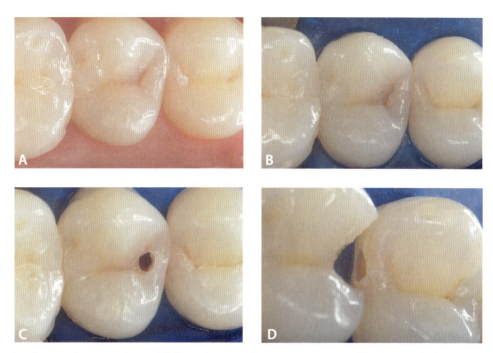

Fig. 12.2: Lesões de cárie nas faces proximais. (A) Descoloração das cristas marginais. (B) Dente isolado e seco, observa-se mais nitidamente o aspecto escurecido da crista marginal da mesial do segundo pré-molar. (C) Abertura da cavidade. (D) Lesão extensa atingindo dentina e verifica-se lesão com cavidade na distal do primeiro pré-molar.

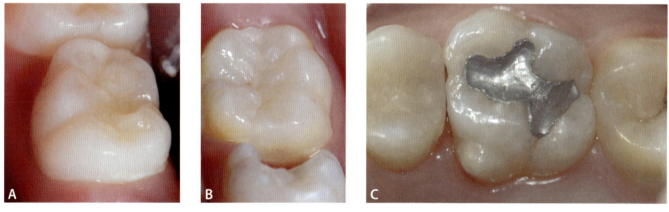

Fig. 12.3: (A) Lesão ativa na proximal do segundo molar decíduo; só pode ser observada após a esfoliação do dente decíduo. (B) Pequena cavidade na mesial do segundo molar decíduo, que só pode ser observado pela cavidade do dente adjacente. (C) Cavidade na mesial do primeiro molar; observa-se a pequena cavidade na crista marginal.

pode ser indicada no diagnóstico definitivo de lesões proximais duvidosas, devendo ser um método auxiliar e combinado[41] (Fig. 12.4).

Para auxiliar no diagnóstico dessas lesões, empregam-se as *radiografias interproximais*, pois têm maior potencial de detectar lesões de cárie proximais. Além disso, este método fornece mais informações a respeito das lesões cariosas, como tamanho, extensão e penetração, do que a inspeção visual. Existem variáveis que interferem na precisão desse método,[42,43] como variações na forma anatômica, na densidade dos tecidos duros e moles, as quais afetam o contraste da imagem bidimensional. A radiografia interproximal deve ser associada a outros métodos de diagnóstico, em função da inconsistência e da variabilidade do examinador na interpretação da imagem.[18] Para um diagnóstico correto é necessário cuidado na execução da técnica radiográfica, bem como o conhecimento do emprego do tipo de filme em relação à densidade e ao contraste[19] e realizar a avaliação da radiografia com boa iluminação[20] (Fig. 12.5).

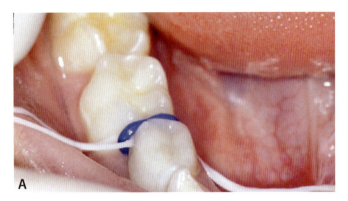 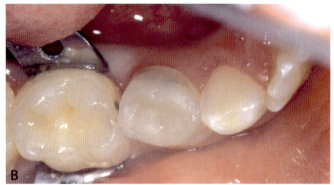

Fig. 12.4: Separação temporária com elástico ortodôntico. (A) Elástico ortodôntico em posição, envolvendo todo o contato proximal; (B) Lesão de cárie ativa com formação de cavidade na superfície distal do segundo molar decíduo, visualizada após o afastamento dental.

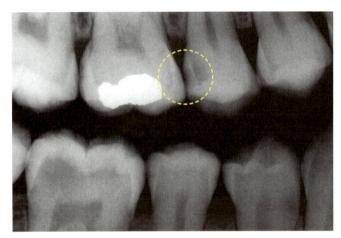

Fig. 12.5: Radiografia interproximal: observar lesões na superfície distal do segundo pré-molar superior.

Lesões incipientes proximais não aparecem na radiografia, a não ser as que se estendem a mais da metade da espessura do esmalte,[25] sendo que a imagem radiográfica vai evidenciar uma lesão menor do que a apresentada clínica e histologicamente. Somando a isso, a área radiolúcida em esmalte não corresponde à presença de cavidade. Esta só pode ser diagnosticada radiograficamente quando houver a perda de continuidade da superfície do esmalte. A proporção da espessura do esmalte com o tamanho da lesão é influenciada na aparência da cárie na radiografia,[41] devido aos diferentes graus de absorção da radiação pelos tecidos saudáveis das áreas de contrastes e das superfícies descalcificadas. Assim, tem-se que a avaliação do tamanho da lesão é afetada também pela superfície envolvida. Neste mesmo raciocínio, tem-se que as lesões em dentes permanentes apresentarão áreas distintas em relação ao dente decíduo em função do grau de mineralização e também pela diferença das dimensões vestibulolinguais dos dentes.[60]

O equipamento FOTI também pode ser utilizado no diagnóstico de lesões proximais,[46] sendo posicionado na região do terço médio das superfícies vestibular e lingual do dente a ser analisado para a detecção de lesões oclusais, ou então na região interdental, para detectar lesões proximais. Esta técnica utiliza a diferença de propriedades de reflexão de luz entre o esmalte sadio e o poroso devido à lesão de cárie. Assim, quando as lesões de esmalte são translúcidas, elas aparecem cinzas e opacas, ao contrário da translucidez normal do esmalte. Já, quando as lesões encontram-se em dentina, uma sombra de coloração marrom-alaranjada pode ser vista dentro do dente.[41] Em relação ao desempenho do método FOTI na detecção de lesões de cárie, observa-se alta especificidade, mas baixa sensibilidade para ambas as superfícies (oclusal e proximal). O método não usa radiação ionizante. No entanto, os métodos FOTI ou DIFOTI (transluminação com fibra óptica digitalizada) não apresentam mais benefícios do que os métodos visuais ou radiográficos.[9]

Métodos de Diagnóstico Clínico e por Imagem em Superfície Oclusal

O diagnóstico correto da cárie oclusal é mais desafiador do que em superfície proximal, pois é altamente subjetivo[10] e há uma variação considerável na opinião dos profissionais quanto ao diagnóstico e tratamento das lesões incipientes oclusais. Os métodos de diagnóstico podem variar desde os tradicionais exames visuais e radiografias convencionais, aos métodos de aprimoramento da inspeção visual, como FOTI e DIFOTI.[9,46] Podem ser utilizados também métodos quantitativos como a medição de resistência elétrica dos tecidos dentais e fluorescência a *laser*.

A *inspeção visual* para o diagnóstico de lesões de cárie oclusal é realizada sem o emprego da sonda exploradora, no entanto, pode-se empregar sonda com ponta romba apenas na remoção de debris de fissuras profundas. Da mesma forma que nas superfícies lisas, o exame deve ser realizado com boa iluminação, e as superfícies devem estar limpas e secas. As lesões de mancha branca podem ser vistas em torno da abertura da fissura oclusal, sugerindo que houve desmineralização do esmalte. Em outros casos, as fissuras podem se apresentar manchadas e esta aparência clínica pode ser indicativa ou não de lesão cariosa, uma vez que uma coloração mais escura pode ser vista em lesões paralisadas, onde material orgânico de origem extrínseca foi incorporado ao tecido dental, sendo que estas áreas são mais resistentes a uma nova mudança cariogênica,[6] não sendo indicado tratamento restaurador.[7] Estas lesões pigmentadas e paralisadas constituem um selamento biológico. A área de esmalte ao redor das fissuras também pode se apresentar opaca e/ou estar associada a um tom acinzentado indicativo de que a dentina foi acometida pela lesão cariosa, a qual se apresenta em franca progressão[27] (Fig. 12.6).

Apesar de a inspeção visual cuidadosa se mostrar como um importante instrumento diagnóstico que permite diferenciar, em grande parte dos casos, as lesões ativas das paralisadas, propiciando a escolha do tratamento mais apropriado, este método proporciona resultados ainda insatisfatórios. Nos casos de descoloração de tom marrom ou acinzentado, deve-se considerar a quantidade de biofilme acumulado antes da profilaxia, morfologia, idade e estágio de erupção do dente em questão;[10,12] além da necessidade de se realizar o exame radiográfico a fim de determinar a presença de possível lesão dentinária e, então, decidir ou não por um tratamento invasivo.

O dente pode ter uma superfície oclusal com aparência sadia à inspeção visual, e apresentar lesão de cárie "oculta", que pode avançar ao longo dos prismas de esmalte até ou além da junção amelodentinária. Nesses casos, justifica-se o uso conjunto do exame radiográfico interproximal ou ainda outro método complementar para que se consiga detectar um número maior de lesões "ocultas" (Fig. 12.7).

Uma radiolucidez na dentina presente na região oclusal vista em uma radiografia interproximal deve chamar

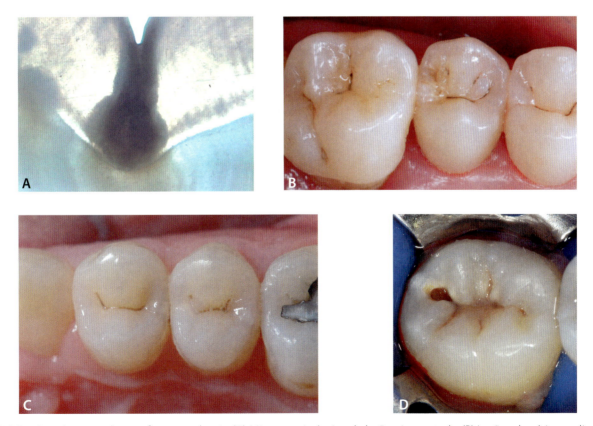

Fig. 12.6: Lesões pigmentadas nas fissuras oclusais. (A) Microscopia óptica de lesão pigmentada; (B) Lesões de cárie paralisada (selamento biológico); (C) Lesão de cárie ativa no segundo pré-molar atingindo a dentina (aspecto acinzentado do esmalte); (D) Lesão sugestiva de cárie ativa acometendo a dentina.

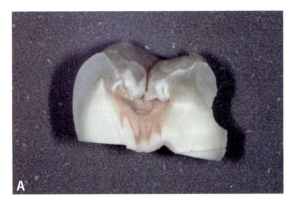
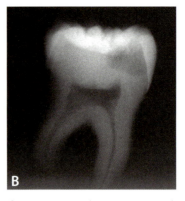
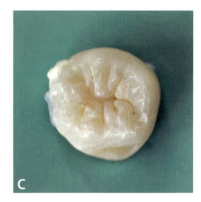

Fig. 12.7: Cárie oculta: (A) Primeiro molar permanente inferior seccionado ao meio. Por baixo da lesão de mancha braca oclusal observa-se cavidade em dentina. (B) Radiolucidez na oclusal em dentina. (C) Vista oclusal do mesmo dente, onde se observa que clinicamente a lesão não é visível (Cedido pela Dra. Andréia Pereira de Morais).

a atenção e constituir-se em um suplemento valioso à inspeção visual,[58] sem, no entanto, predizer a extensão da lesão de cárie, uma vez que clinicamente lesões visíveis em dentina radiograficamente se mostraram maiores quando tratadas de modo invasivo.[40] Este fato demonstra que o exame radiográfico interproximal é confiável quando se trata da confirmação da presença de lesões extensas em dentina, mas deve ser usado com cautela para o monitoramento da progressão ou paralisação da doença cárie na superfície oclusal. Também o fato do não aparecimento de imagem radiolúcida na radiografia não é garantia de ausência de cavidade. Assim, este método sempre deve estar associado ao exame visual, pois sua associação permite que a maioria das lesões de cárie possam ser identificadas corretamente.[35]

Da mesma forma que na superfície proximal, pode-se empregar a radiografia digital ou mesmo subtração radiográfica. Estudos têm demonstrado que esse tipo de aperfeiçoamento da imagem radiográfica tem contribuído para um aumento substancial da eficácia do método de diagnóstico de cárie oclusal, permitindo também melhor estimativa da profundidade da lesão dentinária, tendo a grande vantagem de armazenamento dos dados sem perda da qualidade.[9]

Apesar de não demonstrar a mesma efetividade observada na superfície proximal, a transiluminação por fibra óptica (FOTI) vem demonstrando resultados significativos, e também tem sido sugerida como uma ferramenta útil na detecção e avaliação da profundidade de lesões de cárie oclusal[15] (Fig. 12.8). Principalmente nos casos de lesões em dentina logo abaixo da junção amelodentinária, a sua associação com a inspeção visual apresenta performance superior à inspeção visual, exame radiográfico interproximal ou fluorescência a *laser*,

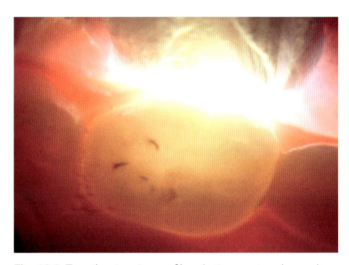

Fig. 12.8: Transiluminação por fibra óptica mostrando sombras escurecidas na superfície oclusal de segundo molar decíduo inferior evidenciando a presença de cárie (Cedido pela Dra. Márcia Santos).

utilizados individualmente na detecção e determinação da profundidade de lesões cariosas oclusais.[15]

Outro método que vem apresentando resultados promissores é a medição da condutibilidade elétrica dos tecidos dentários. O monitor eletrônico de cárie (ECM) utiliza a corrente alternada e mede a resistência da maior parte do tecido do dente. A porosidade das lesões de cárie é preenchida com líquido com alta concentração de íons do meio bucal, e este tecido mais poroso diminui a resistência elétrica ou impedância mais do que o tecido sadio.[9] O ECM é capaz de detectar e quantificar essa diferença. Ao medir as propriedades elétricas de uma determinada região de um dente, a sonda ECM é aplicada diretamente no local, normalmente em uma fissura. Durante o ciclo de medição (5 s), o ar comprimido é emitido a partir da ponta da sonda e isto resulta em uma coleção de dados sobre o período de medição, descrito como um perfil de secagem, que pode fornecer informações úteis para a caracterização da lesão.[46]

O aparelho baseado na fluorescência a *laser* mais fortemente estudado tem sido o DIAGNOdent (Kavo, Biberach, Alemanha), um método quantitativo de diagnóstico introduzido no mercado odontológico em 1998. Este método é baseado na fluorescência causada pelas porfirinas (metabólitos bacterianos) presentes nos tecidos cariados. Um *laser* com comprimento de onda de 655 nm é direcionada para a superfície dentária, penetrando no esmalte e na dentina. Quando encontrada uma lesão de cárie, parte da luz é então transferida como luz de comprimento de onda maior, caracterizando o fenômeno denominado fluorescência. Esta luz fluorescente é transportada posteriormente de volta ao aparelho através de fibras luminosas adicionais na circunferência da guia luminosa. Esta informação é processada pelos componentes eletrônicos dentro do instrumento e convertida em números que são mostrados em um visor digital.[31] Os dados numéricos obtidos no visor são utilizados diretamente para determinar o tipo e a extensão da lesão cariosa detectada para cada local analisado. No entanto, por ser um aparelho relativamente novo, as informações inicialmente fornecidas pelo fabricante quanto aos valores-limites entre um local considerado sadio e outro com cárie vêm sendo modificadas pelo próprio fabricante ao longo dos anos (Kavo Clinical Guide), como também por vários estudos científicos,[30,32] demonstrando que o modo de funcionamento mais eficaz deste aparelho ainda não foi completamente esclarecido.

Em relação aos dentes decíduos, verifica-se que o DIAGNOdent apresenta um bom diagnóstico de cárie oclusal comparável com o exame visual, sendo uma ferramenta muito útil. Contudo, o treinamento apropriado para a realização do exame visual pode oferecer resultados semelhantes sem a necessidade de aquisição de um equipamento adicional.[5]

TRATAMENTO NÃO INVASIVO

Controle Mecânico e Químico do Biofilme Dentário

A prevenção e tratamento da doença cárie estão diretamente relacionados ao controle do biofilme, que é a maneira mais eficaz de evitar o desenvolvimento e a evolução da doença. A remoção do biofilme tem como objetivo eliminar depósitos de resíduos alimentares, microrganismos e matéria não calcificada da estrutura dentária. Isso pode ser feito através de métodos mecânicos e químicos. É importante lembrar que a motivação e conscientização do paciente são fundamentais. Para isso, devem ser aplicados programas de prevenção e educação, individualizados para cada paciente, e que contemplem métodos simples e eficazes. Carvalho et al.[12] realizaram um programa de controle mecânico do biofilme em primeiros molares permanentes baseado na educação intensiva do paciente e remoção profissional do biofilme oclusal. Ao final de 3 anos, o programa mostrou resultados satisfatórios no controle e na prevenção da cárie oclusal. A seguir, são descritos os principais aspectos do controle/remoção mecânico e químico do biofilme.

Controle mecânico

Os métodos mecânicos para a remoção do biofilme dentário devem ser a primeira escolha, sendo necessário combinar motivação e instrução do paciente quanto aos cuidados de saúde bucal, aliado aos retornos regulares ao cirurgião-dentista (CD). O controle do biofilme é uma das medidas mais utilizadas em programas de saúde bucal,[49-52] sendo realizada principalmente através de instrução de higiene associada à escovação supervisionada e o uso do fio dental. A *escovação* tem como objetivo remover o biofilme, sendo um procedimento que à primeira vista parece simples e de fácil execução. Porém, principalmente em crianças, nem sempre é conseguida com eficiência. Ela deve ser realizada quando os primeiros dentes iniciam a erupção. Este procedimento de remoção mecânica do biofilme pode ser feito de diversas maneiras, dependendo da faixa etária da criança:

- Bebês (0 a 3 anos de idade): é importante iniciar a higienização da cavidade bucal antes mesmo da erupção dos dentes. Nesta fase, pode-se utilizar uma compressa de gaze ou a ponta de uma fralda umedecida em água filtrada para massagear as gengivas, contribuindo dessa forma para o estabelecimento de uma microbiota bucal saudável e começar a acostumar o bebê com a manipulação da cavidade bucal (Fig. 12.9). Como os pais são muito receptivos a informações nesta faixa etária, deve-se ressaltar a importância de realizar a higiene bucal para a prevenção e/ou o controle da cárie. Após a erupção dos primeiros dentes, a higienização pode ser realizada também com uma dedeira ou escova dental infantil.

Posição: A escovação pode ser feita com o responsável segurando a criança enquanto a cavidade bucal está sendo massageada com uma das mãos; ou a criança ficando no colo do responsável, na posição joelho-joelho, como já demonstrado no capítulo 7 para o exame clínico.

- Crianças em idade pré-escolar (3 a 6 anos de idade): nesta fase, ainda é responsabilidade dos pais a escovação dental. Muitas vezes, a criança quer escovar os dentes sozinha e, nestes casos, o responsável deve ter duas escovas idênticas, fornecendo uma para a criança escovar e começar a desenvolver a habilidade. Deve ser combinado que antes ou depois de a criança escovar sozinha, um adulto vai escovar também. *Posição*: a criança fica em pé, à frente e de costas para o responsável, que apóia no seu corpo a cabeça da criança. A mão esquerda do responsável é utilizada para estabilizar a mandíbula e a mão direita para executar a escovação (Fig. 12.10).
- Crianças em idade escolar (6 a 12 anos de idade): por volta dos 8 anos de idade, a criança já tem condições de realizar a escovação sozinha. O papel dos responsáveis passa a ser então o de supervisão ou auxílio para a escovação em regiões de mais difícil acesso. Em regiões com dentes em erupção, o adulto deve também auxiliar na escovação.
- Adolescentes (12 anos de idade em diante): o adolescente deve realizar os procedimentos de higiene bucal sozinho, pois já é capaz de fazer de forma eficaz. No entanto, a aceitação é o maior problema nessa faixa etária.[39]

Quanto às técnicas de escovação, as mais fáceis e comumente preconizadas são a técnica de Fones e a de Stillman modificada. A *técnica de Fones* é a mais simples e fácil para bebês e crianças em idade pré-escolar. A escova é colocada junto ao último dente inferior ou superior, e são executados movimentos circulares nas superfícies vestibular e lingual ou palatina, percorrendo todos os dentes inferiores e superiores. Deve ser destacado que não se pode saltar nenhum dente neste trajeto. As superfícies oclusais são escovadas com movimentos anteroposteriores, repetidos ao menos 10 vezes em cada região, estando a escova sempre posicionada em ângulo de 90 com o longo eixo do dente[3] (Fig. 12.11). A *técnica de Stillman modificada* apresenta mais dificuldade para a criança, e consiste na colocação da escova com o longo eixo das cerdas lateralmente contra a gengiva, deslizando-as da gengiva para a oclusal ou incisal do dente. São executados ao mesmo tempo pequenos movimentos vibratórios anteroposteriores (Fig. 12.12). Como esta técnica exige mais habilidade da criança, deve ser preconizada para crianças em idade escolar e adolescentes. Uma boa conduta quanto ao ensino da técnica de escovação, consiste de perguntar à criança e responsável como é executada a escovação e, após a demonstração por eles, realizar os ajustes necessários. Deve ser enfatizada a necessidade de seguir uma sequência, de modo a não deixar de escovar nenhuma superfície vestibular ou lingual/palatina, superior ou inferior. Além dos dentes, a língua também deve ser escovada.

Outro fator importante, diz respeito ao estágio de erupção do dente, principalmente o primeiro molar

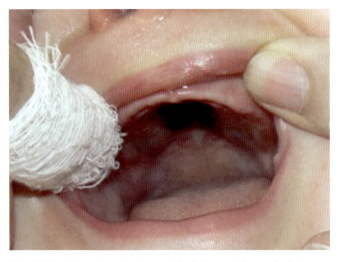

Fig. 12.9: Higienização da cavidade bucal de um bebê com 9 meses de idade.

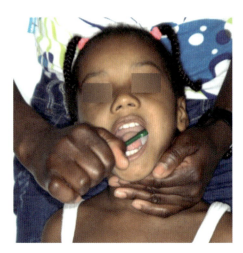

Fig. 12.10: Posição ideal para a escovação dentária em crianças de 3 a 6 anos de idade. Observar o apoio da cabeça da criança junto ao corpo da mãe.

permanente. O período mais crítico para o acúmulo de biofilme e desenvolvimento de lesões cariosas é durante a fase inicial da erupção até o elemento dentário atingir o contato oclusal com o dente antagonista (Fig. 12.13).[11] Nestas situações, os pacientes são orientados quanto à escovação transversal na região da arcada dentária de interesse. As figuras 12.14A,B ilustram a técnica, onde a escova é posicionada junto à comissura labial, sendo efetuados pequenos movimentos na direção vestibulolingual/palatina do molar. É importante nesta técnica utilizar escova infantil com menor tamanho da cabeça.

Em relação à frequência de escovação, deve ser sugerida a higienização 2 a 3 vezes ao dia, salientando que a última escovação deve ocorrer após a última ingestão de alimento do dia. Se a criança faz um lanche após o jantar, deve ser realizada a escovação a seguir, sendo enfatizado para os pais a importância desta higiene. A indicação da escova dental depende da idade da criança, habilidade manual e do uso de aparelhos ortodônticos. Existe uma variedade grande de escovas infantis disponíveis no mercado, levando a criança a solicitar aos pais a compra motivada pelo *design,* cor ou personagem da escova. Porém, deve ser reforçado para os responsáveis que a escova deve ter cerdas macias e cabeça pequena, cabo reto e volumoso para permitir boa empunhadura para a criança, sendo respeitada a faixa etária da mesma. No caso de utilização de aparelho ortodôntico, é importante não só o tipo específico de escova (ortodôntica ou sulcus), mas também a sua substituição com mais

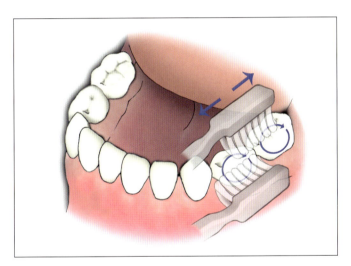

Fig. 12.11: Técnica de Fones. (Desenho feito por Marta Martins Montenegro).

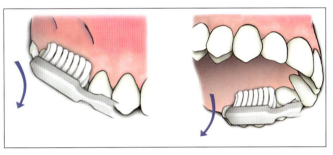

Fig. 12.12: Técnica de Stillman modificada. (Desenho feito por Marta Martins Montenegro).

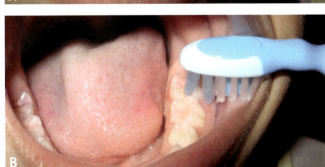

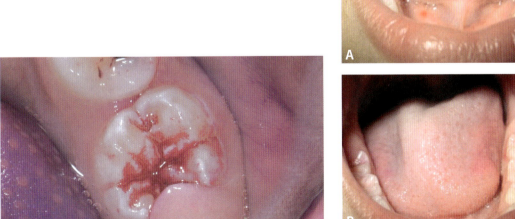

Fig. 12.13: Molar inferior em erupção evidenciando acúmulo de biofilme dental após a aplicação de evidenciador.

Fig. 12.14: (A e B) Escovação transversal com a finalidade de melhorar a higienização na região do primeiro molar permanente em erupção. Observar o tamanho pequeno da cabeça da escova.

frequência, devido à deformação mais rápida das cerdas causada pelo contato com o aparelho ortodôntico. Ainda em relação à escovação de portadores de aparelho, é recomendada uma escova com cabeça compacta nas superfícies oclusais e linguais/palatinas.

O *fio dental* também deve ser estimulado a partir do momento que a criança apresenta pontos de contato interproximal. Deve ser explicado para a criança e pais que como a escova não consegue acessar a região entre os dentes, apenas o fio dental removerá o biofilme nas superfícies proximais, prevenindo o surgimento de lesões cariosas e gengivite nessas regiões. A criança a partir dos 8 anos de idade pode ser treinada para usar o fio dental, e deve fazê-lo pelo menos na última escovação do dia. Esta habilidade é mais difícil de ser desenvolvida, mas com treinamento e reforços periódicos a criança aprenderá o uso correto. Inicialmente, podem ser demonstradas duas maneiras de passar o fio: o círculo ou alça e o fio enrolado nos dedos. No círculo, é feita uma alça com um fio com cerca de 50 cm, e os indicadores e polegares são usados para guiar o fio entre os dentes. Esta técnica é mais fácil para crianças. Para o uso do fio enrolado nos dedos, também se deve usar 50 cm de fio, sendo cada ponta enrolada nos dedos médios de cada mão. O fio deve ser guiado pelos dedos indicadores e polegares, pressionado em cada espaço interproximal. Pode ser também usado o fio em forquilhas. Existem também outros meios para auxiliar na higienização, como a escova dental elétrica, os raspadores de língua e os colutórios. Deve-se, no entanto, estar atento à idade da criança, para ver qual o método de higienização é mais indicado para cada faixa de idade.

Controle químico

O controle químico do biofilme dental se dá através do uso de antimicrobianos. Esses agentes foram introduzidos como adjuvante para o controle do biofilme. No entanto, devem possuir as seguintes características para serem considerados ideais: especificidade apenas para as bactérias patogênicas; substantividade; estabilidade química durante o armazenamento; ausência de reações adversas na cavidade bucal, como manchamentos; segurança toxicológica; não alterar de forma negativa a microbiota e ser de fácil uso.[56] Além de serem usados nos casos onde não se consegue a remoção do biofilme utilizando apenas os métodos mecânicos, estão indicados em casos específicos, como: pacientes com alto risco de cárie, pacientes com necessidades especiais e pacientes com comprometimento sistêmico grave.[2,53,54]

Entre os agentes químicos, pode-se citar a clorexidina como um dos mais efetivos para reduzir o biofilme supragengival e a gengivite.[17,53,54] A clorexidina pode ser encontrada em diversos veículos, como verniz, gel e colutório. O seu mecanismo de ação está relacionado à redução de formação da película adquirida, à alteração na absorção bacteriana e adesão ao dente.[53] Estudos envolvendo a clorexidina têm mostrado uma redução de 50% do biofilme dentário.[29,59] Outros estudos[16,53] associando o uso da clorexidina com diferentes agentes quimioterápicos, também mostraram resultados satisfatórios. Na clínica de Odontopediatria, a clorexidina pode ser utilizada sob a forma de verniz. A técnica de aplicação consiste da colocação sobre a estrutura dentária, após isolamento relativo e secagem dos dentes. Deve-se recomendar a não ingestão de alimentos durante 2 horas, e realizar a escovação somente após 12 horas da aplicação.

Selante

Os selantes de cicatrículas/fossas e fissuras são materiais adesivos que podem ser aplicados nas superfícies oclusais dos dentes posteriores. Atuam como uma barreira mecânica na região e também facilitam a higienização no local. Este procedimento tem como objetivo prevenir ou paralisar lesões de cárie incipientes não cavitadas[8] em superfícies consideradas de alto risco pela sua anatomia e consequente dificuldade de higienização. Também podem ser aplicados em casos de incisivos superiores que apresentam dente invaginado. Para a *indicação do selante,* deve-se analisar em conjunto o dente e a atividade de cárie da criança: devem ser selados dentes com sulcos e fissuras muito profundos, principalmente aqueles em fase de erupção, e em crianças com atividade de cárie ou com controle ineficiente do biofilme.

Podem ser empregados para selamento, materiais resinosos e ionoméricos. Os *selantes resinosos* são à base de BisGMA, e apresentam maior retenção,[50] melhor vedamento marginal, longevidade e baixa viscosidade, penetrando melhor nas fossas e fissuras do que os selantes ionoméricos.[48] Podem ser auto ou fotopolimerizáveis, com ou sem partícula de carga inorgânica, incolores ou matizados. Podem também ter fluoreto na sua composição. O selante com carga tem mais resistência mecânica, e é mais viscoso, o que pode dificultar a penetração do material nas fissuras. Como a retenção do selante resinoso é mais sensível à umidade durante a sua aplicação, não deve ser indicado para dentes em erupção onde não se pode colocar o isolamento absoluto. As figuras 12.15A-G mostram a sequência de aplicação do selante resinoso.

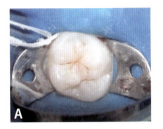 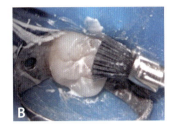 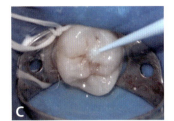 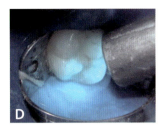
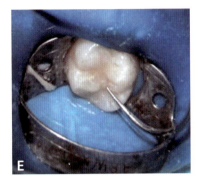 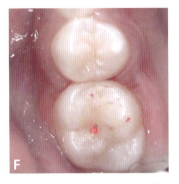 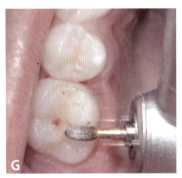

Fig. 12.15: Sequência de aplicação do selante resinoso: isolamento absoluto (A); profilaxia com pedra-pomes (B); condicionamento do esmalte (C); polimerização (D); verificação do material resinoso colocado (E); avaliação da oclusão (F); remoção das interferências oclusais (G).

Os *selantes ionoméricos* têm sido utilizados com êxito, principalmente em primeiros molares permanentes em erupção.[48] Este material tem a propriedade de liberar e reincorporar fluoreto, o que é uma vantagem adicional à barreira mecânica que os selantes representam.[38] A sua retenção é inferior em relação aos selantes resinosos, porém, no caso de perda do selante, o remanescente que permanece no local mantém a propriedade química de liberação de fluoreto. Na figura 12.16 pode ser visualizado o selante ionomérico aplicado em um molar em erupção.

O isolamento absoluto é recomendado para o selante resinoso, e o isolamento relativo é indicado no caso do selante ionomérico. Quanto à limpeza da superfície, é utilizada a pedra-pomes com água através de uma escova de Robinson (sulcos e fissuras). A lavagem da superfície deve ser abundante, para remover qualquer partícula desta região. A seguir, deve-se realizar o condicionamento ácido da superfície, com ácido fosfórico a 37%, por 15 a 20 segundos, nos dentes permanentes e por 30 segundos nos dentes decíduos (no caso de selante resinoso). Após a lavagem por igual tempo de condicionamento, deve ser checada a qualidade do condicionamento (verificar se a superfície está esbranquiçada ou se contaminou por saliva ou sangue). Caso haja contaminação, é necessário repetir o condicionamento ácido. Aplica-se o selante cobrindo todos os sulcos e fissuras, mas sem excesso, a fim de evitar interferências oclusais. O material é polimerizado, seguindo o tempo recomendado pelo fabricante. Após a remoção do isolamento, realiza-se a checagem cuidadosa da oclusão. As falhas mais frequentes estão relacionadas ao deslocamento parcial ou total do selante, excesso de selante, microinfiltração marginal e porosidade (formação de bolha).

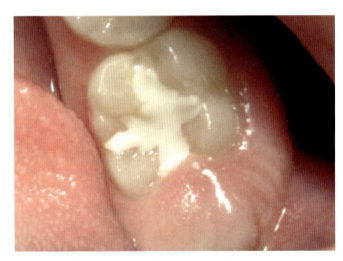

Fig. 12.16: Selante ionomérico em um primeiro molar permanente em erupção que apresentava mancha branca ativa devido a dificuldade de higienização.

É importante registrar que geralmente combinamos métodos não invasivos de tratamento da cárie, principalmente em pacientes com alta atividade desta doença. O quadro 12.3 mostra os métodos caseiros e profissionais de tratamento não invasivo da cárie dentária mais utilizados.[33]

Quadro 12.3: Métodos de tratamento não invasivo da cárie dentária.

	Indicações	Contraindicações	Posologia
Dentifrício fluoretado	• Uso diário, mínimo 2x ao dia. • Auxilia na remineralização das MBA • Independe do risco do paciente.	• Controverso. Uso racional nas situações onde o risco de fluorose supere o benefício em crianças com menos de 3 anos de idade. • Uso restrito em crianças entre 3 e 6 anos.	• Dentifrício infantil 2 a 3 vezes ao dia. • Até 3 anos de idade, quantidade equivalente a 1 grão de arroz. • 4-6 anos de idade, quantidade equivalente ao tamanho de uma ervilha. • 6-12 anos de idade, quantidade colocada através da técnica transversal da escova.
Bochecho fluoretado	• Uso diário ou semanal • Auxilia na remineralização das MBA. • Paciente com moderado e alto risco.	• Crianças com menos de 6 anos de idade. • Crianças sem reflexo de expectoração. • Crianças alérgicas a algum produto da fórmula.	• Diário – 0,05% 10 ml, 1 vez ao dia, durante 1 min após a escovação noturna. • Semanal – 0,2% 10 ml, 1 vez por semana, durante 1min após a escovação noturna.
Gel/mousse fluoretado (FFA a 1,23%, NaF a 2%)	• Aplicações profissionais a cada revisão do paciente. • Pode ser utilizado na remineralização de MBA, no entanto, necessita de um número maior de consultas.	• Crianças com menos de 4 anos de idade. • Pacientes em jejum. • Pacientes que tenham dificuldade de expectoração.	• Em pacientes sem atividade de cárie, pode ser aplicado nas consultas de revisão periódicas. • Em pacientes com atividade de cárie podem ser feitas 1 a 2 aplicações por semana, durante 4 semanas. Após, reavaliar a necessidade de mais aplicações.
Verniz fluoretado (NaF a 5%)	• Material de escolha na aplicação tópica das MBA e para bebês e pacientes com dificuldade de expectoração.		• Aplicações semanais por 4 a 6 semanas ou até a remineralização total do esmalte. • Uma aplicação trimestral, semestral ou anual (saúde pública).
Clorexidina	• Pacientes com alta atividade de cárie. • Pacientes com dificuldade de controle mecânico de biofilme.	• Pacientes com bom controle mecânico de biofilme.	• Solução a 0,12% (15 ml) ou 0,2% (10 ml): bochecho durante 1 minuto por 15 dias. • Gel (1%) ou dentifrício (0,6 a 1%): escovação com por 15 dias. • Verniz (1 a 40%): aplicação profissional 2 a 4 vezes por ano.
Selante	• Pacientes com alta atividade de cárie. • Pacientes com dificuldade de controle mecânico de biofilme e/ou com dentes com sulcos e fissuras muito profundos.	• Pacientes sem risco ou atividade de cárie.	• Aplicação profissional.

MBA: mancha branca ativa
FFA: flúor fosfato acidulado
NaF: fluoreto de sódio

REFERÊNCIAS

1. Alanen P, Hurskainen K, Isokangas P, Pietila I, Levanen J, Saarni U-M, Tiesko J. Clinician's abilitytoidentify caries risksubjects. Community Dent Oral Epidemiol 1994; 22:86-9.
2. Albandar JM, Buischi YA, Mayer MP, Axelsson P. Long-term effect of two preventive programs on the incidence of plaque and gingivitis in adolescents. J Periodontol 1994; 65 (6):605-10.
3. Anaise JZ. The toothbrush in plaque removal. J Dent Child 1975; 42:186-89.
4. Araujo FB, Araujo DR, Santos CK, Souza MAL: Diagnosis of approximal caries in primary teeth: radiographic versus clinical examination using tooth separation. Am J Dent 1996; 9:54-56.
5. Attril DC, Ashley PF. Occlusal caries detection in primary teeth: a comparison of DIAGNOdent with conventional methods. Brit Dent J 2001; 190(8):440-3.
6. Barbakow F, Imfeld T, Lutz F. Enamel remineralization: how to explain it to patients. Quintessence Int 1991; 22:341-47.
7. Basting RT, Serra MC: Abordagem conservativa para o tratamento de lesões cariosas proximais. Rev Soc Paulista Ortodontia 1999; XXI:24-30.
8. Beauchamp J, Caufield PW, Crall JJ, Donly K, Feigal R, Gooch B, Ismail A, Kohn W, Siegal M, Simonsen R. Evidence-based clinical recommendations for the use of pit-and-fissure sealants. A report of the American Dental Association Council on Scientific Affairs. JADA 2008; 139 (3):257-67.
9. Braga MM, Mendes FM, Ekstrand KR. Detection activity assessment and diagnosis of dental caries lesions. Dent Clin North Am 2010 Jul; 54(3):479-93.
10. Carvalho JC, Ekstrand KR, Thylstrup A. Dental Plaque and caries on occlusal surfaces of first permanent molars in relation to stage of eruption. J Dent Res, 1989; 68(5):773-9.
11. Carvalho JC, Figueiredo CS, Mestrinho HD. Clinical report on plaque formation, distribution and maturation within the primary, mixed and permanent dentitions. Eur J Paediatr Dent 2009; 10 (4):193-9.
12. Carvalho JC, Thylstrup A, Ekstrand KR: Results after 3 years of non-operative occlusal caries treatment of erupting permanent first molars. Community Dent Oral Epidemiol 1992; 20:187-92.
13. Cleaton-Jones P, Daya N, Hargreaves JA, Cortes D, Hargreaves V, Fatti LP: Examiner performance with visual and FOTI caries diagnosis in the primary teeth. South African Dent J 2001; 56:182-85.
14. Côrtes DF, Ekstrand KR, Elias-Boneta AR, Ellwood RP: An in vitro comparison of the ability of fibre-optic transillumination, visual inspection and radiographs to detect occlusal caries and evaluate lesion depth. Caries Res 2000, 34:443-447.
15. Côrtes DF, Ellwood RP, Ekstrand KR: An in vitro comparison of a combined FOTI/visual examination of occlusal caries with other caries diagnostic methods and the effect of stain on their diagnostic performance. Caries Res 2003, 37:8-16.
16. Decker EM, Maier G, Axmann D, Brecx M, VonOhle C. Effect of xylitol/chlorhexidine versus xylitol or chlorhexidine as single rinses on initial biofilm formation of cariogenic streptococci. Quintessence Int 2008; 39 (1):17-22.
17. Decker EM, VonOhle C, Weiger R, Wiech I, Brecx M. A synergistic chrlorexidine/chitosan combination for improved antiplaque strategies. J Periodontol Res 2005; 40 (5):373-7.
18. El-Housseiny AA, Jamjoum H: Evaluation of visual, explorer, and a laser device for detection of early occlusal caries. J Clin Pediatr Dent 2001; 26:41-48.
19. Eli I, Weiss EI, Tzohart A, Littner MM, Gelernter I, Kaffe I: Interpretation of bitewing radiographs. Part 1. Evaluation of the presence of approximal lesions. J Dent 1996; 24:379-83.
20. Espelid I. Radiographic diagnoses and treatment decisions on approximal caries. Community Dent Oral Epidem 1986; 14:265-70.
21. Espelid I, Tveit AB: Clinical and radiographic assessment of approximal carious lesions. Acta Odont Scand 1986; 44:31-37.
22. Fejerskov O, Luan W-M, Nyvad B, Budtz-Jorgensen E, Holm-Pedersen P. Active and inactive root surface caries lesions in a selected group of 60- to 80-year old Danes. Caries Res 1991; 25:385-91.
23. Forgie AH, Pine CM, Pitts NB: The assessment of an intra-oral video camera an aid to occlusal caries detection. Int Dent J 2003; 53:3-6.
24. Hintze H, Wenzel A, Danielsen B, Nyvad B: Reability of visual examination, fibre-optic transllumination, and bitewing radiography, and reproducibility of direct visual examination following tooth separation for the identification of cavitated carious lesions in contacting approximal surfaces. Caries Res 1998; 32:204-09.
25. Kang BC, Farman AG, Scarfe WC, Goldsmith LJ: Mechanical defects in dental enamel vs. Natural dental caries: observer differentiation using Ektaspeed plus film. Caries Res 1996; 30:156-62.
26. Kay EJ, Paterson RC, Blinkhorn AS. Preliminary investigation into the validity of dentists' decisions to restore occlusal surfaces of permanent teeth. Community Dent Oral Epidemiol 1988; 16:91-94.
27. Kidd EAM, Ricketts DN, Pitts NB. Occlusal caries diagnosis: a changing challenge for clinicians and epidemiologists. J Dent 1993; 21:323-31.

28. Kreulen CM, Van't Spijker A, Rodriguez JM, Bronkhorst EM, Creugers NH, Bartlett DW. Systematic review of the prevalence of tooth wear in children and adolescents. Caries Res. 2010; 44(2):151-9. Epub 2010 Apr 10. Review.
29. Loe H, Schiott CR, Glavind L, Karring T. Two years oral use of clorexidine in man.General design and clinical effects. J Periodont Res 1976; 11 (3):165-71.
30. Lussi A, Francescut P. Performance of conventional and new methods for the detection of occlusal caries in deciduous teeth. Caries Res 2003; 37:2-7.
31. Lussi A, Imwinkelried S, Pitts N, Longbottom C, Reich E. Performance and reproducibility of a laser fluorescence system for detection of occlusal caries in vitro. Caries Res 1999; 33:261-66.
32. Lussi A, Megert B, Longbottom C, Reich E, Francescut P: Clinical performance of a laser fluorescence device for detection of occlusal caries lesions. Eur J Oral Sci 2001; 109:14-19.
33. Maia LC, Buczunski AKC, Portela MB, Castro GF, Souza IPR. Promoção de saúde bucal em crianças infectadas pelo HIV. In: Abordagem odontológica da criança infectada pelo HIV. São Paulo: Ed. Santos, 2008, p. 102-25.
34. Matalon S, Feuerstein O, Kaffe I. Diagnosis approximal caries: bitewing radiology versus the ultrasound caries detector. An in vitro study. Oral Surg Oral Med Oral Pathol 2003; 95:626-31.
35. McComb D; Tam LE. Diagnosis of occlusal caries: Part I.Conventional methods. J Can Dent Assoc 2001; 67 (8):454-57.
36. Neilson A, Pitts NB. The clinical behavior of free smooth surface carious lesions monitored over 2 years in a group of Scottish children. Br Dent J 1991; 171:313-18.
37. Newbrun E: Problems in caries diagnosis. Int Dent J 1993; 43:133-42.
38. Niederman R. Glass ionomer and resin-based fissure sealants – equally effective? Evid Based Dent. 2010; 11(1):10.
39. Ostberg AL, Ericsson JS, Wennström JL, Abrahamsson KH. Socio-economic and lifestyle factors in relation to priority of dental care in a Swedish adolescent population. Swed Dent J 2010; 34 (2):87-4.
40. Palma RG. Avaliação clínica de diferentes métodos de diagnóstico de lesões de cárie de superfícies proximal e oclusal. São Paulo, 1997, 151p. Tese de Doutorado – Faculdade de Odontologia da Universidade de São Paulo.
41. Palma-Dibb RG, Chinelatti MA, Souza-Zaroni WC. Diagnóstico de lesões de cárie. In: Assed S et al. Odontopediatria: Bases científicas para a prática clínica. São Paulo: Artes Médicas, 2005, p.269-87.
42. Pitts NB: The diagnosis of dental caries: 1. Diagnostic methods for assessing buccal, lingual and occlusal surfaces. Dent Update 1991a; 18:393-96.
43. Pitts NB: The diagnosis of dental caries: 2. The detection of approximal, root surface and recurrent lesions. Dent Update 1991b; 18:436-42.
44. Pitts NB, Longbottom C. Temporary tooth separation with special reference to the diagnosis and preventive management of equivocal approximal carious lesions. Quintessence Int 1987; 18:563-73.
45. Pitts NB, Rimmer PA. An in vivo comparison of radiographic and directly assessed clinical caries status of posterior approximal in primary and permanent teeth. Caries Res 1992; 26:146-152.
46. Pretty IA. Caries detection and diagnosis: novel technologies. J Dent 2006; 34(10):727-39.
47. Rimmer PA, Pitts NB. Temporary elective tooth separation as a diagnostic aid in general dental practice. Br Dent J 1990; 169:87-92.
48. Rodrigues CRMD, Imparato JCP, Raggio DP, Rocha R. Dentística. In: Fundamentos de Odontopediatria. São Paulo: Gen/Santos, 2009, p.229-51.
49. Sarmadi R, Gahnberg L, Gabre P. Clinician's preventive strategies for children and adolescents identified as at high risk of developing caries. Int J Paediatr Dent 2010.
50. Simonsen RJ. Pit and fissure sealant: review of the literature. Pediatr Dent 2002; 24(5):393-14.
51. Stookey GK; Gonsáles-Cabezas C. Emerging methods of caries diagnosis.J Dent Education, 2010, 65(10): 1001-06.
52. Strippel H. Effectiveness of structured comprehensive paediatric oral health education for parents of children less than two years of age in Germany. Community Dent Health 2010; 27 (2):74-80.
53. Teitelbaum AP, Pochapski MT, Jansen JL, Sabbagh-Haddad FA, Czlusniak GD. Evaluation of the mechanical and chemical control of dental biofilm in patients with Down syndrome. Community Dent Oral Epidemiol 2009; 37(5):463-7.
54. Teles RP, Teles FR. Antimicrobial agents used in the control of periodontal biofilms: effective adjuncts to mechanical plaque control? Braz Oral Res 2009: 23 Suppl 1:39-8.
55. Thylstrup A, Bruun C, Holmen L. In vivo caries models mechanisms for caries initiation and arrestment. Adv Dent Res 1994; 8:144-65.
56. Van DerOuderaa FJ. Anti-plaque agents: rationale and prospects for prevention of gingivitis and periodontal disease. J Clin Periodontol 1991; 18:447-4.
57. Verdonschot EH, Angar-Mansson B, ten Bosch JJ, Deery CH, Huysmans MCD, Pitts NB, Waller E. Developments in caries diagnosis and their relationship to treatment decisions and quality of care. Caries Res 1999; 33:32-40.
58. Weerheijm KL, Groen HJ, Bast AJJ, Kieft JA, Eijkman MAJ, van Amerongen WE. Clinically undetected occlusal dentine caries: A radiographic comparison. Caries Res 1992, 26:305-309.

59. Weiger R, Friedrich C, Netuschil L, Schlagenhauf U. Effect of chlorhexidine-containing varnish (Cervitec) on microbial vitality and accumulation of supragingival dental plaque in humans. Caries Res 1994; 28 (4):267-1.

60. Weiss EI, Tzohart A, Kaffe I, Littner MM, Gelernter I, Eli I: Interpretation of bitewing radiographs. Part 2. Evaluation of the size of approximal lesions and need for treatment. J Dent 1996; 24:385-388.

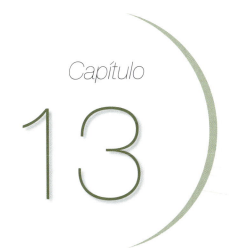

Capítulo 13

Uso de Fluoretos em Odontopediatria – Mitos e Evidências

Livia Maria Andaló Tenuta, Silvia José Chedid, Jaime Aparecido Cury

INTRODUÇÃO

A ligação entre fluoreto (F) e a Odontopediatria, isto é seu uso por/em crianças, tem raízes históricas, tanto em termos do seu benefício anticárie, como do risco de fluorose dental. Assim, há 60 anos foi comprovado que agregar íon flúor à água de abastecimento público reduzia a prevalência de cárie dentária em crianças a ela expostas desde o nascimento. Desde então, ficou enraizado um conceito de que seria indispensável ingerir F durante a formação dos dentes para uma resistência à cárie. Por outro lado, embora os conceitos sobre o mecanismo de ação anticárie do F tenham sofrido uma total reviravolta nos últimos 20 anos, isso não se traduziu em grandes mudanças no seu uso; medicamentos contendo F estão presentes no mercado e ainda são prescritos para crianças em regiões onde a água não é fluoretada. Este fato no presente mostra a dificuldade da transferência de conhecimento para as ações de prevenção e promoção de saúde bucal, o que será abordado neste capítulo.

Também, há 60 anos, ficou comprovado que fluorose dentária era o único efeito adverso da ingestão, por crianças desde o nascimento, de água fluoretada na concentração ótima (0,70 ppm de F para a maioria das cidades brasileiras). Por outro lado, como as alterações provocadas não comprometiam a estética dental dos acometidos, fluoretação da água foi e continua sendo defendida como uma estratégia de saúde pública porque seus benefícios anticárie superavam em muito os riscos do grau de fluorose dental decorrente.

Por outro lado, a partir da década de 1980 nos países desenvolvidos e 1990 nos em desenvolvimento foi observado declínio na prevalência de cárie, independentemente de existir F na água de abastecimento público, e este benefício tem sido atribuído a outras formas de usar F, como, por exemplo, a partir da simples escovação dental com dentifrícios fluoretados. Essa observação epidemiológica desencadeou uma série de estudos experimentais sobre os mecanismos de ação do F, enaltecendo seu efeito local (tópico) e não sistêmico. Portanto, não só crianças seriam beneficiadas pelo uso de F, adultos também.

Entretanto, apenas as crianças sofrem as consequências da ingestão de F durante a formação dos dentes, e concomitante ao declínio de cárie, também foi relatado aumento da prevalência de fluorose dental. Desse modo, frente à severidade do problema cárie, a fluorose dental decorrente da ingestão de água fluoretada, que não era preocupante e nem mesmo percebida (principalmente pelos cirurgiões-dentistas!), passou a ser assunto de discussão atual, levantando questão se não seria possível usar F sem nenhuma preocupação com fluorose dental. Este assunto também será abordado neste capítulo, considerando as distorções sobre o conhecimento desse fenômeno.

Assim, o objetivo desse capítulo é discutir os mitos gerados pela não consolidação de mudanças de conceitos, tanto sobre o mecanismo de ação do F no controle da cárie, como do conhecimento sobre o desenvolvimento da fluorose. Com base na melhor evidência disponível, discutimos os vários meios de uso de F por/em crianças, revisando brevemente o conceito sobre cárie, com foco no uso racional de F.

CÁRIE DENTÁRIA

A Odontologia e mais ainda a Odontopediatria continuam reféns da simplicidade da tríade de Keyes (dente + bactéria + açúcar = cárie) para explicar a cárie e aplicar ações preventivas para o seu controle.

Desse modo, medidas para tornar o dente mais resistente à cárie e tentar evitar que as bactérias mais cariogênicas implantem-se na cavidade bucal das crianças ainda têm sido estratégias muito discutidas. O papel do açúcar no desenvolvimento da cárie tem sido apenas relacionado à sua fermentabilidade pelas bactérias com produção de ácidos e consequente dissolução da parte mineral dos dentes.

Se o fluoreto (F) tornasse o dente mais resistente aos ácidos produzidos pelas bactérias ou inibisse sua produção quando da ingestão de açúcar, haveria redução de cárie, mas não é por esses mecanismos que o F exerce seu efeito anticárie, como veremos a seguir. Do mesmo modo, se fosse evitado que bactérias cariogênicas infectassem a boca das crianças, haveria uma solução simples para o problema de cárie. Ora, a cárie não é provocada por bactérias estranhas à cavidade bucal de nenhum humano, não devendo, portanto, ser considerada uma "doença infecciosa e transmissível". Em acréscimo, ela não é provocada por uma única espécie bacteriana, embora algumas sejam mais cariogênicas, e mais cedo ou mais tarde serão transmitidas para a cavidade bucal da criança.

Por outro lado, o conceito de que "cárie é uma doença multifatorial ou complexa" também não permite que sejam idealizadas estratégias para o seu controle, a não ser que os fatores necessários e determinantes para o desenvolvimento da doença sejam claramente conhecidos e definidos.

Nesse contexto, o acúmulo de bactérias nas superfícies dentais formando a placa (biofilme) dental é o fator necessário para o desenvolvimento da doença; ou seja, a cárie não é provocada por bactérias, mas sim pela organização natural de comunidades bacterianas sobre a superfície dura dos dentes, por isso hoje melhor denominada biofilme dental. Entretanto, a formação de biofilme, embora necessária, não é suficiente para o desenvolvimento da doença, sendo determinante que esse biofilme seja exposto a açúcar durante a sua formação e maturação. Assim, a exposição frequente a açúcares da dieta, principalmente sacarose (açúcar comum, açúcar da cana), que é o mais cariogênico, é o fator determinante negativo para o desenvolvimento de cárie, porque ao mesmo tempo em que bactérias mais cariogênicas são selecionadas no biofilme dental em formação, o ácido produzido dissolve o mineral dos dentes. Essa dissolução ocorrerá pelo período que o pH fica abaixo do crítico para a solubilização dos minerais da estrutura dental; para o esmalte, esse pH crítico está em torno de 5,5 e para a dentina, em torno de 6,5 (Fig. 13.1). Portanto, em lesões de cárie em desenvolvimento, após a exposição da dentina a progressão será muito acelerada se sacarose estiver sendo utilizada, mas também progredirá se açúcares muito menos acidogênicos como lactose (açúcar do leite) ou amido (encontrado em alimentos infantis) estiverem sendo consumidos.

Logo, a cárie seria melhor conceituada como uma doença dependente de biofilme dental e da exposição frequente a açúcar, que silenciosa e progressivamente dissolve os minerais dentais. Em outras palavras, na ausência de um desses fatores, não ocorre a doença; mais ainda, havendo biofilme sobre os dentes (não existe até o momento tratamento que impeça sua formação, mesmo porque é um fenômeno natural) e este sendo exposto a substratos fermentáveis a ácidos (isso sim não natural!) qualquer indivíduo desenvolve a doença (o que diferencia as pessoas é a velocidade com que lesões visíveis aparecem nos dentes). Por outro lado, limitar o controle

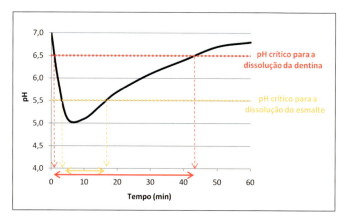

Fig. 13.1: Curva de pH do biofilme dental em função do tempo após a exposição ao açúcar (curva de Stephan). As linhas horizontais marcam o limite de pH onde a concentração de íons minerais na cavidade bucal não é suficiente para impedir a dissolução do esmalte ou dentina ("pH crítico"). As setas delimitam o período que o pH fica abaixo do crítico para a dissolução da dentina (vermelho) ou do esmalte (laranja).

de cárie à limpeza periódica dos dentes e restrição do consumo de açúcar é uma simplificação biológica do processo, sem considerar os determinantes sociais da doença.[28] Também deve ser enfatizado que, no caso de crianças, não deve ser ignorado que o esmalte de dente decíduo, por ser mais suscetível à cárie, apresenta progressão de lesões mais rápida do que a dos permanentes que o sucederão.

A tabela 13.1 resume alguns mitos e evidências sobre a cárie dentária.

Tabela 13.1: Mitos e evidências sobre cárie dentária.

Mitos	Evidências
Há pessoas resistentes à cárie	Cárie é decorrente do acúmulo de biofilme nas superfícies dentais e exposição frequente a açúcares da dieta, portanto frente a esses fatores lesões de cárie serão encontradas em qualquer face dental de qualquer indivíduo. A velocidade com que estas lesões tornam-se visíveis clinicamente, bem como sua progressão, pode variar de indivíduo para indivíduo e do substrato dental (esmalte *versus* dentina; esmalte decíduo *versus* permanente).
Cárie é uma "doença infecciosa e transmissível"	Ela não atende aos princípios necessários para ser assim classificada, pois é provocada por bactérias naturalmente presentes na boca de todos e para seu desenvolvimento a dieta é determinante. Além disso, nenhuma vacina anticárie ou agente antibacteriano foram usados para que fosse possível observar o declínio de cárie atual.
Cárie é uma doença transmissível	Toda criança adquire sua microbiota bucal do ambiente onde ela vive, mas uma vez estabelecida sua microbiota, microrganismos de outros não se implantam na cavidade bucal residente. A preponderância de uma ou outra espécie no biofilme é fruto da condição na qual ele é formado, p.ex. da frequência de exposição a açúcares fermentáveis que naturalmente seleciona microrganismos produtores de ácido e que mantêm seu metabolismo em pH baixo.[40] Assim, o que é "transmissível" na doença cárie são os hábitos de higiene e dieta da família, incorporados na rotina da criança, mas não os microrganismos, pois estes, mais cedo ou mais tarde, farão parte da sua microbiota!
Cárie é uma doença natural	Com base no passado quando a maioria das pessoas acabava com um par de próteses, pacificamente esse fatalismo foi aceito como natural. Hoje cada vez mais as pessoas acreditam que é possível viver com todos os dentes na boca sem grandes preocupações com a cárie, mais ainda, as pessoas querem hoje dentes brancos e bonitos!
Cárie é uma doença em extinção	Cárie não é provocada por bactérias estranhas à microbiota bucal, portanto microbiologicamente é impossível de ser erradicada.
Cárie é uma doença não controlável	Cárie é uma doença biologicamente controlável pela escovação dental, disciplina do consumo de açúcar e uso racional de fluoretos.
Cárie é uma doença essencialmente biológica	Cárie sempre foi uma doença de fundo social, no passado atingindo as classes sociais mais altas (a realeza, os ricos), as quais tinham mais acesso a açúcar (bens de consumo), mas hoje é o retrato da desigualdade social, atingindo os mais pobres.
Leite é cariogênico	Leite materno ou bovino contém lactose, sendo esse carboidrato, em comparação com a sacarose, considerado não cariogênico para o esmalte dentário e moderadamente cariogênico para a dentina. O problema é que geralmente o leite é adoçado com sacarose!
Escovação dental evita cárie	Sim, se todos fossem 100% eficientes para controlar o acúmulo de biofilme nas superfícies dentais. Entretanto, a limpeza que conseguimos realizar pelo simples ato mecânico de remoção do biofilme não engloba todas as superfícies dentais, deixando algumas sem proteção (as mais sucetíveis ao densenvolvimento de lesões de cárie, como proximais, oclusais de um dente em erupção), sendo imprescindível o uso de dentifrício fluoretado para estender a proteção a essas áreas.
Há segurança no controle de cárie para quem diz: *"Meu filho come doces, mas escova os dentes após"*	• Ninguém escova os dentes toda vez que, por exemplo, come uma bala! • Enquanto o doce está sendo injerido, o dente está sendo dissolvido; lembre-se que o pH cai após 2 min. (Fig. 13.1)! • Escovar os dentes será sempre importante, mas após ter havido a desmineralização, o mais importante seria ativar a reposição dos minerais perdidos (promover a remineralização).
Enxaguar a boca com água após ingerir doce evita cárie	Como mencionado, o que tinha que acontecer já aconteceu com o mineral do dente, isto é, a desmineralização e, em acréscimo, a água não vai diluir o açúcar que entrou no biofilme porque sua concentração já está diminuindo a favor do gradiente decorrente da lavagem ("clearance") do açúcar pela saliva.

Assim, qualquer estratégia para o controle da cárie deve necessariamente envolver o controle dos fatores necessários e determinantes para o desenvolvimento da doença, isto é, o acúmulo de bactérias nas superfícies dentais e o efeito do açúcar, de tal modo que o meio mais racional de usar F seria aquele que interfira nesses fatores.

MECANISMO DE AÇÃO DO FLUORETO NO CONTROLE DA CÁRIE DENTÁRIA

Enquanto açúcar é um fator determinante negativo para o desenvolvimento de cárie, F deve ser considerado um fator determinante positivo tendo em vista seu expressivo efeito no controle do desenvolvimento de lesões de cárie. Em função disto o F tem sido mundialmente usado para o controle de cárie, mas dúvidas ainda persistem quanto ao seu mecanismo de ação e por consequência na racionalidade da sua recomendação.

Seria fantástico se o F fosse capaz de evitar que as bactérias se aderissem às superfícies dentais interferindo no fator necessário para o desenvolvimento de cárie ou que ele evitasse a produção de ácidos pela fermentação de açúcares ingeridos na dieta; melhor ainda, se tornasse o dente resistente aos ácidos bacterianos. Entretanto, nenhum desses mecanismos explica como diferentes meios de usar o F reduzem a cárie. Afinal de contas, qual é o mecanismo de ação do F?

Toda vez que o biofilme dental é exposto a açúcares fermentáveis, ocorre a produção de ácidos, que acabam por diminuir o pH do fluido do biofilme, a porção aquosa entre as bactérias. A concentração de íons minerais na saliva e no fluido do biofilme é normalmente alta o suficiente para impedir que os minerais dos dentes se dissolvam e inclusive induzir a sua precipitação (remineralização dental). Entretanto, com o decréscimo do pH, há aumento exponencial na solubilidade desses minerais, resultando em sua dissolução quando o pH atinge valores abaixo de 6,5 (para dentina) a 5,5 (para esmalte) (ver Fig. 13.1). Quando os ciclos perda/ganho de mineral não permitem a reposição total dos íons perdidos para a saliva, ou seja, quando há acentuação da perda mineral, as lesões de cárie vão progressivamente se desenvolvendo, até a formação de manchas brancas e posteriormente cavidades. Isso ocorre quando há alta frequência de exposição do biofilme a açúcares, fazendo com que o pH do biofilme permaneça baixo por períodos frequentes. Outro exemplo é o uso de mamadeiras açucaradas por crianças durante a noite, resultando em baixo pH no biofilme durante horas, em especial no momento em que há redução do fluxo salivar (Fig. 13.2).

Dentro desse contexto, o F tem pouco efeito no controle dos fatores causais da doença; embora em altas concentrações, em estudos laboratoriais, seja possível demonstrar que na presença de F há menos produção de ácidos pelas bactérias (efeito no binônimo biofilme + açúcar), tais concentrações são raríssimas de serem encontradas na cavidade bucal, uma vez que a saliva, pelo efeito de lavagem, impede sua manutenção por períodos prolongados. Portanto, o efeito antibacteriano do F é clinicamente desprezível, porque seria necessário manter no fluido do biofilme uma concentração constante de pelo menos 10 ppm de F [39] e isso não é conseguido por nenhum meio de usar F atualmente disponível. Quando a exposição a açúcar é realizada concomitantemente ou logo após a escovação com creme dental fluoretado ou uso de bochecho fluoretado, certa inibição de acidogenicidade pode ocorrer [42], mas essa condição é rara clinicamente, pois ninguém come açúcar logo após a higiene bucal.

A grande ação do F no controle da cárie está na *capacidade de ativar a precipitação de minerais perdidos pela estrutura dental*. O F possui alta afinidade pelos íons cálcio e fosfato presentes naturalmente na saliva e fluido do biofilme, que se precipitam nos dentes na forma do mineral fluorapatita. Dessa forma, quando disponível na cavidade bucal, o F presente no fluido do biofilme dental é capaz de repor parte dos minerais que foram perdidos durante a produção de ácidos no biofilme – enquanto a hidroxiapatita, um mineral

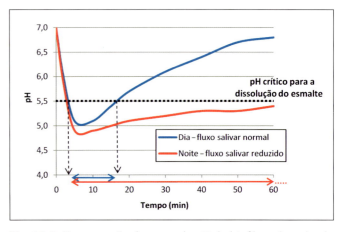

Fig. 13.2: Comparação da curva de pH do biofilme dental pela exposição a açúcar durante o dia, com acesso ao fluxo salivar, ou à noite, quando o fluxo salivar é reduzido. As setas delimitam o tempo que o pH fica abaixo do crítico para dissolução do esmalte durante o dia (azul) ou à noite (vermelho).

mais solúvel, se dissolve frente a uma queda de pH, a fluorapatita, menos solúvel, tende a se precipitar. Essa é a chamada *redução da desmineralização*[55] (Figs. 13.3 e 13.4). Além disso, quando o pH do biofilme retorna a níveis acima do crítico para a dissolução de minerais do dente, ou quando o biofilme é removido pela escovação, o fluoreto disponível no fluido do biofilme ou na saliva promove a reposição dos minerais que foram perdidos durante desafios cariogênicos, e isso é chamado de *ativação da remineralização*[55] (Figs. 13.3 e 13.4).

Cabe ressaltar que o efeito do fluoreto não é capaz de totalmente impedir a perda mineral, porque a reposição mineral nunca é total (Fig. 13.4). Na prática, se o desafio cariogênico for maior do que 6 a 8 vezes por dia, lesões de cárie serão gradativamente formadas.[9] No entanto, na presença de fluoreto, diminuindo a desmineralização e aumentando o grau de remineralização, há uma grande desaceleração no desenvolvimento da doença (Fig. 13.4).

Para que ocorra esse efeito físico-químico do F na redução da desmineralização e ativação da remineraliza-

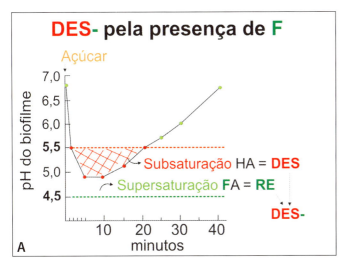
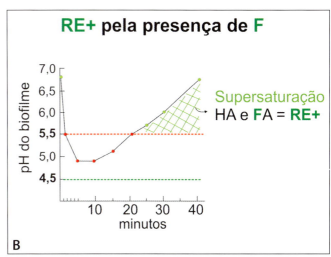

Fig. 13.3: Efeito da queda de pH no biofilme dental em relação aos fenômenos de desmineralização e remineralização dentais na presença de F. (A) A queda do pH do biofilme abaixo dos níveis críticos (5,5) para a dissolução da hidroxiapatita (HA) após exposição a açúcar não é suficiente causar dissolução da fluorapatita (FA), que só se dissolve a partir do pH 4,5; entre o pH 5,5 e 4,5, a FA continuará se precipitando. Assim, a desmineralização é reduzida na presença de F (DES-). (B) Quando o pH retorna a níveis acima do crítico para a dissolução da HA, a presença de F promoverá a ativação da remineralização pela concomitante precipitação de FA (RE+).

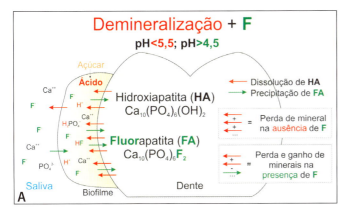
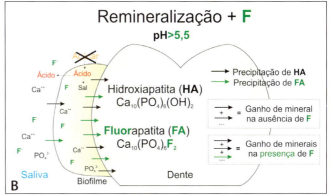

Fig. 13.4: Desenho esquemático da des e remineralização na presença de F. (A) O ambiente ácido gerado pela exposição do biofilme a açúcar causa dissolução do mineral hidroxiapatita, mas na presença de F parte dos minerais perdidos serão repostos na forma de fluorapatita, reduzindo a desmineralização. (B) Quando o pH do biofilme retorna a níveis acima do crítico para a dissolução do mineral do dente, tanto a hidroxiapatita como a fluorapatita tenderão a ser precipitar, favorecendo a remineralização dos minerais perdidos pelo dente.

ção, ele precisa estar disponível, presente constantemente, na cavidade bucal. A descoberta do efeito preventivo do F ocorreu historicamente pela observação de que a ingestão de água fluoretada diminuía cárie, o que sugeria que sua incorporação nos dentes em formação os tornava mais resistentes à cárie. No entanto, as pesquisas nas décadas subsequentes demonstraram claramente que o grande efeito do íon na redução da cárie ocorre quando ele está presente na cavidade bucal. Indiretamente, quando ingerimos água fluoretada ou alimentos cozidos com ela, o F absorvido retorna à cavidade bucal pela saliva, o que explica o efeito preventivo dos meios de uso de F baseados na sua ingestão. Embora esse conceito de que o efeito do F é essencialmente local, na cavidade bucal, esteja consagrado na literatura mundial há mais de 20 anos, em diversas ocasiões é possível perceber que não foi ainda totalmente incorporado na prática clínica, quando ainda estão em uso os termos "fluoreto sistêmico" e "fluoreto tópico". Entretanto, não há nenhum efeito clinicamente significativo da incorporação de F nos dentes durante sua formação, todo e qualquer meio de uso de F, mesmo aqueles que resultam em exposição sistêmica ao íon, como é o caso da água fluoretada, tem ação apenas local. Assim, os profissionais da Odontologia devem se libertar do conceito de que pelo menos duas vias de uso de F devem ser recomendadas, ou em outras palavras, de que na ausência de água fluoretada é necessário ingerir F de outra fonte, como suplementos pré e pós-natais.

O grande diferencial do F em relação a outros agentes preventivos diz respeito à manutenção de seu efeito mesmo em baixíssimas concentrações. Assim, é possível que mantenha seu efeito físico-químico algumas horas após a escovação com dentifrícios fluoretados, por exemplo, ou constantemente, pela baixa concentração de F que retorna para a saliva quando ingerimos água ou alimentos fluoretados. Dessa forma, o efeito de limpeza que a saliva exerce, em alguns minutos, elimina da cavidade bucal qualquer substância, que acabamos deglutindo, embora reduza o efeito preventivo do F, não é capaz de eliminá-lo. Além disso, o F reage com a estrutura dental, principalmente quando usado em alta concentração, como na aplicação profissional de flúor, formando um reservatório de F que lentamente libera o íon para seu efeito na cavidade bucal, mesmo que em baixas concentrações.

Assim, todos os meios de uso de F na clínica odontopediátrica objetivam sua manutenção, em concentrações baixas e constantes, no meio ambiente bucal e a tabela 13.2 resume o aqui relatado.

FLUOROSE DENTAL: O EFEITO BIOLÓGICO DA INGESTÃO DE F

Atualmente, é aceito que embora o esmalte seja enriquecido de F se houver ingestão durante sua formação, esse efeito biológico não o torna mais resistente à cárie. Por outro lado, todo F ingerido durante a formação dos dentes provocará invariavelmente o desenvolvimento de fluorose, desde graus imperceptíveis até o acometimento estético severo do esmalte dental. Assim, a fluorose dental deve ser considerada um efeito biológico da ingestão de F.

Desse modo, como todos os programas de prevenção de cárie de sucesso, seja no nível comunitário ou individual, estão embasados no uso de F, é esperado que seja observado, como resultado, o efeito biológico de sua ingestão. Cabe ressaltar que o nível de exposição ao F por esses métodos (água fluoretada, dentifrício fluoretado) é tal que fluorose moderada a severa é extremamente rara, sendo frequentes apenas os graus leve e muito leve. Este é o quadro epidemiológico atual: com o decréscimo dos índices de cárie pelo uso de F, é esperado aumento dos casos de fluorose dental leve e muito leve.

Assim, no balanço benefício anticárie do F e risco de fluorose, temos que nos pautar no uso racional de F; para usar F maximizando os benefícios anticárie e minimizando os riscos de fluorose (Fig. 13.5), não apenas o mecanismo de ação do F no controle de cárie deve ser bem compreendido, como também o mecanismo pelo qual ele causa fluorose, sendo este último conhecimento pouco difundido na prática clínica atual. Logo, alguns conceitos importantes.

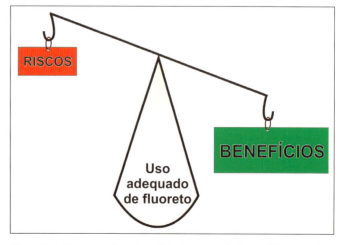

Fig. 13.5: O uso racional do F, balanceando benefício anticárie e risco de fluorose.

Tabela 13.2: Mitos e evidências sobre o mecanismo de ação do F no controle de cárie.

Mitos	Evidências
Flúor evita cárie	Por não interferir nos fatores etiológicos da doença, isto é, acúmulo de bactérias sobre os dentes e fermentação de açúcares em ácidos, o F não evita cárie, apenas reduz a manifestação da doença. Assim, para o máximo efeito anticárie os dentes devem ser escovados com dentifrício fluoretado e açúcar ser usado com disciplina.
Ingerir F durante a formação dos dentes os torna mais resistentes à cárie	Esta ingestão não torna o dente mais resistente à cárie. O que ocorre é que a incorporação de F no mineral dos dentes diminui sua solubilidade, mas o efeito clínico é extremamente pequeno se comparado com o efeito do F disponível na cavidade bucal, para agir nos processos de des e remineralização, e não explica a drástica redução de cárie pelo seu uso tópico.
É imprescindível o uso de F por um meio sistêmico	No passado, considerava-se que seria necessário ingerir F para deixar os dentes fortes, isto é, formar dentes resistentes à cárie. Na realidade, o efeito do F ingerido é tópico, interferindo com o processo de desenvolvimento da doença cárie pela presença constante na cavidade bucal. Assim, água fluoretada é um dos meios de uso de F que possibilita, pela ingestão contínua, uma ação tópica, mantendo níveis constantes de F na boca.
Fluoretação da água só é importante até os 13 anos de idade	Conceito do passado que considerava que o efeito do F era sistêmico e, portanto, como após os 13 anos de idade não mais havia nenhum dente em formação, fluoretar a água seria um desperdício de dinheiro. No entanto, ingerir água fluoretada beneficia o indivíduo pela vida toda, devido ao seu efeito tópico já mencionado.
O efeito anticárie do F da água depende só da água que é bebida	Conceito usado no passado para criticar a fluoretação da água porque as pessoas bebem também água mineral e refrigerantes. Também foi usado no passado para justificar a suplementação medicamentosa de F. No entanto, a maioria das pessoas, mesmo que não bebam água da torneira, sempre cozinham com ela. Assim, os alimentos cozidos com água fluoretada contribuem com fração importante do total de F ingerido por dia em região com água fluoretada; só o arroz-feijão contribui com 45% do ingerido[7].
Água fluoretada é o mais eficiente meio de uso de F no controle de cárie	Todo meio de usar F é eficiente para o controle de cárie, levando-se em consideração suas diferentes frequências de uso e avaliando seus efeitos no mesmo intervalo. Em países onde a cárie ainda é um problema epidemiológico, é o método de custo mais baixo e de maior abrangência. Alguns países (poucos!) têm conseguido controlar cárie sem necessitar de água fluoretada.
F não é importante para o controle de cárie	Em nenhum país do mundo, onde há consumo de açúcar, se conseguiu controlar a cárie, a não ser usando algum meio de liberação de F para a cavidade bucal.
Usando F a ingestão de açúcar está liberada!	Há limites e o F usado pela escovação com dentifrício fluoretado é capaz de eficientemente controlar o processo de cárie se a exposição à sacarose não for superior a 6-8x/dia.[9,24]
O efeito do F é de remineralizar o esmalte-dentina	Esse é um dos efeitos do F no controle de cárie, o qual é facilmente demonstrável experimentalmente, mas o F mantido no fluido do biofilme bucal também reduz a quantidade de mineral perdido quando do processo de desmineralização dental, e a importância relativa desses efeitos ainda está para ser esclarecida.
O efeito anticárie do F é permanente	Como pode ser entendido pelo seu mecanismo de ação, o efeito do F dura enquanto ele estiver sendo usado! O mais importante é que isso é válido para qualquer meio de usar F!

- Fluorose é um distúrbio da maturação do esmalte em formação, que permanece com uma maior porcentagem de proteínas e menos mineral. É irreversível, uma vez que o esmalte é formado apenas uma vez. Apenas os dentes em formação podem sofrer o efeito biológico do F, resultando em fluorose. Uma vez o esmalte formado, não há como desenvolver fluorose. Considerando o cronograma de mineralização dos dentes permanentes, o período de maior risco de ocorrência de fluorose nos dentes anteriores superiores engloba a idade de 20 a 30 meses.
- Fluorose é causada pelo F circulante no sangue. Portanto, independentemente da fonte (água fluoretada/alimentos cozidos com ela ou dentifrícios fluoretados), é a concentração total de F no sangue que será responsável pelo efeito final de fluorose.
- Fluorose é um efeito crônico de exposição ao F. Assim, não basta a ingestão de dentifrício em excesso por alguns dias ou semanas, pois a espessura de esmalte que se forma nesse período é muito pequena, e nenhuma alteração seria clinicamente visível. Estudos têm demonstrado que a severidade da fluorose está relacionada ao período de tempo durante o qual ocorre a exposição elevada ao F;[4] quanto mais longo, mais evidente o defeito.
- Toda a discussão em torno de fluorose está centrada nos graus muito leve e leve, que representam quase todos os casos nas sociedades modernas expostas à água otimamente fluoretada e usando dentifrícios fluoretados. Casos de fluorose mais acentuada estão relacionados à ingestão de água naturalmente fluoretada contendo concentração excessiva de F, acima do recomendado para consumo (mais de 2x superior ao ótimo).
- Nenhum estudo até hoje demonstrou que nos graus de fluorose leve e muito leve, haja considerável comprometimento da satisfação dos adolescentes com seus dentes.[8,21] Mais ainda, um estudo recente mostrou que em comunidades expostas à água fluoretada e dentifrícios fluoretados, onde prevalece fluorose muito leve e leve, a qualidade de vida associada à saúde bucal é maior – provavelmente um reflexo da redução dos índices de cárie nessas comunidades, culminando com menos casos de dor e mutilação dental pela doença.[13]
- Considerando que a fluorose é uma hipomineralização e que a desidratação dos dentes acentua sua visualização, o grau de fluorose observado em estudos ou consultórios odontológicos está acima daquele com o qual a criança ou adolescente convive em suas interações sociais, quando a proteção dos lábios acaba por manter a superfície dental úmida pela saliva (Fig. 13.6).
- O aspecto clínico da fluorose muito leve e leve não piora com o tempo após a erupção dental; ao contrário, por ser uma alteração superficial do esmalte, é atenuado pela capacidade remineralizadora da saliva e/ou desgaste fisiológico superficial do dente. A tabela 13.3 apresenta alguns mitos com relação à fluorose dental.

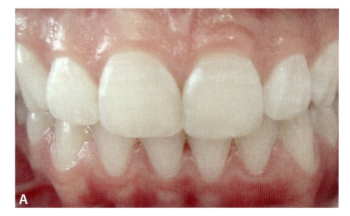

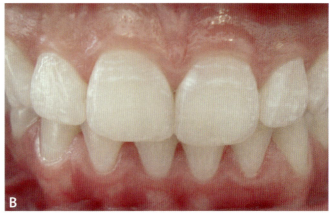

Fig. 13.6: Diferença no aspecto clínico da fluorose, antes (A) ou após (B) a secagem dos dentes.

Tabela 13.3: Mitos e evidências sobre fluorose dental.

Mito	Evidências
F afeta o ameloblasto, célula produtora de esmalte	O efeito do F não é celular; ele age na matriz do esmalte inibindo a reabsorção de proteínas e o efeito ocorre nos estágios finais de mineralização do esmalte. O espaço remanescente entre os cristais e prismas do esmalte gera uma opacidade, cuja severidade é função da dose de F utilizada e tempo de exposição.
Água fluoretada na concentração ótima não provoca fluorose dental	Na realidade, a concentração ótima de F na água é aquela que provoca o máximo benefício anticárie com o mínimo de fluorose dental. Assim, se numa região de água fluoretada não for encontrada certa porcentagem da população com fluorose, é sinal de que a água está com concentração subótima ou não fluoretada. Os valores aceitos como ótimos foram estabelecidos no EUA há mais de 50 anos e estão atualmente em revisão.
F da água é fator de risco de câncer, problemas ósseos, etc.	É bem conhecido que o único efeito da água otimamente fluoretada é fluorose dental e como o grau de alteração provocado não compromete a estética, isto é, não muda a qualidade de vida das pessoas, a fluoretação é defensável considerando saúde pública porque os benefícios anticárie superam os riscos envolvidos.
Há período ("janela") de risco de fluorose dental	O tempo de duração de uma determinada dose de exposição ao F é mais importante que períodos ou idades de risco quando grupos de dentes estão em formação. Assim, a prevalência de fluorose será menor quando da ingestão esporádica de água com concentração acima do ótimo do que quando água otimamente fluoretada é ingerida durante todo o período de formação do esmalte[8].
Fluorose é função da quantidade de F ingerido	Não necessariamente, porque o F precisa ser absorvido e estar circulante pelo sangue. Assim, a presença de alimentos no estômago reduz a absorção de F; além disso, apenas o F solúvel em alimentos ou dentifrícios é passível de ser absorvido, o que pode representar apenas uma porcentagem do F total.
Fluorose deixa o dente mais suscetível à cárie	Embora o esmalte fluorótico seja mais poroso que o normal, ele não é mais suscetível à cárie. Somente nos casos de fluorose severa, quando há perda de estrutura dental facilitando o acúmulo de biofilme e dificultando sua remoção, é que aumenta o risco de cárie.
Os incisivos permanentes superiores seguidos dos molares são os dentes mais afetados pela fluorose devido à água fluoretada	Em termos epidemiológicos, pré-molares são os dentes mais acometidos, cuja mineralização inicia-se por volta dos 2 anos e se estende até os 7 anos de idade, quando não há mais grande preocupação com ingestão inadvertida de dentifrício fluoretado.
Dentes decíduos apresentam menor índice de fluorose que os permanentes devido à barreira placentária a F	Em primeiro lugar, não existe barreira placentária ao F; todo o F circulante no sangue da mãe estará circulando no sangue do feto. No entanto, o F ingerido pela gestante está distribuído por toda sua massa corpórea, o que resulta em uma dose menor do que se apenas o corpo do feto fosse considerado.
Fluorose provoca manchamento dental	Sendo a fluorose uma hipomineralização, resulta em um aspecto mais branco e opaco do esmalte, que perde sua translucidez. Em casos raros de fluorose moderada e severa, as áreas hipomineralizadas, por serem mais porosas, acabam por se pigmentar pela exposição a alimentos na cavidade bucal.
Fluorose dental e óssea são provocadas por mecanismos idênticos	Os mecanismos pelos quais o ameloblasto produz esmalte e o osteoblasto produz osso são totalmente distintos. O ameloblasto produz uma matriz proteica que é reabsorvida durante a mineralização do esmalte e o F, por um mecanismo ainda desconhecido, inibe essa reabsorção. No caso do osso, a matriz proteica de colágeno é mineralizada sem ser reabsorvida. A mineralização do esmalte é mais sensível ao F que a óssea, pois o esmalte dental só se mineraliza uma vez, enquanto que o osso está sob constante remodelamento.
Dente com fluorose não deve sofrer aplicação profissional de F	A aplicação tópica de F não vai agravar o grau de fluorose existente, que é uma fotografia do passado, da infância da criança, pois a fluorose desenvolve-se pelo efeito do F durante a mineralização do esmalte (pré-eruptivamente). A aplicação deve sim ser feita se o paciente apresenta risco ou atividade de cárie.
O grau de fluorose é acentuado após a erupção dental	Nos graus muito leve e leve, a exposição à cavidade bucal atenua o aspecto clínico, pela ação remineralizante da saliva e desgaste fisiológico superficial do dente. Apenas nos casos de fluorose moderada e severa pode haver pigmentação do esmalte hipomineralizado, ou formação de cavidades pelo atrito mecânico na cavidade bucal, mas não são esses os graus em discussão nas sociedades modernas expostas à água otimamente fluoretada e dentifrício fluoretado.
Fluorose pode acometer um único dente da arcada	Fluorose é um efeito sistêmico do F presente no sangue, portanto dentes homólogos e formados no mesmo período devem apresentar a mesma alteração, por exemplo, incisivos e primeiros molares permanentes.

USO DO F NA CLÍNICA ODONTOPEDIÁTRICA

Dentifrícios Fluoretados

Mecanismo de ação

Dentifrícios fluoretados têm sido considerados o meio mais racional de uso de F, pois ao mesmo tempo em que o meio ambiente bucal é enriquecido com F, o biofilme dental formado está sendo removido ou pelo menos desorganizado pelo ato mecânico da escovação dentária. Como descrito, ignorar a necessidade de remoção do biofilme e lançar mão exclusivamente de F para o controle de cárie não é uma estratégia eficaz, pois o F não é capaz de evitar que a perda mineral ocorra, apenas aumenta (e muito) o tempo necessário para que lesões sejam clinicamente visíveis. Assim, o controle de cárie efetivo pelo uso de dentifrícios fluoretados ocorre por meio da combinação do efeito mecânico da escova na remoção total ou parcial do biofilme dental com a ação físico-química do F no processo de cárie, não só inibindo a desmineralização como ativando a remineralização de esmalte e dentina.

O controle da cárie pelo uso de dentifrícios fluoretados está embasado em dois efeitos principais[57] (Fig. 13.7): 1. Nos locais onde o biofilme foi removido, a saliva e o F residual salivar serão capazes de repor minerais eventualmente perdidos pela estrutura dental; sendo frequente a remoção do biofilme, a superfície permanecerá sempre protegida, pois está sendo removido um dos fatores necessários para a desmineralização. 2. Nos locais onde o biofilme não foi totalmente removido, o F terá ação, tanto ativando a remineralização por todo o período que o pH estiver neutro, como reduzindo a desmineralização quando o pH do biofilme cair pela exposição a açúcares.

De fato, o uso frequente de dentifrício fluoretado mantém no biofilme concentração de F mais alta do que quando ele não está sendo utilizado (Fig. 13.8).[10,17] Essa observação foi feita mesmo 10 horas após a escovação, demonstrando a importância do uso de dentifrício fluoretado para manter o F disponível no biofilme remanescente.

Desde que o efeito anticárie do uso de dentifrício fluoretado está principalmente embasado em sua retenção no fluido do biofilme remanescente, a escovação antes de dormir torna-se a mais importante do dia, quando o fluxo salivar diminui a lavagem do íon. De fato, o es-

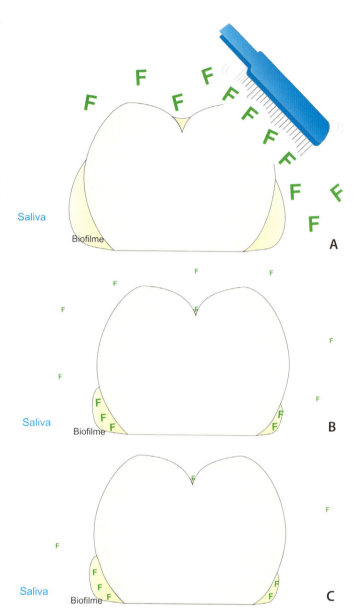

Fig. 13.7: Mecanismo de ação dos dentifrícios fluoretados. (A) Durante a escovação, além de remover biofilme acumulado sobre os dentes, há grande aumento da concentração de F na cavidade bucal. (B) O residual de biofilme dental não removido pela escovação ficará enriquecido com F. (C) A concentração de F diminui por meio da ação do fluxo salivar, o que ocorre mais rapidamente na saliva do que no biofilme não removido.

tudo controlado mostrou que uma escovação realizada no período da noite melhora em cerca de 30% o efeito anticárie do F, em esmalte e dentina, em comparação com uma escovação matinal.[31]

Indicação clínica considerando o benefício anticárie

Levando em consideração o mecanismo de ação descrito, recomendar dentifrícios fluoretados de forma universal, para todos os indivíduos, sem exceção, é natural,

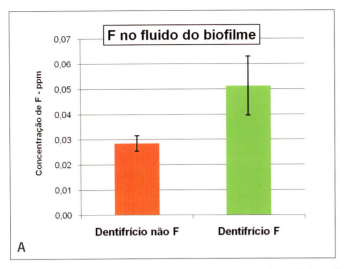
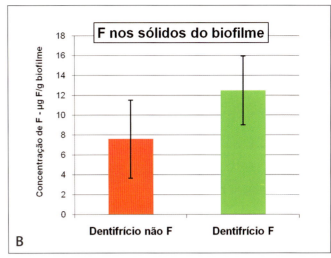

Fig. 13.8: Concentração de F no biofilme dental (fluido (A) e sólidos (B)) sob uso frequente de dentifrício fluoretado (3x/dia), 10 h após a última escovação (média ± erro-padrão).[10]

pois todos acumulam biofilme, e como uma limpeza diária 100% eficiente pela escovação é improvável, todos serão beneficiados pelo seu uso. Especificamente em Odontopediatria, quando a limpeza está a cargo dos pais ou responsáveis e o comportamento da criança pode ser um complicador, pensar em limpeza eficiente é quase utópico e, por isso, na infância, os dentifrícios fluoretados estão indicados, independentemente da idade, desde que sejam utilizados racionalmente.

Em geral, é muito difícil realizar a escovação em crianças muito jovens devido ao tamanho da cavidade bucal e amadurecimento motor. Além do mais, quando não há controle adequado da dieta ou de consumo de açúcares, estas crianças passam a ser consideradas de alto risco de desenvolvimento de cárie. Em acréscimo, as lesões de cárie progridem mais rápido no esmalte dos dentes decíduos do que nos permanentes. Dessa forma, além da evolução do processo de cárie no dente decíduo ser mais rápida, sua espessura é menor expondo a dentina subjacente aos ácidos bacterianos e fazendo com que produtos não cariogênicos para o esmalte, caso do leite, sejam capazes de desmineralizar a dentina. As cáries de estabelecimento precoce na infância ("rampantes ou de mamadeira") agravadas pelo uso de sacarose, são processos típicos desta faixa etária e, quando ocorrem, comprometem significativamente a alimentação, desenvolvimento oral e geral da criança por todas as circunstâncias que o tratamento especializado envolve. Ora, se a remoção mecânica do biofilme nestas crianças já é crítica, privá-las do benefício químico do F não parece racional. O uso de dentifrício fluoretado seria mais um recurso importante para a prevenção de cárie.

Dúvidas surgem com relação à frequência de uso de dentifrícios fluoretados. Considerando o exposto neste capítulo, o uso frequente (p.ex., 2 a 3 vezes ao dia) ajuda a manter o F na cavidade bucal ao longo do dia, importante para o controle de cárie. Estudos com crianças e adolescentes têm demonstrado maior efeito anticárie para aquelas usando dentifrício fluoretado 2 vezes ao dia em relação ao uso menos frequente.[16,46] Esse efeito da maior frequência de uso mostrou-se particularmente importante em crianças na fase de erupção dos primeiros molares permanentes; a escovação direcionada a esses dentes com dentifrício fluoretado 2 vezes ao dia mostrou um efeito anticárie 50% maior em relação ao uso uma vez ao dia ou menos.[46] Assim, orientação de higiene dos dentes em erupção com dentifrício fluoretado é imprescindível para reduzir o risco de desenvolvimento de lesões de cárie, durante essa fase de risco mais alto.[6]

Dentifrícios de baixa concentração de F

Com relação à concentração de F nos dentifrícios, é importante relembrar os conceitos apresentados sobre o mecanismo de ação do íon. Estudos recentes têm demonstrado que a comparação de efetividade de dentifrícios com baixa concentração (500 ppm de F) ou concentração convencional de F (1000-1100 ppm de F para os tendo sílica como abrasivo e 1500 ppm de F para os com carbonato de cálcio) deve considerar a atividade de cárie do paciente.[17,32] Em pacientes que controlam cárie, a efetividade de dentifrícios com concentração de 500 ppm de F pode ser similar à de dentifrícios com 1100 de ppm de F; no entanto, quando ambos são comparados em crianças em atividade de cárie, as diferenças são gritantes (Fig. 13.9). A diferença no efeito anticárie desses dentifrícios também é evidente quando se compara a perda mineral que ocorre no esmalte decíduo em função de crescentes frequências de exposição diária do biofilme à sacarose (Fig. 13.10); enquanto o efeito dos dentifrícios é similar em condições de baixa frequência de exposição à sacarose, apenas o dentifrício de 1100 ppm de F permanece efetivo quando a frequência aumenta.[17]

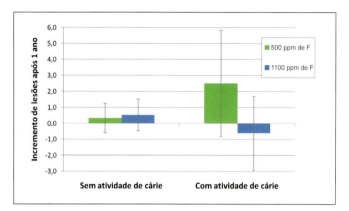

Fig. 13.9: Incremento de lesões de cárie em crianças sem e com atividade de cárie, após um ano utilizando dentifrício com 500 ou 1100 ppm de F. Para as crianças sem atividade de cárie, que controlam biofilme e dieta, o efeito de ambos os dentifrícios foi similar. Porém, para aquelas em atividade de cárie, uma acelerada progressão das lesões foi observada para aquelas utilizando dentifrício de baixa concentração de F.[32]

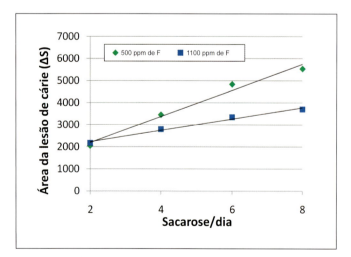

Fig. 13.10: Área da lesão de cárie formada no esmalte decíduo sob acúmulo de biofilme dental e exposição à sacarose em frequências crescentes, de 2 a 8 vezes ao dia. É possível observar a diferença entre os dentifrícios na capacidade de controlar a progressão das lesões quando aumenta o desafio cariogênico, sendo o dentifrício de 1100 ppm de F muito mais efetivo nesse controle.[17]

Coerente com o exposto, recentemente uma revisão sistemática da literatura mundial sobre dentifrícios fluoretados de diferentes concentrações atestou que para ser efetivo, um dentifrício deve ter pelo menos 1000 ppm de F.[60] Assim, a recomendação do uso de dentifrícios de baixa concentração de F, em termos de benefício anticárie, não é universal e deve ser feita apenas em casos isolados. A minimização do risco de fluorose pelo seu uso será discutida no próximo tópico.

Riscos

Mesmo com a comprovada efetividade anticárie dos dentifrícios fluoretados, seu uso por crianças tem sido questionado com base no fato de que elas ingerem certa quantidade de F toda vez que escovam os dentes, sendo essa ingestão maior naquelas com até 3 anos de idade. Esse assunto também tem sido enviesadamente explorado com base nos trabalhos mostrando que crianças são submetidas a uma dose de ingestão de F pelo dentifrício próxima da dose estimada que provocaria uma fluorose esteticamente aceitável. Assim, algumas informações adicionais sobre o risco de desenvolvimento de fluorose pela ingestão de dentifrícios são importantes:

- A prevalência de fluorose encontrada em crianças vivendo em cidade com água não fluoretada é menor do que aquela esperada tendo como base a dose de ingestão de F pelo dentifrício,[27] enfatizando que ela está sendo superestimada, quer seja pelo número de vezes que os pais relatam que a criança escova os dentes, quer seja pelos fatores que afetam a biodisponibilidade do F ingerido.
- Estima-se que cerca da metade do F ingerido diariamente por crianças em idade de risco de fluorose venha a partir da alimentação, e o restante a partir da ingestão inadvertida de dentifrícios fluoretados.[33,45] No entanto, os experimentos nos quais esses dados estão baseados levam em consideração a frequência diária de escovação dos dentes da criança relatada pelos pais ou responsáveis, o que apresenta alta probabilidade de estar superestimada. De qualquer forma, o dentifrício ingerido apenas adiciona ao já reconhecido efeito da água fluoretada de promover fluorose em níveis considerados esteticamente aceitáveis (fluorose muito leve e leve).
- O F ingerido a partir do dentifrício precisa ser absorvido no trato gastrointestinal, e há evidências de que apenas o F solúvel no dentifrício seja capaz de ser absorvido.[25,48] Assim, não há sentido de calcular a dose de

F a que uma criança está exposta quando ingere dentifrícios contendo 1500 ppm de F (concentração total), tendo em vista que a concentração de F solúvel nesses dentifrícios, usualmente formulados com o abrasivo carbonato de cálcio (causa insolubilização de parte do fluoreto com o passar do tempo), é semelhante àquela de dentifrícios contendo 1100 ppm de F formulados sem carbonato de cálcio (Fig. 13.11).[19]

- Se o dentifrício for ingerido logo após as refeições (até 15 min) haverá redução da absorção F.[18]

Recomendações de uso de dentifrícios fluoretados considerando o risco de fluorose

Ao indicar um dentifrício não fluoretado a crianças de pouca idade, não apenas o profissional as está privando do efeito preventivo do F, mas também não necessariamente as está protegendo da fluorose, já que outras fontes de F podem ser responsáveis pelo defeito. É importante considerar também que a indicação de dentifrício não fluoretado induz a livre possibilidade de ingestão pela criança. O sabor agradável de vários dentifrícios pode também estimular sua ingestão na forma de geleia para recheio de alimentos, pão, bolachas. Esta conduta não é educativa e dificultará a orientação ao uso adequado do dentifrício como um produto utilizado para a higiene bucal e não como um alimento que pode ser utilizado livremente pela criança ou responsáveis. Também deve ser enfatizado, que para o processo educativo de formação da criança, os pais servem de referencial em termos de comportamento e assim porque um filho não pode usar o dentifrício que seus pais estão usando: por conter 1500 ppm de F? Só quando crescerem? Atingirem 'maioridade' para tal?

Dessa maneira, pensando em uma forma eficiente e educativa de minimizar o risco de fluorose dental pelo uso de dentifrícios fluoretados por crianças de pouca idade, a recomendação universal é a de utilizar uma pequena quantidade de dentifrício para cada escovação. Quando se reduz a quantidade de dentifrício aplicado na escova, está sendo reduzida a dose de exposição sistêmica ao F, sem que haja grande comprometimento do seu efeito preventivo, considerando que o dentifrício está sendo utilizado em uma área restrita, a cavidade bucal da criança.[26] Para bebês, devido à menor massa corpórea e consequente maior preocupação em relação à dose de exposição, o uso de quantidades mínimas de dentifrício já é suficiente para a higiene dos dentes irrompidos (Fig. 13.12). Em acréscimo, se a escovação for feita após as refeições, a presença de alimento no estômago reduzirá a absorção do F do dentifrício inadvertidamente ingerido.[18] Com essas duas medidas, os profissionais podem ter segurança da indicação de dentifrícios fluoretados, independentemente da idade da criança.

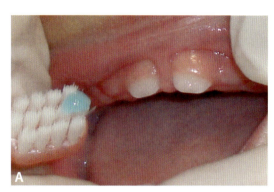
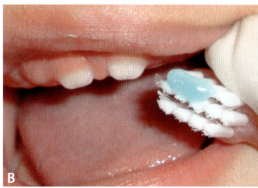

Fig. 13.12: Relação entre quantidade de dentifrício utilizada para a higiene bucal de bebês e o número de dentes irrompidos. As fotos mostram a quantidade aplicada em uma escova para bebês. (A) Uma quantidade menor do que 0,05 g já é suficiente para a higienização dos dentes. (B) A quantidade de 0,1 g ("grão de arroz") de dentifrício parece até demasiada considerando a área a ser higienizada.

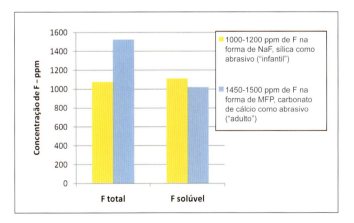

Fig. 13.11: Concentração de F total e solúvel (passível de ser absorvido) em dentifrícios com apelo "infantil" ou "adulto", demonstrando que não há diferença na biodisponibilidade do F pela sua ingestão, apesar das diferentes concentrações de F total.[19]

De fato, trabalhos epidemiológicos avaliando os benefícios e riscos do uso de dentifrícios fluoretados na primeira infância[23] demonstram que alguns hábitos indevidos, como ingerir ou succionar o dentifrício do tubo, e mesmo usar média ou grande quantidade na escova, aumenta o risco de fluorose sem melhorar o benefício anticárie. Ainda, o uso de uma pequena quantidade de dentifrício fluoretado por crianças em idade de risco de fluorose está respaldada pelas recomendações de academias científicas e entidades da Odontopediatria.[1-3,11,61]

Como mencionado, a recomendação de reduzir a quantidade de dentifrício usado na escovação em crianças de pouca idade é indispensável, independentemente da concentração de F no dentifrício, uma vez que ele não deve ser ingerido. Assim, a recomendação de uso de um dentifrício de baixa concentração de F, acreditando que reduzirá o risco de fluorose pela metade é ilusória; as crianças mais propensas ao desenvolvimento de fluorose clinicamente visível são aquelas que usam e ingerem uma quantidade excessiva de dentifrício a cada escovação; para elas, a redução da concentração não é suficiente para evitar a ingestão de F em quantidade excessiva.[26,45] Podemos mencionar ainda que dentifrícios de baixa concentração de F são comercializados de forma diferenciada para o público infantil, pois apresentam um custo muito maior que os cremes dentais de uso de toda a família, o que torna discriminatória sua recomendação universal.

É inevitável mencionar a dificuldade de padronização das quantidades pequenas de dentifrício a ser utilizado. Tem sido comumente utilizado o parâmetro de equivalência à pequena quantidade aquela similar a um grão de arroz (0,1 g) ou de ervilha (0,3 g). No entanto, a recomendação de iniciar a escovação tão logo o primeiro dente irrompa na cavidade bucal pelas entidades internacionais de Pediatria e Saúde bucal demandam uma orientação mais precisa com relação à quantidade a ser utilizada nestas crianças.

De fato, a dose de ingestão de F empiricamente proposta da literatura para manter fluorose em níveis que não causam comprometimento estético gira em torno de 0,07 mg de F por quilo de peso da criança por dia.[5] Embora não tenha sido comprovada experimentalmente, essa dose tem sido usada para cálculos de risco de exposição ao F, sendo possível, com base nela, demonstrar a segurança do uso de pequena quantidade de dentifrício fluoretado para a escovação dos dentes por crianças (Tabela 13.4).

Recentemente, um estudo controlado com crianças de 18 a 42 meses de vida demonstrou que o uso de quantidades de dentifrício fluoretado tão diminutas quanto 0,025 g para escovar os dentes é suficiente para manter a concentração de F alta na saliva e fluido do biofilme por pelo menos 30 min, sugerindo sua efetividade no controle de cárie em bebês.[15]

Além da utilização de pequena quantidade de dentifrício na escovação, o treinamento da criança para o enxágue da cavidade bucal é importante, pois ele minimiza a ingestão de F. Em crianças que já adquiriram reflexo motor para tal, o enxágue é indispensável para reduzir a ingestão de F.[53] A realização de um enxágue reduz a concentração de F remanescente na saliva à metade, de forma que o residual de F após o uso de um dentifrício com 1100 ppm de F, seguido da lavagem da cavidade bucal, é similar àquele de um dentifrício de 500 ppm de F, usado sem enxágue (Fig. 13.13).[62] Este dentifrício, por usa vez, ao ser lavado, resultará em uma diminuição ainda maior da disponibilidade de F na cavidade bucal, o que ajuda a explicar a diferença de

Tabela 13.4: Exposição a dentifrício fluoretado em crianças de diferentes pesos, considerando diferentes quantidades de dentifrício usadas durante a escovação com um dentifrício fluoretado contendo 1100 ppm de F solúvel.

Idade da criança	Peso	Quantidade de dentifrício utilizado por escovação	Quantidade de F solúvel por escovação	Dose diária para 2 escovações/dia	% em relação à dose limite*
Aproximadamente 12 meses	10 kg	0,1 g** (semelhante a um grão de arroz)	0,11 mg	0,022 mg F/kg/dia	31%
Aproximadamente 72 meses	20 kg	0,3 g (semelhante a um grão de ervilha)	0,33 mg	0,033 mg F/kg/dia	47%

*Considerando que 100% do dentifrício utilizado na escovação tenha sido ingerido, sem mesmo descontar o que fica retido na escova ou que não tenha sido absorvido.
**Nessa idade, a quantidade de 0,1 g pode até ser considerada excessiva tendo em vista os 4 a 8 dentes irrompidos (Fig. 13.12), podendo ser reduzida pela metade. Neste caso, a exposição ao F considerando 2 escovações diárias não chegaria a 20% em relação à dose-limite.

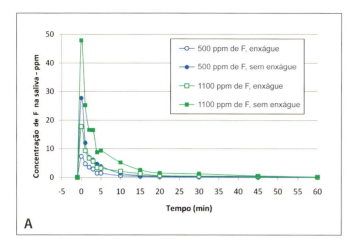
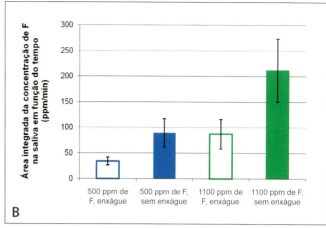

Fig. 13.13: Concentração de F na saliva após a escovação com dentifrício convencional (1100 ppm de F) ou de baixa concentração (500 ppm de F), seguida ou não de enxágue da cavidade bucal com água.[62] (A) Concentração de F na saliva em função do tempo. (B) Área integrada do gráfico "A", demonstrando que a disponibilidade de F na cavidade bucal cai pela metade pela realização do enxágue, e evidenciando que a recomendação do enxágue após uso de dentifrício de 1100 ppm de F trará o mesmo efeito de diminuição da ingestão do que o uso de um dentifrício de baixa concentração sem enxágue, mas o primeiro respaldado pelos estudos demonstrando sua efetividade.

Tabela 13.5: Mitos e evidências sobre dentifrícios fluoretados e riscos de seu uso.

Mitos	Evidências
Escovar os dentes com dentifrício sem F previne cárie	Os estudos clínicos feitos até hoje utilizando como controle dentifrício não fluoretado evidenciam que a presença de F no dentifrício é imprescindível para garantir o efeito anticárie da escovação habitual[38]. A presença de F no dentifrício é considerada tão importante quanto a presença de vitaminas na manteiga, leite e pão[50].
Dentifrício com 500 ppm de F previne a cárie	Revisão sistemática recente da literatura mundial demonstrou que o dentifrício deve conter no mínimo 1000 ppm de F para garantir o efeito anticárie[60].
Dentifrício fluoretado só deve ser usado após os 3 anos de idade	Considerando os fatores envolvidos no desenvolvimento de cárie e o efeito do F no seu controle, não há razão para privar crianças jovens do uso de dentifrício fluoretado. Elas devem ser educadas a usar uma pequena quantidade e desenvolver o hábito de expectorar.
Uso de dentifrício fluoretado antes dos 3 anos de idade é fator de risco de fluorose dental	Embora o dentifrício fluoretado seja considerado fator de risco de fluorose, não há evidência de associação entre prevalência de fluorose dental e seu uso antes dos 3 anos de idade.
Fluorose dental pode ser evitada usando dentifrício com 500 ppm de F	Se a quantidade de dentifrício utilizada não for controlada, mesmo na concentração de 500 ppm de F a dose de exposição ao F pode ser excessiva.
A prevalência de fluorose dental devido ao uso de dentifrício fluoretado é maior do que a provocada pelo F da água	Dados epidemiológicos mostram que o risco de desenvolver fluorose pela exposição à água otimamente fluoretada é 2 vezes maior do que a pelo uso de creme dental fluoretado.[23]
Há uma forte correlação entre dose de exposição ao F pelos dentifrícios e o grau de fluorose dental	Não há dados na literatura de estudos longitudinais mostrando uma associação clara entre a quantidade dentifrício ingerida durante a formação dos dentes e a fluorose resultante[41], enfatizando a diferença de dose de ingestão e o F absorvido (fração biodisponível).
Uso de dentifrício fluoretado na primeira infância causa problema renal, e outros	O único efeito colateral do uso crônico de F é fluorose dental. A associação de qualquer outro efeito ao seu uso, independentemente da idade, é puro mito e infelizmente os médicos pediatras não tem conhecimento sobre esse assunto para servirem de referência.

Tabela 13.6: Mito e evidências sobre o uso de suplementos de F.

Mito	Evidências
É imprescindível o uso de F por meio sistêmico (suplementos na ausência de água fluoretada)	Esse mito já foi apresentado na tabela 13.2, mas retorna, uma vez que ainda hoje há no mercado medicamentos contendo F (suplementos). Eles foram concebidos no passado para suplementar a ausência de F na água ou complementar sua deficiência, quando se acreditava que o mecanismo de ação do F era sistêmico. Atualmente, não apresentam qualquer indicação, sendo mais racional recomendar que a criança escove os dentes usando uma pequena quantidade de dentifrício, podendo involuntariamente ingerir certa quantidade de F, do que premeditadamente ingerir mais F pelos suplementos medicamentosos prescritos!
É importante que a gestante utilize medicamentos ou suplementos contendo F para beneficiar os dentes do bebê	Em primeiro lugar, não há evidência de que os dentes decíduos (os únicos em período de mineralização durante a gestação) sejam beneficiados por esta ingestão de F, em consonância com o descrito no mito acima e neste capítulo. Além disso, o F reage com o cálcio de suplementos vitamínicos, causando sua insolubilização, o que é preocupante, considerando a importância do cálcio para a gestante. Por fim, nenhuma associação, nacional ou internacional, recomenda a prescrição de F no período pré-natal.

efetividade entre dentifrícios de baixa concentração ou concentração convencional. Assim, parece mais efetivo para o controle de cárie a recomendação do uso de um dentifrício para o qual a efetividade está comprovada por revisões da literatura, seguido do enxágue para minimizar a ingestão.

Por fim, é importante salientar que até o presente, não há embasamento científico para recomendar que crianças só devam usar dentifrício fluoretado após 3 anos de idade, por não haver associação entre prevalência de fluorose dental e uso de dentifrício fluoretado antes dessa idade. Logo, embora dentifrício fluoretado seja considerado fator de risco de fluorose, a expectativa na Odontopediatria de que a ingestão de dentifrícios por crianças de pouca idade aumente a prevalência ou severidade da fluorose não justifica sua contraindicação, pois não está fundamentada em evidência.

Em resumo, para manter o benefício anticárie e reduzir o risco de fluorose pelo uso de dentifrício fluoretado, há segurança na recomendação do seu uso por crianças de pouca idade se pequena quantidade de dentifrício for usada para a escovação, a qual deve ser realizada de preferência após as refeições. A Tabela 13.5 explicita outros mitos sobre o uso de dentifrícios fluoretados.

Suplementos de Flúor

Considerando que o efeito do F ocorre quando presente na cavidade bucal, e que o uso de dentifrícios fluoretados está indicado para todos os indivíduos, não há sentido ingerir F na forma de comprimidos, mesmo em regiões onde não há água fluoretada. O uso desses suplementos durante a gestação também não apresenta indicação, uma vez que não há evidências de que causem alguma proteção anticárie para os dentes decíduos em formação no feto, como explicado na Tabela 13.6.

Soluções para Bochecho

Mecanismo de ação

Soluções fluoretadas para bochecho têm sido utilizadas com sucesso na clínica odontopediátrica, quer seja no nível comunitário, por meio de programas de bochecho em escolas, quer seja no nível individual, através da prescrição de bochechos para pacientes com risco de cárie. A efetividade das soluções fluoretadas nas concentrações de 0,05% de NaF (225 ppm de F) para uso diário, ou 0,2% de NaF (900 ppm de F) para uso 1x/semana, está embasada por revisão sistemática da literatura mundial, que demonstra forte evidência de efeito anticárie pelo uso de soluções para bochecho diário ou semanal.[36]

O mecanismo de ação das soluções para bochecho é muito similar ao do dentifrício fluoretado, porém não envolve a remoção mecânica do biofilme. Após o uso de soluções fluoretadas, a concentração de F na saliva e no fluido do biofilme aumenta e permanece acima dos níveis basais por cerca de 1 a 2 horas (Fig. 13.14).[52] Assim, o F permanece disponível na cavidade bucal para agir nos fenômenos de des e remineralização da estrutura mineral dos dentes.

Ao contrário dos passos seguidos durante a escovação com dentifrício fluoretado, normalmente sucedida por

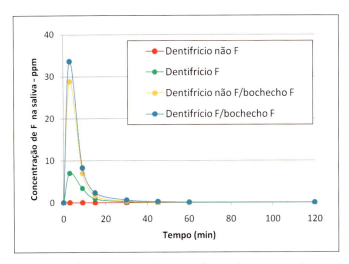

Fig. 13.14: Concentração de F na saliva após a escovação com dentifrício fluoretado por 1 min, seguida de enxágue da boca com água, realização de bochecho com NaF a 0,05% por 30 s, ou a associação de ambos.[52]

Tabela 13.7: Mitos e evidências sobre o uso de soluções fluoretadas.

Mitos	Evidências
Bochechos de F devem ser usados por todos	Em função do declínio de cárie devido ao uso de dentifrício fluoretado, eles só têm indicação individual para casos especiais, por exemplo, pacientes usando aparelho ortodôntico fixo.
Bochecho de F é fator de risco de fluorose dental	Não, porque o bochecho de F só é recomendado para crianças acima de 6 anos de idade quando o esmalte da maioria dos dentes já está mineralizado.

enxágue da cavidade bucal com água, quando realizamos um bochecho com solução fluoretada, não é recomendado enxágue posterior com água, o que aumenta a retenção do F na cavidade bucal (Fig. 13.14).[52] Os exaguatórios bucais fluoretados também são indicados para serem usados, ao invés de água, para o enxágue da boca após a escovação com dentifrício fluoretado em pacientes com alta atividade ou risco de cárie, no sentido de aumentar o residual de F que permanece na cavidade bucal.

Cabe lembrar que em concentrações menores do que 0,05% de NaF, não há evidência da efetividade das soluções fluoretadas. Assim, não há evidência para a recomendação do uso diário de NaF a 0,02% em crianças, prática essa difundida no Brasil, como de fato estudos experimentais controlados sugerem.[14]

Riscos

Os riscos associados ao uso de soluções para bochecho na clínica odontopediátrica estão relacionados à ingestão inadvertida do produto durante o bochecho. Nesse caso, não está envolvido o risco de fluorose dental, mas sim de intoxicação aguda pelo F.[20] A dose provavelmente tóxica (para que o F cause efeito de toxicidade) é de 5 mg F/kg de peso. Assim, uma criança de 10 kg, ao deglutir 10 mL de uma solução para bochecho semanal (NaF a 0,2% = 900 ppm de F = 0,9mg F/mL), está exposta a uma dose de F de 0,9 mg F/kg, o que é seguro em termos de toxicidade. Porém, se o volume ingerido for maior, há o risco de intoxicação aguda, com sintomas como mal-estar gástrico, vômito e diarreia. Tendo em vista esse risco, o uso de bochechos fluoretados está indicado apenas para crianças com mais de 6 anos de idade. A Tabela 13.7 apresenta mitos e evidências sobre o uso de soluções fluoretadas.

Meios Profissionais

Mecanismo de ação

A aplicação tópica profissional de F utilizando como veículo soluções aquosas, géis, vernizes ou espuma fluoretados, tem como objetivo formar um reservatório de F na superfície dental, para que seja liberado lentamente e interfira nos processos de des e remineralização aos quais os dentes são submetidos diariamente. Essa ação é fruto da propriedade do F, quando utilizado em altas concentrações (pelo menos acima de 100 ppm), de reagir com o cálcio presente na estrutura dental formando depósitos microscópicos de um mineral tipo fluoreto de cálcio ("CaF_2"). O fluoreto de cálcio é solúvel na saliva, sendo dissolvido lentamente (Fig. 13.15). Essa dissolução pode parecer indesejável, mas devemos sempre lembrar que apenas o F iônico, livre na cavidade bucal, apresenta ação anticárie, pois ele é capaz de interferir na des-remineralização dental.

Embora seja esperado que um produto que fosse capaz de formar maior concentração de fluoreto de cálcio nos dentes apresentasse maior efeito anticárie[54] (Fig. 13.16), a literatura mundial suporta o uso dos diversos tipos de agentes fluoretados, pela sua comprovada ação anticárie.[34,35] Talvez a quantidade formada pelo menos reativo dos meios seja suficiente em relação à concentração mínima necessária de F para interferir com a des-remineralização dental. A formação de fluo-

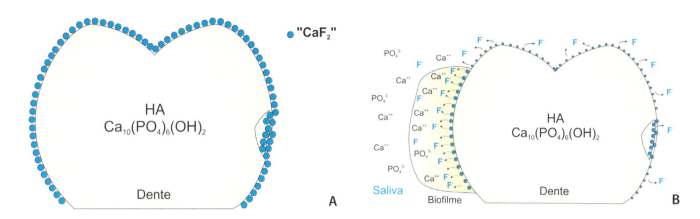

Fig. 13.15: O fluoreto de cálcio depositado na superfície dental na forma de microscópicos glóbulos (representados esquematicamente pelas esferas azuis) (A) dissolve-se na cavidade bucal liberando F para o fluido do biofilme e saliva (B). Maior quantidade de reservatórios é depositada em lesões de cárie iniciais, como a apresentada na face direita do dente, reforçando sua ação em crianças com atividade de cárie.

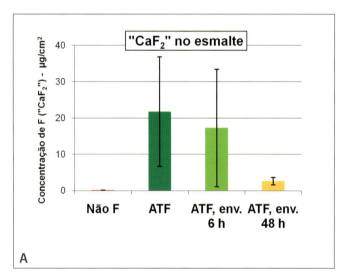

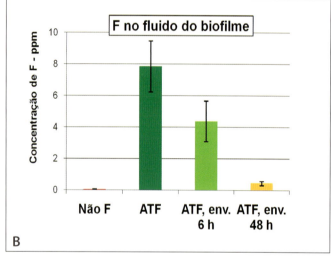

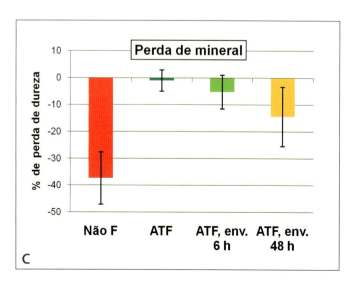

Fig. 13.16: (A) Concentração de F na forma de "CaF$_2$" depositado no esmalte e retido após a indução de sua dissolução (envelhecimento por 6 ou 48 h). (B) Concentração de F liberada para o fluido do biofilme em contato com o esmalte, segundo os grupos descritos em "A". Uma alta correlação foi observada entre a concentração de "CaF$_2$" presente no esmalte e a concentração de F no fluido do biofilme. (C) Perda de mineral do esmalte mediante desafio cariogênico mostrando uma relação inversa com a concentração de F disponível no fluido do biofilme.[54]

reto de cálcio é maior quanto maior a concentração de F solúvel no produto sendo aplicado e menor seu pH. Assim, produtos acidulados, como géis e espumas, são mais reativos com a estrutura dental, e preferíveis, em relação aos neutros, que estão indicados nos casos em que restaurações estéticas contraindicam o uso de produtos ácidos. Vernizes fluoretados normalmente apresentam maior concentração de F total do que os géis e espumas, porém a maior parte do F está inicialmente insolúvel e, portanto, inativo na reação com a superfície dental. No entanto, como permanecem por muito mais tempo sobre a superfície dental do que os géis e a espumas, sua reatividade é similar ou até mesmo maior (Tabela 13.8).

Conhecendo o mecanismo de ação dos meios de uso profissional de F, dúvidas surgem com relação ao protocolo clínico de aplicação. No passado, quando o uso tópico de F em alta concentração foi preconizado, os meios de uso eram soluções aquosas de NaF a 2%, que segundo um trabalho clássico da literatura,[30] levam de 3 a 5 minutos para secar sobre a superfície dental. Daí surgiu a recomendação de que o tempo de aplicação deve ser de 4 minutos, que até hoje persiste na clínica, porém sem qualquer evidência de que seja mais eficiente do que a aplicação por 1 minuto apenas.[59] A redução do tempo de aplicação é importante na prática clínica odontopediátrica, pois os procedimentos clínicos devem ter a menor duração possível. Outro mito é a recomendação para não beber água ou ingerir alimentos por pelo menos 30 min após a aplicação dos produtos, para a qual também não há evidência científica com relação à eficácia anticárie. A reação do F com a superfície dental é extremamente rápida, e o mineral tipo fluoreto de cálcio irá se dissolver invariavelmente mediante a exposição à saliva, sendo, portanto, esperado que mesmo a lavagem da boca após a aplicação não interfira na efetividade anticárie do método.[22]

Uma importante recomendação clínica na aplicação profissional de F é que os dentes estejam limpos, uma vez que o objetivo é formar fluoreto de cálcio sobre os dentes, e não sobre o biofilme, que pode ser removido em uma próxima escovação, sendo eliminado o desejado reservatório de F. Os dentes estarem limpos e secos é também fundamental na aplicação de verniz fluoretado, garantindo sua maior aderência à superfície dental, o que impediria que fragmentos do verniz se desprendam do esmalte e sejam ingeridos.

Outro aspecto clínico importante é direcionar a aplicação tópica de F às faces de risco ou com atividade de cárie. Assim, não faz muito sentido aplicar F na borda incisal e ponta de cúspides dos dentes. Dessa forma, com vernizes fluoretados é possível fazer uma aplicação mais racional nas áreas de risco, como terço cervical dos dentes. Agindo dessa maneira, será aumentada a segurança do uso profissional de F, tendo em vista a possibilidade de intoxicação aguda ao F (ver próximo tópico – riscos), a qual tem sido relatada com o uso de F gel aplicado com moldeiras.[49]

A utilização de meios de aplicação profissional de F deve ser vista como um meio complementar ao uso de F pelos pacientes, como água e dentifrício fluoretados, visando compensar a deficiência do paciente em controlar o processo de cárie. Assim, devem fazer parte de um programa preventivo estabelecido de acordo com o risco ou atividade de cárie do paciente ou comunidade, levando também em consideração outros fatores motivacionais. Por exemplo, alguns programas preventivos preconizam a reaplicação do F tópico a cada semana, durante um mês ("fluorterapia intensiva"); levando-se em consideração que os reservatórios de fluoreto de cálcio podem levar semanas para se dissolverem completamente (Fig. 13.17), tal protocolo mostra-se eficiente principalmente porque o retorno semanal serve também para reforço de higiene e controle da dieta. Desse modo,

Tabela 13.8: Concentração de F em produtos para a aplicação profissional e sua reatividade (formação de "CaF$_2$") com o esmalte em função do tempo de aplicação.[12]

Produto	Concentração de F	Concentração de "CaF$_2$" formado no esmalte (µg F/cm², média ± desvio-padrão)	Tempo de aplicação
Flúor em gel neutro	9.000 ppm	3,5 ± 0,9	4 min
Fluorfosfato acidulado em gel	12.300 ppm	30,2 ± 18,9	4 min
Fluorfosfato acidulado em espuma	12.300 ppm	18,2 ± 3,8	4 min
Verniz fluoretado	22.000 ppm	43,3 ± 8,7	24 h

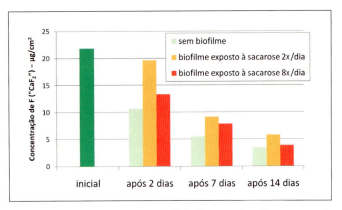

Fig. 13.17: Concentração residual de fluoreto de cálcio no esmalte dental, 2, 7 e 14 dias após a aplicação profissional de fluorfosfato acidulado em dentes mantidos sem biofilme e na presença de biofilme e exposição à sacarose.[56]

não há um protocolo universal para aplicação tópica de F; cada profissional deve utilizar esse meio adicional de F da forma que melhor atender às necessidades de seu paciente ou as possibilidades de uso na sua comunidade. Nesse sentido, a questão clínica mais importante tem sido: após quanto tempo deve ser feita nova aplicação profissional de F? Estudos clínicos têm mostrado que repetir a aplicação a cada 3 meses ao invés da usual a cada 6, não resulta em significativo maior benefício anticárie.[51] Assim, estes retornos só se justificam na clínica como prática motivacional e de estímulo ao cuidado e controle com a saúde bucal.

Riscos

Os riscos envolvidos no uso de produtos de aplicação profissional, assim como para as soluções fluoretadas, dizem respeito à intoxicação aguda por F.[20] A dose provavelmente tóxica (DPT), que representa a menor dose de risco de intoxicação aguda por F, é de 5 mg F/kg de peso. Assim, como os produtos para uso profissional apresentam altíssima concentração de F (Tabela 13.9), cuidado deve ser tomado no seu armazenamento e indicação de uso, para evitar acidentes. Além disso, mesmo que a DPT não seja atingida, a ingestão de grande quantidade de produto pode causar irritação gástrica e vômito, devido à alta concentração de F atingindo o estômago; assim, os cuidados na aplicação profissional de F incluem o uso de pequena quantidade de produto e remoção de excesso de géis e espuma.

Por outro lado, não há associação entre meios de aplicação profissional e fluorose dental, uma vez que fluorose é um efeito crônico, e a frequência de uso desses produtos é muito pequena. A Tabela 13.10 apresenta mitos e evidências sobre o uso profissional de F.

Materiais Liberadores de F

Considerando o mecanismo de ação do F no controle de cárie, materiais liberadores de F apresentam atributos que os credenciam como eficazes porque são capazes de liberar lentamente e por longo período baixas quantidades de F para o meio ambiente bucal. Em acréscimo, seu efeito anticárie independe da vontade do indivíduo e assim sua indicação deve estar embasada no grau de comprometimento do paciente em se autocuidar ou não. Desse modo, se o paciente estiver usando dentifrício fluoretado, o efeito anticárie de material liberador é dispensável,[10,29] como será discutido no próximo item deste capítulo.

Combinações de Meios de Uso de F

Como todos os meios de uso de F controlam a cárie por um mesmo mecanismo de ação, não se deve espe-

Tabela 13.9: Quantidade de F nos produtos para aplicação profissional e risco de intoxicação aguda.

Produto	Concentração de F	Quantidade de F em 1 mL ou 1 g	Quantidade de produto normalmente utilizada	Quantidade de produto correspondente à DPT* para criança de 20 kg (5 a 6 anos de idade)
Flúor fosfato acidulado em gel	12.300 ppm	12,3 mg	2,5 g/moldeira	8,1 g
Flúor fosfato acidulado em espuma	12.300 ppm	12,3 mg	1,5 g/moldeira	8,1 g
Flúor em gel neutro	9.000 ppm	9 mg	2,5 g/moldeira	11,1 g
Verniz fluoretado	22.000 ppm	22 mg	0,5 g	4,5 g

* DPT = dose provavelmente tóxica, 5 mg F/kg de peso.

Tabela 13.10: Mitos e evidências sobre o uso profissional de F.

Mitos	Evidências
F acidulado x neutro x verniz x espuma: um é melhor do que o outro	Somente há clara evidência de eficácia anticárie do F em gel acidulado e verniz tipo Duraphat®, mas como os demais também formam "CaF_2" no esmalte, é esperado que eles também sejam eficazes
Aplicação tópica profissional de F deve ser feita por 4 min	Não há evidência de relação entre cárie e tempo de aplicação.
Após a aplicação tópica profissional de F, por 30 min deve ser evitado beber água ou alimentar-se	Não há evidência da relação entre cárie e essa recomendação.
Não é necessário fazer profilaxia para que a aplicação tópica profissional de F tenha efeito	Alguns estudos clínicos demonstram efeito anticárie mesmo quando a profilaxia não é realizada[46], porém há outros demonstrando que esse efeito varia de acordo com o risco de cárie do paciente[43]. Se o efeito da aplicação profissional de F depende da quantidade de "CaF_2" formado no esmalte, a profilaxia deve ser relevante. Em acréscimo, dente limpo e seco é fundamental para o diagnóstico diferencial de lesões ativas de inativas de cárie.
F em gel deve ser aplicado com escova	Não há estudo clínico comparando a efetividade do F gel aplicado com cotonete, escova ou moldeira. Com base no mecanismo de ação do meio, todas as formas de aplicação devem ser igualmente eficientes.
Reaplicação de F deve ser feita a cada semana, por 4 semanas	Diversos programas preventivos envolvendo a aplicação profissional de F apresentam eficiência comprovada na literatura, mas não há recomendação universal de protocolo.
Reaplicação de F deve ser feita a cada 6 meses	Há evidências de que reaplicação semestral é efetiva no controle de cárie, porém não há recomendação universal e essa sempre deve estar embasada no risco ou atividade de cárie dos pacientes.
Aplicação tópica profissional de F é fator de risco de fluorose	Não, porque na frequência em que ela é utilizada, não é mantida no sangue concentração de F por um tempo suficiente para provocar alteração no esmalte que seja clinicamente visível. No entanto, a ingestão excessiva de gel ou verniz fluoretado durante a aplicação sem o devido cuidado com a deglutição pelo paciente, pode causar intoxicação aguda, náusea ou vômitos.
O efeito anticárie da aplicação profissional de F é permanente	Não, nenhum meio de usar F garante efeito permanente (F não é vacina!); logo após a interrupção do uso de F, recidivas de cárie podem ocorrer, dependendo do comportamento de cada paciente.

rar sinergismo de efeito quando eles são combinados. De fato, quando o efeito anticárie isolado de uso de dentifrício fluoretado é comparado com o uso combinado com bochecho ou aplicação profissional a somatória de efeito é modesta quando comparada com o efeito de apenas usar o dentifrício.[37,44] Por outro lado, o efeito anticárie do dentifrício fluoretado é observado, independentemente de haver ou não água fluoretada. Assim, enquanto água e dentifrício fluoretados são indicados para todos, como, respectivamente, o meio mais abrangente e o mais racional de uso de F, as demais combinações devem ser criteriosamente analisadas e recomendadas de acordo com o risco ou atividade de cárie do paciente.

Trabalhos que comparam a associação de dentifrícios fluoretados com a aplicação tópica profissional de F[44,58] ou materiais liberadores de F[10,29] têm demonstrado que a combinação desses meios, quando dentifrício fluoretado está sendo utilizado 3 vezes ao dia, é desnecessária, pois o máximo de benefício já é alcançado pelo uso isolado do dentifrício. Por outro lado, na ausência de uso do dentifrício fluoretado, e provavelmente quando a frequência de seu uso é baixa, é possível claramente observar o efeito desses meios adicionais de uso de F. Assim, considerando que a alta atividade de cárie está associada não apenas ao consumo desregrado de açúcar, mas também ao acúmulo de biofilme e consequentemente diminuição da exposição ao F pelo dentifrício fluoretado, os meios adicionais de uso de F (bochechos, produtos de aplicação profissional e materiais liberadores de F) estão perfeitamente indicados (Fig. 13.18). No entanto, cabe lembrar que sem o controle dos fatores necessários para o desenvolvimento da doença, mesmo a associação de meios de uso de F pode ser insuficiente para o seu controle.

Outras situações clínicas nas quais a associação de meios de uso de F pode ser importante incluem o período de uso de dispotivos ortodônticos fixos e a fase de erupção dos molares permanentes (Fig. 13.19). Nestes, por serem confundidos com molares decíduos e devido à dificuldade de higienização pela localização e presença do opérculo gengival, há acúmulo de grande quantidade de biofilme. A progressão da lesão pode ser rápida o suficiente para alguns pais relatarem que o dente "nasceu cariado". Nessas situações, comuns na prática clínica, o odontopediatra tem um papel importante na avaliação e no acompanhamento do paciente, para a todo momento enfatizar a importância da higiene e, em alguns casos, alterar o protocolo de uso de F que vinha sendo empregado, incluindo, por exemplo, a prescrição de bochechos fluoretados e aplicação profissional de F. A Tabela 13.11 exemplifica alguns mitos sobre a combinação de meios de uso F.

Tabela 13.11: Mitos e evidências sobre a combinação de meios de uso de F.

Mitos	Evidências
O efeito anticárie da combinação de meios de usar F é a soma do efeito individual de cada meio.	Como todos os meios de uso de F agem pelo mesmo mecanismo de ação, o efeito sinérgico é menor que a soma dos efeitos de cada meio; exemplo clássico: água fluoretada reduz a prevalência de cárie em 60% e bochecho de NaF a 0,2% em 40%, mas uma criança usando ambos os meios nunca ficará sem cárie (100% de prevenção, "cárie zero").
A aplicação profissional de F deve ser feita em todos os pacientes.	Em decorrência do declínio de cárie devido ao uso de dentifrício fluoretado, ela só tem indicação em estratégias populacionais direcionadas a indivíduos ou grupos de risco.

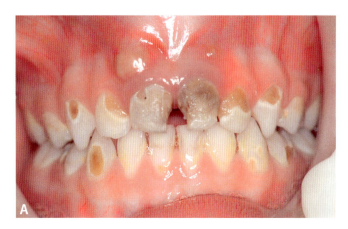
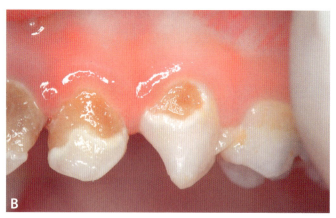

Fig. 13.18: (A) Paciente de 3 anos de idade, com graves sequelas da doença cárie. (B) O grande acúmulo de biofilme é evidente. Nesta condição clínica, a educação e motivação do paciente para o controle do biofilme e do consumo de açúcar é imprescindível, e os meios de aplicação profissional de F e materiais liberadores de F, importantes aliados para o controle da doença.

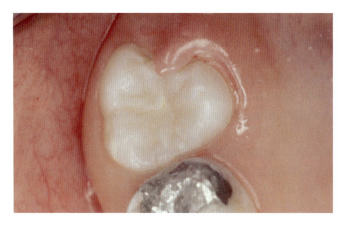

Fig. 13.19: Erupção de primeiro molar permanente, período crítico para a formação de lesões de cárie, quando a importância da higiene do local com dentifrício fluoretado deve ser enfatizada, e a combinação de meios de usar F pode ser necessária.

CONCLUSÃO

- Biologicamente, cárie é uma doença dependente da formação de biofilme dental e de sua exposição frequente a açúcares, respectivamente considerados como os fatores necessário e determinante negativo para o seu desenvolvimento.
- Para sua maior eficácia, toda estratégia para controlar a cárie deve necessariamente envolver o controle desses fatores etiológicos da doença.
- O desenvolvimento de cárie também é influenciado por fatores de ordem comportamental e social, os quais são relevantes na atenção à saúde do paciente infantil.
- F deve ser considerado um fator determinante positivo no controle do desenvolvimento de cárie devido ao seu efeito preventivo-terapêutico comprovado.
- F, independentemente do meio de uso, é extremamente eficaz para controlar a cárie.
- F, independentemente do meio de uso, tem ação local, quando disponível na cavidade bucal.
- F não interfere nos fatores etiológicos responsáveis pelo desenvolvimento de cárie, isto é, ele não impede a adesão de bactérias aos dentes ou inibe a produção de ácidos no biofilme dental exposto a açúcares da dieta. Assim, o meio mais racional de usar fluoreto é aquele que engloba o controle dos fatores etiológicos da doença.
- F ingerido e absorvido, durante a formação dos dentes, a partir de qualquer meio de uso crônico e diário de F, é fator de risco de fluorose dental.
- A fluorose dental decorrente da exposição à água fluoretada e/ou creme dental é de grau muito leve a leve, a qual não compromete a qualidade de vida das pessoas acometidas.
- Embora a fluorose decorrente da exposição à agua e dentifrícios fluoretados não seja uma preocupação em termos de saúde pública, balancear os riscos de cárie com os de fluorose é uma responsabilidade do odontopediatra.
- É possível usar F para o controle de cárie sem preocupações com os efeitos da fluorose e o odontopediatra como um educador, deve ser um aliado importante.
- Água fluoretada, por ser uma medida de saúde pública, e dentifrício fluoretado por ser o meio mais racional de usar F, tem indicação para todos os indivíduos.
- Os outros meios de usar F podem e devem ser recomendados de acordo com as necessidades de cada paciente.

REFERÊNCIAS

1. American Academy of Pediatrics: Preventive oral health intervention for pediatricians. Pediatrics 2008; 122: 1387-94.
2. American Association for Dental Research: Policy statements on topical fluorides, revised 2009. Disponível em: http://www.aadronline.org/i4a/pages/index.cfm?pageid=3465#TOPICAL_FLUORIDES.
3. Associação Brasileira de Odontopediatria: Creme dental infantil com flúor. 2009. Disponível em: http://www.abodontopediatria.org.br/.
4. Bärdsen A. "Risk periods" associated with the development of dental fluorosis in maxillary permanent central incisors: a meta-analysis. Acta Odontol Scand. 1999 Oct; 57(5):247-56.
5. Burt BA. The changing patterns of systemic fluoride intake. J Dent Res 1992 May; 71(5):1228-37.
6. Carvalho JC, Ekstrand KR, Thylstrup A. Dental plaque and caries on occlusal surfaces of first permanent molars in relation to stage of eruption. J Dent Res 1989 May; 68(5):773-9.
7. Casarin RC, Fernandes DR, Lima-Arsati YB, Cury JA. Concentração de fluoreto em arroz, feijão e alimentos infantis industrializados. Rev Saúde Pública 2007; 41(4): 549-56.
8. Catani DB, Hugo FN, Cypriano S, Sousa M da L, Cury JA. Relação entre níveis de fluoreto na água de abastecimento público e fluorose dental. Rev. Saúde Pública 2007 Out; 41(5):732-9.
9. Ccahuana-Vásquez RA, Vale GC, Tenuta LMA, Del Bel Cury AA, Vale GC, Cury JA. Effect of frequency of sucrose exposure on dental biofilm composition and enamel demineralization in the presence of fluoride. Caries Res 2007; 41(1):9-15.
10. Cenci MS, Tenuta LM, Pereira-Cenci T, Del Bel Cury AA, ten Cate JM, Cury JA. Effect of microleakage and fluoride on enamel-dentine demineralization around restorations. Caries Res 2008; 42:369-79.
11. Centers for Disease Control and Prevention, Fluoride Recommendations Work Group: Recommendations for using fluoride to prevent and control dental caries in the United States. MMWR Recomm Rep 2001; 50(RR-14):1-42.
12. Cerezetti RV, Tenuta LM, Cury JA. Distinct reactivities of bovine and human enamel with high-F products. J Dent Res 2010; 89 (Spec Iss): abstract 940.
13. Chankanka O, Levy S, Warren JJ, Chalmers JM. A literature review of aesthetic perceptions of dental fluorosis and relationships with psychosocial aspects/oral health-related

quality of life. Community Dent Oral Epidemiol 2010 Apr; 38(2):97-109.
14. Chedid SJ, Cury JA. Effect of 0.02% NaF solution on enamel demineralization and fluoride uptake by deciduous teeth in vitro. Braz Oral Res 2004 Jan-Mar; 18(1): 18-22.
15. Chedid SJ, Tenuta LM, Cury JA. Amount of F-dentifrice used by young children and saliva/biofilm fluoride. J Dent Res 2011; 90 (Spec Iss): abstract 2637.
16. Chesters RK, Huntington E, Burchell CK, Stephen KW. Effect of oral care habits on caries in adolescents. Caries Res 1992; 26(4):299-304.
17. Cury JA, Amaral RC, Tenuta LMA, Del Bel Cury AA, Tabchoury CPM. Low-fluoride toothpaste and deciduous enamel demineralization under biofilm accumulation and sucrose exposure. Eur J Oral Sci 2010; 118: 370-5.
18. Cury JA, Del Fiol FS, Tenuta LMA, Rosalen PL. Low-fluoride dentifrice and gastrointestinal fluoride absorption after meals. J Dent Res 2005; 84(12):1133-7.
19. Cury JA, Oliveira MJ, Martins CC, Tenuta LM, Paiva SM. Available fluoride in toothpastes used by Brazilian children. Braz Dent J 2010; 21(5):396-400.
20. Cury JA, Tenuta LM. Intoxicação aguda por ingestão de flúor. In: Andrade EA, Ronali J. Emergências Médicas em Odontologia. 3ª ed. São Paulo, Artes Médicas, 2011. Capítulo 14, p.145-152.
21. de Menezes LM, Sousa ML, Rodrigues LK, Cury JA. Autopercepção da fluorose pela exposição a flúor pela água e dentifrício. Rev Saúde Pública 2002; 36(6):752-4.
22. Delbem AC, Carvalho LP, Morihisa RK, Cury JA. Effect of rinsing with water immediately after APF gel application on enamel demineralization in situ. Caries Res 2005 May-Jun; 39(3):258-60.
23. Do LG, Spencer AJ. Risk-benefit balance in the use of fluoride among young children. J Dent Res 2007 Aug; 86(8):723-8.
24. Duggal MS, Toumba KJ, Amaechi BT, Kowash MB, Higham SM. Enamel demineralization in situ with various frequencies of carbohydrate consumption with and without fluoride toothpaste. J Dent Res 2001 Aug; 80(8): 1721-4.
25. Ekstrand J, Ehrnebo M. Absorption of fluoride from fluoride dentifrices. Caries Res 1980; 14(2):96-102.
26. Ellwood R, Cury JA: How much toothpaste should a child under the age of 6 years use? Eur Arch Paediatr Dent 2009 Sep; 10(3):168-74.
27. Fejerskov O, Baelum V, Richards A. Dose-response and dental fluorosis. In: Ekstrand J, Burt BA, editors. Fluoride in dentistry. Copenhagen: Munksgaard; 1996. p. 153-66.
28. Fejerskov O, Manji F. Risk assessment in dental caries. In: Bader J, editor. Risk assessment in dentistry. Chapel Hill NC: University of North Carolina Dental Ecology; 1990. p.215-17.
29. Hara AT, Turssi CP, Ando M, González-Cabezas C, Zero DT, Rodrigues AL Jr, Serra MC, Cury JA. Influence of fluoride-releasing restorative material on root dentine secondary caries in situ. Caries Res 2006; 40(5):435-9.
30. Knutson JW. Sodium fluoride solutions; technic for application to the teeth. J Am Dent Assoc 1948 Jan; 36(1): 37-9.
31. Kusano SC, Tenuta LMA, Del Bel Cury AA, Cury JA. Timing of fluoride tooth paste use and enamel – dentin demineralization. Braz Oral Res., 2011 (no prelo).
32. Lima TJ, Ribeiro CCC, Tenuta LMA, Cury JA. Low-fluoride dentifrice and caries lesions control in children with different caries experience: a randomized clinical trial. Caries Res 2008; 42:46-50.
33. Lima YB, Cury JA. Ingestão de flúor por crianças pela água e dentifrício. Rev Saúde Pública 2001; 35(6):576-81.
34. Marinho VC, Higgins JP, Logan S, Sheiham A. Fluoride gels for preventing dental caries in children and adolescents. Cochrane Database Syst Rev 2002; (2): CD002280.
35. Marinho VC, Higgins JP, Logan S, Sheiham A. Fluoride varnishes for preventing dental caries in children and adolescents. Cochrane Database Syst Rev 2002; (3): CD002279.
36. Marinho VC, Higgins JP, Logan S, Sheiham A. Fluoride mouthrinses for preventing dental caries in children and adolescents. Cochrane Database Syst Rev. 2003; (3): CD002284.
37. Marinho VC, Higgins JP, Sheiham A, Logan S. Combinations of topical fluoride (toothpastes, mouthrinses, gels, varnishes) versus single topical fluoride for preventing dental caries in children and adolescents. Cochrane Database Syst Rev. 2004; (1):CD002781.
38. Marinho VCC, Higgins JPT, Logan S, Sheiham A. Fluoride toothpastes for preventing dental caries in children and adolescents. Cochrane Database Syst Rev 2003, Issue 1. Art. no.: CD002278.
39. Marsh PD, Bradshaw DJ. The effect of fluoride on the stability of oral bacterial communities in vitro. J Dent Res 1990 Feb; 69 Spec Iss: 668-71.
40. Marsh PD. Microbial ecology of dental plaque and its significance in health and disease. Adv Dent Res 1994; 8(2): 263-71.
41. Martins CC, Paiva SM, Lima-Arsati YB, Ramos-Jorge ML, Cury JA. Prospective study of the association between fluoride intake and dental fluorosis in permanent teeth. Caries Res 2008; 42(2):125-33.
42. Oliveby A, Weetman DA, Geddes DA, Lagerlöf F. The effect of salivary clearance of sucrose and fluoride on human dental plaque acidogenicity. Arch Oral Biol 1990; 35(11): 907-11.
43. Olivier M, Brodeur JM, Simard PL. Efficacy of APF treatments without prior toothcleaning targeted to high-risk children. Community Dent Oral Epidemiol. 1992 Feb; 20(1):38-42.

44. Paes Leme AF, Dalcico R, Tabchoury CPM, Del Bel Cury AA, Rosalen PL, Cury JA. In situ effect of frequent sucrose exposure on enamel demineralization and on plaque composition after APF application and F dentifrice use. J Dent Res 2004; 83:71-75.
45. Paiva SM, Lima YB, Cury JA. Fluoride intake by Brazilian children from two communities with fluoridated water. Community Dent Oral Epidemiol. 2003 Jun; 31(3):184-91.
46. Pine CM, McGoldrick PM, Burnside G, Curnow MM, Chesters RK, Nicholson J, Huntington E. An intervention programme to establish regular toothbrushing: understanding parents' beliefs and motivating children. Int Dent J 2000; Suppl Creating A Successful:312-23.
47. Ripa LW. An evaluation of the use of professional (operator-applied) topical fluorides. J Dent Res 1990 Feb; 69 (Spec Iss):786-96.
48. Roldi CR, Cury JA. Metabolismo do flúor após a ingestão de dentifrícios. Rev Gaúcha Odontol 1986 set/out; 34(5):425-7.
49. Sakata NY, Cury JA. Absorção de flúor e nefrotoxicidade após a aplicação tópica de gel. Rev Ass Paul Cirurg Dent 1987; 41(1):57-9.
50. Scheie A. Dentifrices in the control of dental caries. In: Embery G, Rölla G. Clinical and biological aspects of dentifrices. Oxford: Oxford University Press; 1992. p. 29-37.
51. Seppä L, Tolonen T. Caries preventive effect of fluoride varnish applications performed two or four times a year. Scand J Dent Res 1990 Apr; 98(2):102-5.
52. Serra MC, Cury JA. Cinética do flúor na saliva após o uso de dentifrício e bochecho fluoretados. Rev APCD set/out 1992; 46(5):875-8.
53. Sjögren K, Ekstrand J, Birkhed D. Effect of water rinsing after toothbrushing on fluoride ingestion and absorption. Caries Res 1994; 28(6):455-9.
54. Tenuta LM, Cerezetti RV, Del Bel Cury AA, Tabchoury CP, Cury JA. Fluoride release from CaF_2 and enamel demineralization. J Dent Res 2008; 87(11):1032-6.
55. Tenuta LM, Cury JA. Fluoride: its role in dentistry. Braz Oral Res 2010; 24: Suppl 1:9-17.
56. Tenuta LM, Del Bel Cury AA, Fernandes JKB, Cury JA. Enamel "CaF_2" Retention under biofilm accumulation, sucrose and F-dentifrice exposure. J Dent Res 2011; 90 (Spec Iss): abstract 1670.
57. Tenuta LM, Zamataro CB, Del Bel Cury AA, Tabchoury CP, Cury JA. Mechanism of fluoride dentifrice effect on enamel demineralization. Caries Res 2009; 43(4): 278-85.
58. Vale GC, Tabchoury CPM, Del Bel Cury AA, Tenuta LMA, ten Cate JM, Cury JA. APF and dentifrice effect on root dentin demineralization and biofilm. J Dent Res. 2011 Jan; 90(1):77-81.
59. Villena RS, Tenuta LM, Cury JA. Effect of APF gel application time on enamel demineralization and fluoride uptake in situ. Braz Dent J 2009; 20(1):37-41.
60. Walsh T, Worthington HV, Glenny AM, Appelbe P, Marinho VC, Shi X. Fluoride toothpastes of different concentrations for preventing dental caries in children and adolescents. Cochrane Database Syst Rev. 2010 Jan 20; (1): CD007868.
61. WHO Expert Committee on Oral Health Status and Fluoride Use: Fluorides and oral health: report of a WHO Expert Committee on Oral Health Status and Fluoride Use. Geneva, World Health Organization, 1994.
62. Zamataro CB, Tenuta LM, Cury JA. Low-fluoride dentifrice and the effect of post-brushing rinsing on fluoride availability in saliva. Eur Arch Paed Dent 2008; 9: 90-3.

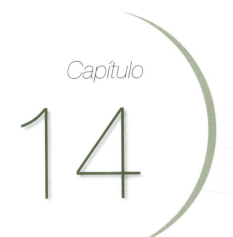

Capítulo 14

Odontologia Minimamente Invasiva

Lucianne Cople Maia, Ana Karla Buczynski

O tratamento dado à doença cárie tem sofrido mudanças ao longo dos anos. A abordagem restauradora e invasiva, baseada na remoção e substituição do tecido dental por um material restaurador, tem evoluído para uma abordagem preventiva e de promoção de saúde bucal, com enfoque na preservação de estrutura dental sadia através da mínima intervenção. Tal mudança tem sido possível devido à evolução da Odontologia adesiva e o progresso científico na compreensão da etiologia e do diagnóstico da cárie dentária, permitindo aos cirurgiões-dentistas (CD) fazerem mais do que simplesmente remover e substituir tecido doente. Neste sentido, a antiga "extensão para prevenção" cedeu lugar ao novo paradigma da Odontologia Minimamente Invasiva.

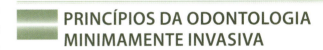

PRINCÍPIOS DA ODONTOLOGIA MINIMAMENTE INVASIVA

A Odontologia Minimamente Invasiva está baseada no melhor entendimento da etiologia da doença cárie e seu prognóstico, na sua prevenção, baseada em medidas realizadas dentro do consultório, na educação do paciente, permitindo que este seja responsável pela sua própria saúde bucal e na preservação de tecido dental sadio, através de preparos cavitários e tratamentos restauradores minimamente invasivos.[54,73] Neste contexto, é necessário que alguns princípios sejam seguidos para o sucesso desta abordagem.[23] Tais princípios podem ser vistos no quadro 14.1.

Quadro 14.1: Princípios da Odontologia minimamente invasiva, segundo a FDI.[23]

Controle de biofilme dental	O primeiro objetivo do tratamento deve ser o controle da infecção, do biofilme e da ingestão de carboidratos.
Educação do paciente e da família	É imprescindível que o profissional explique ao paciente e à sua família a etiologia da doença e os meios de prevenção, bem como suas responsabilidades em evitar a doença.
Remineralização de lesões não cavitadas	Lesões não cavitadas em esmalte e dentina devem ser paralisadas e revertidas.
Intervenção minimamente invasiva em lesões cavitadas	Lesões cavitadas devem receber abordagem restauradora objetivando a preservação de estrutura dentária sadia com a remoção apenas do esmalte friável e dentina infectada.

CONTROLE DO BIOFILME DENTAL

A prevenção e o controle da doença cárie dependem, impreterivelmente, do controle do acúmulo de biofilme dental. Este controle pode ser feito através de métodos mecânicos e/ou químicos. Métodos mecânicos como escovação e uso do fio dental devem ser a primeira escolha para o controle do biofilme.

A escovação é um procedimento simples e de fácil execução, que objetiva a desorganização do biofilme. Deve ser realizada quando os primeiros dentes irrompem na cavidade bucal do bebê, tornando-se a prática uma rotina para as crianças e seus responsáveis. A instrução é iniciada mostrando os locais da dentição recobertos por biofilme, podendo-se utilizar uma sonda exploradora, e em crianças maiores uma bolinha de algodão embebida em corante para facilitar a visualização. Cabe ressaltar que, em crianças até os 6 anos de idade, esta escovação deve ser realizada pelo responsável devido a pouca destreza manual. Entre 6 e 9 anos de idade, a escovação deve ser supervisionada pelos pais, ajudando quando necessário.

Durante essa instrução, o uso do fio dental também deve ser estimulado, ressaltando que seu uso deve ser iniciado assim que a criança tenha os 4 incisivos decíduos irrompidos ou algum contato proximal. Esta é uma estratégia utilizada para reduzir o acúmulo de biofilme em superfícies proximais e, consequentemente, prevenir o surgimento de lesões cariosas e doença periodontal. Crianças com capacidade psicomotora mais desenvolvida devem realizar a escovação e usar o fio dental como de costume, e o profissional deve observar e propor modificações, quando julgar pertinente.[17]

Em alguns casos, pode também ser indicado o selamento de superfícies oclusais, principalmente em sulcos e fissuras de superfícies oclusais de pré-molares e molares. A técnica envolve a aplicação de uma fina camada de selante resinoso ou de ionômero de vidro diretamente nos sulcos e fissuras vedando a superfície, permitindo melhor higienização e dificultando o acúmulo de biofilme e restos alimentares.[50] Mais detalhes sobre o uso de selantes poderão ser vistos no capítulo 12.

Em casos em que o paciente tenha dificuldade de controle mecânico adequado, pode-se recomendar o uso de agentes antimicrobianos, que auxiliam na prevenção ou limitação do acúmulo de biofilme e de produtos provenientes do metabolismo dos patógenos que os compõem.[2,8] Dentre os agentes químicos utilizados para este objetivo, a clorexidina tem se mostrado o mais efetivo devido à sua substantividade que permite liberação gradativa por períodos de até 12 horas após uma única aplicação, eficiência, estabilidade e segurança, além de ser bem aceito por pacientes infantis.[45] A clorexidina pode ser utilizada na forma de solução para bochecho, gel, vernizes ou dentifrícios. No entanto, ainda que bem aceita, a indicação deve ser realizada avaliando-se a necessidade individual do paciente devido aos seus efeitos adversos, e mais poderá ser visto no capítulo 19.

Aliado ao controle mecânico e químico do biofilme, deve-se fazer um controle da dieta, preponderantemente da ingestão de sacarose, principal fonte de substrato para os microrganismos cariogênicos. O profissional deve se conscientizar de que um comportamento de risco em relação à dieta aprendido na infância é difícil de ser modificado posteriormente.[43] Dessa forma, é importante que a orientação para que o indivíduo crie hábitos saudáveis e atitudes positivas de saúde ocorra desde cedo. Uma vez que é difícil evitar o consumo de sacarose, o profissional deve orientar os responsáveis a restringir guloseimas às sobremesas, ou seja logo após a refeição, para que em seguida seja feita a higiene bucal. Além disso, os pais devem ser alertados quanto à higiene após o uso de medicamentos açucarados, pois estes também podem levar a ocorrência de cárie dentária.[58]

EDUCAÇÃO DO PACIENTE/ RESPONSÁVEL

A Odontologia Minimamente Invasiva compreende que uma abordagem bem-sucedida não inclui apenas aplicação profissional de flúor ou restauração de cavidades. É preciso envolver o paciente e sua família em todo o processo desde a prevenção até o tratamento. É imprescindível que o paciente e em especial sua família assumam suas responsabilidades, principalmente na prevenção da doença, o que pode ser difícil, no que diz respeito às crianças, visto que estas não tem maturidade suficiente para cuidarem de si próprias, dependendo dos seus responsáveis para adquirirem hábitos saudáveis. E, uma vez que o desconhecimento dos mecanismos envolvidos na doença e os seus métodos de prevenção podem contribuir para o aumento da sua prevalência e incidência, é preciso que o profissional esteja preparado para lhes dar informações sobre etiologia da doença, bem como formas de prevenção e controle da infecção, e ainda que eles sejam motivados a participar do processo educativo, tendo em vista a aquisição de hábitos saudáveis.[3,7,31]

REMINERALIZAÇÃO DE LESÕES NÃO CAVITADAS

Nos casos em que forem observadas lesões iniciais não cavitadas, o profissional deve optar pelo tratamento não invasivo, sendo a remineralização através do uso de F o mais indicado. Este íon disponível na cavidade bucal poderá reverter pequenas perdas minerais que ocorrem diariamente na estrutura dental, através da diminuição da tendência de desmineralização e ativação da remineralização.[19]

As formas de uso de fluoreto que podem ser indicadas pelo profissional dependerão da idade da criança, seu histórico de cáries (como índices ceo e CPO, p. ex.) e do prognóstico. A classificação para os meios de utilização de F inclui sua abrangência e modo de aplicação, e pode ser coletivo (água de abastecimento e solução para bochecho semanal), individual (dentifrício e solução para bochecho diário) e/ou profissional (géis e vernizes).[19] Indicações e posologia são melhores abordados no capítulo 13.

INTERVENÇÃO MINIMAMENTE INVASIVA EM LESÕES CAVITADAS

Convencionalmente, a remoção do tecido cariado envolve o uso de alta rotação para acesso à lesão cariosa, e de baixa rotação para a remoção da dentina cariada, o que pode ser extremamente desagradável para o paciente infantil, além de muitas vezes doloroso, necessitando de anestesia local.[68] Além disso, os mecanismos de remoção de tecido cariado podem gerar efeitos deletérios à polpa oriundos da pressão, vibração e calor gerados. E, ainda, o ruído decorrente desses instrumentos pode ser desagradável para os pacientes,[52] em especial no caso de crianças. Por estes motivos, tem crescido o interesse dos profissionais no desenvolvimento de técnicas alternativas, minimamente invasivas, que sejam menos desconfortáveis, na maioria das vezes descartando o uso de anestesia, e que objetivem a preservação de estrutura dental sadia.[15,57] Nesse sentido, a remoção minimamente invasiva de tecido cariado pode ser indicada para bebês, crianças, pacientes ansiosos ou sistemicamente comprometidos, como uma alternativa viável, visto que reduz tanto dor e uso de anestesia local, quanto vibração, pressão, calor e ruído.

Graças ao entendimento da biologia do processo carioso e ao advento de materiais adesivos, preparos mais conservadores são possíveis. Didaticamente, a dentina cariada pode ser dividida em duas camadas. Uma mais externa e extensamente descalcificada, infectada, necrosada e possuidora de fibras colágenas degeneradas e sem capacidade de remineralização. A outra, mais interna, que se localiza entre a dentina externa e a sadia, sendo a camada afetada menos descalcificada, sem bactérias e contendo prolongamentos odontoblásticos vitais e fibras colágenas passíveis de remineralização.

Sabendo-se disso, a concepção de intervenção minimamente invasiva em lesões cavitadas baseia-se na curetagem superficial das lesões, removendo-se a camada infectada, a qual se apresenta como um tecido amolecido, necrótico e desorganizado, preservando a camada afetada com capacidade de se remineralizar,[23,54,56] o que pode ser feito com uma das técnicas descritas no quadro 14.2. Em seguida, um bom selamento da cavidade deve ser realizado, a fim de evitar a progressão da lesão cariosa sob a restauração através da restrição de substrato às bactérias cariogênicas, criando um ambiente desfavorável à sua sobrevida, bem como, reduzindo a produção de ácido pelas bactérias, o que leva à paralização da desmineralização controlando assim, a progressão da lesão.[24,25,67]

Tratamento Restaurador Atraumático

O Tratamento Restaurador Atraumático (TRA ou ART do inglês *Atraumatic Restorative Treatment*) preconiza a remoção parcial do tecido cariado, ou seja, da dentina infectada, com instrumentos manuais e restauração

Quadro 14.2: Técnicas minimamente invasivas para remoção de tecido cariado.

Tratamento restaurador atraumático	Remoção parcial do tecido cariado com instrumentos manuais e restauração com cimento de ionômero de vidro.
Remoção quimicomecânica	Aplicação de um produto no tecido cariado para seu amolecimento e posterior remoção com instrumentos manuais não cortantes.
Abrasão a ar	Uso de partículas abrasivas (óxido de alumínio) impulsionadas por um jato de ar comprimido promovendo o desgaste dentário.
Abrasão ultrassônica	Uso de ponta diamantada acoplada ao aparelho de ultrassom que a faz vibrar em alta frequência promovendo o desgaste dentário.

do dente com cimento de ionômero de vidro (CIV).[25-28] O tratamento foi originalmente criado para situações de campo, como em escolas ou até mesmo em atendimento domiciliar, uma vez que não necessita de equipamentos sofisticados para a sua realização. E, neste caso, o procedimento restaurador deve ser apenas uma parte do tratamento que inclui instrução de higiene bucal e ações preventivas.[25] O impacto causado pelo ART na população onde este é aplicado reduz as necessidades de tratamento, diminuindo, assim, a procura por serviços públicos.

A técnica também pode ser realizada em consultórios e clínicas particulares. Nesta situação, o profissional pode se beneficiar do uso de materiais fotopolimerizáveis, sugador, refletor, uso cuidadoso de broca em baixa ou alta rotação para acesso à dentina.[25,39]

No ART, a remoção do tecido cariado é feito cuidadosamente com instrumentos manuais tipo colher de dentina e, em alguns casos, pode-se utilizar machados dentais para remover o esmalte desapoiado e acessar o tecido lesionado cariado. Deve-se buscar remover o tecido mais amolecido, principalmente nas paredes axiais, com o devido cuidado durante a remoção do tecido na parede pulpar, para evitar a exposição pulpar acidental.[25,27,28] Estudos têm demonstrado evidências científicas da eficácia desta técnica, inclusive a longo prazo.[29,30,49,74,79] Mais detalhes da técnica pode ser vista na figura 14.1.

O material preconizado para ser utilizado no ART é o Cimento de Ionômero de Vidro (CIV), que tem como base o ácido poliacrílico. Este tem como principais vantagens a sua capacidade adesiva, biocompatibilidade, coeficiente de expansão térmica compatível com o do dente e liberação gradual do íon flúor para a estrutura dentária. No entanto, o material apresenta sensibilidade inicial à perda e ganho de água (sinérese e embebição), baixa resistência à fratura e falta de estética quando comparado com o resina.[48]

Por ser uma técnica bem aceita por crianças, o tempo de execução fica reduzido, uma vez que não se desperdiça tempo com controle de comportamento.[72] Outras vantagens, limitações, indicações e contraindicações do ART podem ser vistas no quadro 14.3.

Remoção Químico-mecânica da Cárie Dentária

A remoção químico-mecânica do tecido cariado visa à aplicação de um produto no tecido cariado promovendo seu amolecimento para que instrumentos manuais não cortantes possam removê-lo, preservando assim tecido dentário sadio, minimizando a ocorrência de dor e de danos pulpares.

Dois sistemas de remoção químico-mecânica estão disponíveis. O sistema CARISOLV® possui duas subs-

Quadro 14.3: Vantagens, limitações, indicações e contraindicações do ART.

Indicações	Bebês, crianças, adultos e idosos
	Pacientes com medo e ansiedade
	Pacientes portadores de necessidades especiais
	Pacientes institucionalizados
	Pacientes com contraindicação a anestésicos locais
	Situações de campo
	Consultórios odontológicos
	Restauração de dentes com lesões cavitadas
Contraindicações	Lesões em estágios avançados
	Crianças incapazes de cooperar
Vantagens	Bom custo/benefício
	Simplicidade e rapidez de execução
	Pode ser feito sob isolamento relativo
	Procedimento atraumático para paciente e dente
Limitações	Não atende a todas as necessidades curativas do paciente
	Necessita de outros métodos nos casos de cárie oculta ou sem cavidade exposta para acesso ao tecido cariado.

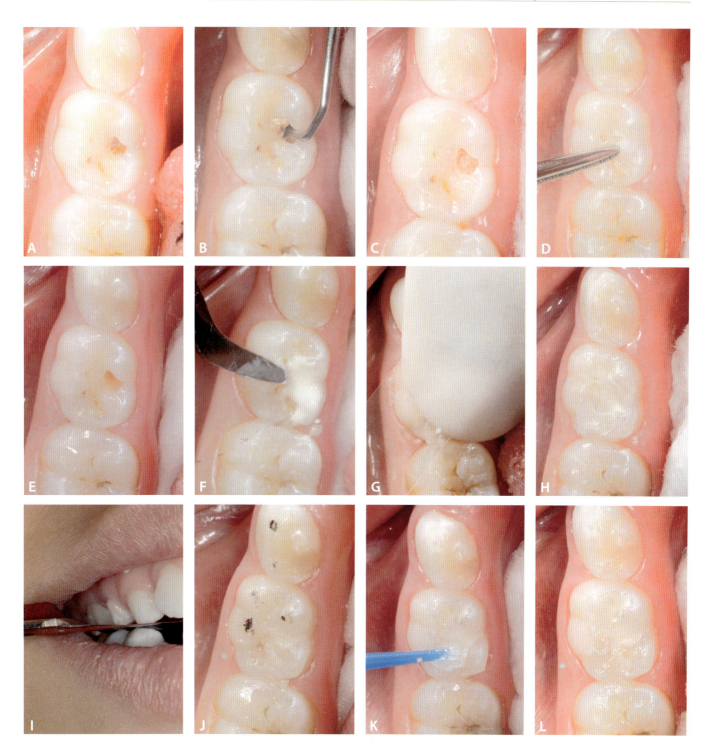

Fig. 14.1: (A) Lesão de cárie oclusal no dente 85. (B) Remoção da dentina amolecida do assoalho da cavidade com curetas dentinárias, tomando-se o devido cuidado com o assoalho pulpar onde há o risco de exposição acidental da polpa. (C) Aspecto final da cavidade após a remoção parcial da dentina cariada. (D) Lavagem da cavidade com bolinha de algodão e água; seguida de secagem. (E) Cavidade após o condicionamento com ácido poliacrílico a 10%, por 10 a 15 segundos. (F) Inserção do material na cavidade com o auxílio de uma espátula. (G) Após perda de brilho da superfície do material, deve-se fazer pressão digital por alguns segundos com o dedo indicador enluvado e com vaselina e auxílio de uma matriz de poliacrílico, a fim de inserir o material na cavidade e nas fóssulas e fissuras. (H) Aspecto da cavidade após a inserção do material. (I) Checagem da oclusão com papel-carbono. (J) Remoção de excessos de material com um esculpidor. (K) Devido à possibilidade de sinérese e embebição do cimento ionômero de vidro, deve-se recobrir a superfície com vaselina ou verniz e recomendar a ingestão de qualquer alimento só depois de 1 hora. (L) Aspecto final da cavidade.

tâncias que devem ser misturadas antes de aplicado. Uma delas é um gel composto por três aminoácidos (ácido glutâmico, leucina e lisina), enquanto a outra é o hipoclorito de sódio. Os aminoácidos têm diferentes cargas e, quando clorados, interagem com as moléculas da dentina cariada. Em adição, contém metilcelulose para aumentar a viscosidade.[22] O CARISOLV® permite a remoção efetiva do tecido cariado, principalmente da dentina infectada, promovendo mais conforto aos pacientes submetidos à técnica.[53]

Abdelnur[1] ressalta que as técnicas de remoção químico-mecânica devem ser consideradas uma vez que são capazes de diminuir a demanda de atendimento odontológico quando usados em programas de saúde bucal. No entanto, o alto custo do CARISOLV® e a necessidade de aquisição de instrumentos específicos tornam seu uso limitado principalmente quando se pensa em fazer uso em grandes populações dentro de Programas de Promoção de Saúde.[63]

Assim, com o intuito de globalizar a utilização dos sistemas de remoção químico-mecânica do tecido cariado e promover o emprego desta técnica principalmente no âmbito da saúde pública, uma formulação nacional foi desenvolvida, chamada PAPACÁRIE®, em 2003. Este é um produto eficaz que promove a remoção do tecido cariado infectado, preservando tecidos sadios adjacentes[12-14] e que, principalmente, possui baixo custo.

O produto é composto por papaína, cloramina e azul de toluidina. A papaína é uma endoproteína extraída do látex das folhas e frutos do mamão verde adulto, e com atividade bactericida, bacteriostática e anti-inflamatória. Ela é uma enzima proteolítica que interage com o colágeno parcialmente degradado do tecido necrosado da lesão da cárie, provocando amolecimento deste tecido. Esta ação proteolítica se dá apenas no tecido necrosado da lesão de cárie, pois os tecidos sadios contêm a alfa-1-anti-tripsina, uma antiprotease que impede a ação de enzimas proteolíticas. Assim, a dentina não necrosada, com possibilidade de se regenerar, é preservada pelo gel.[12,40]

As cloraminas são compostos formados por cloro e amônia, com propriedades bactericidas e desinfetantes. São utilizadas para amolecer quimicamente a dentina cariada. Sendo assim, a porção degradada do colágeno da dentina cariada é clorada pela solução utilizada na remoção químico-mecânica da cárie. Esta cloração afeta a estrutura secundária e/ou quaternária do colágeno, rompendo as pontes de hidrogênio e facilitando, assim, a remoção do tecido cariado.[51] Nesse sentido, a composição do produto visa à ação sinérgica da papaína e da cloramina no amolecimento da porção necrosada do tecido cariado, facilitando a sua remoção.[61]

Cabe ressaltar que o gel rompe a ligação entre as fibrilas de colágeno da dentina cariada, deixando intacta a dentina sadia, que por não estar desmineralizada e não ter fibrilas de colágeno expostas, não sofre a ação do produto. Como atua apenas nas fibras colágenas desnaturadas, seja a papaína com a sua ação proteolítica, seja a cloramina, através da cloração das fibras colágenas desestruturadas do tecido necrosado, a composição não atua no tecido sadio, seja da dentina ou da polpa dental.

Além disso, o azul de toluidina, um corante fotossensível, atua como um agente antimicrobiano potente sobre microrganismos bucais fixando-se à parede bacteriana, potencializando a ação antimicrobiana do gel quando se associa a técnica ao uso do *laser* de baixa potência.[12]

Quanto à toxicidade – Bussadori[14] relatou não haver qualquer risco caso o gel entre em contato com tecidos moles bucais, pois o mesmo é atóxico, como comprovado nos testes realizados.

Algumas vantagens, limitações e indicações podem ser visualizadas no quadro 14.4.

Na utilização do Papacárie®, não é necessário o uso de nenhum instrumento específico. A dentina amolecida é retirada por raspagem, utilizando-se a face contrária de uma cureta dentinária ou até mesmo uma cureta antiga que esteja sem corte. Mais detalhes da técnica podem ser vistas nas figuras 14.2 e 14.3.

Abrasão Ultrassônica

Nesta técnica, o corte do esmalte e da dentina ocorre não por ação mecânica, mas sim pela oscilação de pontas diamantadas em alta frequência[9], promovendo desgaste preciso e facilitando o preparo conservador de cavidades dentárias.

No Brasil, as pontas utilizadas nesse sistema são as chamadas pontas CVD (*Chemical Vapor Deposition*) (Figs. 14.4 e 14.5), que são formadas por uma pedra única de diamante através da união química deste a uma haste,[77] proporcionando durabilidade até 50 vezes superior à das brocas convencionais. Além disso, as pontas podem ser utilizadas em qualquer aparelho de ultrassom, necessitando apenas de um adaptador específico para cada marca.[77]

As pontas CVD são anguladas, possibilitando visibilidade da área de trabalho sem a obstrução da visão do profissional pela cabeça da peça de mão. Além disso, a

Quadro 14.4: Vantagens, limitação e indicações do uso de PAPACÁRIE®.

Indicações	Cavidades amplas e profundas sem comprometimento pulpar
	Cáries radiculares
	Cáries secundárias sob material restaurador ou coroas
	Em Periodontia, uma vez que facilita a remoção de cálculos e alisamento da raiz
	Mesmas indicações do ART
	Programas de Promoção de Saúde Bucal em associação com o ART, em áreas rurais ou onde o tratamento convencional não possa ser aplicado
Vantagens	Reduz o uso de instrumentos rotatórios
	Reduz a necessidade de anestesia local
	Boa aceitação pelos pacientes
	Melhora a adesão de materiais adesivos (reduz a formação de *smear layer* e aumenta a aspereza superficial)
	Pode ser feito sob isolamento relativo
	Não é tóxico
Limitações	Demanda mais tempo, pois deve-se aplicar o gel e esperá-lo agir (30 segundos em cáries agudas e 60 segundos em cáries crônicas)
	Não elimina totalmente o uso de instrumentos rotatórios, que podem ser necessário para remover o esmalte desapoiado e ter acesso à lesão cariosa
	Odor e gosto desagradáveis

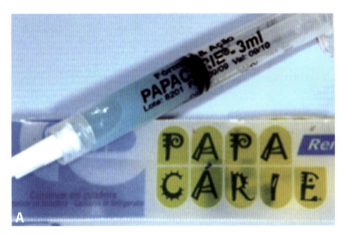 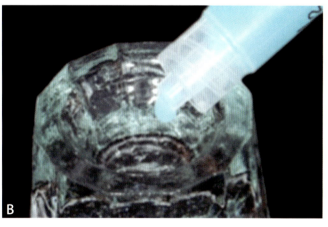

Fig. 14.2: (A e B) Papacárie®, seringa de 3 ml com o gel e o mesmo sendo colocado no pote Dappen para utilização.

angulação das pontas ultrassônicas propicia melhor acesso a regiões cariadas, preservando a estrutura sadia dos desgastes desnecessários relacionados ao uso de brocas convencionais em baixa e alta rotações.[77]

Existem no mercado pontas CVD prateadas para preparos convencionais, douradas para acabamento e pontas com haste longa para casos que necessitem de melhor acesso; e cada uma delas exige potência do aparelho de ultrassom determinada pelo fabricante.

A técnica ultrassônica é vantajosa para o cirurgião-dentista e para o paciente, pois minimiza a sensação de pressão, vibração, calor e ruído.[16,41,75] O barulho é reduzido significativamente, mas não está totalmente ausente, e também não é o ruído associado à alta rotação. Este método permite que o paciente sinta um menor desconforto, ficando relaxado e menos apreensivo, tendo boa aceitação,[20,21,64,75,77] tanto pelos fatores já citados quanto pela possibilidade do seu uso sem anestesia local.[44] A técnica não requer a aquisição de equipamento adicional no consultório, visto que a maioria dos profissionais dispõe de um aparelho de ultrassom, e as pontas podem ser encaixadas em qualquer equipamento através de um adaptador para cada marca de ultrassom disponível no mercado. Além disso, apesar das pontas CVD serem

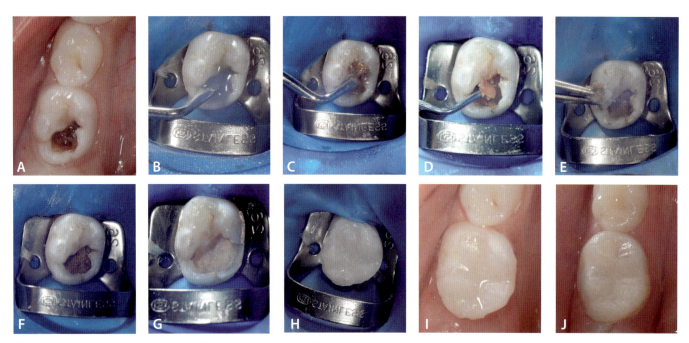

Fig. 14.3: (A) Lesão cariosa na superfície oclusal do dente 85. (B) Isolamento absoluto e aplicação do gel na cavidade com o auxílio de uma colher para dentina. (C) Aspecto turvo do gel após 60 segundos demonstrando o amolecimento do tecido cariado. (D) Remoção do tecido cariado previamente amolecido com o gel, com o auxílio de uma cureta dentinária sem corte. (E) Limpeza da cavidade com uma bolinha de algodão. Não se deve lavar a cavidade entre as aplicações do gel. (F) Aspecto da cavidade após a primeira aplicação do gel. (G) Aspecto final da cavidade após 3 aplicações do gel. (H) Aspecto final do dente após a restauração da cavidade com resina. (I) Aspecto final da restauração após a remoção do isolamento absoluto e a checagem da oclusão. (J) Aspecto da cavidade 2 meses após a restauração.

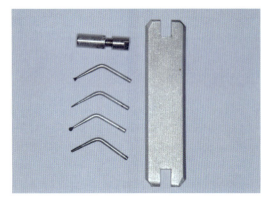

Fig. 14.4: Pontas CVD e adaptador para utilização em diferentes aparelhos de ultrassom.

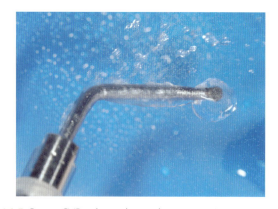

Fig. 14.5: Ponta CVD adaptada ao ultrassom e água percorrendo toda a sua estrutura.

relativamente onerosas, principalmente quando comparadas com as pontas diamantadas para alta rotação, sua durabilidade e resistência são superiores.[77]

Alguns autores observaram que cavidades preparadas com o sistema de abrasão ultrassônico apresentaram menor número de riscos e/ou estrias e também menor quantidade de *smear layer*, o que facilita o procedimento de limpeza e condicionamento dessa dentina para restauração; e talvez, com a realização de estudos posteriores, poderia concluir-se que o condicionamento ácido na dentina poderia até ser dispensável.[77,78]

O quadro 14.5 demonstra vantagens, limitações, indicações e contraindicações do uso do sistema de abrasão ultrassônica.

A manipulação dos instrumentos ultrassônicos difere da broca convencional. Embora não seja difícil de utilizar, o seu uso requer conhecimento do instrumento, com prática ou treinamento.[76] O movimento da ponta durante o corte é extremamente importante. O instrumento deve ser mantido com movimentos lentos, firmes e constantes para que haja tempo para a ação de corte. A pressão manual deve ser leve, apenas o suficiente para

Quadro 14.5: Vantagens, limitações, indicações e contraindicações da abrasão ultrassônica.

Indicações	Preparos conservadores
	Pequenas lesões cariosas localizadas em fossas e fissuras
	Todas as classes descritas por Black
	Remoção de materiais restauradores
	Preparos proximais, *slot* horizontal, *slot* vertical, túnel ou preparos sem forma definida
	Preparos subgengivais
	Preparo de canais radiculares
Contraindicações	Remoção de tecido cariado amolecido
	Preparos cavitários para restaurações extensas
Vantagens	Corte preciso
	Minimiza a sensação de pressão, calor e ruído
	Boa aceitação pelos pacientes devido à redução do desconforto
	Possibilidade de uso sem anestesia local
	Bom acesso a regiões de difícil acesso por meio de outras técnicas
	Menor produção de *smear layer*
	Resistência e durabilidade das pontas
	Pode ser usado sob isolamento relativo
	A esterilização das pontas pode ser feita em autoclave
Limitações	Necessidade de uso de escavadores manuais para a remoção de tecidos cariados amolecidos
	Alto custo do aparelho de ultrassom e das pontas ultrassônicas
	Ação lenta de corte
	Não corta ouro ou material plástico

guiar o instrumento. Se uma carga maior for aplicada, a eficiência de corte é reduzida e, ainda, produzirá dor, barulho e calor.[64]

As figuras 14.6A-F demonstram a técnica de remoção de tecido cariado utilizando o sistema de abrasão ultrassônica com as pontas CVD.

Abrasão a Ar

A remoção cinética do tecido cariado ou, simplesmente abrasão a ar, utiliza jato de ar comprimido, cuja ação abrasiva resulta no desgaste da estrutura, produzida por partículas de óxido de alumínio. Tais partículas são impulsionadas em alta velocidade por uma corrente de ar comprimido contra o dente, promovendo seu desgaste. Neste caso, a efetividade do corte/desgaste dependerá do material a ser removido e de vários parâmetros relacionados ao dispositivo de abrasão a ar, tais como pressão do ar, tamanho das partículas, diâmetro interno da ponta, angulação do bico, distância ponta-superfície e tempo de exposição ao objeto.[4]

A partícula utilizada nos procedimentos de preparo cavitário é o óxido de alumínio, que pode se apresentar comercialmente sob diversos tamanhos (27 μm; 30 μm; 50 μm; 90 μm).[33,46,55] Partículas maiores permitirão ao operador realizar o procedimento mais rápido; no entanto, resultarão em uma cavidade maior do que aquela realizada com partículas menores.[33] A velocidade de corte também depende da pressão do ar.[4,33]

A distância ponta-superfície determina a profundidade e a largura do preparo. As distâncias mencionadas na literatura variam de 0,5 mm[33] a 13 mm[10]. A angulação da ponta, além de facilitar o acesso à cavidade, determina profundidade e largura do preparo, bem como formato e tipo de preparo (oclusal/vestibular). Já o diâmetro interno das pontas determinará preparos mais largos (diâmetro maior) ou preparos mais conservadores (diâmetro menor).[5,6]

A ação do instrumento de corte influi na morfologia do preparo cavitário e este fato está diretamente relacionado à formação de *smear layer*, à adesividade, e à microinfiltração. Scur[71] relatou que o método não

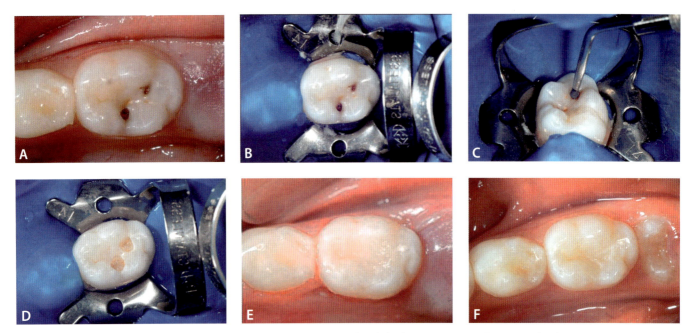

Fig. 14.6: (A) Vista oclusal do dente 85 com lesão cariosa. (B) Vista oclusal do dente 85 com isolamento absoluto. (C) Posicionamento da ponta do ultrassom para remover o tecido cariado. (D) Vista oclusal após remoção de todo o tecido cariado utilizando pontas CVD. (E) Aspecto final da restauração de resina, remoção do isolamento absoluto e checagem da oclusão. (F) Aspecto da cavidade 2 meses após a restauração.

provoca microfraturas na estrutura adjacente ao preparo e afirma que o desgaste provocado pela abrasão é capaz de melhorar o substrato para os sistemas adesivos. No entanto, Borsatto[11] ressaltou que ainda sim o condicionamento ácido não deve ser dispensado. Algumas vantagens, limitações, indicações e contraindicações do uso do sistema de abrasão a ar podem ser vistos no quadro 14.6.

Uma das características mais relevantes da técnica de abrasão a ar é o arredondamento angular, que favorece a adesão e o assentamento das restaurações, causando menos microinfiltração.[4,5,32,37,62] Esse contorno arredondado, associado às características típicas de corte por abrasão a ar, como a superfície rugosa e o efeito halo,[47] é considerado importante para uma maior longevidade das restaurações adesivas,[46,59] por reduzir a incidência de fratura.[4]

Ressalta-se ainda que o sistema de abrasão a ar não provoca termogenia, pois seu mecanismo de corte baseia-se no desgaste do esmalte e dentina provocado pela colisão de partículas de óxido de alumínio em alta velocidade contra a estrutura dentária.[60] Além disso, não interfere nos prolongamentos odontoblásticos que provocam dor quando a turbina de alta rotação é utilizada.[60] Essa característica de corte permite preparos de cavidades profundas sem anestesia, sendo esta uma das principais vantagens do uso da técnica.[47,60,65,66,71] Carneiro[15] explica que a obliteração dos túbulos dentinários durante o desgaste por abrasão tem sido a explicação dada à ausência de dor relatada pelos pacientes e de resposta inflamatória pulpar na maioria dos preparos por abrasão.

Em contrapartida, existem algumas desvantagens ou dificuldades clínicas do emprego da abrasão a ar. A ausência de contato instrumento/dente elimina qualquer sensibilidade tátil durante o corte, uma vez que a ponta deve ser mantida longe do dente.[15,18,69-71] Portanto, as informações sobre dureza e qualidade do tecido que está sendo abrasionado, assim como de profundidade da cavidade, não são diretamente transmitidas ao operador, havendo necessidade de se interromper o preparo para checá-las. Além disso, como é difícil definir a forma e o tamanho da cavidade, não se indica o uso desta técnica para a confecção de preparos protéticos.

A visibilidade durante a abrasão também é dificultada pelo aerossol de partículas abrasivas dispersadas. O trabalho por visão indireta é ainda mais difícil, pois as partículas abrasionam também o espelho, assim é necessário o uso de espelhos resistentes aos óxidos ou de espelhos descartáveis para minimizar o problema.[15]

Quadro 14.6: Principais vantagens, limitações, indicações e contraindicações do sistema de abrasão a ar.

Indicações	Pacientes com medo/fobia
	Desgastes de esmalte e dentina
	Profilaxia de dentes com manchas extrínsecas
	Preparo da superfície para selantes de fóssulas e fissuras
	Remoção de restaurações de resinas, amálgama, porcelana e metalocerâmica
Contraindicações	Preparos extensos
	Pacientes com alergia grave à poeira
	Pacientes com doença pulmonar crônica ou asma
	Quando não é possível fazer isolamento absoluto
	Preparos com finalidade protética
Vantagens	Método rápido
	Seguro
	Ausência de vibração e barulho
	Não há termogenia
Limitações	Não há sensibilidade tátil
	Tamanho e forma da cavidade são difíceis de serem definidos pelo operador
	Necessidade de isolamento absoluto
	Dificuldade de visualização
	Custo/benefício
	Presença de partículas de óxido de alumínio no ambiente do consultório

Cabe ainda destacar o problema da presença de partículas de óxido de alumínio no ambiente do consultório. Apesar de o óxido de alumínio ser uma poeira de composição atóxica, não havendo risco de doenças pulmonares, é fundamental que se atente aos aspectos de biossegurança para a proteção do profissional, auxiliar e paciente no momento de execução da técnica, tais como as descritas a seguir (Fig. 14.7).

- Uso de óculos de proteção fechado nas partes lateral e superior pelo profissional, paciente e auxiliar superior.[4,42,47,62]
- Uso de jaleco de manga longa, luvas, gorro e máscara.[42,47,62]
- Uso de isolamento absoluto restrito ao dente a ser tratado abrasionado.[42,47,62]
- Utilização de campo umedecido para facilitar a captação de partículas de alumínio.[4,47,62]
- Sugador de alta potência com cânula de grosso calibre.[47]
- Esterilização das pontas.[62,71]

A técnica de uso do sistema de abrasão a ar pode ser vista nas figuras 14.8 e 14.9.

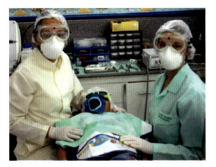
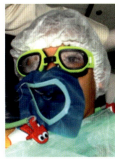

Fig. 14.7: Paciente, profissional e auxiliar totalmente paramentados para a execução da técnica. Observar a preocupação com a proteção do paciente.

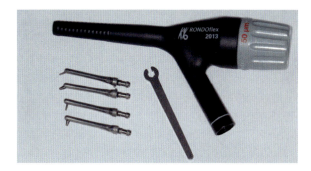

Fig. 14.8: Aparelho utilizado na abrasão a ar e as pontas utilizadas, com diferentes angulações e diâmetros.

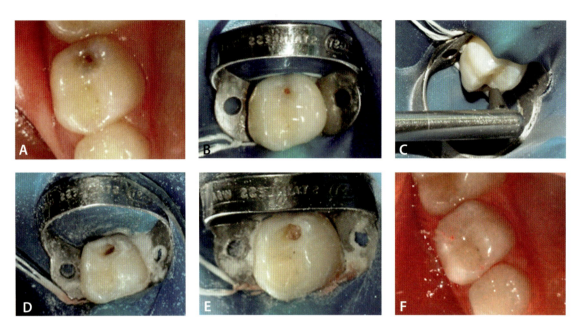

Fig. 14.9: (A) Visão oclusal do dente 54 com lesão de cárie. (B) Isolamento absoluto do dente após anestesia infiltrativa. (C) Posicionamento da ponta do sistema de abrasão a ar. (D) Aspecto do dente após a abertura da cavidade com o sistema de abrasão a ar. (E) Aspecto final da cavidade após a remoção do tecido cariado mais amolecido com o auxílio de colher para dentina devido à presença de tecido cariado no fundo da cavidade. (F) Aspecto do dente após remoção do isolamento absoluto e a realização do ajuste oclusal.

Associação de Métodos Minimamente Invasivos

Após entender todos os métodos que visam à mínima intervenção na estrutura dental, o cirurgião-dentista deve estar apto a indicar em quais casos cada método pode ser utilizado, tomando-se por base a importância de preparos conservadores, a fim de evitar a perda de estrutura dentária sadia. Dessa forma, deve-se compreender o uso destas técnicas, quer individualmente ou em associação, como a base dos preparos cavitários minimamente invasivos.

Em algumas circunstâncias, o profissional deve estar atento às vantagens da associação de métodos. A exemplo disso, pode-se utilizar a técnica do ART em conjunto com o PAPACÁRIE®, principalmente em situações de campo. Nestes casos, uma vez que não há equipamentos sofisticados, tal como a baixa rotação, para remover o tecido cariado, poder-se-ia lançar mão do uso da remoção químico-mecânica para obter melhor limpeza da cavidade cariada.

Em outros casos, quando não há acesso direto à lesão de cárie, é possível utilizar a abrasão a ar ou a abrasão ultrassônica para remover o esmalte dentário desapoiado para, então, utilizar a técnica do ART ou o PAPACÁRIE®.

CONCLUSÃO

A Odontologia Minimamente Invasiva introduz uma nova perspectiva à abordagem do cirurgião-dentista seja no consultório odontológico, seja em situações de campo. Cabe salientar que os princípios mencionados neste capítulo podem ser aplicados em bebês, crianças, adultos e idosos.

Quanto às técnicas de mínima intervenção da cárie dentária, é preciso que o profissional saiba suas indicações e contraindicações, a fim de lançar mão do melhor método ou da melhor associação de métodos para cada caso.

Tendências atuais têm apontado o selamento de lesões de cárie em esmalte e/ou dentina como uma perspectiva promissora no que diz respeito ao controle e à paralização de lesões através da redução do acúmulo de biofilme sobre a superfície, minimizando a necessidade de intervenção invasiva.[34-36,38]

No entanto, seja qual for a técnica escolhida, para o sucesso do tratamento, é imprescindível que profissional e os responsáveis estejam conscientes de que após a fase de tratamento propriamente dito da doença cárie, tomando-se por base a Odontologia Minimamente Invasiva, é preciso que a criança seja acompanhada através de consultas regulares, a fim de se estabelecer uma rotina de manutenção e preservação da sua condição de saúde bucal.

REFERÊNCIAS

1. Abdelnur JP, Cerqueira DF, Castro GF, Maia LC, Souza IPR. Strategies for addressing restorative challenges in HIV-infected children. J Dent for Child. 2008; 75(7):69-73.
2. Albandar JM, Buischi YA, Mayer MP, Axelsson P. Long-term effect of two preventive programs on the incidence of plaque and gingivitis in adolescents. J Periodontol. 1994 Jun; 65(6):605-10.
3. Antonio AG, Primo LG, Maia LC. Case report: ultrasonic cavity preparation – an alternative approach for caries removal in paediatric dentistry. Eur J Paediatr Dent. 2005; 6(2):105-8.
4. Antunes LA, Pedro RL, Vieira ASB, Maia LC. Effectiveness of high speed instrument and air abrasion on different dental substrates. Braz Oral Res. 2008; 22(3):235-41.
5. Antunes LA, Vieira ASB, Santos MPA, Maia LC. Influence of kinetic cavity preparation devices on dental topography: an in vitro study. J Cont Dent Pract. 2008; 9(2):1-11.
6. Antunes LAA, Vieira ASB, Santos MAP, Maia LC. Influência de quatro tipos de pontas na topografia de preparos cavitários cinéticos em incisivos bovinos. Braz Oral Res. 2005; 19(Supplement):220.
7. Axelsson P, Buischi YA, Barbosa MF, Karlsson R, Prado MC. The effect of a new oral hygiene training program on approximal caries in 12-15-year-old Brazilian children: results after three years. Adv Dent Res. 1994 Jul; 8(2):278-84.
8. Baehni PC, Takeuchi Y. Anti-plaque agents in the prevention of biofilm-associated oral diseases. Oral Dis. 2003; 9 Suppl 1:23-9.
9. Banerjee A, Watson TF, Kidd EA. Dentine caries excavation: a review of current clinical techniques. British Dent J. 2000; 188:476-82.
10. Black RB. Airbrasive: some fundamentals. J Am Dent Assoc. 1950 Dec; 41(6):701-10.
11. Borsatto MC, Catirse AB, Palma Dibb RG, Nascimento TN, Rocha RA, Corona SA. Shear bond strength of enamel surface treated with air-abrasive system. Braz Dent J. 2002; 13(3):175-8.
12. Bussadori SK, Castro LC, Galvão AC. Papain gel: a new chemomechanical caries removal agent. J Clin Pediatr Dent. 2005; 30:115-9.
13. Bussadori SK, do Rego MA, da Silva PE, Pinto MM, Pinto AC. Esthetic alternative for fluorosis blemishes with the usage of a dual bleaching system based on hydrogen peroxide at 35%. J Clin Pediatr Dent. 2004 Winter; 28(2):143-6.
14. Bussadori SK, Martins MD, Fernandes KP. Avaliação da biocompatibilidade "in vitro" de um novo material para a remoção química e mecâncica da cárie – Papacárie®. Pesq Bras Odontoped Clin Integr; 2005; 5(3):253-9.
15. Carneiro FC, Nadanovsky P. Dentística Ultraconservativa: fundamentos e técnicas de tratamento da cárie em dentina. São Paulo: Ed. Santos; 2003.
16. Carvalho CA, Fagundes TC, Barata TJ, Trava-Airoldi VJ, Navarro MF. The use of CVD diamond burs for ultraconservative cavity preparations: a report of two cases. J Esthet Restor Dent. 2007; 19(1):19-28.
17. Carvalho J, Maltz M. Tratamento da doença cárie. In: Krieger L, editor. Promoção de saúde bucal. São Paulo: Artes Médicas; 2003. p.89-105.
18. Christensen GJ. Air abrasion tooth cutting: state of the art 1998. J Am Dent Assoc. 1996; 129(4):484-5.
19. Cury JA, Tenuta LMA. Fluoride: its role in dentistry. Braz Oral Res. 2010; 24(Spec Iss 1):9-17.
20. Diniz MB, Cordeiro R. Remoção de tecido cariado com pontas CVD ultrassônicas como estratégia de manejo da criança. Rev Inst Cien Saúde. 2008; 26(2):262-6.
21. Diniz MB, Rodrigues JA, Gonçalves MA, Cordeiro RCL. Odontologia Conservadora: novas tecnologias para preparos cavitários. Só Técnicas Estéticas. 2004; 1(1).
22. Ericson D, Zimmerman M, Raber H, Götrick B, Borntein R, Thorrel J. Clinical evaluation of efficacy and safety of a new method for chemo-mechanical removal of caries. Caries Res. 1999; 33(3):171-7.
23. FDI WDF. Minimal intervention in the management of dental caries. FDI Statement. 2002.
24. Figueredo MC, Fröner AM, Gallatera FWM, Sampaio MS. A utilização da técnica de tratamento restaurador atraumático (ART) em bebês – avaliação clínica de um ano. J Bras Odontoped Odonto Bebê. 1999; 2(9):362-8.
25. Frencken JE, Borsum-Andersson K, Makoni F, Moyana F, Mwashaenyi S, Mulder J. Effectiveness of an oral health education programme in primary schools in Zimbabwe after 3.5 years. Community Dent Oral Epidemiol. 2001 Aug; 29(4):253-9.
26. Frencken JE, Leal SC. The correct use of the ART approach. J Appl Oral Sci. 2010 Jan-Feb; 18(1):1-4.
27. Frencken JE, Pilot T, Songpaisan Y, Phantumvanit P. Atraumatic restorative treatment (ART): rationale, technique, and development. J Public Health Dent. 1996; 56(3 Spec No):135-40; discussion 61-3.
28. Frencken JE, Songpaisan Y, Phantumvanit P, Pilot T. An atraumatic restorative treatment (ART) technique: evaluation after one year. Int Dent J. 1994 Oct; 44(5):460-4.
29. Frencken JE, Taifour D, Van't Hof MA. Survival of ART and amalgam restorations in permanent teeth of children after 6.3 years. J Dent Res; 2006, 85(7):622-6.
30. Frencken JE, Van't Hof MA, Van Amerogen WE. Effectiveness of singlesurface ART restorations in the permanent dentition: a meta analysis. J Dent Res. 2004; 83(2):120-3.

31. Grace O. Pratical strategies for a plaque-control program. Clin Prevent Dent. 1991; 13(3):8-11.
32. Hamilton JC, Dennison JB, Stoffers KW, Welch KB. A clinical evaluation of air-abrasion treatment of questionable carious lesions. A 12-month report. J Am Dent Assoc. 2001; 132(6):762-9.
33. Hegde VS, Khatavkar RA. A new dimension to conservative dentistry: Air abrasion. J Conserv Dent. 2010 Jan; 13(1):4-8.
34. Hesse D, Bonif'acio CC, Raggio DP, Imparato JCP. Avaliação do selamento de lesões de cárie comparado à restauração com resina composta em dentes decíduos. Stomatos (ULBRA). 2007; 13:75-85.
35. Hesse D, Bonif'acio CC, Raggio DP, Mendes FM, Imparato JCP. Avaliações clínicas e radiográfica do selamento de lesões de cárie. Rev Perio News. 2008; 2(2):137-43.
36. Hesse D, Raggio DP, Benedetto MS, Mendes FM, Imparato JCP, Bonini GAVC. Selamento de lesões de cárie na metade externa de dentina. In: Imparato JCP, Benedetto MS, Bonini GAVC, Guedes-Pinto AC, editors. Odontopediatria baseada em evidências científicas. São Paulo: Ed. Santos; 2010. p.27-42.
37. Hicks MJ, Parkins FM, Flaitz CM. Kinetic cavity preparation effects on secondary caries formation around resin restorations: a polarized light microscopic in vitro evaluation. ASDC J Dent Child. 2001; 68(2):115-21.
38. Imparato JCP, Braga MM, Mendes FM, Raggio DP. Selamento de cáries: uma alternativa para tratamento de lesões de cárie em dentina. São Paulo: Ed. Santos; 2010.
39. Imparato JCP, Rocha RO, Raggio DP. Realidades e Perspectivas na Odontopediatria Clínica. Odontologia – Arte e Conhecimento. São Paulo: Artes Médicas; 2003.
40. Jawa D, S.S, Somani R, Jaidka S, Sirkar K, Jaidka R. Comparative evaluation of the efficacy of chemomechanical caries removal agent (Papacarie) and conventional method of caries removal: an in vitro study. J Indian Soc Pedod Prevent Dent. 2010; 28(2):73-7.
41. Josgrilberg EB, Guimaraes MS, Pansani CA, Cordeiro R. Influence of the power level of an ultrasonic system on dental cavity preparation. Braz Oral Res. 2007; 21(4):362-7.
42. Kina JF, Porto CLA, Andrade MF. Restauração conservativa usando a técnica de abrasão a ar para conecção do preparo cavitário – relato de caso clínico. J Bras Dent Estet. 2002; 1(3):206-12.
43. Kramer PF, Feldens CA, Romano AR. Promoção de saúde Bucal em Odontopediatria – Diagnóstico, Prevenção e Tratamento da Doença Cárie. São Paulo: Artes Médicas; 1997.
44. Laird WR, Walmsley AD. Ultrasound in dentistry. Part 1-Biophysical interactions. J. Dent. 1991 Feb; 19(1):14-7.
45. Lascala N. Prevenção na clínica odontológica. São Paulo: Artes Médicas; 1997.
46. Laurell KA, Hess JA. Scanning electron micrographic effects of air-abrasion cavity preparation on human enamel and dentin. Quintessence Int. 1995 Feb; 26(2):139-44.
47. Lima LM, Santos-Pinto L, Peruchi C. Aplicação da abrasão a ar em sulcos e fissuras. J Bras Odontoped Odonto Bebê. 2002; 5(5):258-62.
48. Liporoni P, Paulillo LA, Cury JA, Dos Santos Dias CT, Paradella TC. Surface finishing of resin-modified glass ionomer. Gen Dent. 2003 Nov-Dec; 51(6):541-3.
49. Mandari GJ, Truin GJ, van't Hof MA, Frencken JE. Effectiveness of three minimal intervention approaches for managing dental caries: survival of restorations after 2 years. Caries Res. 2001 Mar-Apr; 35(2):90-4.
50. Manfro ARG, Beber AJ, Benedetto MS, Bonini GAVC, Raggio DP, Imparato JCP. Efetividade de selantes resinosos e ionoméricos na prevenção da doença cárie. In: Imparato JCP, Benedetto MS, Bonini GAVC, Guedes-Pinto AC, editors. Odontopediatria baseada em evidências científicas. São Paulo: Ed. Santos; 2010. p.51-61.
51. Maragakis GM, Hahn P, Hellwig E. Clinical evaluation of chemomechanical caries removal in primary molars and its acceptance by patients. Caries Res. 2001; 35(3):205-10.
52. Mondelli J, Ishikiriama A, Galan Júnior J, Navarro MFL. Dentística Operatória. 4ª ed. São Paulo: Sarvier; 1990.
53. Munshi AK, Hedge AM, Shetty PK. Clinical evaluation of CARISOLVÒ in the chemico-mechanical removal of carious dentin. J Clin Pediatr Dent. 2001; 26(1):49-54.
54. Murdoch-Kinch CA, McLean ME. Minimally invasive dentistry. J Am Dent Assoc. 2003 Jan; 134(1):87-95.
55. Myers GE. The abrasive technique: a report. Br Dent J. 1954; 7:291-5.
56. Nadanovsky P, Carneiro FC, Mello FS. Removal of caries using only hand instruments: a comparison of mechanical and chemo-mechanical methods. Caries Res. 2001; 35(5):384-9.
57. Neves AA, Coutinho E, Cardoso MV, Lambrechts P, Van Meerbeek B. Current concepts and techniques for caries excavation and adhesion to residual dentin. J Adhes Dent. 2010.
58. Neves BG, Farah A, Lucas E, Sousa VP, Maia LC. Are paediatric medicines risk factors for dental caries and dental erosion? Comm Dent Health. 2010; 27(1):46-51.
59. Nordbo H, Leirskar J, Von Der Fehr FR. Saucer-shaped cavity preparations for posterior approximal resin composite restoration: observations up to 10 years. Quintessence Int. 1998; 29(1):5-11.
60. Oliveira Junior OB, Vianna DR. Turbina de alta rotação, jato abrasivo de óxido de alumínio e laser: uma avaliação comparativa dos instrumentos mediante revisão de literatura. Rev Odontol UNESP. 2002; 31(1):49-59.
61. Pereira AS, Silva LR, Motta LJ. Remoção químico-mecânica de cárie por meio do gel Papacárie®. Rev Gaúcha Odontol. 2004; 52(5):385-8.

62. Peruchi C, Santos-Pinto L. Abrasão a ar versus alta rotação. Considerações clínicas e microscópicas. Rev Odontol Bras. 2001; 10(29):24-7.
63. Porto CLA, Bandeira MFCL, Possobon RT. CARISOLV®: nova alternativa de tratamento da dentina cariada – Relato de Caso Clínico. J Bras Clin Odontol Integr. 2001; 5(5):69-73.
64. Postle WD, Robinson HB. Clinical teaching at Ohio State University College of Dentistry. J Am Dent Assoc. 1958 Jun; 56(6):898-902.
65. Rosenberg S. Air abrasive microdentistry: a new perspective on restorative dentistry. Dent Econ. 1995; 85(9):96-7.
66. Ross G. Advantages and procedures using air abrasion. J Ontario Dent Assoc. 1998; 12(2):36-42.
67. Sakamoto CM, Moimaz SAA. Tratamento Restaurador Atraumático. Rev Paul Odontol. 2001; 23(5):42-5.
68. Salim DA, Imparato JCP, Mathias RS. Remoção químico-mecânica da dentina cariada com sistema CARISOLV® – caso clínico com um ano de acompanhamento. J Bras Odontoped Odonto Bebê. 2000; 3(13):253-7.
69. Santos-Pinto L, Peruchi C, Marker VA, Cordeiro R. Effect of handpiece tip design on the cutting efficiency of an air abrasion system. Am J Dent. 2001 Dec; 14(6):397-401.
70. Santos-Pinto L, Peruchi C, Marker VA, Cordeiro R. Evaluation of cutting patterns produced with air-abrasion systems using different tip designs. Oper Dent. 2001 May-Jun; 26(3):308-12.
71. Scur AL, Barbosa NA, Reston EG. Microabrasão a ar. Odontologia – Arte, Ciência e Técnica. São Paulo: Artes Médicas; 2002. p.395-407.
72. Silva Filho CF. Tratamento Restaurador Atraumático (TRA): avaliação em creches municipais do Rio de Janeiro. Rev Bras Odontol. 1998; 57(4):260-5.
73. Tyas MJ, Anusavice KJ, Frencken JE, Mount GJ. Minimal intervention dentistry-a review. FDI Commission Project 1-97. Int Dent J. 2000 Feb; 50(1):1-12.
74. Van't Hof MA, Frencken JE, Van Palenstein Helderman WH, Holmgren CJ. The atraumatic restorative treatment (ART) approach for managing dental caries: a meta-analysis. Int Dent J. 2006; 56(6):345-51.
75. Vieira ASB, Antunes LA, Maia LC, Primo LG. Abrasão ultrassônica: uma alternativa para a confecção de preparos cavitários. Pesq Bras Odontoped Clin Integr. 2007; 7(2):182-6.
76. Vieira ASB, Santos MPA, Antunes LA, Primo LG, Maia LC. Preparation time and sealing effect of cavities prepared by an ultrasonic devide and a high-speed diamond rotatory cutting system. J Oral Science. 2007; 49(3):207-11.
77. Vieira D, Vieira DM. Pontas de diamante CVD: Início ou fim da alta rotação? J Am Dent Assoc Brasil. 2002; 5(10):307-13.
78. Yazici AR, Ozgünaltay G, Dayangaç B. A scanning electron microscopic study of different caries removal techniques on human dentin. Oper Dent. 2002; 27(4):360-4.
79. Yu C, Gao XJ, Deng DM, Yip HK, Smales RJ. Survival of glass ionomer restorations placed in primary molars using atraumatic restorative treatment (ART) and conventional cavity preparations: 2-year results. Int Dent J. 2004 Feb; 54(1):42-6.

Capítulo 15

Anestesia Local em Odontopediatria

Lucianne Cople Maia, Viviane Santos da Silva Pierro, Gloria Fernanda Castro

INTRODUÇÃO

A prevenção da dor durante os procedimentos odontológicos é um norteador do relacionamento profissional-paciente, minimizando o medo e a ansiedade, bem como promovendo atitudes positivas.[16] A possibilidade de eliminação da dor durante o tratamento odontológico fez com que o uso da anestesia local em Odontopediatria se tornasse um fator determinante na mudança da qualidade e quantidade de procedimentos viáveis em crianças.[13] No entanto, para que se possa obter o máximo de benefícios dos anestésicos locais, com o mínimo de riscos aos pacientes infantis, é necessário conhecer suas indicações, contraindicações, características, mecanismos de ação e adequações de dosagem para crianças, bem como ter o domínio da técnica para sua administração. Neste sentido, o presente capítulo tem por objetivo oferecer os subsídios indispensáveis para habilitar o profissional para o uso de anestésicos locais em pacientes infantis.

ASPECTOS RELEVANTES SOBRE ANESTESIA LOCAL EM CRIANÇAS

A anestesia local está indicada para o controle da dor frente aos procedimentos odontológicos. Para sua administração, no entanto, o conhecimento da história médica do paciente é fundamental, devendo-se contactar o pediatra sempre que necessário, a fim de evitar o agravamento de condições médicas pregressas.[16] Usualmente, não existem contraindicações para a anestesia local em crianças com pouca idade. No entanto, os anestésicos locais não são recomendados em alguns casos específicos, tais como: alergias aos diferentes anestésicos locais, pacientes não colaboradores, como aqueles que apresentam necessidades especiais, presença de anomalias que dificultem ou impeçam a anestesia local e quando a magnitude da intervenção ultrapassar os limites da anestesia local.[15]

Alguns aspectos devem ser considerados quando da administração de anestésicos locais em crianças, tais como os expostos no quadro 15.1.

ANESTÉSICOS LOCAIS

Os anestésicos locais são fármacos utilizados para bloquear temporariamente a condução de impulsos nervosos ocasionados por estímulos nocivos (mecânicos, físicos ou biológicos), impedindo que tais impulsos atinjam o sistema nervoso central (SNC) e sejam interpretados como dor.[6,8,11,15]

Mecanismo de Ação

As soluções anestésicas locais são sais anestésicos formados pela associação de uma base fraca e um ácido

Quadro 15.1: Aspectos que devem ser considerados quando da administração de anestésicos locais em crianças.

Aspectos	Conhecimentos Necessários:
Intoxicação devido a: • superdosagem; • injeção intravascular acidental; • alergia.	• Dose máxima recomendada e cálculo da dosagem adequada ao peso da criança; • Técnica de administração anestésica cuidadosa; • Substâncias com maior potencial alergênico, bem como histórico prévio de alergia do paciente; • Possível envolvimento da imaturidade dos sistemas orgânicos da criança com reações tóxicas.
Farmacocinética diferente do adulto devido a: • absorção tecidual mais rápida; • menos atividade das enzimas hepáticas; • redução da biotransformação dos anestésicos locais metabolizados no fígado.	• Maior grau de perfusão tecidual em pacientes infantis; • Maior frequência cardíaca nas crianças; • Falta de amadurecimento do sistema enzimático hepático infantil.
Menor limiar de reação à dor em crianças	• Técnicas anestésicas e instrumentais utilizados para anestesia local em crianças; • Manejo psicológico de crianças durante a anestesia local. A anestesia deve ser indolor e bem aceita pela criança.
Prolongamento do efeito anestésico	• Farmacocinética dos diferentes anestésicos locais; • Cálculo de dosagem para crianças.
Aplicação do anestésico no seu local de ação correto.	• Neuroanatomia de cabeça e pescoço durante o crescimento facial, a fim de melhor aplicar a solução anestésica.

forte, os quais podem se apresentar nos tecidos sob a forma ionizada (BH⁺) e não ionizada (B), dependendo de sua constante de ionização (pKa) e do pH do meio tecidual.[15] Assim, considerando-se que clinicamente não existem diferenças significativas entre as pKa da maioria dos anestésicos locais injetáveis,[9] em presença de pH fisiológico (≈ 7,4) ocorre a dissociação da forma ionizada (BH⁺), liberando a base alcalina lipossolúvel – forma não ionizada (B) para atravessar a membrana celular do axônio. Uma vez no meio intracelular, onde existem mais íons H⁺ livres (pH mais baixo), a base ioniza-se novamente, o que permite sua ligação ao receptor dentro do canal de sódio, como demonstrado na figura 15.1. Vale ressaltar que esta "reação pH-dependente" tem muita importância clínica à medida que regiões onde há infecção e processo inflamatório intenso apresentam redução do pH extracelular para 5,0 ou 6,0, dificultando a liberação da base lipossolúvel e, consequentemente, impedindo a ação do anestésico.[10] Nesses casos, é prudente injetar a solução anestésica distante da área inflamada, optando-se pela técnica de bloqueio regional,[15] que será descrita adiante.

Os impulsos nervosos atravessam as fibras nervosas por meio de um mecanismo que envolve o transporte iônico de sódio através da membrana neuronal. Com o objetivo de impedir a propagação deste impulso nervoso, os anestésicos locais atravessam a membrana da célula nervosa (axônio) e bloqueiam os receptores que controlam o influxo de íons sódio[4,8,9,14] (Fig. 15.1).

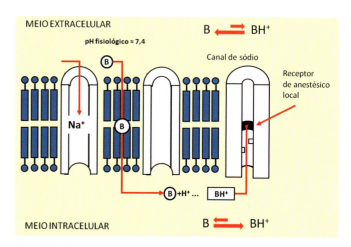

Fig. 15.1: Mecanismo de ação dos anestésicos locais. B – anestésico local em sua forma não ionizada (molecular) atravessando a membrana bilipídica da célula nervosa. BH⁺ – anestésico local em sua forma ionizada (catiônica), no meio intracelular, direcionando-se ao seu receptor dentro do canal de sódio, impedindo o influxo deste íon e bloqueando a condução do impulso nervoso (prevenindo a percepção de dor).

Estrutura Química e Classificação dos Anestésicos Locais

Os anestésicos locais podem ser classificados em dois grandes grupos, de acordo com a sua estrutura química, sendo eles os anestésicos do tipo éster, e os do tipo amida. Ambos os grupos são representados por uma molécula que pode ser dividida em 3 porções (Fig. 15.2).

A combinação de propriedades hidrofílicas e lipofílicas em uma só molécula é essencial para a efetividade do anestésico local injetável. A porção hidrofílica confere ao anestésico a solubilidade em água necessária para impedir sua precipitação no tubete anestésico e para penetrar no fluido intersticial após sua administração. A porção lipofílica exerce um papel importante na difusão do anestésico local através da membrana lipídica da célula nervosa.[6]

A cadeia intermediária, além de classificar os anestésicos em éster ou amida, está diretamente relacionada à via metabólica destes fármacos e ao risco de alergenicidade destes. O quadro 15.2 apresenta a classificação dos principais anestésicos utilizados em Odontologia, bem como sua via metabólica e implicações clínicas de sua utilização.

Anestésicos Locais mais Utilizados em Odontopediatria

Para que haja mais segurança na seleção de anestésicos locais para uso em crianças, deve-se considerar não apenas a história médica do paciente que será submetido à anestesia local, mas também algumas características inerentes ao procedimento, tais como duração média, necessidade de controle de hemorragia e de controle farmacológico do comportamento do paciente através do uso de outras substâncias, como o óxido nitroso e os agentes sedativos. Seguindo este raciocínio, o conhecimento dos agentes anestésicos por parte do cirurgião-dentista é fundamental para o sucesso do tratamento. O quadro 15.3 apresenta os anestésicos locais mais utilizados em Odontopediatria, com ênfase em suas propriedades farmacológicas e em suas indicações e contraindicações para pacientes infantis.

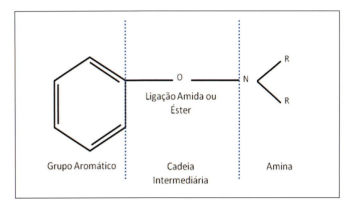

Fig. 15.2: Estrutura química dos anestésicos locais. O grupo aromático corresponde à porção lipofílica da molécula, a cadeia intermediária classifica o anestésico local em éster ou amida dependendo do tipo de ligação existente entre os grupos terminais, e a amina corresponde à porção hidrofílica da molécula.

Quadro 15.2: Classificação, metabolismo e implicações clínicas dos principais anestésicos utilizados em Odontologia.

Classificação	Anestésico	Metabolismo	Implicações Clínicas
Éster	Benzocaína	Plasma sanguíneo (enzima colinesterase plasmática)	• Curta duração de efeito, exigindo altas concentrações. Mais indicada para anestesia tópica • Alta alergenicidade (ácido para-aminobenzoico – PABA é um produto de seu metabolismo)[9]
Amida	Lidocaína	Fígado (enzimas hepáticas)	• Maior duração de efeito, sendo indicadas para anestesia injetável • Maior toxicidade para pacientes com disfunção hepática, devendo-se tratar um quadrante por sessão, empregando-se a dose efetiva mínima [9]
Amida	Mepivacaína	Fígado (enzimas hepáticas)	
Amida	Articaína	Fígado (enzimas hepáticas) e plasma (colinesterases), por possuir ligação éster adicional[1]	
Amida	Prilocaína	Fígado (principalmente), mas também no plasma e nos rins	• Igual às demais amidas • Um de seus metabólitos (toluidina) pode ocasionar a meta-hemoglobinemia. Evitar seu uso em crianças anêmicas, falcêmicas, com sintomas de hipóxia e em pacientes que utilizem acetaminofeno ou fenacetina[10]

Quadro 15.3: Anestésicos locais mais utilizados em Odontopediatria, suas propriedades farmacológicas, indicações e contraindicações para pacientes infantis.

		Propriedades Farmacológicas			Uso em Crianças	
	Ligação a proteínas plasmáticas	Potência	Toxicidade	Efeito Vasodilatador	Indicações	Contraindicações
Anestésicos Locais (AL) — Lidocaína	Quanto maior a ligação proteica, maior a duração do efeito do AL e maior o risco de toxicidade	Relacionada à ligação às proteínas plasmáticas e à lipofilia do AL	É função direta da absorção sistêmica	Promove difusão tecidual rápida e contribui para a curta duração do efeito anestésico.		
Lidocaína	Em torno de 65%	Moderada	Alta. Entretanto, em associação com um vasoconstritor, torna-se baixa	Grande atividade vasodilatadora. Maior que a mepivacaína. Início de ação 2 a 3 minutos.	Qualquer procedimento odontológico que possa provocar dor. É o AL de primeira escolha para crianças, quando associado a vasoconstrictores	Hipersensibilidade conhecida aos AL do tipo amida.
Mepivacaína	Em torno de 75%	Moderada	Menor que a lidocaína	Menor que a lidocaína. Início de ação 1,5 a 2 minutos.	Nos casos em que o uso de vasoconstrictores está contraindicado, uma vez que possui duração de efeito suficiente quando administrada isoladamente	Hipersensibilidade conhecida aos AL do tipo amida ou a um de seus componentes. Histórico prévio de alterações graves no fígado.
Prilocaína	Em torno de 55%	Moderada	Menor que a lidocaína.	Início de ação entre 2 e 4 minutos.	Pode ser indicada para anestesia local em crianças, entretanto, não é o anestésico de primeira escolha	Pacientes portadores de meta-hemoglobinemia, anemia, ou com sintomas de hipóxia.
Articaína	Em torno de 50 a 70%	Superior às demais	Semelhante à lidocaína	Semelhante à lidocaína. Início de ação entre 2 e 3 minutos	Indicação pouco justificada em Odontopediatria por apresentar efeito anestésico prolongado, aumentando o risco de surgimento de úlceras traumáticas decorrentes de mordedura acidental do lábio	Portadores de discrasias sanguíneas, metemoglobinemia idiopática ou congênita, anemia e insuficiência cardíaca ou respiratória. Pacientes alérgicos a medicamentos que contenham enxofre (sulfas, p. ex.).

Toxicidade

A toxicidade dos anestésicos locais é dependente de sua absorção sistêmica. Altos níveis sanguíneos da droga podem resultar de repetidas injeções ou de uma única administração intravascular inadvertida.[9] Vale ressaltar que a superdosagem é um risco particular do paciente infantil, uma vez que a dose tóxica é diretamente proporcional ao peso corpóreo do paciente[14]. Assim, serão mencionadas a seguir algumas condutas que podem contribuir para a redução do risco de toxicidade durante a administração de anestésicos locais em crianças:

- utilização de seringa carpule com refluxo, realizando-se aspiração prévia à administração do anestésico (Fig. 15.3);
- administração da menor dose possível, utilizando-se concentração mínima necessária para anestesia eficaz (ver tópico *"Cálculo de Dosagem Anestésica para Pacientes Infantis"*);
- utilização de soluções anestésicas que contenham vasoconstritores, objetivando-se retardar a absorção do anestésico, como descrito detalhadamente a seguir.

Uso de Vasoconstritores

Os anestésicos locais possuem ação vasodilatadora, sendo rapidamente absorvidos e aumentando as chances de níveis tóxicos serem atingidos na corrente sanguínea. Simultaneamente, a sua ação vasodilatadora promove sua rápida difusão para fora do seu sítio de ação, resultando em curta duração de efeito, quando administrados isoladamente, na cavidade bucal.[9] Dessa forma, vasoconstrictores são usualmente adicionados a estes anestésicos com o objetivo de desacelerar a sua taxa de absorção na corrente sanguínea, reduzindo os riscos de toxicidade e prolongando o efeito anestésico.[10] Adicionalmente, a presença do vasoconstritor na solução anestésica também pode promover hemostasia.[9]

No Brasil, as soluções anestésicas locais contêm basicamente dois tipos de vasoconstritores: as aminas simpatomiméticas (adrenalina ou epinefrina, noradrenalina ou norepinefrina, levonordefrina ou neocobefrina, e fenilefrina) e a felipressina.[4] O quadro 15.4 apresenta as principais associações de anestésicos locais e vasoconstritores disponíveis no mercado brasileiro, seu tempo de anestesia, sua dosagem máxima e suas peculiaridades para uso na clínica infantil.

Vale lembrar que, para a realização de adequada anestesia local em Odontopediatria, associada ao mínimo risco de toxicidade, deve-se sempre considerar o emprego do menor volume possível de anestésico em sua mínima concentração necessária. Para tanto, torna-se imprescindível o cálculo de dosagem da quantidade máxima de anestésico local que pode ser administrada para cada paciente infantil, de acordo com o seu peso corpóreo.

Cálculo de Dosagem Anestésica para Pacientes Infantis

As recomendações para utilização de dosagens pediátricas preestabelecidas para determinada faixa etária não são mais aceitas para agentes anestésicos e sedativos. A máxima dose recomendada para os anestésicos locais é baseada no peso corporal da criança, sendo geralmente expressa em mg por kg de peso.[6] Com o objetivo de evitar a superdosagem em pacientes infantis, o dentista deve verificar o peso da criança e calcular, previamente, a dose máxima de anestésico local a ser administrada.[9] Ressalta-se, porém, que para crianças muito obesas a dose máxima deve ser calculada baseando-se no peso magro ou peso ideal, e não no peso real.[6] Adicionalmente, as dosagens máximas de anestésicos locais são em geral definidas para os anestésicos com vasoconstritor, e devem ser reduzidas em 30% para utilização de anestésicos locais sem vasoconstritor[4] como descrito no quadro 15.4. O quadro 15.5 apresenta um exemplo de cálculo de dosagem para uma criança de 15 kg, considerando-se as dosagens máximas já apresentadas no quadro 15.4.

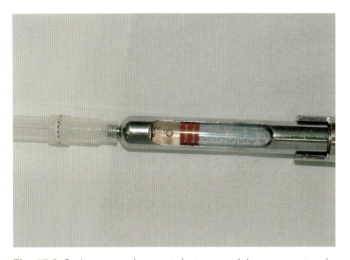

Fig. 15.3: Seringa carpule com tubete anestésico apresentando evidências de sangue no interior do tubete após aspiração.

Quadro 15.4: Principais associações de anestésicos locais e vasoconstritores disponíveis no mercado brasileiro, seu tempo de anestesia, sua dosagem máxima e suas peculiaridades para uso na clínica infantil.

Anestésicos	Marcas Comerciais (Fabricante)	Tempo de Anestesia (em Minutos)				Dose Máxima mg/kg	Peculiaridades quanto à Utilização em Odontopediatria
		Infiltração Maxilar		Bloqueio mandibular			
		Polpa	Tecidos Moles	Polpa	Tecidos Moles		
Lidocaína 2% sem vasoconstritor	Xylocaína® (Astra Zeneca); Xylestesin® (Cristália); Lidostesim SV® (Dentsply)	5	-	5-10	-	≈3,1**	• Não possui qualquer indicação clínica em procedimentos odontológicos por sua rápida duração de efeito • Alta toxicidade na ausência de vasoconstritores
Lidocaína 2% + epinefrina 1:50.000	Alphacaine® (DFL); Lidostesina 50® (Dentsply)	60	170	85	190		• Contraindicada em procedimentos odontológicos realizados em crianças por apresentar concentração muito alta de adrenalina, aumentando o risco de toxicidade cardiovascular
Lidocaína 2% + epinefrina 1:100.000	Xylocaína® (Astra Zeneca); Alphacaine® (DFL)	60	170	85	190	4,4	• Considerado o anestésico de primeira escolha para utilização em procedimentos odontológicos infantis por apresentar a menor concentração necessária para permitir adequado efeito anestésico
Lidocaína 2% + norepinefrina 1:50.000	Xylestesin® (Cristália); Lidostesim® (Dentsply)	ND*	ND*	ND*	ND*		• Contraindicada em procedimentos odontológicos realizados em crianças por apresentar mais efeitos cardiovasculares indesejáveis que a adrenalina, além de estar presente em alta concentração
Lidocaína 2% + fenilefrina 1:2.500	Novocol® (SSWhite); Biocaína® (Dentsply)	ND*	ND*	ND*	ND*		• Contraindicada em procedimentos odontológicos realizados em crianças por apresentar mais efeitos cardiovasculares indesejáveis que a adrenalina, além de estar presente em alta concentração
Mepivacaína 3% sem vasoconstritor	Mepisv® (DFL); Mepivalem SV® (Dentsply)	25	90	40	165	≈3,1**	• Opção mais adequada para os pacientes que não podem utilizar anestésicos com vasoconstritor em virtude de hipersensibilidade aos sulfitos ou por quaisquer outros motivos. Possui duração de efeito suficiente para a realização do procedimento odontológico mesmo na ausência do vasoconstritor

Anestésico	Nomes comerciais					mg/kg	Observações
Mepivacaína 2% + epinefrina 1:100.000	Mepiadre® (DFL); Mepivalem AD® (Dentsply)	60	170	85	190	4,4	• Utilização pouco justificada em pacientes infantis, uma vez que possui duração de efeito mais duradoura que a lidocaína quando ambas estão associadas a vasoconstritores. Além disso, os efeitos cardiovasculares indesejáveis podem ser mais frequentes, principalmente nas formulações com noradrenalina.
Mepivacaína 2% + norepinefrina 1:100.000	Mepinor® (DFL)	ND*	ND*	ND*	ND*		
Mepivacaína 2% + levonordefrina 1:20.000	Mepi-levo 20® (DFL)	50	130	75	185		
Prilocaína 3% + felipressina 0,03 UI/ml	Biopressin® (Dentsply); Citanest® (ASTRA); Citocaína® (Cristália); Prilonest® (DFL)	ND*	ND*	ND*	ND*	6,0	• É uma opção para anestesia local em pacientes infantis, apesar de não ser a de primeira escolha em virtude do risco de meta-hemoglobinemia, principalmente em crianças anêmicas, falcêmicas ou com sintomas de hipóxia. Em relação ao vasoconstritor, este apresenta menos efeitos cardiovasculares por realizar vasoconstrição venular e, não arterial, e por não atuar nos receptores cardíacos (beta-adrenérgicos).
Articaína 4% + epinefrina 1:100.000	Articaine® (DFL)	60	190	90	230	7,0	• Utilização pouco justificada em pacientes infantis, uma vez que possui duração de efeito mais duradoura que a lidocaína quando ambas estão associadas a vasoconstritores. Além disso, também possui o risco de ocasionar meta-hemoglobinemia, assim como a prilocaína.
Articaína 4% + epinefrina 1:200.000	Articaine® (DFL)	ND*	ND*	ND*	ND*		

Adaptado de American Academy of Pediatric Dentistry (AAPD). Guideline on Use of Local Anesthesia for Pediatric Dental Patients. Pediatr Dent. 32(6):156-62, 2010; e Haas DA. An Update on Local Anesthetics in Dentistry. J Can Dent Assoc. 68(9): 546-551, 2002.
*ND – dados não disponíveis.
**Cálculo de dosagem baseado na redução de 30% da dosagem máxima usual, uma vez que se trata de anestésico sem vasoconstrictor.

Quadro 15.5: Exemplo de cálculo de dosagem do anestésico local lidocaína para a anestesia de uma criança com 15kg.

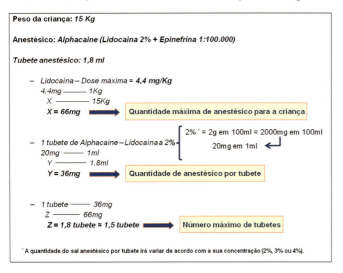

ANESTESIA LOCAL EM PACIENTES INFANTIS

O manejo do comportamento do paciente infantil é decisivo para a obtenção de êxito nos procedimentos odontológicos. Uma criança calma e relaxada durante a administração do anestésico local é um passo importante para o sucesso do procedimento clínico.[14] Assim, uma anestesia local bem conduzida promove resposta favorável ao tratamento odontológico do paciente infantil, uma vez que impede a percepção da sensação dolorosa que poderia advir deste tratamento.[15]

Anamnese e Aspectos Psicológicos

Uma anamnese adequada é o ponto de partida para o sucesso da anestesia local em pacientes pediátricos, uma vez que durante a conversa com o paciente e seus responsáveis, o profissional poderá obter informações valiosas não só quanto ao histórico de saúde da criança, mas também quanto à sua experiência prévia com a anestesia.

Em relação ao histórico de saúde do paciente, o profissional deve realizar questionamentos sobre a existência de doenças prévias importantes que possam ter tido como consequência, um prejuízo das funções hepática e renal (p. ex., hepatites), assim como alterações sistêmicas em curso que estejam sendo tratadas simultaneamente com o período em que a criança realizará o tratamento odontológico. Assim, todos os medicamentos que possam estar sendo utilizados pelo paciente devem ser devidamente registrados em sua ficha clínica, com o intuito de verificar, posteriormente, possíveis interações destes medicamentos com os anestésicos locais que serão utilizados durante o tratamento. Da mesma forma, e não menos importante, o histórico de reações alérgicas a quaisquer substâncias que possam contraindicar o uso de determinados anestésicos locais deve ser registrado de forma apropriada.

O preparo psicológico da criança para a realização da anestesia local pode ser iniciado durante a anamnese, quando se pergunta aos pais ou responsáveis se a criança já foi anestesiada previamente. Em caso afirmativo, é importante saber como a criança se comportou durante o atendimento, e se houve boa aceitação. Todas as informações devem ser consideradas importantes para o planejamento de uma abordagem futura, a qual deve ter como objetivo principal o respeito aos medos e fantasias da criança, procurando eliminá-los aos poucos através do condicionamento gradual desse paciente infantil aos procedimentos odontológicos que lhe estão sendo apresentados. Por outro lado, caso a criança não tenha experiência prévia com anestesia, deve-se ter muita cautela durante o procedimento anestésico.[15]

Para o sucesso da anestesia local em pacientes infantis, o profissional deve se esforçar para, inicialmente, adquirir a confiança da criança e de seus responsáveis. Para tanto, ele deve explicar todos os procedimentos que serão realizados no nível de compreensão do paciente, com o objetivo de convencê-lo a aceitar a intervenção de maneira natural. A explicação não deve conter palavras ou expressões que possam assustar a criança. Assim, é importante que o profissional evite palavras como dor, agulha, picada, bem como seus diminutivos, "agulhinha", "dorzinha" e "picadinha", uma vez que nelas está implícita a hipótese de dor.

Durante o procedimento anestésico, é de extrema importância que o cirurgião-dentista não permita que o paciente visualize a agulha e a seringa. Técnicas como o uso da própria mão do profissional para recobrir os olhos do paciente ou de roletes de algodão estéreis recobrindo a agulha podem ser utilizadas (Fig. 15.4) com este intuito. Ressalta-se também a necessidade de que o cirurgião-dentista não se cale durante a anestesia, permitindo que o silêncio atemorize a criança e a faça imaginar situações desagradáveis. Conversar com a criança naturalmente durante o procedimento promove distração e relaxamento e contribui para o êxito do procedimento anestésico (Fig. 15.5).

Finalmente, o profissional também deve explicar à criança os sintomas da anestesia, como a sensação de formigamento e crescimento da região anestesiada.

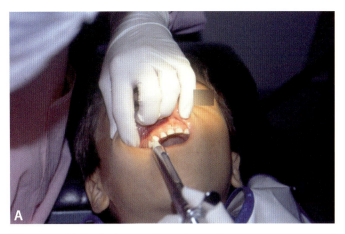
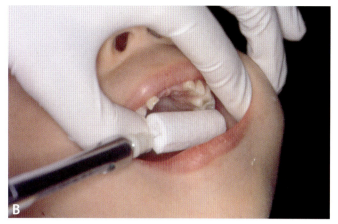

Fig. 15.4: (A) Profissional utilizando a mão esquerda para recobrir os olhos do paciente e realizar o procedimento anestésico. (B) Profissional utilizando a técnica do rolete de algodão estéril para esconder a agulha.

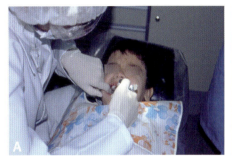
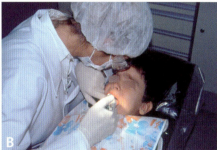
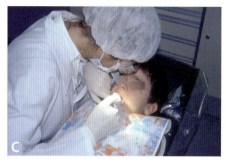

Fig. 15.5: (A) Profissional realizando o procedimento anestésico e criança apresentando expressão facial típica de medo. (B) Profissional se aproximando da criança e iniciando uma conversa com ela. (C) Criança atenta à conversa demonstrando melhora na expressão facial de medo.

Enfatiza-se a necessidade de relatar que tais sintomas são passageiros, pois muitas crianças adormecem durante o atendimento odontológico e assustam-se com a sensação anestésica ao acordar, caso não tenham sido avisadas sobre a duração do efeito anestésico.

Técnicas e Cuidados para a Administração de Anestésicos Locais

Não existe uma técnica perfeita que garanta o sucesso da anestesia local para todas as crianças. Entretanto, alguns cuidados são importantes e necessários, devendo ser observados previamente ou durante a execução das diferentes técnicas anestésicas locais, objetivando o êxito destas.[14]

Preparo adequado do instrumental

É importante que o profissional, antes de iniciar o procedimento de anestesia, tenha todo o material que será empregado devidamente organizado e à sua disposição, de maneira que possa utilizá-lo a qualquer momento, como por exemplo, a seringa *carpule* devidamente montada, evitando seu manuseio dentro do campo de visão do paciente. Uma vez organizado, é interessante que este instrumental fique fora da visualização da criança, em uma mesa auxiliar ou protegido para evitar possíveis estresses e alterações no comportamento do paciente. De maneira geral, o material necessário para a realização de uma anestesia local adequada encontra-se demonstrado na figura 15.6.

Quanto à escolha da agulha adequada a cada técnica, as agulhas longas devem ser evitadas em crianças, uma vez que as agulhas curtas são adequadas e seguras mesmo para a realização do bloqueio do nervo alveolar inferior.[14] Adicionalmente, as agulhas extracurtas são especialmente úteis para a administração da anestesia local em região anterossuperior,[13] minimizando o desconforto da puntura.

Controle dos movimentos do paciente infantil

O profissional deve ter total controle da cabeça do paciente, e um bom apoio de sua mão e dedos, para

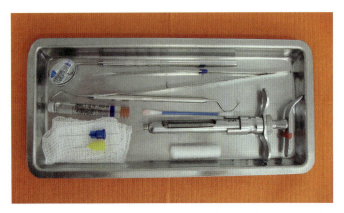

Fig. 15.6: Bandeja preparada para a realização de anestesia local. Note a diferença de tamanho entre as agulhas curta e extracurta e a pequena quantidade de anestésico tópico colocada no cotonete.

controlar a seringa no caso de movimentos bruscos e de resistência realizados pela criança. Adicionalmente, a auxiliar deve estar preparada para restringir as mãos do paciente com delicadeza e firmeza ao mesmo tempo.[14]

Anestesia tópica

A anestesia local é o método mais seguro para realizar procedimentos odontológicos indolores.[2] No entanto, reconhece-se que a agulha promove as maiores respostas negativas por parte das crianças.[12] Assim, faz-se necessária a anestesia tópica prévia a todas as técnicas anestésicas para minimizar a sensação dolorosa da penetração da agulha no tecido mole.[14]

O anestésico local mais comumente encontrado para aplicação tópica no Brasil é a benzocaína a 20% (marcas comerciais: Benzotop® – DFL, Dorfree® – SSWhite, Bio-Top® – Herpo). Entretanto, a lidocaína também se encontra disponível sob a forma de pomada para ser utilizada como anestésico tópico na concentração de 5% (Xylotop® – DFL, Xylocaína® – ASTRA), sendo uma opção menos tóxica que a benzocaína.

Indicações em Odontopediatria[15]

- Pré-anestesia;
- Remoção de dentes decíduos com raízes totalmente reabsorvidas, retidos apenas pela mucosa.

Técnica[15] *(Fig. 15.7)*
- Secar a mucosa com gaze, algodão ou jato de ar.
- Aplicar **pequena quantidade** do anestésico tópico com cotonete.
- Tempo mínimo de aplicação de 1 minuto.[14]

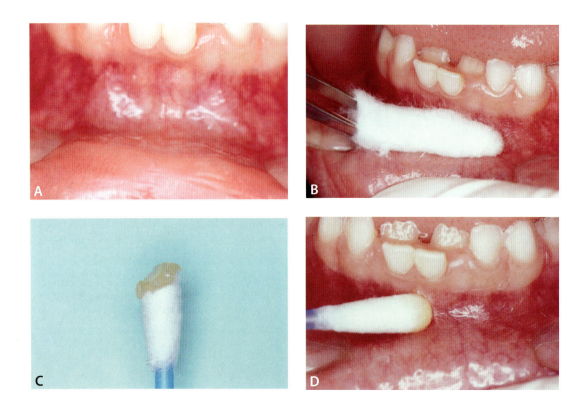

Fig. 15.7: (A) Avaliação visual do local a ser anestesiado. (B) Secagem da região com algodão. (C) Colocação de pequena quantidade de anestésico tópico no cotonete. (D) Aplicação do anestésico tópico na região com o cotonete.

Duração da injeção

A injeção dos anestésicos locais deve sempre ser realizada lentamente, e precedida pela aspiração para evitar a injeção intravascular e reações sistêmicas aos anestésicos e/ou vasoconstritores.[13]

Anestesia infiltrativa

É a técnica de escolha para a anestesia de dentes superiores decíduos ou permanentes.[14-15] Alguns autores[3] também preconizam esta técnica para dentes decíduos inferiores, em crianças com menos de 5 anos de idade, em virtude da maior permeabilidade do osso alveolar na criança.

Nesta técnica, a agulha deve penetrar na prega da mucosa bucal com o bisel voltado para o osso, sendo inserida próximo aos ápices das raízes vestibulares dos dentes. A solução deve ser depositada supraperiostea-mente, o que permitirá sua infiltração no osso alveolar para atingir o ápice dentário.[14] Vale ressaltar que a injeção deve ser realizada lentamente e com pouca pressão, para evitar a expansão acentuada dos tecidos e permitir a atuação do vasoconstritor, impedindo a rápida absorção e efeitos tóxicos do anestésico.[15]

Técnica[14-15] (Fig. 15.8)
- Estirar o lábio do paciente com o objetivo de distender bem a mucosa.
- Inserir a agulha obliquamente no tecido mole do fundo de vestíbulo na direção do dente a ser anestesiado. A penetração deve ser rasa para que pequena quantidade da solução seja injetada na mucosa superficial.
- Avançar, no máximo, 1 a 2 mm com a agulha e, após a aspiração negativa, depositar um pouco mais da solução anestésica;

ou

tracionar o lábio em direção à ponta da agulha para que esta penetre no tecido mucoso.

Para a anestesia dos segundos molares decíduos superiores, pode ser necessária uma complementação acima da região da tuberosidade maxilar para atingir o nervo alveolar superior posterior, o qual, muitas vezes, faz anastomose com o nervo alveolar superior médio (Fig. 15.9). Tal complementação faz-se necessária em virtude da espessura do processo zigomático que impede a difusão do anestésico local posteriormente, após sua infiltração na região de segundos molares decíduos superiores.

Anestesia interpapilar

Consiste em uma variação da técnica infiltrativa, que tem por objetivo anestesiar as mucosas lingual ou palatina, sem, no entanto, provocar dor decorrente de mais uma puntura da agulha.[15]

Indicações em Odontopediatria[15]
- Colocação de grampo de isolamento e/ou matriz de aço.
- Auxílio em exodontias.
- Preparo de coroa de aço.

Técnica[15] (Fig. 15.10)
- Anestesiar a região vestibular por meio da técnica infiltrativa.

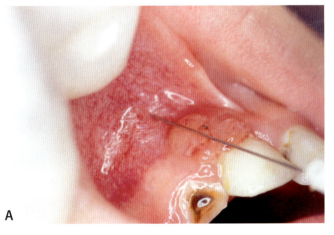 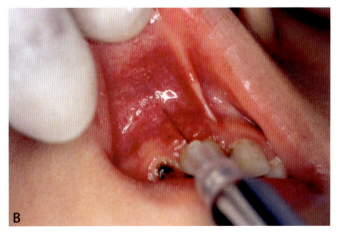

Fig. 15.8: (A) Estiramento do lábio do paciente e distensão da mucosa. (B) Penetração da agulha no tecido mole, avançando-se apenas cerca de 2 mm (observe o quanto de agulha permanece fora do tecido).

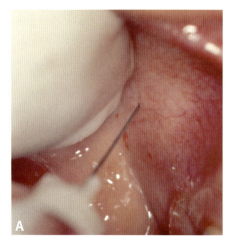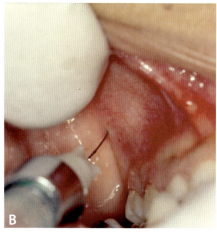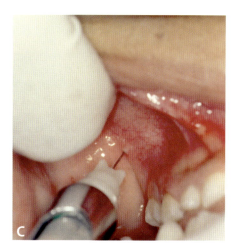

Fig. 15.9: (A) Palpação da crista zigomaticomaxilar com o dedo indicador da mão oposta à que efetuará a anestesia. (B) Penetração da agulha posteriormente à crista zigomaticomaxilar. (C) Direcionamento da agulha para a região da tuberosidade maxilar, com o objetivo de anestesiar o nervo alveolar superior posterior.

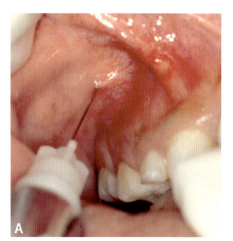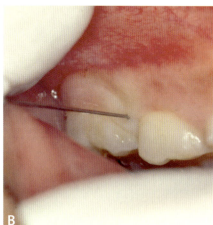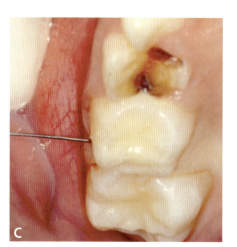

Fig. 15.10: (A) Anestesia da região vestibular por meio da técnica infiltrativa. (B) Introdução da agulha perpendicular à papila interdental, de vestibular para palatina. (C) Observar isquemia da região palatina para posteriormente proceder à anestesia palatina da região.

- Introduzir a agulha perpendicularmente à papila interdental, de vestibular para palatina ou lingual, penetrando lentamente e indo sempre da região anestesiada (vestibular) para a não anestesiada. É importante desviar a agulha da crista óssea alveolar.
- Fazer a complementação por palatina ou lingual, observando a área de isquemia ocasionada pelo vasoconstritor.

Anestesia por bloqueio regional

Esta técnica é mais utilizada para realizar o bloqueio do nervo alveolar inferior, responsável pela inervação dos dentes inferiores decíduos e permanentes, bem como do tecido ósseo e mucoso da mandíbula, e do lábio inferior.[15]

Um importante detalhe para a realização desta técnica em crianças é que o bloqueio do nervo alveolar inferior deve ser realizado no nível do forame mandibular, o qual apresenta posições diferentes, de acordo com a idade da criança. Em crianças jovens (com menos de 4 anos de idade), o forame mandibular localiza-se, normalmente, abaixo do plano oclusal e, à medida que a criança cresce, ele se move para uma posição mais alta[7] (Fig. 15.11).

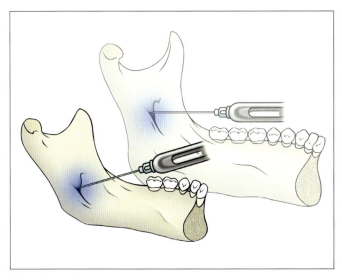

Fig. 15.11: Mandíbula de uma criança e de um adulto. Note a posição do forame mandibular da criança abaixo do plano oclusal promovendo a necessidade de inclinação da agulha no sentido posteroinferior para a realização do bloqueio adequado do nervo alveolar inferior. (Desenho feito por Marta Martins Montenegro)

da rafe pterigomandibular, depositando-se algumas gotas do anestésico para promover a anestesia do nervo lingual.
- Após aspiração negativa, deve-se avançar com a agulha direcionando-a posteroinferiormente na parte mais profunda da rafe pterigomandibular, objetivando-se a proximidade com o forame mandibular, o qual apresenta localizações diferentes em relação ao plano oclusal, de acordo com a idade da criança, como previamente descrito. Assim, quanto mais jovem for a criança, maior deve ser a inclinação posteroinferior da agulha em relação ao plano oclusal.
- Após o contato da agulha com o osso (face interna do ramo ascendente da mandíbula), deve-se recuar ligeiramente e injetar lentamente a solução anestésica.
- Esta técnica normalmente não promove a anestesia do nervo bucal, o qual pode ser anestesiado por infiltração na prega mucosa do dente que será submetido ao procedimento odontológico, ou na altura do trígono retromolar,[15] lembrando-se sempre da necessidade de anestesia tópica prévia para evitar o incômodo da puntura da agulha.

Técnica[14-15] *(Fig. 15.12)*
- Solicita-se à criança o máximo de abertura de boca possível para facilitar a visualização da rafe pterigomandibular.
- Posiciona-se a seringa *carpule* entre os dois molares decíduos do lado oposto ao que será anestesiado, na altura do plano oclusal e paralelo a ele.
- Introduz-se um pouco a agulha entre a linha oblíqua interna da mandíbula e a porção mais inferior

Anestesia intraligamentar

A anestesia intraligamentar deve ser utilizada apenas para complementar os métodos tradicionais ou para suprir possíveis falhas destes métodos.[14]

Esta técnica pode ser realizada com seringas *carpule* convencionais, mas o uso de seringas específicas para a técnica é recomendado. A seringa é inserida na região mesiovestibular da raiz, avançando-se até a máxima penetração, sem atingir profundamente o ligamento periodontal.[14]

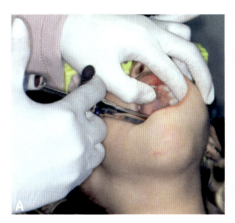 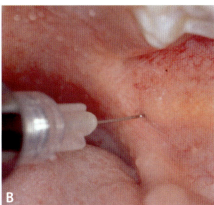 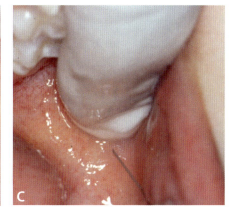

Fig. 15.12: (A) Posicionamento adequado da criança com boa abertura de boca, posicionamento da mão esquerda do profissional impedindo a visualização da agulha pela criança. (B) Inclinação da seringa *carpule* em direção posteroinferior para a realização do bloqueio do nervo alveolar inferior, na parte mais profunda da rafe pterigomandibular. (C) Anestesia do nervo bucal, posicionando-se a agulha pouco acima do trígono retromolar na direção da crista marginal externa da mandíbula, a qual está sendo palpada pelo polegar da mão esquerda do profissional.

COMPLICAÇÕES, EFEITOS ADVERSOS E ACIDENTES EM ANESTESIA LOCAL

A realização do procedimento anestésico deve exigir do profissional máxima atenção, pois podem ocorrer acidentes e/ou efeitos adversos durante ou após a administração da anestesia local. Estar atento a isto faz com que o cirurgião-dentista se antecipe a determinadas situações ou esteja preparado para solucionar qualquer eventualidade que possa ocorrer em consequência do procedimento de anestesia.

A seguir, são descritas as principais complicações, efeitos adversos e acidentes em anestesia local em crianças. Estas podem ser causadas pelas soluções anestésicas, por problemas relacionados à técnica anestésica, ou podem ainda ser ocasionadas pelos efeitos decorrentes da sensação anestésica.

Intoxicação

Reações tóxicas sistêmicas são raras em adultos, mas crianças, devido ao seu menor peso corpóreo, principalmente as mais jovens, são mais propensas a apresentar este tipo de complicação.[12] Grande parte destas reações ocorrem durante a injeção ou em até 5 ou 10 minutos após a mesma.[10]

O profissional deve estar atento e reconhecer prontamente os sinais e sintomas decorrentes de superdosagem anestésica com o intuito de tentar reverter ou tratar o quadro o mais rapidamente possível. O excesso de anestésicos locais na corrente sanguínea promove uma reação bifásica no SNC, na qual os sinais iniciais caracterizam-se por uma excitação seguida de depressão. Assim, o paciente pode apresentar-se inicialmente agitado e falante e, posteriormente, trêmulo e tonto, evoluindo para o estado de inconsciência, que pode culminar na parada cardiorrespiratória.[16]

Para evitar as reações tóxicas anestésicas, o cirurgião-dentista deve estar atento às dosagens máximas recomendadas dos agentes anestésicos de escolha, e realizar as técnicas anestésicas de maneira cautelosa executando injeções lentas e com aspiração prévia.

Traumatismo nos Tecidos Moles

De todas as complicações anestésicas em crianças, o traumatismo nos tecidos moles, e principalmente, a úlcera traumática por mordedura da área anestesiada, é a mais comum. Isto acontece porque a criança anestesiada, em especial após anestesia de nervo alveolar inferior, pode morder, proposital ou inadvertidamente, o lábio, a língua ou a superfície interna da bochecha (Fig. 15.13). Tal acidente pode ocorrer durante o procedimento odontológico, o que requer atenção especial do profissional e equipe, que devem realizar monitoramento frequente da criança, evitando a mordedura das regiões anestesiadas. No entanto, a mordedura ocorre mais frequentemente durante o período em que a criança ainda está sob efeito anestésico, após o procedimento odontológico e sua liberação para casa. Assim, com o intuito de evitar tal complicação anestésica, tanto a criança quanto o responsável devem ser avisados de que os tecidos moles ficarão sem sensibilidade por um período de 1 hora ou mais e que durante este tempo, a criança pode traumatizar a região sem perceber por não haver sensibilidade dolorosa decorrente do traumatismo. Portanto, a criança deve ser observada cuidadosamente até que a sensação anestésica seja eliminada. É também aconselhável que a criança fique sem mastigar alimentos consistentes, assim como alimentos quentes neste período, o que poderia levar a um ferimento ou queimadura.[15]

Dor

A dor pós-anestésica pode ser causada por vários fatores, dentre eles: infecção por contaminação da agulha; injeção no músculo; traumatismo provocado por punções repetidas; quando o músculo ou o periósteo são atingidos pela agulha; ou ainda, quando a solução anestésica é injetada muito rápido ou demasiadamente fria.[15]

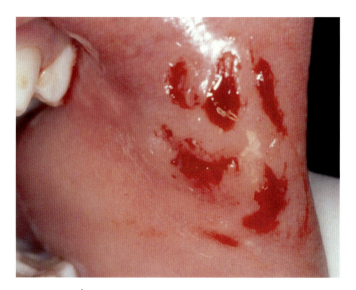

Fig. 15.13: Úlceras traumáticas decorrentes de mordedura da mucosa jugal da região de comissura labial, logo após a anestesia da região, com a criança ainda sentada na cadeira do profissional.

Reações Alérgicas

A reação alérgica consiste na reação antígeno-anticorpo específica decorrente da sensibilização do paciente por determinada droga ou seus derivados. Tais reações não são dose-dependentes e decorrem da capacidade individual do paciente de reagir a determinadas doses anestésicas, mesmo que pequenas.[16]

A alergia verdadeira aos anestésicos injetáveis do tipo amida é extremamente rara, ao contrário do que ocorre com os anestésicos do tipo éster (p. ex., benzocaína tópica), que são mais alergênicos. A alergia a qualquer um dos ésteres inviabiliza o uso de outro éster, uma vez que o componente alergênico é o ácido para-aminobenzoico, um subproduto do metabolismo de todos os ésteres. Ao contrário, a alergia a uma das amidas não contraindica o uso de outra amida.[9]

O paciente também pode ser alérgico a outros compostos presentes na solução anestésica do tubete, como, por exemplo, o metilparabeno, conservante utilizado em tubetes anestésicos plásticos. Vale ressaltar que alergia ao ácido para-aminobenzoico também contraindica o uso de soluções anestésicas que contenham o metilparabeno como conservante. Adicionalmente, os pacientes alérgicos a sulfitos (como é o caso de pacientes asmáticos e corticoide-dependentes) não devem utilizar soluções anestésicas com vasoconstritor, uma vez que o metabissulfito é utilizado como antioxidante destas soluções anestésicas.[5,9]

As reações alérgicas podem manifestar-se de maneiras diferentes, sendo os sinais e sintomas mais comuns: as erupções cutâneas, urticárias e o edema angioneurótico. Para prevenirmos tais reações adversas, o profissional deve estar atento às informações obtidas durante a anamnese, não utilizando nenhum medicamento com histórico alérgico anterior.[15-16]

CONCLUSÃO

A abordagem odontopediátrica requer não apenas o treinamento técnico, para a realização de procedimentos cirúrgico-restauradores, mas principalmente a habilidade de contornar situações e comportamentos indesejáveis, a fim de que se consiga um relacionamento de confiança com a criança.

Nesse sentido, os anestésicos locais, quando bem administrados e dentro de limites seguros, possuem importância incontestável no atendimento infantil, visto que, além de eliminarem a dor, reduzem os níveis de medo e ansiedade, contribuindo, assim, para o sucesso do tratamento odontológico em crianças.

REFERÊNCIAS

1. Adewumi A, Hall M, Guelmann M, Riley J. The incidence of adverse reactions following 4% Septocaine (Articaine) in children. Pediatr Dent 2008 Sept./Oct.; 30(5): 424-8.
2. Alberts IL. Management of pain and anxiety in the paediatric patient. SAAD Dig 2009 Jan; 25: 22-8.
3. Andlaw RJ, Rock WP. A manual of paedodontics. 3rd ed. Edinburgh: Churchill Livingstone, 1993.
4. Andrade ED, Ranali J, Volpato MC. Uso de medicamentos na prevenção e controle da dor. In: Andrade ED, editores. Terapêutica Medicamentosa em Odontologia. 1ª ed. São Paulo: Artes Médicas, 1998; p. 56-64.
5. Baeder FM, Corrêa MSNP, Fernandes Neto PG, Oliveira Filho RM. Anestesia Local em Odontopediatria. In: Corrêa MSNP, editores. Odontopediatria na Primeira Infância. 3ª ed. São Paulo: Ed. Santos, 2010; p. 317-36.
6. Bahl R. Local anesthesia in dentistry. Anesth Prog 2004; 51(4):138-42.
7. Benham NR. The cephalometric position of the mandibular foramen with age. J Dent Child 1976; 43(4): 233-7.
8. Bennett CR. Anestesia local e controle da dor na prática dentária. 7ª ed. Rio de Janeiro: Guanabara Koogan, 1984.
9. Haas DA. An update on local anesthetics in Dentistry. J Can Dent Assoc; 2002. Oct; 68(9):546-51.
10. Malamed SF. Handbook of local anesthesia. 5th ed. St. Louis(MO): Mosby, 2004.
11. Malamed, S. What's new in local anesthesia? SAAD Dig 2009 Jan; 25: 4-14.
12. McDonald RE, Avery DR. Anestesia local para a criança e o adolescente. In: McDonald RE, Avery DR. Odontopediatria. 7ª ed. Rio de Janeiro: Guanabara Koogan, 2001; p.205-214.
13. Pinkham JR. Pediatric dentistry: infancy through adolescence. 4th ed. Philadelphia(PA): Elsevier Saunders, 2005.
14. Ram D, Peretz B. Administering local anesthesia to paediatric dental patients – current status and prospects for the future. Int J Paediatr Dent 2002 Mar; 12(2): 80-9.
15. Roulet PLBC, Motta LFG, Guedes-Pinto AC. Anestesia Local. In: Guedes-Pinto AC, editores. Odontopediatria. 8ª ed. São Paulo: Ed. Santos, 2010. p.542-60.
16. The American Academy of Pediatric Dentistry. Guideline on use of local anesthesia for pediatric dental patients. Pediatr Dent 2010; 32: 156-62.

Capítulo 16

Materiais Dentários Restauradores Diretos na Clínica Infantil

*Anna Paula Kalix França Mendes, Ivo Carlos Correa,
Katia Regina Hostílio Cervantes Dias, Márcia Pereira Alves dos Santos*

A busca por materiais dentários restauradores substitutos da estrutura dental advém de épocas remotas e prolonga-se até hoje. Contudo, mesmo com a evolução inquestionável por parte destes materiais dentários, fruto dos avanços tecnológicos e do conhecimento científico, a preservação do dente e de suas estruturas afins sadias ainda é a estratégia mais adequada e recomendada para a promoção, prevenção e manutenção da saúde bucal.[9] No entanto, a cárie dentária ainda é um problema de saúde pública, por ser a doença majoritariamente responsável pelo acometimento irreversível de parte da estrutura dental. Assim, quando não é possível tratar o elemento dental com procedimentos preventivos ou minimamente invasivos, o emprego de materiais restauradores pode restabelecer a sua forma, função e estética de maneira adequada. Se por um lado fica evidente a aplicabilidade clínica dos materiais dentários restauradores, por outro, o conhecimento acerca das suas propriedades físicas, químicas, mecânicas e biológicas, bem como da sua capacidade de interagir com as condições adversas do meio ambiente bucal como: a umidade, presença de biofilme dental, variações de pH e de temperatura, de consistência e composição dos alimentos, dentre outras variáveis, influenciarão na sua seleção[33] e, por conseguinte, no sucesso clínico.[18] Cabe ressaltar, porém, que em Odontopediatria determinados padrões de comportamento relativos às propriedades já mencionadas, podem diferenciar, ao se compararem dentes decíduos com os dentes permanentes.[2] Isto fica facilmente entendido devido às características morfológicas peculiares à dentição decídua, mista ou permanente, face às forças mastigatórias envolvidas em cada dentição, ao grau de colaboração do paciente infantil, ao padrão de desgaste dental e, principalmente, ao período de vida clínica dos dentes na cavidade bucal.

Os *requisitos* do material restaurador considerados ideais são: biocompatibilidade, adesão permanente aos tecidos dentais e ósseos, estética, possuir propriedades similares à do esmalte, à dentina e a outros tecidos, e ser capaz de promover reparo ou regeneração de tecidos perdidos ou lesionados.[4] Logo, fica evidente que o material restaurador ideal ainda não existe. Se por um lado, historicamente, o uso do amálgama de prata demonstra evidências científicas no que tange à sua longevidade clínica,[34] por outro, a exigência de preparos cavitários retentivos, a falta de mimetismo à cor dos dentes e efeitos deletérios potenciais, tanto para o ambiente[32] quanto para a saúde, fez com que alguns países banissem o seu uso. Embora seja importante ressaltar, contudo, que não há evidências científicas a respeito dos efeitos deletérios do amálgama dental na saúde do indivíduo.[15,39] Paralelamente, houve aumento considerável do uso de materiais restauradores adesivos, como os compósitos e os cimentos de ionômero de vidro (CIV), que não só reproduzem a cor da estrutura dental, mas também a preservam e, portanto, está em consonância com a filosofia atual da Odontologia. Isto fica claro, por exemplo, ao se levantar, por meio de busca eletrônica, a temática dos trabalhos científicos apresentados em todos os encontros da Associação Internacional Americana para Pesquisa Odontológica (*International Association for Dental Research – IADR*) até 2010. Para o termo "Amalgam" apareceram 866 ocorrências, já, para os termos "composite resin" e "glass ionomer", somam-se cerca de 9.000 ocorrências. Isto sinaliza que estes materiais restauradores adesivos estão sendo vastamente pesquisados e, por conseguinte, aprimorados, ao ponto de apresentarem, em futuro não muito distante, requisitos que possam dar a eles a condição de substituir a estrutura dental.

No entanto, o amálgama de prata ainda se apresenta como material restaurador de eleição, particularmente em Saúde Pública, ou em casos de pessoas portadores de necessidades especiais, devido à menor sensibilidade técnica, a sua relação custo/benefício e aos excelentes resultados clínicos apresentados ao longo de décadas.[17,35] Por *definição*,[4] o amálgama de prata é uma massa plástica, lisa e brilhante resultante da mistura entre o mercúrio e liga composta por metais como: prata (Ag); estanho (Sn); cobre (Cu), podendo estar associados ao índio (In); ao zinco (Zn); à platina (Pt) e ao paládio (Pd). As ligas podem ser *classificadas* em limalhas irregulares (exigem maior proporção de mercúrio para a trituração), esféricas (exigem menor proporção de mercúrio) ou mistas (combinação das duas anteriores), que são as mais usadas. *Apresentam-se* na forma de pó, pastilhas ou cápsulas pré-dosadas, em duas velocidades de presa (rápida ou regular). Na *amalgamação ou trituração*, o mercúrio é colocado em contato com a liga, manual (em desuso) ou mecanicamente, por meio do amalgamador, sendo que a *reação de presa* se dá por cristalização. Nos amálgamas com baixo teor de cobre, a reação química {Ag_3Sn (1) + Hg (2) → Ag_3Sn (3) + Ag_2Hg_3 (4) + Sn_8Hg_5 (5)} gera um subproduto de estanho-mercúrio chamado gama-2, responsável pela corrosão precoce do amálgama dental. Já, nos amálgamas com alto teor de cobre (de 9 a 30%), devido a maior afinidade do cobre pelo estanho, há uma substituição da fase gama-2 pela fase eta (Cu_6Sn_5), o que aumenta a resistência à corrosão,[6,7] aumenta a resistência das margens da restauração à fratura e, por conseguinte, aumenta sua longevidade.[30,31] Após a sua cristalização, o amálgama de prata apresenta como características: alta resistência à compressão, baixa resistência à tração, baixa alteração dimensional, baixo creep. Todavia, a corrosão leva ao manchamento superficial, apesar de possuir capacidade de autosselamento devido ao depósito dos produtos de sua corrosão na interface dente/restauração à medida que envelhece o que reduz a infiltração marginal. Outra preocupação está relacionada à toxicidade e à alergia provocada pelo amálgama; contudo, apenas 100 relatos documentados foram publicados nos últimos 60 anos na literatura científica. Estes poucos relatos, durante as últimas décadas, devem-se presumivelmente em virtude dos avanços na tecnologia de encapsulamento, do desenho da cápsula, dos métodos de armazenagem e descarte dos fragmentos, da eliminação de carpetes e outros locais de retenção do mercúrio. Sabe-se que a mais significativa contribuição para a assimilação do mercúrio a partir do amálgama dental é por meio da fase de vapor; assim sendo, alguns cuidados tornam-se indispensáveis, como: o de Equipamento de Proteção Individual (EPI) completo, uso de *spray* de água abundante e sucção durante a remoção do amálgama antigo (se possível sob isolamento absoluto), coleta de resíduos, excesso de mercúrio e/ou amálgama utilizando recipientes hermeticamente vedados, atenção na limpeza prévia dos instrumentais para posterior esterilização, assim como limpeza periódica de ralos e sugadores.

COMPÓSITOS RESTAURADORES NA CLÍNICA INFANTIL

O advento da Odontologia adesiva a partir da técnica do condicionamento ácido possibilitou o desenvolvimento de materiais restauradores adesivos e estéticos, cuja filosofia é preservar tecidos sadios e a mínima intervenção no substrato dental. Entende-se como compósito a mistura de dois ou mais componentes, quimicamente distintos, que apresentará propriedades intermediárias àquelas dos dois componentes originais. Os compósitos de uso odontológico possuem vários componentes em sua formulação, sendo os principais constituintes a matriz ou mistura orgânica, a carga ou partícula inorgânica e o silano que reveste a partícula e faz a interação química entre a parte orgânica e a inorgânica, formando o compósito resinoso. O primeiro compósito de uso odontológico com resultado clínico satisfatório foi desenvolvido por Raphael L. Bowen, em 1962, quando sintetizou um monômero viscoso e multifuncional, o BisGMA (bisfenol A glicidil dimetacrilato), misturando-o ao TEGDMA (dimetacrilato de trietilenoglicol), um monômero diluente capaz de diminuir a viscosidade da mistura orgânica e facilitar a incorporação de carga vítrea de reforço mecânico do compósito.[4,10,11] Por quase meio século, estes monômeros continuam sendo a base orgânica de adesivos, compósitos e cimentos resinosos, em função de suas propriedades químicas e físicas. Vale ressaltar que, na mesma época, Buonnocore[4] tentou compensar o problema da retenção das restaurações à cavidade aplicando ácido ortofosfórico, com subsequente lavagem e secagem da superfície de esmalte, antes da inserção do material restaurador. Este preparo prévio da cavidade a ser restaurada ficou conhecido como "técnica do condicionamento ácido", e continua sendo a base da Odontologia adesiva que praticamos até hoje.

Ao longo dos anos, outros monômeros foram introduzidos nas formulações na tentativa de minimizar os efeitos adversos da contração de polimerização, inerente aos monômeros dimetacrilato, e também maximizar a longevidade clínica por meio da maior resistência mecânica, resistência ao desgaste e resistência ao manchamento do material restaurador. Destes novos monômeros, destacam-se o UDMA (uretano dimetacrilato) e o BisEMA (bisfenol A etoxiglicidil dimetacrilato). A magnitude da contração de polimerização depende do peso molecular e da reatividade dos monômeros, mas em geral nos compósitos atuais é, aproximadamente, 3%.[2,30,31] Um novo monômero à base de silorano tem sido descrito como boa opção ao inconveniente da contração de polimerização, uma vez que o percentual é na ordem de até 1%. Basicamente, estes compostos polimerizam-se a partir da abertura de anéis oxiranos presentes no monômero que provocam ligeira expansão ao invés da contração, usualmente observada nos compósitos tradicionais de BisGMA/TEGDMA/UDMA/BisEMA.[5] Ao escolher um compósito restaurador, é importante que se leia a bula do produto na seção "composição química". Ali você encontra os monômeros constituintes e seus percentuais na formulação, indicando, portanto, se o material tem alta ou baixa contração, se é rígido ou mais flexível, entre outras informações relevantes.

Na porção orgânica, outros componentes são utilizados para aumentar a eficiência e durabilidade do material, como o sistema de iniciação ou ativação, que gera radicais livres para a reação de polimerização.[3] Nos compósitos ativados quimicamente ou autopolimerizáveis, a substância iniciadora é o peróxido de benzoíla, que reage com uma substância coiniciadora ou ativadora chamada amina terciária. Necessariamente, o material restaurador deve vir na apresentação de duas pastas, uma base e outra catalisadora, que, quando misturadas, vão gerar os radicais livres que polimerizarão lentamente o compósito, possibilitando um tempo de trabalho de até 5 minutos antes do endurecimento final. As desvantagens deste sistema autopolimerizável são o baixo grau de conversão, que afeta diretamente as propriedades do material, e também o tempo de endurecimento na cavidade bucal. Na clínica infantil, este longo tempo de endurecimento pode comprometer o procedimento restaurador, em função da espera de até 5 minutos para a finalização do caso. Nos materiais fotoativáveis ou fotopolimerizáveis, a ativação da reação é feita por uma fonte de luz que é absorvida por uma substância chamada fotoiniciadora, em geral a canforquinona, que se excita eletronicamente em presença de luz azul (400 nm a 500 nm) e se combina com uma amina terciária, coiniciadora, para em seguida gerar os radicais livres que iniciarão o processo de polimerização.[26] As vantagens na introdução deste sistema de fotoativação são o controle do tempo de trabalho nos procedimentos clínicos, o maior grau de polimerização alcançado e a possibilidade de restaurar o dente por meio da técnica incremental.[27]

A incorporação de partículas inorgânicas ou vidros de bário, silício, estrôncio, itérbio e zircônia tem a função principal de melhorar as propriedades mecânicas e estéticas do compósito. Além disso, quanto maior o percentual de cargas vítreas, menor a quantidade de monômero presente no material e, consequentemente, menores a contração volumétrica, o coeficiente de expansão térmico linear e menor a sorção de fluidos da cavidade bucal.[10]

Partículas de sílica micrométricas, dióxido de silício (SiO_2), com tamanho médio de 0,04 µm foram desenvolvidas ao final da década de 1970, dando origem aos compósitos microparticulados. Estas partículas garantem ótimo polimento da restauração, porém, como também não são radiopacas, apresentam o inconveniente no controle radiográfico. Devido ao tamanho mínimo destas partículas, a área superficial é muito grande, o que dificulta a incorporação de grande quantidade destas nas formulações dos compósitos, em geral 30 a 45% em peso.[10] Vidros de metais pesados como bário e estrôncio são radiopacos e podem ser moídos com facilidade entre 0,4 e 6 µm, assegurando bom polimento superficial e resistência mecânica apropriada para restaurações em dentes anteriores e posteriores. A maioria dos compósitos atuais, classificados como híbridos e micro-híbridos, contém estes e outros vidros como de zircônia, de trifluoreto de itérbio e o de flúor aluminossilicato, na quantidade de 60 a 80% em peso. Estes vidros combinados com o SiO_2 estão presentes na maioria dos compósitos da atualidade, modulando as propriedades estéticas e funcionais do material restaurador.[4]

Atualmente, um novo tamanho de partícula tem sido incorporado aos compósitos, são as nanopartículas que dão origem aos materiais nano-híbridos e nanoparticulados. Os materiais restauradores com estas partículas (cerca de 60 a 80% em peso) apresentam ótimo desempenho estético, ótimo manuseio e excelente lisura superficial devido ao fácil polimento em restaurações anteriores e posteriores. Ainda assim, mais estudos e melhorias devem surgir nestes materiais até que alcancem o patamar dos consagrados pelos compósitos micro-híbridos.[37,38]

Independentemente do tipo de vidro utilizado na formulação, toda partícula deve ser revestida por um silano orgânico, substância anfótera bifuncional que se liga quimicamente ao grupamento funcional metacrilato e à partícula por meio de grupos silânicos (Si – O – Si). A qualidade da ligação química entre a carga vítrea e a matriz orgânica garante a distribuição uniforme de tensões oriundas do esforço mastigatório, melhora as propriedades mecânicas e a resistência ao desgaste, além de diminuir a hidrólise no meio bucal.[10]

Compósitos microparticulados são adequados para aplicação na última camada da restauração,[30] em função da excelente lisura superficial após o polimento ou, também, podem ser usados nas cavidades em que não há esforço mastigatório envolvido. Durafill® (Heraeus), Heliofill® (Vigodent), Renamel® (Cosmedent) são algumas marcas comerciais desta classe de material. Os compósitos do tipo híbrido têm indicação universal para dentes anteriores e posteriores em todas as cavidades, devido à alta resistência aliada ao bom polimento. As resinas Z100® e P60® (3MESPE), APH® (Dentsply) e Herculite® (Kerr) são exemplos destes compósitos. As resinas micro-híbridas são as mais utilizadas no dia a dia da clínica infantil, pois apresentam resistência mecânica suficiente para áreas de esforço mastigatório e alto polimento. São também de uso universal, e Z250® (3M ESPE), Fillmagic® (Vigodent), Charisma® (Heraeus Külzer), TPH® (Dentsply), Natural Flow® (Nova DFL) e Opallis® e Llis® (FGM) são algumas das inúmeras opções encontradas no mercado. Os compósitos mais novos no comércio são os nanohíbridos e nanoparticulados que trazem a grande vantagem do polimento mais fácil e a menor contração de polimerização, com resistência mecânica suficiente para o uso universal em dentes anteriores e posteriores. Novos produtos como o Filtek Supreme® (3M ESPE), Estelite® (Tokuyama), Brilliant® e Miris 2® (Coltene), Four Seasons® (Vivadent) e Amaris® (Voco), Evolu-X® e Esthet-X HD® (Dentsply) ambos nanohíbridos, têm sido utilizados na clínica com sucesso.

A escolha do compósito restaurador na clínica infantil está sempre associada à sua capacidade de reproduzir estética e função ao dente a ser restaurado. São prioritariamente indicados em dentes anteriores decíduos e permanentes jovens, como também em pequenas restaurações proximais, lesões de erosão ou abrasão e fratura de borda incisal. Para dentes posteriores, devem ser consideradas as dificuldades de acesso e do controle do campo operatório local, bem como a extensão da cavidade a ser restaurada. O quadro 16.1 resume algumas das propriedades dos compósitos, apresentando as vantagens e desvantagens deste material na clínica diária.[14,16]

As restaurações com compósitos devem ser sempre associadas a um procedimento adesivo prévio, tendo como objetivo fixar permanentemente o material na cavidade preparada. Compósitos não possuem ligação química à estrutura dental (esmalte, dentina ou cemento) e tampouco podem ser condensados como o amálgama, a fim de estabelecer mais aderência física às paredes cavitárias. Até a década de 1970, retenções macromecânicas como sulcos, canaletas e preparos tipo cauda de andorinha eram realizadas, a fim de estabelecer longevidade à restauração, em detrimento ao desgaste de estruturas hígidas de esmalte e dentina que tinham que ser envolvidas neste processo. Era a "era da extensão para a prevenção", originalmente utilizada nas restaurações de amálgama e que servia à época para os procedimentos restauradores envolvendo compósitos.

A partir da década de 1980, não só evoluíram os compósitos híbridos e micro-híbridos, com melhorias mecânicas e estéticas, como também houve o início da era da adesão e de procedimentos minimamente invasivos. Nascia a Odontologia Adesiva, baseada no princípio da adesão micromecânica conseguida após o condicionamento ácido em dentina e esmalte, que permitia um embricamento micromecânico eficiente, pela infiltração de um sistema adesivo nas microporosidades resultantes da ação do ácido sobre o conteúdo mineral das duas estruturas.[30,31] A Odontologia Adesiva trouxe inúmeras vantagens no uso de compósitos restauradores, tais como a melhoria estética, a conservação do tecido dental, o reforço da estrutura dental enfraquecida, a redução da microinfiltração marginal e da sensibilidade pulpar e, como a principal vantagem a possibilidade dos procedimentos minimamente invasivos e consequente preservação da estrutura dental.

As técnicas adesivas atuais são discutidas neste capítulo em função do tipo de adesivo e de sua aplicação, porém vale salientar que um sistema adesivo ideal deve apresentar as seguintes características: resistência de união alta em esmalte e dentina; união imediata e durável; prevenção à entrada de bactérias na interface dente/restauração; segurança no uso na cavidade bucal; deve ser simples de usar.[10] Este último tópico é fundamental para a clínica infantil, pois procedimentos de adesão que demandem

Quadro 16.1: Propriedades, vantagens e desvantagens dos compósitos.

Característica	Componente Envolvido	Vantagens	Desvantagens
Manuseio ou manipulação	*Orgânico* (tipo de monômero e %) *Inorgânico* (tipo, tamanho e forma da partícula)	Distintas consistências para diferentes indicações	Pegajosidade na espátula
Contração de polimerização	*Monômeros* (tipo e %)	Exigência da técnica incremental	Tensão de contração; sensibilidade pós-operatória
Cor	Pigmentos; monômeros	Baseada na escala universal VITA Clássica	17 cores de compósitos; inúmeras cores de efeitos (alto custo)
Radiopacidade	Partícula vítrea (tipo e forma)	Detecção radiográfica	–
Translucidez	*Partícula vítrea* (tipo e forma); Espessura do material	Esteticamente semelhante ao esmalte	Reflete o fundo escuro da cavidade, dando a aparência acinzentada à restauração
Opacidade	*Partícula vítrea* (tipo e %); Espessura do material	Esteticamente semelhante à dentina	Não deve ser usado na última camada ou como material único em dentes anteriores
Biocompatibilidade	Monômeros	Quanto maior o grau de conversão, maior a estabilidade biológica	Bisfenol A; degradação do metacrilato em formaldeído
Sorção e solubilidade	*Monômeros* (principalmente os menos hidrofóbicos)	Quanto maior o grau de conversão, menor a sorção e solubilidade; alívio das tensões	Descoloração; manchamento; hidrólise e degradação química
Profundidade de polimerização	*Partícula vítrea* (tipo, forma e %); Espessura do material; Fotoiniciadores	Esteticamente semelhante ao esmalte	Reflete o fundo escuro da cavidade, dando a aparência acinzentada à restauração

vários passos clínicos devem ser evitados em pacientes que não toleram tratamento odontológico demorado.

A composição básica dos sistemas adesivos atuais apresenta diversos componentes como o hidroxi etil metacrilato (HEMA), dimetacrilatos (BisGMA, UDMA, TEGDMA), monômeros adesivos (NPG-GMA, MEP-P, MDP), dióxido de silício (SiO_2) altamente disperso, fotoiniciadores, estabilizadores e solventes como a acetona, o álcool e a água ou uma mistura destes.[37,38] Dependendo do tipo de sistema adesivo, os componentes podem vir separados em múltiplos frascos ou juntos em um mesmo frasco. A seguir, são discutidas, as técnicas de adesão utilizadas em restaurações com compósitos, baseada na técnica do condicionamento ácido total e nos diferentes tipos de sistemas adesivos fotopolimerizáveis existentes. Há sistemas adesivos de 3 passos, onde ocorre um condicionamento ácido prévio, aplicando gel de ácido fosfórico a 30-40%, em esmalte e dentina por um tempo aproximado de 20-30 segundos no esmalte, de 10-15 segundos em dentina. Após o condicionamento, lava-se o esmalte e a dentina para remover o ácido, secando posteriormente as estruturas, tomando o cuidado de deixar a dentina úmida. Aplica-se em seguida um *primer* contendo solventes e monômeros hidrofílicos, deixando-os penetrar por até 10 segundos para, posteriormente, evaporar o solvente do *primer* com jatos de ar por até 5 segundos; na sequência, aplica-se o adesivo, que contém monômeros hidrofóbicos, que penetra no esmalte e na dentina para formar a camada híbrida, essencial para uma adesão perfeita. Alguns exemplos deste sistema de 3 passos são: ScotchBond Multiuso® (3M ESPE); All Bond® (Bisco) e Fusion® (Angelus). Os sistemas de 2 passos estão disponíveis no mercado em duas apresentações: aqueles com condicionamento prévio com ácido fosfórico, semelhante ao de 3 passos, com posterior lavagem e secagem das estruturas, seguido da aplicação do *primer*/adesivo, que nesta modalidade estão juntos no mesmo frasco. Adper Single Bond® (3M ESPE); Prime Bond 2.1® e XP Bond® (Dentsply); Excite® (Vivadent); Magic Bond DE® (Vigodent); ou aqueles em que um ácido/*primer* é aplicado por cerca de 20 segundos com ligeira massagem nas estruturas, sem a necessidade de lavagem posterior, seguido da aplicação do adesivo hidrofóbico para completar a camada híbrida. Este sistema é chamado de autocondicionante e encontrado no mercado com os seguintes nomes: Clearfill SE Bond® (Kuraray); Optibond XTR SE® (Kerr); AdheSe® (Vivadent). Sistemas de um único passo, ou seja, ácido + *primer* + adesivo sendo aplicados ao mesmo tempo na esturtura de esmalte e dentina ainda precisam resultados clínicos satisfatórios para serem plenamente aceitos. Alguns destes produtos autocondicionantes são encontrados sob os nomes: iBond® (Heraeus Külzer); Xeno III® (Dentsply) e Adper SE Bond® (3M ESPE).

Se a escolha do sistema adesivo for baseada na complexidade de sua aplicação, principalmente nos casos envolvendo pacientes infantis, então os sistemas de um ou 2 passos autocondicionantes devem ser escolhidos. No entanto, menos etapas não significam, necessariamente, melhor desempenho.[37,38] A eficácia clínica dos sistemas adesivos simplificados ainda precisa ser estabelecida. É na longevidade das restaurações com compósitos que estes sistemas têm que provar ser a melhor opção no tratamento do paciente infantil, indicando que a simplificação da técnica realmente traz benefícios clínicos comprovados e previsíveis para a Odontopediatria.

Ao se considerar a Odontopediatria no contexto filosófico da Odontologia de Mínima Intervenção, pode-se afirmar que o Cimento de Ionômero de Vidro (CIV) é o material restaurador que contempla o maior número de requisitos exigidos, e por este motivo vem sofrendo reformulações na sua composição química ao longo dos anos,[13,20,25] a fim de se obter um material alternativo à estrutura dental. Portanto, torna-se compreensível que a natureza promissora deste o cimento se dá em função de suas *propriedades* a saber: compatibilidade biológica, baixa toxicidade, adesão ao esmalte, dentina, cemento e tecidos ósseos; possui cor similar à estrutura dental, sem mimetizá-la, pois há diferença de translucidez; possui coeficiente de expansão térmica semelhante à estrutura dental; ação anticariogênica nas trocas iônicas de fluoreto durante o processo des-remineralização; ação anticariogênica pela interação no metabolismo de bactérias que causam a cárie dentária, devido à presença de íons, estrôncio, magnésio. Porém propriedades mecânicas como dureza superficial, resistência a fratura, rugosidade e porosidade são inferiores à estrutura dental além de sofrer desgaste e fadiga.

Os CIV são materiais cuja *composição* consiste de partículas inorgânicas de vidro dispersas em uma matriz insolúvel de hidrogel. São caracterizados pela reação de presa denominada geleificação, decorrente de uma reação ácido-base com a formação de um polissal. As partículas de vidro têm função de material de preenchimento e são fontes de cátions (Al^{+++}, Ca^{++}, $PO4^{++}$, Si^{++}) para a formação de ligações cruzadas com as cadeias poliméricas ($COOH^-$) provenientes do ácido poliacrílico. Os sistemas vítreos mais utilizados em Odontologia como formadores de cimentos de ionômero de vidro são os baseados no sistema ternário $SiO_2 - Al_2O_3 - CaO_2$ e apresentam razão molar Al:Si igual ou superior a 1:2. A partir desse sistema, originaram-se outros mais complexos e com melhores propriedades, pela inclusão de novos componentes, tais como óxidos de BaO ou SrO, modificadores ópticos, que conferem ao cimento um aspecto estético semelhante à estrutura dentária, além de fluoreto de cálcio (CaF_2) e pentóxido de fósforo (P_2O_5), que promovem melhora nas propriedades como resistência mecânica e adesão ao dente.[20,41] Existem diferentes classificações para os CIV[23] (Quadro 16.2), sendo que a classificação mais recente[25] estabelece dois grupos: os CIV Convencionais, e nesta categoria se enquadram os CIV reforçados por metais e os CIV de alta viscosidade; e os CIV modificados por monômeros resinosos. Estes apresentam as seguintes vantagens sobre os CIV convencionais: as características de endurecimento melhoradas, mais controle do tempo de trabalho, controle sobre a presa do material, mais resistência total, melhor estética inicial, entretanto, apresentam custo mais elevado.

A manipulação do CIV pode ser manual ou mecânica. Na manipulação manual, a dosagem do pó deve ser criteriosamente ponderada com o medidor para cada condição clínica. A manipulação pode ser realizada na placa de vidro ou no bloco de papel; goteje o líquido com o frasco na posição perpendicular à superfície; aglutine a primeira metade do pó ao líquido durante 15 segundos; adiciona-se o pó restante à massa e manipule por mais 15 segundos, obtendo-se uma massa cremosa, vítrea e úmida, o que denota a disponibilidade de líquido suficiente para que ocorra a adesão ao dente. A inserção do CIV no preparo cavitário deve ser feita com seringa *centrix*, e imediatamente sobre ele, aplicado um protetor superficial (vaselina ou verniz protetor para CIV). É importante destacar que na manipulação manual, deve-se atentar para a proporção pó/líquido, pois a falta de líquido leva à perda da capacidade adesividade, enquanto o excesso de líquido induz à porosidade, ao aumento de solubilidade, à diminuição da resistência à fratura e ao desgaste. Por isso, antes da manipulação manual, deve-se agitar o frasco com o pó para homogeneizar suas partículas, após o seu uso fechar bem os frascos de pó e líquido, a fim de evitar umidade; porções de

Quadro 16.2: Classificação dos CIV quanto à composição química e alguns exemplos de marcas comerciais.

Classificação		Composição	Marcas comerciais
Convencional		Pó: pequenas partículas de alumínio-silicato de cálcio.	Fuji IX Shofu Ketac fil Riva
		Líquido: solução aquosa de ácido poliacrílico ou ácido polimaleico e ácido itacônico.	
Anidro		Pó: Pequenas partículas de alumínio-silicato de cálcio (pó convencional) + ácido poliacrílico (liofilizado).	Vidrion
		Líquido: água destilada e ácido tartárico.	
Reforçados por metais	Mistura milagrosa	Pó: pequenas partículas de alumínio-silicato de cálcio (pó convencional) + partículas de liga de amálgama.	–
		Líquido: Idem convencional.	
	Cerments	Pó: partículas de liga de prata sinterizadas às partículas de alumínio-silicato de cálcio (convencional).	Ketac Silver Chelon silver Vidrion N Riva Silver
		Líquido: idem convencional.	
Modificados por resina		Pó: partículas de flúor-alumínio-silicato.	Vitro Fill LC Vitremer Vitrebond
		Líquido: mistura de água/HEMA. Assim, parte do líquido do ácido polialcenoico é substituído por hidroxietil metacrilato.	
Alta viscosidade		Pó: idem ao anidro com partículas de dimensões inferiores e em maior número, partículas de bário e ferro.	Vitro Molar Fuji IX JP
		Líquido: ácido poliacrílico, ácido tartárico e água destilada.	

pó retiradas dos frascos e não utilizadas no processo de manipulação, não devem ser levadas de volta aos frascos, devido à possibilidade de causar alterações no conteúdo dos frascos; guardar os frascos de pó e de líquido afastados de líquidos voláteis, tais como: eugenol, eucaliptol e timol para evitar alterações de suas características. Já para a manipulação mecânica, são usadas cápsulas pré-dosadas contendo o pó e o líquido separados por um lacre; quando ativadas, tais componentes entram em contato e são acopladas a um manipulador para a realização da mistura (por 10 segundos). Em seguida, esta cápsula é removida e inserida em um dispositivo aplicador desenvolvido pelo fabricante. Ao ser inserido no preparo cavitário, deve receber proteção imediata. A manipulação mecânica é preferível à manual em função da dosagem correta do material, da redução da contaminação do material por umidade e da redução de possibilidades de incorporação de bolhas.

A *reação de presa* por geleificação dos CIV convencionais ocorre em três fases: a fase de deslocamento de íons ocorre durante a aglutinação do pó e líquido, quando a fase aquosa dos ácidos umedece e dissolve a camada externa das partículas do vidro do pó. O hidrogênio desloca os íons cálcio e alumínio que, por sua vez, reagem com o flúor formando fluoretos de cálcio e de alumínio. Conforme a acidez aumenta, o fluoreto de cálcio, que é instável, dissocia-se e reage com os copolímeros acrílicos para formar complexos mais estáveis. A mesma reação que ocorre entre o líquido e o pó ocorre entre o líquido e as paredes cavitárias: o hidrogênio desloca íons cálcio e fosfato, que reagem com os grupos carboxílicos, aderindo-se quimicamente à estrutura dentária. Por isso, a inserção do material deve ser feita na etapa inicial dessa fase enquanto o cimento apresenta brilho indicando a presença de grupos carboxílicos livres para que ocorra a união química entre o ionômero de vidro e o dente, e imediatamente protegido com o protetor de superfície para evitar a contaminação por umidade proveniente da cavidade bucal. Na segunda fase, formação da matriz poliácidos, o cálcio que está carregado positivamente tem sua liberação acelerada e reage com as cadeias aquosas de poliácidos carregados negativamente e forma, ligações cruzadas iônicas de poliacrilato de cálcio, reduzindo a mobilidade das cadeias poliméricas aquosas e formando a matriz de gel. Quando esse processo atinge um determinado estágio, o cimento endurece. Essa fase ocorre cerca de 5 a 10 minutos após o início da manipulação. A aparência do CIV é então opaca por causa da grande diferença no índice de refração entre o vidro e a matriz. No entanto, essa opacidade deve desaparecer quando o cimento atingir a presa final. Por isso, o acabamento deve ser feito com instrumentos cortantes manuais como lâminas de bisturi e Höllemback. Na terceira e última fase, ocorre formação do gel sílica e incorporação do vidro à matriz. Esta fase ocorre nas primeiras 24 horas, acompanhada por uma pequena expansão em condições de alta umidade, quando o material caminha para o seu endurecimento final, que continua por meses ou anos.

Ao considerar os CIV modificados por monômeros, além da reação de geleificação característica inerente para a condição de CIV, eles podem apresentar até três diferentes sistemas de ativação do componente resinoso presente na composição, a saber: sistema foto/ativado – reação ácido/básica típica do CIV + reação de fotopolimerização do monômero solúvel na água (HEMA); sistema de presa dual – reação ácido-base típica do CIV + reação de fotopolimerização, pois possuem iniciadores químicos para polimerizar os componentes metacrilatos que existem no material. Essa característica permite que ocorra polimerização na ausência de luz; sistema quimicamente ativado – reação ácido-base típica do CIV + reação química dos componentes resinosos.

Em resumo, é fato que o aperfeiçoamento destes materiais assegurará, em um futuro breve, a indicação dos mesmos, como material restaurador definitivo e de uso universal. Nota-se uma *evolução* do CIV, uma vez que já podem ser encontrados CIV mais resistente ao desgaste, nos quais são incorporados à sua composição cadeias polialcenoicas maiores e novos polímeros a fim de melhorar suas propriedades mecânicas e resistir aos esforços mastigatórios e, portanto, mais indicados para restaurações de dentes posteriores em áreas de estresse oclusal;[24,41] no entanto, há necessidade de estudos clínicos que comprovem e assegurem esta indicação. Já os CIV reforçados por hidroxiapatita e nanopartículas aderem-se aos tecidos ósseos e, por isso, são promissores não só para a Odontologia, mas também para outras áreas da saúde, como a Medicina, em particular na Ortopedia, Cirurgia Reconstrutiva ou Otologia,[8] e, finalmente, surge uma nova classe de cimentos ionoméricos, o Equia (GC América®) um CIV com partículas vítreas de bário e estrôncio, para melhorar as propriedades ópticas, o que resulta na melhoria da estética. Além disso, apresenta-se comercialmente associado a um selante de superfície autoadesivo nanoparticulado que auxiliará na lisura superficial e no desgaste, ou seja, auxiliará melhorando indiretamente as propriedades mecânicas.[20]

CONCLUSÃO

Os CIV e as resinas compostas possuem características e propriedades mecânicas compatíveis com a dentição decídua, adequadas às cavidades de tamanho reduzido e com a vantagem de serem materiais adesivos. Embora afirmem[40] inexistir evidências científicas sobre o material restaurador ideal para dentes decíduos, o compósito e o CIV têm se destacado cada vez mais como material restaurador de caráter definitivo em Odontopediatria devido ao seu bom desempenho clínico a longo prazo.[1] No entanto, os CIV ainda demandam por melhorias no que tange a resistir aos esforços mastigatórios, embora novas formulações já demonstrem melhorias neste sentido.[20] Por outro lado, ao se considerar dentes permanentes, o CIV tem sido indicado como material restaurador provisório de longa duração ou, ainda, como material de eleição para forros ou preenchimentos, em especial em combinação com compósitos (técnica sanduíche).[36] Apesar do apelo estético e das vantagens adesivas desses dois materiais, outros fatores devem ser considerados pelo odontopediatra ou pelo clínico ao eleger o material para restauração direta de dentes posteriores. Por outro lado, a exigência de preparo cavitário menos conservador quando comparado com o CIV e os compósitos e a ausência da estética são as principais limitações do amálgama dental. Entretanto, a sua capacidade de autosselamento, sua menor sensibilidade técnica e uma história clínica de sucesso de mais de 100 anos são fatores que devem ser considerados na prática clínica.

Vivemos novos tempos, de grande apelo estético e de materiais adesivos com propriedades mecânicas melhoradas. Como profissionais de saúde temos o compromisso de indicar o que é melhor para o paciente e, muitas vezes, o velho amálgama será o material de escolha. Cabe a nós orientarmos nossos pacientes para que aceitem restaurações que podem não ser estéticas, mas que com certeza permanecerão em suas bocas por muitos anos.

REFERÊNCIAS

1. Alves dos Santos MP, Luiz RR, Maia LC. Randomised trial of resin-based restorations in Class I and Class II beveled preparations in primary molars: 48-month results. J Dent. 2010 Jun; 38(6): 451-9. Epub 2010 Feb 25.
2. American Academy of Pediatric Dentistry Clinical Affairs Committee-Restorative Dentistry Subcommittee; American Academy of Pediatric Dentistry Council on Clinical Affairs. Pediatr Dent. 2005-2006;27(7 Suppl):122-9.
3. Andrzejewska E. Photopolymerization kinetics of multifunction monomers. Prog Polym Sci, 2001; 26 (4): 605-66.
4. Anusavice, Phillips Materiais Dentários. Tradução da 11ª Edição. Rio de Janeiro: Elsevier 2005.
5. Asmussen E, Peutzfeldt A. Influence of UEDMA, BisGMA and TEGDMA on selected mechanical properties of experimental resin composites. Dent. Mater. 1998; 14(1):51-56.
6. Baratieri, LN et al. Dentística: Procedimentos preventivos e restauradores. Rio de Janeiro: Quintessence, p. 509. Cap. 11. Restaurações de Amálgama (Classes I, II), p. 353-403, 1992.
7. Baratieri, LN et al. Odontologia Restauradora: fundamentos e possibilidades. 1ª ed. São Paulo: Ed. Santos, 2001.
8. Celik H, Aslan Felek S, Islam A, Demirci M, Samim E, Oztuna D. The impact of fixated glass ionomer cement and springy cortical bone incudostapedial joint reconstruction on hearing results. Acta Otolaryngol. 2009 Dec; 129(12): 1368-73.
9. Clarkson J. et al. Proceedings: 9th World Congress on Preventive Dentistry (WCPD): "Community Participation and Global Alliances for Lifelong Oral Health for All," Phuket, Thailand, Sept. 7-10, 2009. ADR June 2010 22: 2-30.
10. Craig RG, Powers JM. Materiais Dentários Restauradores: adesão aos substratos dentários, cap. 10. 11ª Ed. São Paulo: Ed. Santos; 2004. p.259-286.
11. Craig RG, Powers JM. Materiais Dentários Restauradores: Materiais restauradores de compósitos, cap. 9. 11ª São Paulo: Ed. Santos; 2004. p.231-258.
12. Craig RG, Powers J, Wataha JC. Materiais Dentários: Propriedades e Manipulação. 7ª Ed., São Paulo: Ed. Santos, 2002.
13. Davidson CL. Advances in glass-ionomer cements. J Appl Oral Sci. 2006; 14(sp.issue): 3-9.
14. De Araujo CS, Schein MT, Zanchi CH, Rodrigues Jr. SA, Demarco FF. Composite resin microhardness: the influence of light curing method, composite shade, and depth cure. J. Cont. Dent. Pract 2008; 9 (4):43-50.
15. DeRouen TA, Martin MD, Leroux BG, Townes BD, Woods JS, Leitão J, Castro-Caldas A, Luis H, Bernardo M, Rosenbaum G, Martins IP. Neurobehavioral effects of dental amalgam in children: a randomized clinical trial. JAMA. 2006 Apr 19; 295(15):1784-92.
16. Ersoy M, Civelek A, L'hotelier E, Say EC, Soyman M. Physical properties of different composite. Dent Mater J 2004; 23(3):278-83.
17. Garone Netto, N. et al. Dentística Restauradora. Restaurações Diretas. Técnicas, Indicações e Recursos. São Paulo. Ed. Santos, 2003.
18. Goldstein, GR. The longevity of direct and indirect posterior restorations is uncertain and may be affected by a number of dentist-, patient-, and material-related factors. J Evid Based Dent Pract. 2010 Mar; 10(1):30-1.
19. Guedes-Pinto, AC et cols. Odontopediatria - Fundamentos de Odontologia. 1ª ed., São Paulo. Ed. Santos, 2009, p. 446.
20. Lohbauer, U. Dental Glass Ionomer Cements as Permanent Filling Materials? – Properties, Limitations and Future Trends. Materials 2010, 3:76-96.
21. Mahler, DB et al (Apud Baratieri). Marginal fractures vs corrosion of amalgam. IADR Proj. & Abst., 51 n. 61, 1972.
22. Mc Donald RG, Avery DR. Odontopediatria. Rio de Janeiro: Guanabara Koogan 2000.
23. McLean JW, Nicholson JW, Wilson AD. Proposed nomenclature for glass-ionomer dental cements and related materials. Quintessence Int. 1994 Sep; 25(9): 587-9.
24. Moshaverinia A, Brantley WA, Chee WW, Rohpour N, Ansari S, Zheng F, Heshmati RH, Darr JA, Schricker SR, Rehman IU. Measure of microhardness, fracture toughness and flexural strength of N-vinylcaprolactam (NVC)-containing glass-ionomer dental cements. Dent Mater. 2010 Dec; 26(12): 1137-43. Epub 2010 sep. 20.
25. Mount GJ, Tyas MJ, Ferracane JL, Nicholson JW, Berg JH, Simonsen RJ, Ngo HC. A revised classification for direct tooth-colored restorative materials. Quintessence Int. 2009 Sep; 40(8): 691-7.
26. Neumann, MG; Miranda Jr., WG; Schmitt, CC; Rueggberg, FA; Correa, IC. Molar extinction coefficients and the photon absorption efficiency of dental photoinitiators and light curing units. J. Dent. 2005; 33:.525-32.
27. Neumann, MG; Schmitt, CC; Ferreira, GC; Correa, IC. The initiating radical yields and the efficiency of polymerization for various dental photoinitiators excited by different light curing units. Dent Mat 2006; 22: 576-84.
28. Otani H, Jorgensen KD. (Apud Baratieri). Structure study of amalgam IV. Quantitative determination of the phass in silver amalgama. Acta Odont Scand, 25 (1):105-9, 1967.
29. Pinkham, JR. et al. Odontopediatria da Infância à Adolescência. 2ª ed., São Paulo: Artes Médicas 1996.
30. Reis A, Loguercio, AD. Materiais Dentários Restauradores Diretos, dos fundamentos à aplicação clínica: Resinas Compostas, cap. 5. São Paulo: Ed. Santos; 2007, p. 137-180.

31. Reis A, Loguercio A. Materiais Dentários Diretos - dos Fundamentos à Aplicação Clínica. São Paulo: Ed. Santos, 2007.
32. Rustagi N, Singh R. Mercury and health care.Indian J Occup Environ Med. 2010 Aug; 14(2):45-8.
33. Sarret, D C Clinical challenges and the relevance of materials testing for posterior composite restorations. Dental Materials, 2005, 21(1), p. 9-20.
34. Soncini JA, Maserejian NN, Trachtenberg F, Tavares M, Hayes C.The longevity of amalgam versus compomer/composite restorations in posterior primary and permanent teeth: findings From the New England Children's Amalgam Trial. J Am Dent Assoc. 2007 Jun; 138 (6): 763-72.
35. Toledo, OA. Odontopediatria: Fundamentos para a Prática Clínica. 2ª. ed. São Paulo: Premier, 1996.
36. Van Dijken JW. Durability of resin composite restorations in high C-factor cavities: a 12-year follow-up. J Dent. 2010 Jun; 38(6): 469-74.
37. Van Noort R. Introdução aos Materiais Dentários: Adesão ao esmalte e à dentina, seção 2, cap. 2.5. 3ª ed. Mosby Elsevier; 2009. p. 143-160.
38. Van Noort R. Introdução aos Materiais Dentários: Resinas compostas, seção 2, cap. 2.2. 3ª ed. Mosby Elsevier; 2009. p. 93-118.
39. Ye X, Qian H, Xu P, Zhu L, Longnecker MP, Fu H. Nephrotoxicity, neurotoxicity, and mercury exposure among children with and without dental amalgam fillings.Int J Hyg Environ Health. 2009 Jul; 212(4): 378-86. Epub 2008 Nov 7.
40. Yengopal V, Harneker SY, Patel N, Siegfried N. Dental fillings for the treatment of caries in the primary dentition. Cochrane Database Syst Rev. 2009 Apr 15; (2): CD004483. Review.
41. Zhao J, Weng Y, Xie D. A novel high-wear-resistant glass-ionomer cement for class I and class II restorations. Eur J Oral Sci. 2009 Feb; 117(1): 86-9.

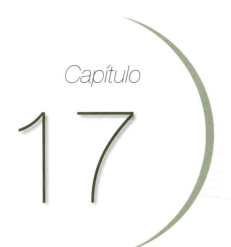

Capítulo 17

Dentística Restauradora em Odontopediatria

Laura Guimarães Primo, G. Jô Iazzetti, Marcelo de Castro Costa, Márcia Pereira Alves dos Santos, Maristela Barbosa Portela

Os dentes decíduos desempenham funções mastigatórias, fonéticas e estéticas e são os melhores mantenedores de espaço para os dentes sucessores permanentes. Dentre outros fatores, os dentes são mantidos em posição correta através dos contatos proximais e do equilíbrio das forças musculares que atuam na cavidade bucal. Na presença de lesões de cárie proximais, restaurações defeituosas, traumatismo e anomalias dentárias congênitas de forma ocorrerão alterações nas relações dos dentes adjacentes com possíveis migrações, que acarretarão mudança e desarmonia nas arcadas. Os objetivos da Dentística restauradora em Odontopediatria são reparar os danos das lesões cariosas, proteger e preservar a estrutura dental, restabelecer a função adequada do dente, facilitar a manutenção de uma boa higiene bucal e devolver a estética, quando necessário.[1]

Graças à evolução dos materiais dentários e sistemas adesivos, tem-se obtido a máxima conservação da estrutura dental, através de técnicas e restaurações convencionais e/ou alternativas. Tais técnicas têm propiciado resultados estéticos excelentes, extremamente valorizados pelos pacientes e seus pais. Dessa forma, este capítulo tem por objetivo abordar algumas técnicas e alternativas restauradoras utilizadas em Odontopediatria.

PLANEJAMENTO DO TRATAMENTO RESTAURADOR

O tratamento restaurador deve ser baseado nos resultados de um exame clínico adequado, o qual conduzirá a um plano de tratamento abrangente, que deve levar em consideração uma série de fatores (Quadro 17.1).

Uma vez determinado que o paciente necessita de tratamento restaurador, a primeira fase consiste na adequação do meio bucal, conforme descrito no capítulo 8. Outra etapa importante é o controle da ansiedade (Cap. 7) e da dor através anestesia local. Este procedimento é muito importante para aqueles que trabalham

Quadro 17.1: Fatores que devem ser considerados no planejamento do tratamento restaurador em Odontopediatria.[1-3]

Fatores a Serem Considerados	
Paciente	Idade do paciente
	Capacidade de cooperar durante o tratamento
	História médica pregressa
Risco de cárie	Experiência de cárie
	Meio ambiente bucal
Dente e desenvolvimento da dentição	Idade do elemento dental
	Tempo de permanência do dente na boca
	Extensão da lesão
	Estrutura remanescente após a remoção do tecido cariado
Adesão dos pais ao plano de tratamento	Controle domiciliar do biofilme bucal
	Retorno para as consultas de manutenção

com pacientes pequenos, sendo inclusive um grande auxiliar no controle de comportamento. Desconfortos relacionados à remoção de tecido cariado, colocação de grampos e matrizes devem ser evitados ao máximo, a fim de não alterarem o comportamento da criança. Outras informações sobre anestesia local em Odontopediatria podem ser encontradas no capítulo 15.

ISOLAMENTO ABSOLUTO DO CAMPO OPERATÓRIO

O isolamento absoluto em Odontopediatria sempre deve ser usado. As vantagens e desvantagens do isolamento absoluto encontram-se descritas no quadro 17.2.

Em casos específicos, quando seu uso não for possível, o profissional deve dispor de uma auxiliar treinada, a fim de garantir o controle da umidade, sob isolamento relativo.

Material Necessário para a Colocação de Isolamento Absoluto

- Lençol de borracha
- Perfurador de lençol de borracha (de Ainsworth)
- Pinça porta-grampo (de Palmer)
- Arco (Arco de Young, o mais usado, e Arco de Ostby)
- Grampos variados
- Espátula nº 1
- Fio dental
- Tira de Lixa

Quadro 17.2: Vantagens e limitações do uso do isolamento absoluto.[1,2,4-6]

Vantagens	Limitações
Mantém o campo operatório limpo e seco	
Facilita o acesso e a visualização do dente	
Protege os tecidos moles do paciente (lábios, língua e bochecha durante os preparos)	Dificuldade de aplicação em alguns casos
Reduz a possibilidade de deglutição e aspiração de resíduos	
Eficiência operatória (diminui-se o tempo que a criança gasta indo à cuspideira)	
Auxiliar no controle de comportamento (limita as crianças que gostam de conversar)	Intolerância ao lençol de borracha por pacientes alérgicos
Reduz a contaminação cruzada	

Protocolo para a Colocação de Isolamento Absoluto

- Preparo do dente – inclui a verificação da regularidade dos contatos proximais com fio dental. Caso seja encontrada alguma irregularidade, as tiras de lixa e os discos de granulação fina serão usados para removê-la. Outros cuidados incluem a limpeza dos dentes através do polimento coronário.[4]
- Seleção do grampo – seguirá preferência do profissional. Entretanto, o isolamento absoluto em Odontopediatria, muitas vezes, requer a utilização de grampos específicos (Quadro 17.3).
- Prova do grampo no dente – assegura que ele permaneça firme em posição, sem ser deslocado com movimentos da língua, lábio ou bochecha. Para esse procedimento, o grampo deve ser amarrado pela alça com um fio dental com cerca de 45 cm, que ficará preso ao dedo mínimo do operador. O fio dental permanecerá amarrado no grampo, e isso facilitará a sua retirada, caso haja alguma situação inesperada, se o grampo escapar e cair na direção da faringe.[2]
- Seleção do lençol de borracha – encontrados no mercado com cores e espessuras variadas. Os mais escuros são os mais indicados, por oferecerem contraste com a estrutura do dente.[5] A borracha espessa promove boa resistência ao rompimento e proporciona máximo afastamento e proteção aos tecidos.[4]
- Demarcação e perfuração da borracha – existem alguns métodos de demarcação e perfuração da borracha:[4] divisão em quadrantes; marcação diretamente na boca com caneta esferográfica ou cartão perfurado. Nos dentes posteriores, a demarcação será feita

Quadro 17.3: Situações clínicas e grampos específicos usados em Odontopediatria.[2]

Situação clínica	Grampo indicado
Primeiro molar permanente superior ou inferior	7 Ivory/200 a 205 SSW
Primeiro molar permanente parcialmente irrompido	14 ou 14A Ivory/W8A SSW
Molares decíduos	26 Ivory ou 206 SSW
Segundo molar decíduo, sendo este o mais distal passível de isolamento	03 ou 8A Ivory
Caninos decíduos ou dentes anteriores	209 SSW ou 00 Ivory
Dentes anteriores individuais	210 ou 212 SSW

na fossa central, enquanto nos anteriores, na incisal. A distância entre os orifícios deve ser igual àquela entre os eixos longitudinais dos dentes, e seguir a mesma disposição dos dentes nas arcadas. Deve-se obedecer à distância existente entre os orifícios da plataforma giratória da pinça perfuradora. O tamanho da perfuração deve ser compatível com o dos dentes a serem isolados.
- Lubrificação da borracha.
- Colocação do isolamento absoluto – pode ser realizado de diferentes maneiras em relação a colocação dos acessórios.[4,5] Salienta-se que a técnica de colocação depende do caso em particular e da preferência do profissional.
  - Colocação do lençol, arco e grampo em conjunto – Prende-se o lençol no arco, depois coloca-se o grampo selecionado no lençol e, com o porta-grampo, leva-se o conjunto à boca de uma só vez.
  - Colocação do lençol com arco e depois o grampo – Técnica que necessita de um auxiliar segurando o lençol em posição, enquanto o grampo não é colocado.
  - Colocação do lençol com grampo e depois o arco – Prende-se o grampo escolhido por suas asas laterais, na perfuração da borracha. Com o porta-grampo leva-se o grampo e o lençol ao dente. Remove-se o porta-grampo. Coloca-se o arco, e com a espátula nº 1, passa-se a borracha por baixo das asas do grampo.
  - Colocação do grampo e depois lençol e arco – É usado nos casos de grampo sem asa. Coloca-se o grampo no dente e, a seguir, o lençol de borracha furado e lubrificado é esticado sobre o grampo, e, por último, coloca-se o arco.

Considerações Morfológicas dos Dentes Decíduos

O preparo de dentes decíduos difere dos permanentes, em parte devido às diferenças na morfologia[1] (Quadro 17.4). Algumas delas são importantes e devem ser lembradas quando da realização de procedimentos operatórios em dentes decíduos.

Preparos Cavitários

Os preparos cavitários são classificados segundo sua localização. Nos dentes posteriores, são do tipo Classe I (oclusal) ou Classe II (oclusoproximal ou proximal).

Quadro 17.4: Características morfológicas dos dentes decíduos.[1,2,7]

Característica Morfológica
Diâmetro mesiodistal da coroa do molar é maior que a dimensão cérvico-oclusal.
Molares apresentam forma retangular, comparado com os permanentes.
Incisivos decíduos têm dimensão mesiodistal semelhante à cérvico-oclusal.
Faces vestibular e lingual dos molares convergem em direção à superfície oclusal, resultando em face oclusal estreita. Na vista proximal, o aspecto é trapezoidal.
Os prismas de esmalte na região cervical direcionam-se para a oclusal ou incisal.
O esmalte e a dentina são mais finos.
As câmaras pulpares de dentes decíduos são proporcionalmente maiores e mais próximas à superfície externa.
Áreas de contato proximal dos dentes são largos e achatados em vez de ser um ponto de contato. As áreas de contato localizam-se no terço cervical.
Altura da coroa clínica é menor.
Coloração monocromática.

Quando são realizados nas faces proximais ou mesmo na borda incisal dos dentes anteriores, são denominados tipos Classe III e Classe IV. Finalmente, são denominados Classe V, quando ocorrem nas faces cervical ou lingual dos dentes. É importante ressaltar que dentro da filosofia de intervenção mínima, os preparos cavitários estão intimamente relacionados à remoção de tecido dental irreversivelmente comprometido.[8]

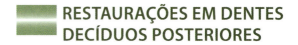

RESTAURAÇÕES EM DENTES DECÍDUOS POSTERIORES

Restaurações de Amálgama

Em situações onde a estética não é o principal requisito, o profissional pode lançar mão do amálgama de prata. As vantagens, limitações, indicações e contraindicações para a confecção da restauração de amálgama em dentes decíduos são apresentadas nos quadros 17.5 e 17.6.

Quadro 17.5: Vantagens e limitações das restaurações de amálgama.

Vantagens	Limitações
• Resistência ao desgaste • Insolubilidade nos fluidos bucais • Facilidade de manipulação • Baixo custo • Bom comportamento clínico a longo prazo	• Estética • Ausência de adesão à estrutura dental • Manchamento e corrosão • Toxidade (presença de mercúrio)

Quadro 17.6: Indicações e contraindicações da restauração de amálgama.

Indicações	Contraindicações
• Restaurações de cavidade de Classe I • Restaurações de cavidade de Classe II • Restaurações de cavidade de Classe V • Restaurações de dentes posteriores destruídos • Substituição de restaurações prévias de amálgama	• Restaurações de Classe III • Restaurações de Classe IV • Dentes anteriores • Dentes extensamente destruídos

A restauração de amálgama é retida ao dente por meio do preparo cavitário. Dessa forma, as paredes circundantes devem ser convergentes para a oclusal com o istmo de ¼ a metade da distância intercuspídica. Mais atenção deve ser dada ao preparo da caixa proximal nos casos de Classe II, uma vez que é onde se tem a maior influência das diferenças entre os dentes decíduos e os permanentes (Quadro 17.4). Segundo Imparato e cols.[7] as principais características desta caixa proximal são: paredes vestibular e lingual convergentes para a oclusal, abrangendo toda área de contato; parede axial arredondada acompanhando a anatomia externa do dente; parede gengival situada abaixo do ponto de rompimento do contato entre os dentes; remoção dos prismas de esmalte sem suporte dentinário situados na união das paredes oclusal e proximal dos lados vestibular e lingual.

Com a filosofia da Odontologia Restauradora Conservadora há conscientização da importância da preservação da estrutura dentária nos tratamentos de lesões cariosas. Assim, mesmo tendo que seguir os passos descritos, a escolha da broca a ser utilizada durante o preparo será determinada pelo tamanho da lesão cariosa para a preservação de tecido dentário sadio.

O protocolo para o preparo cavitário e a restauração de amálgama está descrito no quadro 17.7. A sequência clínica de uma restauração de amálgama é apresentada na figura 17.1.

Dentes com cáries extensas necessitam de restaurações que exigem mais habilidade manual e tempo do cirurgião-dentista. Neste contexto, a fim de minimizar estas dificuldades, principalmente nos casos de pacientes infantis, encontram-se as réplicas oclusais, os preparos proximais conservadores e as coroas de aço.

Quadro 17.7: Protocolo clínico para restaurações de amálgama de prata.

> • Anestesia local e isolamento absoluto do campo operatório.
> • Remoção do tecido cariado com brocas de tamanho compatível com o da lesão cariosa, a fim de preservar estrutura dental sadia.
> • Utilização de uma ponta cone invertida com extremidade arredondada para deixar as paredes do preparo com ligeira convergência para a oclusal.
> • Em caso de Classe II, além de a caixa proximal possuir as paredes também convergindo para a oclusal, deve-se atentar para as características inerentes dos dentes decíduos como, principalmente, a menor espessura de esmalte e dentina.
> • Profilaxia do preparo cavitário com escova Robinson, pedra-pomes e água.
> • Avaliação da indicação de proteção do complexo dentinopulpar com hidróxido de cálcio ou CIV.
> • Inserção e condensação do amálgama de prata.
> • Escultura e brunidura.
> • Remoção do isolamento absoluto para verificar a oclusão;
> • Utilização de brocas multilaminadas para remoção dos contatos prematuros;
> • Acabamento e polimento após 24 horas da restauração.

Restaurações Diretas com Resina Composta

Atualmente, a extensão dos preparos cavitários além da remoção de todo tecido cariado, em determinados casos, não é mais aceita. Isso é possível visto a existência de materiais adesivos que utilizam condicionamento ácido, adesivos de última geração e resinas. Além de preservar o tecido dentário sadio e estética satisfatória, o emprego da técnica de resina direta posterior tem também como vantagens a diminuição da infiltração marginal, recidiva da lesão cariosa e facilidade de reparo.

A execução da técnica de resina direta posterior é simples e segue os passos apresentados na figura 17.2 e no quadro 17.8.

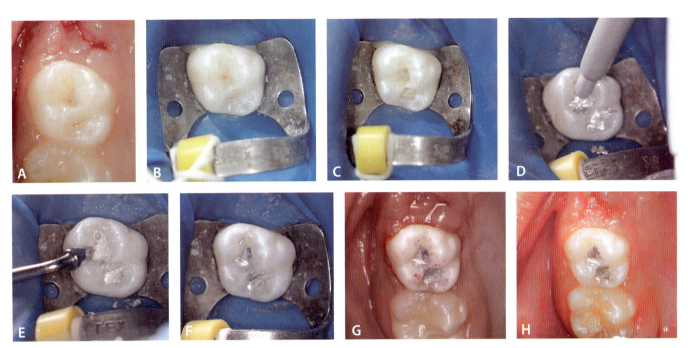

Fig. 17.1: Sequência clínica para a realização de restauração de amálgama de prata. (A) Vista inicial do elemento 55 com cárie oclusal. (B) Após anestesia local, vista oclusal do elemento com isolamento absoluto. (C) Vista do preparo concluído, após a remoção do tecido cariado com broca carbide esférica em baixa rotação e broca no. 331 para ajustar as paredes do preparo. (D) Inserção do amálgama na cavidade. (E) Brunidura, após condensação do amálgama. (F) Início da escultura, após brunidura. (G) Após remoção do lençol de borracha, verificação da oclusão. (H) Vista final da restauração.

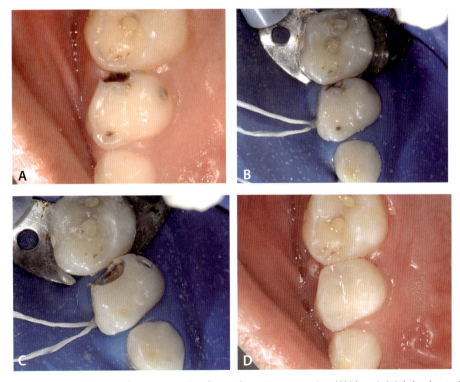

Fig. 17.2: Sequência clínica para realização de restauração direta de resina posterior. (A) Vista inicial do dente 54 com cárie oclusoproximal (DO) e palatina (P). (B) Após anestesia local, vista oclusal dos dentes com isolamento absoluto. (C). Vista oclusal do preparo cavitário pronto (observar que houve apenas a remoção do tecido cariado e a manutenção do tecido sadio adjacente). (D) Após, a limpeza cavitária, posicionamento de cunha de madeira e tira matriz, houve proteção do complexo dentino-pulpar com Cimento de Ionômero de Vidro, condicionamento com ácido fosfórico a 37% por 15 segundos e lavagem com água por 30 segundos e aplicação do adesivo, conforme instruções do fabricante. Aspecto final da restauração com resina direta inserida nas cavidades (DO e P) por incrementos, após o uso do sistema adesivo.

Réplica Oclusal e Oclusoproximal

A restauração através da técnica da réplica está bem indicada nos casos de cárie oculta, pois reproduz a superfície oclusal com mais fidelidade e, em alguns casos, também copia a crista marginal comprometida,[9] já que esta é uma área de difícil reconstrução.[10] A cárie oculta é uma lesão dentinária encoberta por esmalte, que exige diagnóstico clínico minucioso aliado ao exame radiográfico. Este tipo de lesão é capaz de promover destruição dentinária extensa, justificando-se assim o tratamento restaurador.

Por ser um método fácil de executar, diminuindo o tempo de trabalho necessário para realizar a restauração, torna-se bem indicada em Odontopediatria. As indicações e contraindicações, vantagens e desvantagens desta técnica encontram-se resumidas nos quadros 17.9 e 17.10 respectivamente.

Os materiais utilizados para a confecção da réplica são as siliconas de adição ou condensação, resinas acrílicas, compósitos ou as resinas fotopolimerizáveis para provisórios. Dentre os materiais restauradores mais utilizados, destacam-se as resinas fotopolimerizáveis, os compômeros e os cimentos de ionômero de vidro convencionais ou modificados por resinas. A tática operatória que descreve a técnica da réplica oclusoproximal pode ser vista na sequência da figura 17.3.

> **Dicas:**
> - Fazer sempre a marcação na réplica oclusal (Fig. 17.3E).
> - O último incremento de resina não deve conter grande quantidade desse material para não prejudicar a fotopolimerização.
> - Isolar com vaselina a réplica oclusal antes de assentá-la sobre o último incremento do material restaurador.

Quadro 17.8: Protocolo clínico para a execução da técnica de resina direta em dente posterior.

- » Anestesia local e seleção da cor da resina a ser utilizada.
- » Isolamento absoluto do campo operatório.
- » Remoção do tecido cariado com brocas de tamanho compatível com o da lesão cariosa, a fim de preservar estrutura dental sadia.
- » Profilaxia do preparo cavitário com escova Robinson, pedra-pomes e água.
- » Avaliação da utilização de proteção do complexo dentinopulpar com hidróxido de cálcio e CIV.
- » Condicionamento ácido total com ácido fosfórico a 37% (preparo cavitário e superfície oclusal adjacente) por 15 segundos, iniciando a aplicação sempre pelas áreas de esmalte e, por fim, na dentina.
- » Lavagem abundante com água por 30 segundos.
- » Secagem do preparo cavitário (dentina) com bolinhas de algodão ou de filtros de papel, e as superfícies de esmalte com jatos de ar.
- » Aplicação do sistema adesivo escolhido no esmalte e na dentina, seguindo as instruções do fabricante.
- » Aplicação da resina de forma incremental e polimerização (tempo de polimerização indicado pelo fabricante).
- » Remoção do isolamento absoluto e posterior verificação da oclusão.
- » Acabamento e polimento com pontas diamantadas e de borracha abrasiva respectivamente.

Quadro 17.9: Indicações e contraindicações da técnica da réplica oclusal.

Indicações	Contraindicações
• Cavidade tipo Classe I com superfície oclusal total ou parcialmente íntegra. • Cavidade tipo Classe II sem crista marginal comprometida. • Troca de restauração com margem infiltrada e com superfície oclusal íntegra.	• Grande perda de esmalte com comprometimento da anatomia oclusal. • Cárie oculta tipo Classe II com perda da crista marginal.

Quadro 17.10: Vantagens e desvantagens da técnica da réplica oclusal.

Vantagens	Desvantagem
• Recupera os detalhes anátomo-funcionais da superfície oclusal e crista marginal. • Menos tempo clínico. • Diminui a necessidade de acabamento e polimento. • Exige menos habilidade manual do operador. • Menos risco de contato oclusal prematuro.	• Necessita de material específico para fazer a réplica.

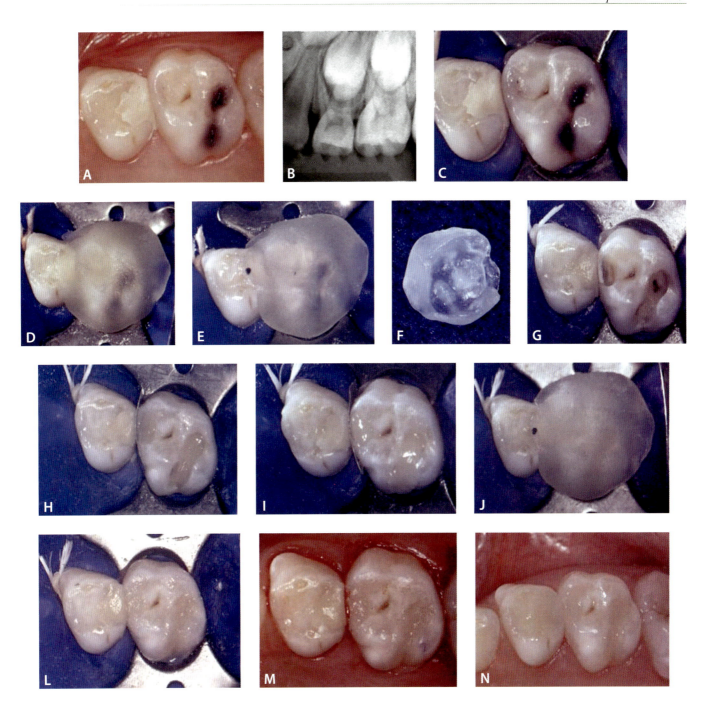

Fig. 17.3: Sequência clínica para a realização da técnica da réplica oclusal ou oclusoproximal. (A) Cárie oculta oclusal e oclusoproximal no dente 65. (B) Observar na radiografia interproximal lesão em dentina nos dentes 64 e 65 (será descrito apenas o procedimento no dente 65). (C) Vista oclusal do dente 65 após a anestesia local e o isolamento absoluto. (D) Confecção da réplica oclusal com resina acrílica autopolimerizável. (E) Realização de uma marca com caneta tipo retroprojetor para facilitar o posicionamento correto. (F) Vista interna da réplica oclusal. (G) Vista oclusal do dente 65 após remoção de todo o tecido cariado com alta e baixa rotações utilizando brocas esféricas nº 04. (H) Após a profilaxia, o condicionamento ácido, a inserção de matriz metálica e a aplicação do sistema adesivo, segundo a orientação do fabricante, inserção do material restaurador em incrementos (1ª camada). (I) Inserção da última camada da resina fotopolimerizável. (J) Posicionamento da réplica oclusal sobre a última camada do material restaurador e realização da polimerização (é importante que a réplica esteja isolada com vaselina). (L) Vista oclusal imediatamente após a polimerização e remoção da réplica oclusal. (M) Aspecto do dente 65 imediatamente após a retirada do isolamento absoluto onde foi realizada a verificação da oclusão (observar a ótima reprodução da anatomia oclusal, sem ponto de contato prematuro). (N) Aspecto clínico do dente 65, um mês após a realização da técnica (Caso clínico realizado pela Dra. Fernanda Campos Machado).

Preparos Proximais Conservadores

No caso de cáries interproximais, destacam-se duas técnicas conservadoras de acesso às lesões cariosas iniciais que objetivam evitar o desgaste de estrutura sadia da face oclusal do dente: o *slot* vertical e o horizontal.

Slot vertical

Nesta técnica, o acesso à face proximal comprometida é feito através de um sulco vertical confeccionado na crista marginal, sem se estender por oclusal. Vista por proximal, a cavidade apresenta formato de gota, com ângulos internos arredondados. No quadro 17.11, destacam-se indicação, contraindicação, vantagens e desvantagem da técnica. Os procedimentos operatórios podem ser vistos na sequência da figura 17.4.

> **Dicas**
> - Quarenta e oito a 72 horas antes do procedimento, é necessária a colocação de um elástico de separação na face proximal em questão.
> - A dificuldade de reconstrução da crista marginal desgastada pode ser contornada com a realização da restauração através da técnica de réplica oclusoproximal, já descrita neste capítulo (Fig. 17.3).

Quadro 17.11: Indicação, contraindicação, vantagens e desvantagem da técnica de *slot* vertical.

Indicação	Contraindicação
• Lesões de cárie estritamente proximais e localizada na altura da crista marginal até no máximo a área de contato proximal.	• Lesões de cárie proximais com envolvimento da face oclusal e abaixo da área de contato proximal.
Vantagens	**Desvantagem**
• Rápida execução. • Mínimo desgaste de tecido dentário sadio.	• Desgaste da crista marginal intacta.

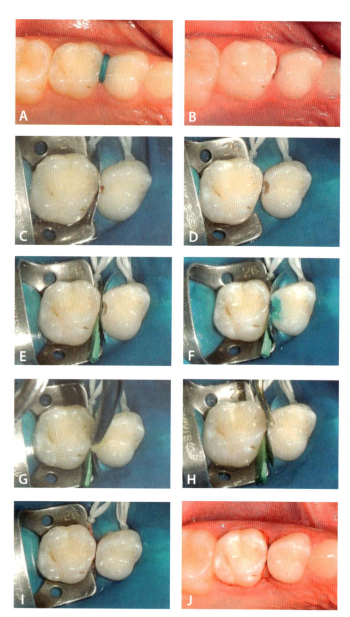

Fig. 17.4: Sequência clínica para a realização do *slot* vertical. (A) Antes da realização da restauração, foi colocado um elástico de separação entre os dentes 54 e 55 (por 2 dias). (B) Afastamento dentário obtido para facilitar o procedimento restaurador. (C) Após a anestesia local e o isolamento absoluto, colocação de matriz metálica e remoção do tecido cariado com ponta *carbide* n°s 329 (entrada da ponta na região da crista marginal em sentido cervical até encontrar a lesão, com movimentos pendulares no sentido vestibulolingual). (D) Aspecto da cavidade após a remoção de tecido cariado. (E) Readaptação da matriz metálica e cunha de madeira para a realização da restauração. (F) Após a profilaxia com pedra-pomes e água, realizou-se condicionamento de esmalte e dentina com ácido fosfórico a 37%, por 15 segundos. (G) Após a lavagem e secagem, aplicação do sistema adesivo e polimerização, de acordo com recomendações do fabricante. (H) Restauração com compósito por meio da técnica de inserção incremental até preencher a cavidade. (I) Remoção da matriz e da cunha e acabamento imediato com tira de lixa de poliéster. (J) Aspecto final da restauração após a verificação dos contatos oclusais. Observar o restabelecimento do contato proximal e da forma da crista marginal.

Slot horizontal

Esta técnica realiza o acesso à lesão cariosa interproximal através da superfície vestibular ou lingual do dente, entre o ponto de contato e a gengiva, preservando a integridade da crista marginal, que é uma estrutura de reforço.

Indicação, contraindicação, vantagens e desvantagens da técnica encontram-se nos quadro 17.12. Os procedimentos operatórios podem ser vistos na sequência da figura 17.5.

Quadro 17.12: Indicação, contraindicações, vantagens e desvantagens da técnica de *slot* horizontal.

Indicações	Contraindicações
• Lesões de cárie estritamente proximais localizadas abaixo da área de contato proximal sem envolvimento da crista marginal	• Lesões de cárie proximais com envolvimento da superfície oclusal e/ou com proximidade da crista marginal
Vantagens	**Desvantagens**
• Mínimo desgaste de tecido dentário sadio • Preserva a resistência do dente por manter a crista marginal íntegra • Menor tempo para a confecção da restauração • Melhor estética • Necessidade mínima de acabamentos • Bem aceita pelo paciente	• Restrita a processos cariosos iniciais • Dificuldade de visualização do tecido cariado durante a realização do preparo • Necessita de habilidade do operador

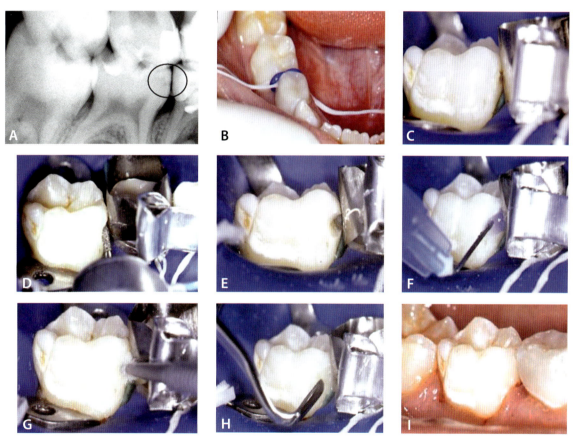

Fig. 17.5: Sequência clínica para a realização do *slot* horizontal. (A) Radiografia interproximal exibindo lesão de cárie em dentina na face mesial do dente 85. (B) Antes da realização da restauração, foi colocado um elástico de separação entre os dentes 85 e 84 (por 2 dias). (C) Após a anestesia e o isolamento absoluto, acesso à lesão pela face vestibular e proteção da face distal do dente 84 com matriz metálica. (D) Remoção do tecido cariado com ponta diamantada cilíndrica. (E) Aspecto da cavidade após remoção de tecido cariado. (F) Após a profilaxia com pedra-pomes e água, aplicação do ácido fosfórico a 37% por 15 segundos. (G) Aplicação do sistema adesivo. (H) Inserção por incrementos do compósito. (I) Aspecto da restauração após a retirada do isolamento absoluto. Observar o bom acabamento obtido e a manutenção da integridade da crista marginal.

> **Dicas**
> - O uso do cimento de ionômero de vidro como material restaurador definitivo para esses casos é bem indicado, uma vez que, nesse tipo de preparo, a restauração não fica exposta diretamente aos esforços mastigatórios e, com isso, seu desgaste é mínimo e libera fluoreto para o dente adjacente.
> - Antes de iniciar o preparo da face proximal comprometida, deve-se colocar uma matriz metálica no espaço interproximal para proteger o dente adjacente de possíveis desgastes ocasionados pela broca. O mesmo pode ser aplicado para o preparo do *slot* vertical.

Coroas pré-fabricadas de aço inoxidável

As coroas de aço são indicadas para restaurar de dentes decíduos e utilizadas como alternativa para a reconstrução de dentes posteriores com grande destruição coronária. Comercialmente, podem-se encontrar as coroas de aço pré-fabricadas sob duas formas: com a borda gengival contornada (preferida pelos cirurgiões-dentistas, pois facilita a adaptação) e as que não apresentam o contorno gengival. Vale ressaltar que a técnica de utilização é simples, uma vez que não há necessidade de fase laboratorial, o que diminui o número de consultas para a conclusão do tratamento. Atualmente, a cimentação é realizada com cimentos adesivos, como os cimentos de ionômero de vidro.

A seguir, são descritas as indicações e contraindicações, vantagens e desvantagens (Quadros 17.13 e 17.14), bem como a tática operatória da técnica de coroas de aço (Fig. 17.6).

> **Dicas**
> - Deve-se sempre realizar uma radiografia periapical da coroa adaptada ao dente antes da cimentação para avaliação do contorno, a fim de evitar futuros danos aos tecidos de suporte.
> - É possível comprar as coroas separadamente, por unidade. Pode-se fazer uma moldagem prévia do dente que receberá a coroa com alginato e levar o modelo de estudo a uma loja de materiais odontológicos, onde se deve comprar sempre três tamanhos, sendo um número maior e um menor, além daquele referente ao tamanho do dente em questão.

Quadro 17.13: Indicações e contraindicações das coroas de aço.

Indicações	Contraindicações
- Dentes posteriores extensamente destruídos - Cárie extensa com comprometimento pulpar (após tratamento endodôntico) - Dentes com anomalia de desenvolvimento como amelogênese e dentinogênese imperfeitas - Base para mantenedor de espaço - Apoio de prótese removível - Pacientes com alto risco de cárie e higiene bucal ineficiente	- Dentes anteriores

Quadro 17.14: Vantagens e desvantagens do uso da coroa de aço.

Vantagens	Desvantagens
- Recuperação da dimensão vertical - Manutenção da oclusão - Compatibilidade com os tecidos bucais - Resistência aos componentes da saliva - Baixo índice de insucesso	- Estética - Ponto de contato deficiente - Dificuldade de se obter contorno cervical adequado, podendo ocorrer problemas periodontais - Dificuldade de obter uma intercuspidação imediata

Restaurações em Dentes Anteriores

As hipoplasias e as alterações cromáticas que advêm de sequelas de traumatismo dentário, principalmente, em incisivos centrais superiores podem exigir intervenção terapêutica restauradora. Para restaurações em dentes anteriores, os compósitos restauradores são os materiais de eleição devido às suas propriedades mecânicas melhoradas, à estética alcançada e à durabilidade clínica.[1]

Restaurações em dentes decíduos anteriores

Facetas estéticas

Devido à demanda crescente por estética, não só por parte dos pais, mas também por parte das crianças, a realização de facetas estéticas diretas apresenta-se

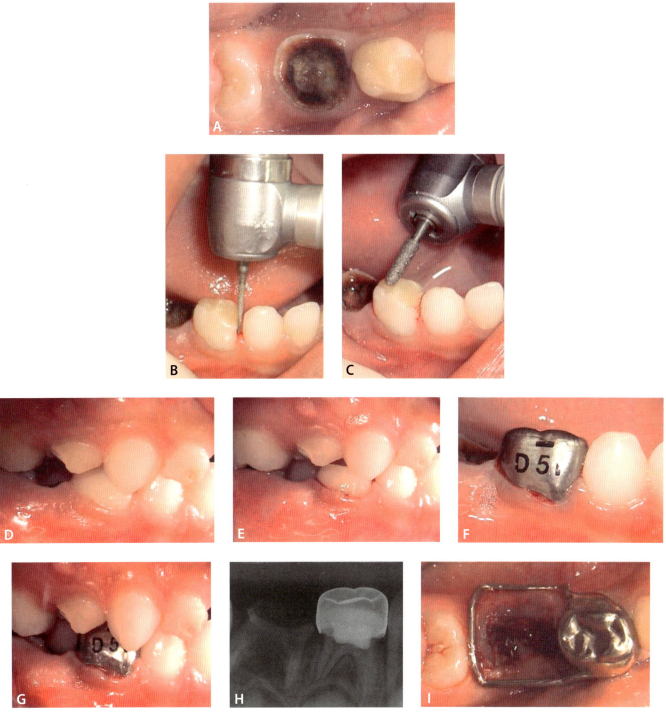

Fig. 17.6: Sequência clínica para a realização de coroas de aço pré-fabricadas. (A) Aspecto inicial do dente 85 com grande destruição coronária e do dente 84 após a realização de pulpotomia e restauração provisória. O plano de tratamento proposto foi a remoção do dente 85 e a instalação de mantenedor de espaço coroa-alça, a fim de proporcionar mais resistência ao mantenedor. (B) Desgaste da face mesial do dente 84 para a remoção do contato proximal com ponta diamantada 2200. (C) Com uma ponta troncocônica, faz-se o desgaste oclusal. (D) Visão vestibular da oclusão do paciente antes do desgaste oclusal. (E) Visão vestibular da oclusão do dente 84 após o desgaste, exibindo o espaço de 1 mm requerido para a adaptação da coroa de aço (não podem ser feitos ajustes oclusais na coroa). (F) Após a seleção da coroa de acordo com o diâmetro mesiodistal do dente 84, a coroa selecionada é colocada em posição para prova do contorno e a adaptação gengival que deve ser realizada com auxílio do alicate para contorno cervical e alicate para contorno de parede (nº 114). Não pode ser observada isquemia na margem gengival. Caso ocorra, a coroa necessitará de cortes nas margens a fim de diminuir a sua altura. (G) Verificação da oclusão (observar a ausência de isquemia na margem gengival). (H) Radiografia periapical do dente 84 para verificar a adaptação da coroa antes da cimentação. (I) Vista da coroa-alça após a cimentação com cimento de ionômero de vidro.

como mais uma possibilidade restauradora. As facetas estéticas estão indicadas em casos de dentes anteriores superiores com alteração de cor, por problemas endodônticos ou por alteração de estrutura (hipoplásicos) ou de forma (conoides). A sequência clínica pode ser vista na figura 17.7.

Coroas de celuloide

Para a restauração de perdas coronárias extensas nos dentes decíduos anteriores, o uso de coroa de celuloide configura como uma alternativa excelente.[11] Elas estão indicadas para pacientes pouco cooperadores. Esta técnica permite restaurar anatomicamente o dente perdido e é fácil de realizar. Por serem transparentes e apresentarem a superfície interna extremamente polida, permitem a fotopolimerização e facilitam o acabamento final. Uma sequência clínica empregando coroa de celuloide pode ser vista na figura 17.8.[10,12]

Restaurações tipos Classe III e Classe IV

Essas restaurações podem ser empregadas tanto para dentes decíduos como para permanentes. Por ser uma técnica sensível, o profissional deve estar familiarizado com todas as etapas do protocolo clínico (Quadro 17.15).

O odontopediatra frequentemente se depara com casos de fraturas no consultório, tanto na dentição decídua como na permanente, e deve estar preparado para solucionar esses casos, tanto do ponto de vista terapêutico como do emocional. Dessa forma, a seguir, são apresentadas técnicas de restauração tipo Classe IV, para dentes permanentes.

Restaurações tipo Classe IV – Técnica da Muralha

A técnica da muralha[13] foi desenvolvida a fim de facilitar a obtenção da forma e do contorno adequado, reduzindo o tempo de consulta clínica. Ela é descrita a seguir, junto com a sequência clínica da restauração tipo Classe IV (Fig. 17.9).

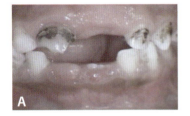
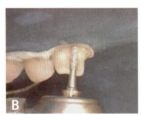
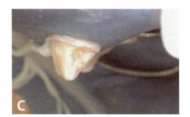
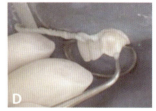
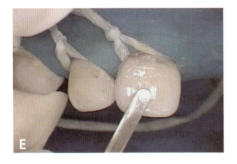
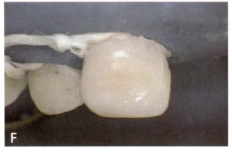
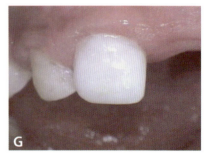

Fig. 17.7: Sequência clínica para a realização da faceta estética em dentes decíduos. (A) Vista frontal evidenciando os dentes 51, 62 e 63 com manchamento por cariostático. A sequência clínica descreve apenas o procedimento no dente 51. (B) Seleção da cor do compósito, anestesia local e isolamento absoluto. O preparo deve seguir os seguintes passos: confecção de canaleta em esmalte com ponta esférica diamantada (profundidade mínima de 0,5 mm) seguindo o contorno gengival cervical. A foto destaca o momento da confecção das canaletas de orientação com broca 170L ou ponta diamantada 2135, acompanhando os terços médio e incisal, e a união das canaletas de orientação. O preparo deve se estender até a metade da distância vestibulolingual. O acabamento final do preparo deve ser realizado com ponta diamantada (2135 F) ou broca multilaminada (30 lâminas) troncocônica. (C) Houve necessidade de aprofundamento do preparo na face mesial, em função do preparo convencional não ter removido toda a dentina pigmentada pelo cariostático. (D) Proteção do complexo dentinopulpar com cimento de ionômero de vidro. A superfície foi previamente preparada com a aplicação de solução de ácido poliacríllico a 10% por 15 segundos, por fricção. (E) Aplicação incremental do compósito após a aplicação do adesivo, segundo as recomendações do fabricante. (F) Vista frontal após o término da restauração. (G) Vista frontal imediatamente após a remoção do isolamento absoluto, o acabamento e o polimento da restauração.

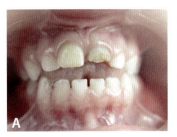
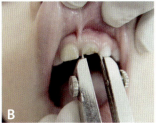
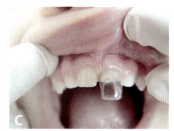
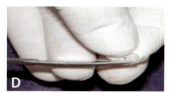
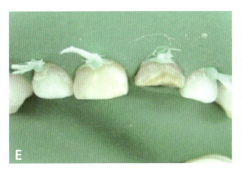
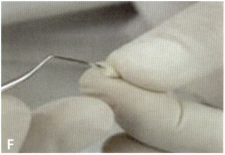
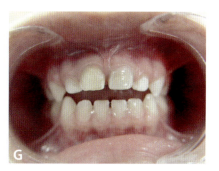

Fig. 17.8: Sequência clínica para a realização da coroa de celuloide. (A) Vista frontal do dente 61 exibindo fratura coronária com alteração de cor. (B) Verificação das dimensões mesiodistal com compasso de pontas seca para a seleção da coroa de celuloide. (C) Após a seleção de acordo com o diâmetro mesiodistal, a coroa é colocada em posição para a prova do contorno e adaptção gengival. (D) Recorte da porção cervical da coroa, de modo que a altura cervico-incisal permita que a coroa penetre 1 mm no sulco gengival. Confecção de um orifício na incisal com a sonda exploradora, a fim de permitir que o excesso de material restaurador extravase, e minimizar o excesso de pressão exercido ao posicionar a coroa. (E) Após a anestesia local, colocação do isolamento absoluto, o condicionamento ácido e a aplicação do sistema adesivo. (F) Preenchimento da coroa de celuloide com o compósito restaurador, cuja cor foi selecionada antes do isolamento absoluto. (G) Após a remoção da coroa de celuloide com instrumento manual. Um corte com bisturi, pode facilitar a remoção da coroa. A seguir, remove-se o isolamento absoluto. O polimento foi realizado apenas na região cervical, com pontas diamantadas douradas e prateadas.

Quadro 17.15: Protocolo para restaurações tipos Classe III e Classe IV.

Anestesia Local e Seleção da Cor
Isolamento absoluto e profilaxia com pedra-pomes e água.
Se indicado, afastamento prévio com Elastic® e proteção do dente adjacente com matriz metálica para evitar o seu desgaste.
Preparo cavitário. Broca *carbide* em alta rotação compatível com o tamanho da cavidade (n°s 329, 330). Se necessário, broca esférica em baixa rotação compatível com o tamanho da cavidade. Na sequência, biselar o ângulo cavossuperficial com ponta diamantada 2.200.
Limpeza do preparo cavitário.
Avaliar a necessidade de proteção do complexo dentinopulpar e realizá-la quando necessário.
Posicionamento da tira matriz e cunha de madeira.
Condicionamento com ácido fosfórico a 37%, entre 15 e 30 segundos. Lavagem pelo tempo mínimo de condicionamento. Secagem da dentina com bolinha de algodão, e do esmalte, com jato de ar. Observar aspecto fosco do esmalte dental.
Aplicação e fotopolimerização do sistema adesivo, segundo a recomendação do fabricante.
Inserção incremental e fotopolimerização do(s) compósito(s) restaurador(es).
Remoção da cunha, matriz de poliéster e isolamento absoluto para acabamento e polimento inicial.
Acabamento com pontas diamantadas douradas e prateadas e polimento com discos Soflex®. Aplicação do glaze.

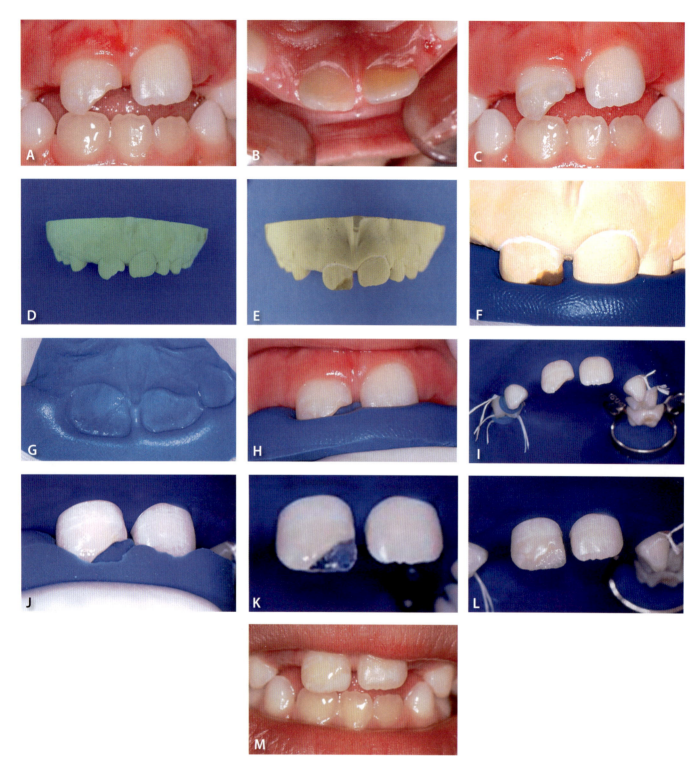

Fig. 17.9: Sequência clínica para realização da técnica da muralha e de restauração tipo Classe IV. (A) Vista frontal dos dentes 11 e 21 exibindo fratura de esmalte e dentina não complicada. (B) Vista oclusal da fratura, evidenciando ausência de envolvimento pulpar. (C) Seleção de cor. (D) Modelo de gesso confeccionado para o enceramento da restauração. O mesmo foi obtido através de molde com alginato. (E) Enceramento da restauração no modelo de gesso, reconstruindo a anatomia perdida. (F) Moldagem da restauração realizada no modelo de gesso com a base pesada da silicona de adição, obtendo assim a muralha. (G) Vista interna da muralha. (H) Prova e adaptação da muralha ao dente a ser restaurado. (I) Na sessão seguinte, anestesia local e isolamento absoluto envolvendo vários dentes, a fim de permitir a adaptação da muralha. (J) Recortes feitos para melhor ajuste da muralha ao dente a ser restaurado. (K) Após condicionamento com ácido fosfórico a 37% por 15 segundo, aplicação do sistema adesivo. A primeira camada de compósito deve ser acentada a fim de copiar a anatomia encerada e servir de guia para os outros incrementos de compósito. (L) Inserção incremental das demais camadas de compósito. (M) Restauração concluída, após o acabamento com pontas diamantadas douradas e polimento com discos abrasivos da maior para a menor granulação, associados à pasta diamantada.

Colagem de fragmento

Nesta técnica restauradora, há a necessidade da disponibilidade e viabilidade do uso do fragmento dental.[14] Na presença do fragmento, o profissional deve observar o grau de adaptação do mesmo ao remanescente dental, para avaliar duas condições: presença ou ausência de perda de estrutura dental (determinada pelo reposicionamento do fragmento junto ao remanescente dental; e perda de espaço decorrente do movimento de dentes adjacentes ou antagonistas. Além disso, o grau de desidratação (avaliado pelo contraste de cor entre o fragmento e o remanescente dental) também deve ser observado.[9] Isto posto, a alternativa para a execução da técnica restauradora dependerá das seguintes situações:

- quando houver fratura apenas de esmalte e fragmento justaposto – a colagem será realizada por meio da técnica do protocolo adesivo (condicionamento ácido + sistema adesivo) associado a uma resina de baixa viscosidade (resina *flow*);
- quando houver fratura de esmalte e dentina com fragmento justaposto – a colagem do fragmento ocorrerá por meio do protocolo adesivo associado ao cimento resinoso de presa dual; e
- quando houver perda estrutural entre o fragmento e o remanescente dental – a colagem será feita por meio do protocolo adesivo associado a um compósito restaurador. As resinas fotopolimerizáveis são as mais utilizadas pela sua facilidade de manuseio e grande variedade de cores. As mais recomendadas são as micro-híbridas, as nano-híbridas e as nano-particuladas, pois permitem boa adaptação do fragmento ao remanescente dental, aceitam um bom acabamento e polimento e possuem boa resistência ao desgaste.

A sequência clínica da colagem de fragmento pode ser vista na figura 17.10.

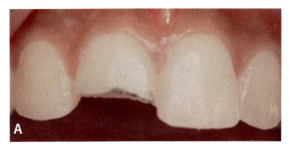
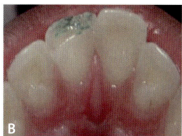
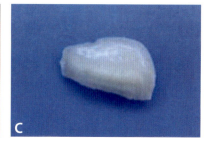
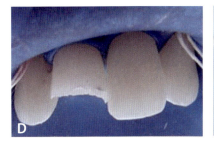
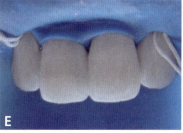
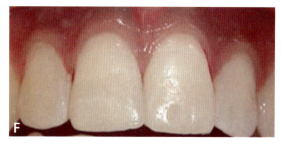

Fig. 17.10: Sequência clínica para a realização da restauração tipo Classe IV – Colagem de fragmento. (A) Vista frontal do dente 11 exibindo fratura não complicada de esmalte e dentina. (B) Visão oclusal da fratura evidenciando a ausência de envolvimento pulpar. (C) Fragmento dental. Atentar para a viabilidade de seu uso no tocante ao tamanho, à adaptação ao dente remanescente e ao grau de hidratação. Não houve necessidade de preparo cavitário no dente nem no fragmento. (D) Vista após a anestesia local e o isolamento absoluto. (E) Preparo do remanescente dental e do fragmento com profilaxia, condicionamento ácido e aplicação do sistema adesivo. O fragmento é preparado adaptado a um bastão de guta-percha ou a uma haste flexível com ponta adesiva, encontrada no mercado. Este recurso facilita o manuseio do fragmento e auxilia no seu posicionamento junto ao remanescente dental. Como não houve adaptação perfeita do fragmento ao remanescente dental, uma pequena porção de compósito restaurador foi inserido na dentina do dente fraturado e simultaneamente fotopolimerizado com o fragmento dental em posição. (F) Vista final do dente 11 restaurado.

CONCLUSÃO

O restabelecimento adequado da estética e função perdidas por um dente é possível utilizando-se os recursos disponíveis em Odontologia. No caso das lesões em dentes anteriores, isto é particularmente verdadeiro, principalmente no que diz respeito ao uso dos materiais adesivos atuais e de compósitos, associados a uma técnica restauradora adequada. Contudo, é importante ressaltar que grande ênfase deve ser dada à adoção de medidas preventivas em detrimento da abordagem terapêutica meramente restauradora, a fim de devolver ao paciente sua saúde bucal ou até mesmo para prolongar o sucesso clínico das restaurações.

REFERÊNCIAS

1. AAPD. American Academy on Pediatric Dentistry Clinical Affairs Committee – Restorative Dentistry Subcommittee. Guideline on pediatric restorative dentistry. Pediatr Dent. 2008-2009; 30(7 Suppl): 187-93.
2. McDonald RE, Avery DR. Dentística restauradora. In: McDonald RE, Avery DR. Odontopediatria. 7a ed. Rio de Janeiro: Guanabara Koogan. 2000. p. 280-300.
3. Vianna, R. & Primo, L. Restaurações em dentes decíduos com grande perda coronária. In: Vanzillotta, PS & Salgado, LPS. Odontologia Integrada – atualização multidisciplinar para o clínico e o especialista. Rio de Janeiro: Pedro Primeiro, 1999. p. 367-378.
4. Mondelli J, Franco Eb, Valera Rc, Ishikiriama A, Pereira Jc, Francischone Ce. Isolamento do campo operatório. In: Mondelli J, Franco Eb, Valera Rc, Ishikiriama A, Pereira Jc, Francischone CE. Dentística – procedimentos pré-clínicos. 1a ed. São Paulo: Premier, 1998. p. 31-48.
5. Ramires-Romito Acd, Zardetto Cg, Myaki Si, Corrêa, MSNP. Isolamento do campo operatório. In: Corrêa, MSNP. Odontopediatria na Primeira infância. 2a ed. São Paulo: Ed. Santos. 2005. p. 459-479.
6. Raggio Dp, Camargo Lb, Naspitz Lbc, Bonifacio Cc, Politano Gt, Mendes Fm et al. Latex allergy in dentistry: clinical cases report. J Clin Exp Dent. 2010: 2(1):e55-9.
7. Imparato Jcp, Raggio Dp, Kramer Pf, Guedes-Pinto Ac. Dentística operatória e restauradora. In: Guedes-Pinto AC. Odontopediatria. 8a ed. São Paulo: Ed. Santos. 2010. p. 627-664.
8. Massara MLA, Rédua PCB. Manual de referências para procedimentos clínicos em odontopediatria. 1ª ed. São Paulo: Ed. Santos. 2009.
9. Baratieri LN, Monteiro Júnior S, Correa M, Ritter AV. Posterior resin composite restorations: a new technique. Quintessence Int. 1996; 27: 733-738.
10. Primo LG, Maia LC, Souza IPR. Técnicas e materiais na Odontopediatria atual. In: Cardoso RJA, Machado MEL. Odontologia arte e conhecimento. 1ª ed. São Paulo: Artes Médicas. 2003; p. 41-69.
11. Carneiro RC, Fonseca MS, Cruz, RA. Alternativas estéticas e funcionais para a reconstituição de dentes decíduos anteriores com destruição excessiva. Arq Bras Odont. 2006; 2:17-25.
12. Correa MSNP & Cols. Odontopediatria na primeira infância. 2ª ed. São Paulo: Ed. Santos. 2005.
13. Santos MPA, Maia LC. The Reference Guide: A Step-by-Step Technique for Restoration of Fractured Anterior Permanent Teeth. JCDA, 2005; 71(9): 643-646.
14. Traebert J, Almeida Ic, Garghetti C, Marcenes W. Prevalence, treatment needs, and predisposing factors for traumatic injuries to permanent dentition in 11-13 year old schoolchildren. Cad Saúde Pública, 2004; 20(2): 403–410.

Capítulo 18

Terapia Pulpar em Dentes Decíduos

Laura Guimarães Primo, Branca Heloisa de Oliveira Martins Vieira, Roberta Barcelos, Patricia Nivoloni Tannure, Rogerio Gleiser

Apesar da redução global dos índices de cárie dentária, a doença ainda se destaca como o principal agravo de saúde bucal em crianças, especialmente em países em desenvolvimento.[62] Da mesma forma, a prevalência de traumatismo na dentição decídua é alta, variando de 20[61] a 35%.[64] Essas circunstâncias contribuem para que muitas crianças possuam dentes com comprometimento pulpar. Assim, a terapia pulpar em dentes decíduos representa um importante capítulo para a Odontopediatria, uma vez que, com tratamento adequado, os dentes decíduos com comprometimento pulpar podem ser mantidos na arcada até o momento de sua esfoliação.

O diagnóstico correto da condição pulpar – polpa saudável, pulpite reversível, pulpite irreversível ou necrose pulpar – é fundamental para o êxito da terapia. Entretanto, há fatores que podem dificultar o diagnóstico e o sucesso do tratamento. Dentre esses, podem ser citados o grau de reabsorção radicular fisiológica e a imaturidade das crianças para relatar os sintomas[27] e para cooperar com o profissional durante as consultas. Nos casos de pulpite irreversível ou necrose pulpar que indicam a necessidade de pulpectomia, o profissional deve estar atento á morfologia complexa dos canais radiculares de molares decíduos que dificultam a instrumentação dos condutos e a remoção de microrganismos e fatores de virulência.[68] Há ainda a possibilidade de danos ao sucessor permanente decorrente da instrumentação dos condutos, bem como de medicamentos e materiais empregados.

Contudo, os profissionais que se dedicam ao tratamento de crianças, em especial àquelas com pouca idade, precisam compreender que esse atendimento requer conhecimento técnico como também domínio no manejo do comportamento infantil. Assim, este capítulo tem por objetivo orientar os profissionais com relação ao diagnóstico da condição pulpar e a conduta terapêutica na terapia pulpar de dentes decíduos.

DIAGNÓSTICO DA CONDIÇÃO PULPAR

O diagnóstico correto da condição histológica da polpa é difícil, porém, existem procedimentos clínicos que podem indicar se a polpa pode ou não ser tratada. A seguir, são descritos procedimentos de diagnóstico visando à seleção de dentes decíduos para o tratamento.

Condição Física do Paciente

Avalia-se se não há contraindicação do ponto de vista médico para a terapia pulpar. Crianças com alterações sistêmicas, que propiciem o aparecimento de endocardite infecciosa subaguda, ou aquelas com nefrite, leucemia, tumores sólidos, neutropenia idiopática cíclica ou qualquer condição que leve à diminuição da contagem de granulócitos e leucócitos polimorfonucleares, não devem ser submetidas aos procedimentos mais radicais (pulpotomia e pulpectomia) devido à possibilidade de infecção aguda[44,74] e agravamento de suas condições clínicas em decorrência de um quadro infeccioso resultante de um insucesso no tratamento.

História da Dor

A história da dor nos dentes decíduos não é um dado tão confiável quanto nos dentes permanentes. Crianças muito pequenas podem ser incapazes de apresentar informações verdadeiras sobre a dor. Contudo, a história da dor é o passo inicial no processo de diagnóstico da condição pulpar. Quando há relato de sintomatologia dolorosa, o profissional deve procurar diferenciar o tipo de dor em: espontânea ou provocada. A dor provocada por estímulos térmicos, químicos ou mecânicos, e que diminui quando o estímulo desaparece, normalmente está associada à sensibilidade dentinária em uma lesão de cárie profunda. Essa polpa que está protegida apenas por uma fina camada de dentina, apresenta-se em estágio de transição e, normalmente, essa condição é reversível. Já a dor espontânea é constante e, na maioria das vezes, ocorre à noite. Esta indica dano pulpar avançado, sendo contraindicado o tratamento conservador. Além disso, a degeneração pulpar em dentes decíduos nem sempre é acompanhada por sintomatologia definida, sendo habitual mudanças inflamatórias evoluírem da vitalidade pulpar para a necrose sem sintomatologia.[44]

Avaliação de Sinais e Sintomas Clínicos

Compreende a avaliação visual e tátil do dente decíduo, a fim de identificar os sinais e sintomas clínicos indicativos de alteração pulpar. Avalia-se o dente (presença de lesão de cárie, restaurações defeituosas ou fratura,) e a condição gengival (cor, textura, presença de fístula, edema ou ulcerações). A presença de lesão cariosa profunda associada à fístula ou a abscesso gengival indica degeneração pulpar irreversível, sendo, nesses casos, recomendada a terapia pulpar radical ou a exodontia. A mobilidade dentária deve ser avaliada comparativamente com o dente contralateral e à cronologia de esfoliação daquele dente, a fim de se diferenciar reabsorção fisiológica de patológica. Em alguns casos, a mobilidade patológica pode estar relacionada a um comprometimento periodontal associado à condição pulpar.

Interpretação Radiográfica

O exame radiográfico é imprescindível para o diagnóstico da condição pulpar. Através desse exame é possível identificar o grau de comprometimento do tecido dental, a proximidade da lesão de cárie com a polpa, a presença de reabsorção radicular patológica na área de furca e/ou periapical, e de alterações perirradiculares e periapicais, tais como espessamento do espaço do ligamento periodontal ou rarefação óssea. Entretanto, a interpretação desse exame é difícil em crianças na fase de dentições decídua e mista em função do processo de reabsorção radicular natural a que os dentes decíduos passam e pela presença dos folículos dos dentes permanentes. Ademais, a proximidade da lesão cariosa com a polpa nem sempre é bem visualisada devido a radiografia mostrar uma imagem bidimensional de uma estrutura tridimensional.

Teste de Vitalidade Pulpar

Os testes térmicos e/ou elétricos têm validade limitada em Odontopediatria e, portanto, são contraindicados. Durante a aplicação de testes pulpares cuja sensação provocada poderá ser a dor, há o risco de as respostas serem provenientes de receptores periodontais de suporte. Além disso, a percepção da dor na criança dependerá tanto da capacidade cognitiva como da experiência de dor vivida anteriormente, fatos que limitam a interpretação. Algumas vezes, um resultado falso-positivo pode ocorrer.[34] Além disso, a execução do teste pode levar a uma alteração negativa no comportamento do paciente.

Diante do exposto, a associação de métodos de diagnóstico na terapia pulpar de dentes decíduos assume um papel relevante a fim de que se alcance o diagnóstico conclusivo.

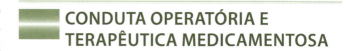

CONDUTA OPERATÓRIA E TERAPÊUTICA MEDICAMENTOSA

Tratamento Pulpar Indireto

O Tratamento Pulpar Indireto (TPI) é um procedimento que consiste na remoção parcial de tecido cariado e do selamento da cavidade com material biocompatível. Uma porção pequena de dentina cariada amolecida é deixada na parte mais profunda da lesão, evitando colocar a polpa em risco. Esta porção corresponde com aquela cuja remoção completa provavelmente provocaria a exposição pulpar. O objetivo desse procedimento é induzir a formação de dentina terciária, com a finalidade de proteger o tecido pulpar de estímulos negativos vindos do meio bucal, e impedir o suprimento nutricional para qualquer remanescente bacteriano.[36]

O TPI está indicado para dentes decíduos com lesão de cárie profunda, com diagnóstico de polpa saudável ou pulpite reversível e pelo menos 2/3 de raiz intacta. Logo, um dente candidato ao TPI não deve apresentar: sintomatologia dolorosa espontânea, sinais e sintomas de pulpite irreversível, mobilidade patológica, alteração nos tecidos periodontais e alterações periapicais detectáveis radiograficamente.[36]

Dentre os materiais indicados para o TPI, destacam-se: cimento de hidróxido de cálcio, cimento de óxido de zinco e eugenol, cimento de ionômero de vidro (CIV) convencional, CIV modificado por resina e os adesivos dentinários. A sequência da técnica do TPI encontra-se na figura 18.1.

Durante a realização da técnica, a remoção de tecido cariado deve se estender até encontrar tecido dental sadio na junção amelodentinária, pois a presença de tecido cariado amolecido nas margens da cavidade dificultará o selamento correto, fator relevante para o sucesso do tratamento. A quantidade de dentina amolecida a ser removida está diretamente relacionada à experiência profissional.

Na aplicação clássica, o TPI é realizado colocando-se uma fina camada de cimento de hidróxido de cálcio

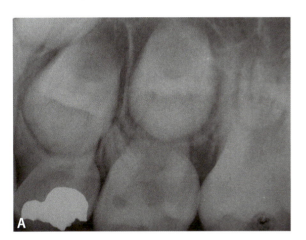
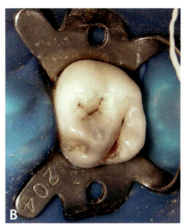
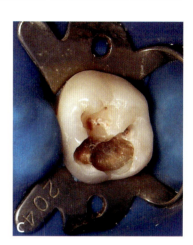
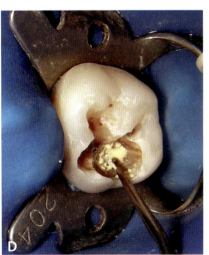
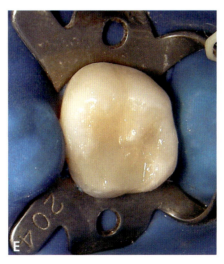
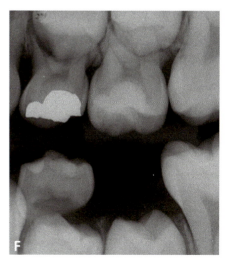

Fig. 18.1: Sequência clínica para a realização do TPI. (A) Radiografia periapical do dente 65, evidenciando lesão cariosa próxima à câmara pulpar. (B) Vista oclusal do dente, após a anestesia local e realização do isolamento absoluto. (C) Vista oclusal após a remoção do tecido cariado com broca esférica, exceto daquele que pode expor a polpa coronária. Observar a presença de dentina afetada, passível de remineralização. (D) Aplicação de uma fina camada de cimento de hidróxido de cálcio de presa rápida, na parte mais profunda da lesão. (E) Fechamento da cavidade com resina composta fotopolimerizável. (F) Seis meses depois, a radiografia interproximal do dente 65, evidencia a formação da chamada "ponte de dentina". Nota: estudos recentes têm indicado a realização desse procedimento em sessão única, conforme apresentado neste caso.

seguida de um cimento de presa rápida, impedindo dessa maneira a microinfiltração. A cavidade não deve ser aberta pelo período de 6 a 8 semanas.[36] Durante esse tempo, o processo carioso se estabiliza. Após esse período, o dente é reaberto para a remoção cuidadosa do tecido remanescente, já esclerosado, revelando dentina sadia, sem que tenha ocorrido exposição pulpar. Parte-se então para a restauração definitiva.[1]

A remoção parcial da dentina amolecida infectada e a manutenção da dentina afetada passível de remineralização reduzem o risco de exposição pulpar em dentes decíduos. Entretanto, ainda há pouca evidência sobre a necessidade ou não de re-abertura da cavidade, embora estudos tenham optado pelo fato de que quando foi realizado em sessão única, não foram relatados resultados adversos. Desde que o dente permaneça selado, sem contaminação bacteriana, o prognóstico para a paralisação da cárie e para o reparo da dentina é favorável.

Dentre as vantagens apontadas para o uso do TPI em comparação à pulpotomia em dentes com pulpite reversível destacam-se maior freqüência de sucesso, melhor padrão de esfoliação, menor custo e menor potencial de efeitos adversos.

Apesar disso, enfatiza-se a necessidade de revisão clínica e periódica a fim de monitorar a resposta pulpar. Os critérios clínicos e radiográficos para a avaliação dos dentes submetidos à terapia pulpar encontram-se no quadro 18.1.

Quadro 18.1: Critérios clínicos e radiográficos para a avaliação dos dentes submetidos ao tratamento pulpar.[30,43]

Critérios Clínicos	Critérios Radiográficos
• Ausência de alteração da cor do dente	• Integridade dos tecidos periapicais e inter-radiculares
• Ausência de mobilidade dentária incompatível com o estágio de reabsorção fisiológica	• Ausência de reabsorção interna e/ou externa patológica
• Integridade dos tecidos moles adjacentes, caracterizado pela ausência de abscesso dentoalveolar, edema ou fístula dentária	• Integridade da lâmina dura em torno do saco folicular do germe do permanente sucessor
• Ausência de sintomatologia dolorosa	

Tratamento Pulpar Direto (TPD)

O capeamento pulpar direto ou a proteção pulpar direta consiste na aplicação de um agente protetor numa exposição do tecido pulpar, a fim de promover o restabelecimento da polpa e protegê-la de irritação adicional, mantendo sua vitalidade. Este tratamento baseia-se na preservação da vitalidade pulpar, na ausência de inflamação, de modo que a polpa mantenha-se protegida por uma barreira contínua de tecido mineralizado denominada ponte de dentina.[43]

Este procedimento é contraindicado pela maioria dos autores, visto que respostas pulpares reparadoras não são facilmente observadas em dentes decíduos, pois seu ciclo biológico peculiar apresenta características que podem comprometer o reparo pulpar, dependendo do estágio de reabsorção radicular em que se encontre.[36,60] Contudo, para outros pesquisadores o capeamento direto está contraindicado apenas nos dentes em estágio final de rizólise, pois não é o processo fisiológico de reabsorção radicular que afeta a formação de dentina reparadora, mas, sim, a condição do tecido pulpar[69,70] e a intensidade de inflamação pulpar. Dessa forma, a dificuldade está em distinguir clinicamente se a polpa encontra-se em processo inflamatório reversível ou irreversível. Considerando as limitações para um diagnóstico preciso da condição pulpar dos dentes decíduos mencionadas anteriormente e os efeitos da idade sobre a redução de células pulpares de dentes decíduos que produzem alterações adversas na qualidade e no número de vasos sanguíneos, o emprego da pulpotomia no tratamento de dentes decíduos com exposição pulpar nos parece mais seguro. A remoção total da polpa coronária permite a retirada do tecido lesado com margem de segurança, contribuindo para uma maior probabilidade de sucesso. Esta técnica será descrita no próximo tópico. Assim, o TPD está indicado, semelhante ao que acontece para dentes permanentes,[13,38] **somente nos casos de pequenas exposições pulpares mecânicas**, desde que as demais indicações descritas no quadro 18.2 sejam respeitadas.

Frente a uma exposição pulpar com indicação de TPD, deve-se realizar a irrigação abundante da área de exposição, com água destilada ou solução fisiológica, com a finalidade de remover detritos e fragmentos dentinários. O hidróxido de cálcio atua exclusivamente por contato direto e, dessa forma, raspas ou fragmentos de dentina devem ser removidos para não interferirem nesse contato, o que pode propiciar resultados indesejáveis.[43] Posteriormente, procede-se à secagem com algodão ou papel absorvente esterilizados, aplicação suave de uma camada de pasta de hidróxido de cálcio puro (pró-análise) e soro fisiológico ou em solução aquosa seguida de uma sub-base de hidróxido de cálcio puro, seguida de cimento de hidróxido de cálcio, forro cavitário e a restauração definitiva. O acompanhamento dos casos é realizado em avaliações periódicas até a esfoliação do dente, baseado nos critérios apresentados no quadro 18.1. Considerando que a barreira dentinária esperada pode ser observada ao exame radiográfico, a reabertura do dente para a sua verificação clínica está contraindicada.[43]

Pulpotomia

A pulpotomia é uma técnica convencionalmente utilizada no tratamento de dentes decíduos com envolvimento pulpar reversível decorrente de lesão cariosa profunda, de exposição pulpar durante a remoção de tecido cariado ou de traumatismo dentoalveolar, principalmente nos casos de rizogênese incompleta,[1,30] com o objetivo de preservar a polpa radicular vital.[65]

A técnica consiste em amputar a polpa coronária inflamada e infectada, inserir uma base na câmara pulpar a fim de promover a cicatrização do tecido dentário e manter a polpa radicular vital, sem hemorragia ou exsudato purulento. Em seguida, o dente é restaurado adequadamente a fim de evitar microinfiltrações. De acordo com o objetivo do tratamento e, consequentemente, do composto utilizado, a pulpotomia pode ser classificada em desvitalização (mumificação), preservação (mínima desvitalização, sem formação de tecido reparador) e regeneração (indução, reparo).[59] Indicações e contraindicações para esta técnica encontram-se no quadro 18.3.

Dentre os medicamentos e técnicas utilizados nas pulpotomias, destacam-se: o formocresol,[24,75] o hidróxido de cálcio,[45] a pasta Guedes-Pinto,[6,18] o glutaraldeído,[5] o sulfato férrico,[17] as proteínas morfogenéticas,[22] a eletrocirurgia[23] e o agregado trióxido mineral (MTA; do inglês *mineral trioxide aggregate*).[4,26] No quadro 18.4, visualizam-se os principais medicamentos utilizados nas pulpotomias, classificação, composição e limitações.

O formocresol é o medicamento mais amplamente utilizado desde 1930 devido ao seu alto índice de sucesso, que varia em torno de 97%.[75] Entretanto, na década de 1990, com base nos fundamentos biológicos e diante dos seus efeitos citotóxicos, potencial carcinogênico e mutagênico, buscou-se materiais com eficácia clínica e sem efeitos secundários. O MTA tem apresentado resultados

Quadro 18.2: Indicações e contraindicações para o tratamento pulpar direto em dentes decíduos.[13,31,38,43]

Indicações	Contraindicações
• Pacientes com idade inferior a 4 anos e dentes sem evidências de reabsorção radicular.	• Dentes decíduos apresentando lesões cariosas ou restaurações defeituosas associados a sinais ou sintomas indicativos de inflamação pulpar irreversível como dor espontânea.
• Pequenas exposições pulpares mecânicas como nos casos de fraturas coronárias decorrentes de traumatismo com até 24 horas de ocorrência ou exposições acidentais em preparos cavitários onde remanescentes de dentina cariada não estejam presentes.	• Dentes cujo tamanho da coroa dentária remanescente não permita isolamento absoluto e/ou posterior restauração adequada.
• Dente sem alteração de cor, mobilidade dentária e sintomatologia dolorosa espontânea.	• Dentes decíduos com evidência radiográfica de metamorfose calcificante ou perfuração de soalho de câmara pulpar, reabsorção óssea envolvendo a cripta do permanente.
• Tecido pulpar vital e em condições normais, ou seja, apresentando sangramento coloração normal e facilidade de hemostasia na área de exposição.[31,43]	• Alveólise
• Ausência de reabsorções interna e externa patológica, bem como de radiolucidez inter-radicular e/ou periapical.[43]	• Pacientes imunocomprometidos ou de risco à endocardite infeciosa.

Quadro 18.3: Indicações e contraindicações para a pulpotomia em dentes decíduos.

Indicações	Contraindicações
• Dentes com vitalidade pulpar	• Pacientes imunocomprometidos
• Exposição pulpar acidental durante a remoção do tecido cariado	• Dentes com mais de 1/3 de reabsorção radicular
• Dentes que sofreram traumatismo dentoalveolar e apresentam exposição pulpar, principalmente nos casos de rizogênese incompleta	• Evidência de sinais e sintomas de envolvimento pulpar irreversível ou necrose pulpar
• Dentes com lesão cariosa profunda e envolvimento pulpar reversível	• Dentes que não podem receber isolamento absoluto ou restauração

Quadro 18.4: Medicamentos técnicas, classificação de acordo com o objetivo do tratamento, ação esperada e limitações de materiais utilizados em pulpotomias. (Ranly, 1994 modificado)

Objetivo do tratamento		Ação esperada	Limitações
Desvitalização	Formocresol e formocresol diluído	**Formol** • Fixação da polpa subjacente • Ação bactericida • Trombose que resulta em área de isquemia **Cresol** • Antiséptico • Atenua o poder irritante do formol **Glicerina** • Veículo solvente • Atenua o poder irritante do formol	• Resultados histológicos questionáveis • Potencial de toxicidade sistêmica e mutagênica em doses elevadas
	Eletrocirurgia	• Produz coagulação • Boa visualização do campo operatório • Hemostasia	• Necessidade de aparelho e treinamento específico
Preservação	Glutaraldeído	• Fixação da polpa subjacente • Produz trombose, isquemia e coagulação	• Controvérsia em relação a concentração ideal
	Sulfato Férrico	• Produz coagulação • Hemostasia	• Mecanismo de ação não totalmente esclarecido
Regeneração	Hidróxido de cálcio	• Alcalinidade do meio bucal • Necrose por coagulação • Formação de uma barreira mineralizada	• Sucesso superior em dentes permanentes • Reabsorção interna associada ao fracasso do tratamento
	Proteínas morfogenéticas	• Biocompatível • Indução e produção biológica de osteodentina e dentina	• Acesso restrito
	MTA	• Biocompatível • Estimula formação tecidual através do estímulo a citocinas • Propriedade antimicrobiana	• Custo elevado • Tempo de presa: 3-4 horas
	Pasta Guedes-Pinto	**Rifocort®** • Antibiótico • Antiinflamatório **Paramonoclorofenol canforado** • Antimicrobiano • Analgésico **Iodofórmio** • Antimicrobiano	• Difícil inserção devido à consistência pastosa • Possibilidade de escurecimento da coroa dental

clínicos e radiográficos semelhantes[4,48,72] ou superiores[26,55] quando comparado com os demais medicamentos. Dentre suas características destacam-se biocompatibilidade, ação antimicrobiana, capacidade de estimular a produção de citocinas de células ósseas e induzir a formação de tecido duro e não apresentar qualquer efeito citotóxico.[81] Estudos clínicos relataram ainda que a vitalidade radicular e a reabsorção fisiológica são preservadas quando a polpa de dentes decíduos é tratada com MTA.[39,52]

A pasta Guedes-Pinto, composta por iodofórmio, paramonoclorofenol canforado e Rifocort®, em partes iguais, é utilizada em grande parte das Faculdades de Odontologia do Brasil, tanto para pulpotomia como para pulpectomia. A pasta é considerada biocompatível, antisséptica, possui boa tolerância tecidual e ainda tem propriedades anti-inflamatórias devido ao corticosteroide presente na sua composição.[18] A técnica de trabalho consiste na colocação da pasta na câmara pulpar após a obtenção da hemostasia com penso de algodão. Sobre a pasta coloca-se um fino disco de guta-percha, sobre qual o dente é restaurado, de preferência na mesma consulta.[36]

A técnica de trabalho para a pulpotomia está descrita na figura 18.2.

Pulpectomia

A Associação Brasileira de Odontopediatria utiliza o termo *tratamento endodôntico* para se referir a este tratamento, por se assemelhar àquela utilizada para o tratamento de dentes permanentes. Contudo, o termo *pulpectomia* é comumente utilizado na literatura internacional incluindo as Academias Americana[1] e Britânica[65] de Odontopediatria, referindo-se tanto à biopulpectomias quanto à necropulpectomias. Neste capítulo adotamos o termo *pulpectomia*.

A pulpectomia inclui a remoção de todo tecido pulpar inflamado ou necrótico, através do desbridamento, alargamento e desinfecção dos canais seguido, da obturação com pasta reabsorvível.[1,65] As indicações e contraindicações estão apresentadas no quadro 18.5 e a técnica operatória descrita na figura 18.3.

Considerando que na pulpectomia de dentes decíduos a região apical pode apresentar-se reabsorvida devido ao processo fisiológico de esfoliação e a presença do germe do permanente sucessor em contato perfeito com o ápice e/ou região de furca, a seleção de um irrigante deve combinar efeito antimicrobiano comprovado e moderada toxidade. Dessa forma, tem se optado pelo hipoclorito de sódio (NaOCl) a 2,5%, recomendado na literatura odontopediátrica.[71,82] Ressalta-se que a irrigação deve ser lenta com simultânea aspiração e irrigação final com solução fisiológica, a fim de minimizar a ocorrência de extravasamento e de danos aos tecidos periapicais.[29] Além disso, para que este processo seja satisfatório, a agulha injetora deve alcançar a porção mais apical possível do conduto, mantendo espaço livre entre a parede e a agulha, para permitir o refluxo, enquanto a ponta aspiradora é posicionada na câmara pulpar.

A irrigação com NaOCl a 1% seguida do ácido cítrico a 6%[67] ou a 10%[8,56,57] e EDTA[16,50,56] apresentaram efetividade na remoção da *smear layer* produzida durante a manipulação de canais radiculares de dentes decíduos. Diante da inexistência de diferenças entre o ácido cítrico e o EDTA,[56] preconiza-se que o emprego do ácido cítrico seja priorizado face à baixa citotoxidade,[37] baixo custo[67] e menos tempo necessário para seu uso.[57] A associação do NaOCl com ácido cítrico apresentou resultados melhores no que concerne à desinfecção dos canais,[8] adaptação do cimento de OZE às paredes dos canais,[35] capacidade de descalcificação e baixa citotoxidade.[37] Clinicamente, o desempenho das pulpectomias realizado com remoção da *smear layer* apresentou resultados favoráveis[78,79] e significativamente superiores quando comparados com aquelas realizadas sem a remoção desta camada, em especial nos casos considerados de difícil resolução, como

Quadro 18.5: Indicações e contraindicação para a pulpectomia de dentes decíduos.[42-44,54,82]

Indicações	Contraindicações
• Dentes decíduos apresentando lesões cariosas ou restaurações defeituosas associadas a sinais ou sintomas de pulpite irreversível.	• Dentes cujo tamanho da coroa dentária remanescente não permita isolamento absoluto e/ou posterior restauração adequada.
• Exposições pulpares em decorrência de lesões de cárie ou traumatismo em que o tecido pulpar radicular, após a remoção da polpa coronária, apresente: sangramento acentuado, que não cessa após alguns minutos, sangue com coloração alterada ou tecido pulpar liquefeito.	• Dentes decíduos com evidência radiográfica de metamorfose calcificante ou perfuração de soalho de câmara pulpar.
• Reabsorção radicular interna.	• Reabsorção óssea envolvendo a cripta do permanente.
• Dentes decíduos com evidências de necrose pulpar.	• Alveólise
	• Pacientes imunocomprometidos ou de risco à endocardite infecciosa.

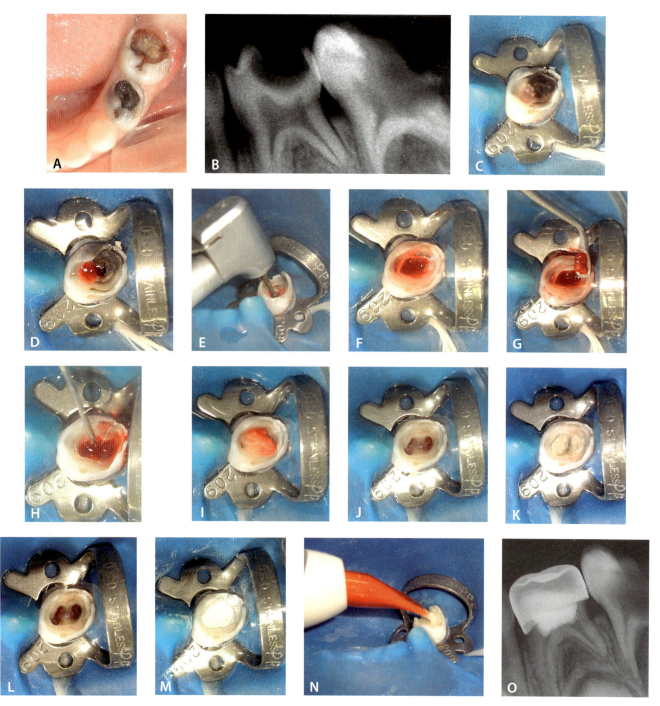

Fig. 18.2: Sequência clínica para a realização da pulpotomia. (A) Vista oclusal dos dentes 74 e 75 com lesão de cárie extensa. (B) Radiografia periapical da região evidenciando a proximidade da lesão de cárie do dente 74 com o espaço correspondente à câmara pulpar. Já o dente 75, com destruição extensa que impossibilita a realização de terapia pulpar. (C) Após a anestesia local, realização do isolamento absoluto. (D) A seguir, remoção de tecido cariado com broca esférica em alta rotação e exposição da polpa coronária. (E) Remoção da polpa coronária com broca esférica (nº 4) em baixa rotação. (F) Após a remoção de todo o teto da câmara pulpar, observa-se a polpa coronária de coloração vermelho-intenso. (G) Continuação da remoção da polpa coronária com cureta de dentina nova até a entrada dos condutos. (H) Irrigação da câmara pulpar com soro fisiológico simultaneamente à aspiração. (I) Aplicação de penso de algodão estéril umedecido em soro fisiológico na câmara pulpar até a obtenção da hemostasia e formação do coágulo. (J) Aspecto da entrada dos condutos após a hemostasia. (K) Aplicação do formocresol com pensos de algodão estéreis levemente umedecidos sobre os cotos pulpares, por 5 minutos. (L) Removido o penso de algodão, observa-se a entrada dos condutos, apresentando a coloração acastanhada do remanescente radicular. Caso ocorresse a permanência do sangramento, este dente não deveria ser considerado um bom candidato à pulpotomia. (M) Inserção de uma camada de cimento de óxido de zinco e eugenol. (N) Confecção de núcleo de preenchimento com cimento de ionômero de vidro modificado por resina e realização do preparo para a coroa de aço pré-fabricada. (O) Radiografia final realizada na mesma consulta.

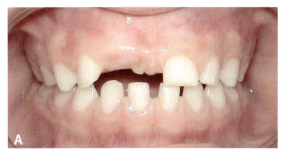
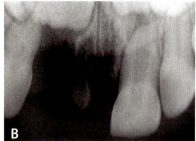
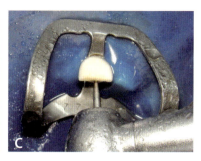
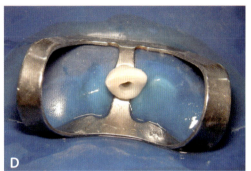
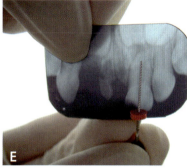
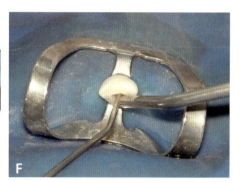
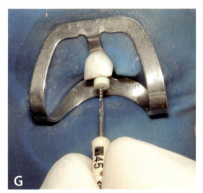
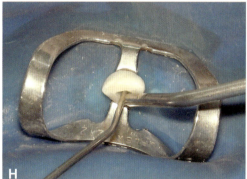
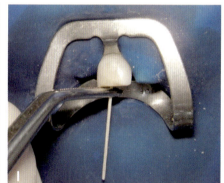

Fig. 18.3: Pulpectomia. (A) Aspecto clínico frontal da bateria labial evidenciando o dente 61 e resíduo radicular na região do dente 51. (B) Radiografia periapical da região mostrando resíduo radicular e lesão periapical do dente 61. (C) Após a anestesia local e isolamento absoluto, acesso à câmara pulpar com ponta diamantada esférica compatível com o tamanho da coroa do dente. (D) Após a remoção do esmalte e da dentina coronária, aspecto do acesso total à câmara pulpar. (E) Irrigação da câmara pulpar com 5 ml de soro fisiológico a 0,9%, com aspiração simultânea. (F) Estabelecimento da odontometria. O comprimento de trabalho foi estabelecido através da radiografia periapical obtida pela técnica do paralelismo, permanecendo 1mm aquém do ápice radiográfico. (G) Preparo químico-mecânico (pqm) dos canais radiculares. Iniciou-se com o avanço apical das limas endodônticas tipo K com movimento de alargamento programado, que combina avanço apical, rotação e tração do instrumento em sentido horário e direção coronária, atingindo todas as paredes do canal. A primeira lima utilizada foi aquela cujo calibre melhor se acoplou ao forame apical (no caso, nº 45) e foi seguida pelas duas seguintes da série. A cada troca de lima, irrigou-se com 5ml de hipoclorito de sódio a 2,5%, durante 30 segundos. **Obs.:** dentes anteriores devem ser instrumentados até no mínimo a lima nº 45, pois apresentam canais bastante amplos. Para os dentes posteriores, cujos canais são mais finos, a lima de calibre 35 deveria ser, no mínimo, a última a ser utilizada para propiciar a adequada obturação com a espiral *lentulo*, no momento da obturação. Cada lima deve ser submetida a 20 incursões antes de ser substituída por outra. (H) Irrigação final com 10 ml de ácido cítrico a 6%, seguido por 10 ml de soro fisiológico a 0,9%, com aspiração simultânea. (I) Secagem dos condutos com cones de papel absorvente estéreis, até que o último saia seco do conduto.

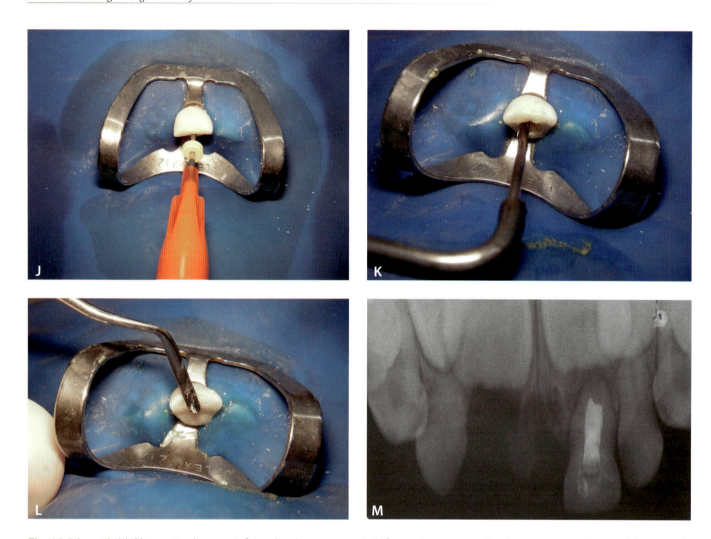

Fig. 18.3 (cont.): (J) Obturação dos canais foi realizada com pasta iodoformada com o auxílio de uma seringa Centrix. (K) A entrada do canal foi selada com guta-percha aquecida, utilizando um calcador de Paiva para a condensação. (L) Restauração temporária com cimento de ionômero de vidro convencional. (M) Radiografia final, na mesma consulta.

aqueles de necrose pulpar, com sintomatologia clínica ou radiolucidez inter-radicular pré-operatória.[9]

A escolha por duas sessões é justificada com o objetivo de propiciar menor duração da consulta para os pacientes. Ainda, a detecção de bactérias remanescentes após o preparo químico-mecânico de dentes decíduos, tanto com inflamação pulpar irreversível quanto nos casos de necrose pulpar[8,33] reforça a necessidade do uso de medicamentos intracanais entre as consultas, a fim de auxiliar no combate à infecção disseminada pelo sistema de canais radiculares,[73] pois estes microrganismos podem comprometer o sucesso do tratamento.

O cimento à base de OZE é amplamente utilizado para a obturação de condutos radiculares em Odontopediatria,[19-21,40,44,54,66,82] por suas propriedades como adequada densidade, plasticidade e baixa contração, insolubilidade em contato com os fluidos orais e capacidade de promover neoformação óssea.[28] Contudo, o cimento de OZE não possui potencial bactericida tão alto, além de ter limitada capacidade de reabsorção em casos de extravasamento apical, quando comparada com a reabsorção radicular fisiológica.[40,66] Outros materiais disponíveis são as pastas iodoformadas,[18,32,40] a base de hidróxido de cálcio[41,63] e as pastas que combinam iodofórmio e hidróxido de cálcio.[46,53,54,82] Contudo, os resultados de duas revisões sistemáticas demonstraram que não há superioridade destes materiais em relação ao cimento OZE, considerando tanto o desempenho clínico quanto a capacidade de reabsorção dos materiais.[10,12]

A utilização da espiral *lentulo* como método de obturação[32,40,47] justifica-se pelo melhor escoamento da pasta/cimento no canal e apresenta bons resultados em termos de facilidade de uso e qualidade de obturação.[14] Apesar do risco de fraturas, este sistema é mais rápido em relação às limas, fator importante no caso de pacientes infantis.[84] Como medida de segurança contra possíveis fraturas, recomenda-se que a espiral *lentulo* seja um ou dois números menor que a última lima utilizada na instrumentação.[14]

É importante reforçar que a restauração temporária ou definitiva deve ser realizada, cuidando para que o vedamento da cavidade seja adequado, evitando infiltração bacteriana, principal causa de insucesso do tratamento.[47]

Os dentes submetidos à pulpectomia devem ser acompanhados até a troca da dentição para a detecção precoce de qualquer evidência de insucesso com impacto na dentição permanente.[21,44,46] As consultas de acompanhamento devem ser realizadas no intervalo de 1 e 3 meses após a obturação dos condutos e, em seguida, em intervalos semestrais, considerando os critérios clínicos e radiográficos,[14,54,82] descritos no quadro 18.1. Na ausência de outro sinal/sintoma inflamatório clínico e radiográfico, a mobilidade dental não deve ser considerada um indicador de insucesso, em particular nos dentes previamente traumatizados e/ou próximos ao período de esfoliação.[77] Da mesma forma, dentes que apresentem regressão parcial da radiolucidez periapical presente inicialmente podem ser mantidos em observação quando outros sinais e sintomas de doença não estejam presentes.[41,54,82]

Dentes decíduos submetidos ao terapia pulpar podem apresentar alterações no seu processo de esfoliação.[58,82] Na maioria das vezes, os dentes são perdidos precocemente[83] devido à reabsorção acelerada de suas raízes decorrente do insucesso terapia da pulpectomia. Por outro lado, a utilização do cimento de OZE como material obturador pode levar à necessidade de exodontia devido à retenção prolongada de dentes decíduos, desvios no curso de erupção ou ainda a erupção ectópica de sucessores permanentes.[21,58,80,82] São comuns também relatos da retenção do cimento de OZE na região periapical por um longo período, mesmo após a erupção do permanente sucessor.[41,46,51,82] Dessa maneira, o uso de pastas iodoformadas parece ser mais favorável devido à sua adequada capacidade de reabsorção.[71]

Idealmente, as técnicas de pulpectomia devem combinar facilidade de execução e comprovado sucesso clínico e radiográfico. É reconhecido que em crianças pouco cooperadoras, devido à idade ou por outras razões, a pulpectomia pode ser considerada um procedimento complexo[8] e que muitos profissionais, em especial aqueles que atuam na saúde pública, não dispõem das condições necessárias para a realização da pulpectomia convencional em seus locais de trabalho.[11] Nessas situações, técnicas mais simples que possibilitem adiar a realização da pulpectomia ou a extração do dente podem ser úteis.

Dessa forma, encontra-se na literatura a associação da "pulpectomia parcial", em que a instrumentação não é realizada ou é limitada à entrada dos condutos (2-3 mm), e a limpeza mecânica é complementada por irrigação abundante com substâncias desinfetantes, seguida pela obturação dos condutos com pastas contendo antibióticos.[7,25,76] Entre as pastas disponíveis, a pasta CTZ, composta por cloranfenicol, tetraciclina e óxido de zinco e eugenol, tem-se destacado pela biocompatibilidade adequada[15] e ação antimicrobiana.[2] A técnica de tratamento com a pasta CTZ[25] consiste na remoção de todo o conteúdo da câmara pulpar até a localização da entrada dos canais, dilatação da entrada dos canais com limas de pequeno diâmetro, lavagem dos condutos e a câmara com Tergentol ou líquido de Dakin, nos casos de polpa necrosada, ou água de cal, para os casos de polpa vital, e aplicação da pasta CTZ sobre o assoalho da câmara pulpar exercendo pressão para que penetre nos condutos. No ato operatório deve-se adicionar eugenol à pasta.

Ainda que na literatura brasileira existam relatos de uso da pasta CTZ na dentição decídua,[3,25,49] pouca informação está disponível sobre a efetividade dessa técnica a partir de estudos epidemiológicos. Portanto, o clínico deve estar atento para o fato de que, embora sejam descritas na literatura diferentes técnicas de pulpectomias de dentes decíduos sem instrumentação, as suas efetividade e segurança ainda não foram devidamente estabelecidas em ensaios clínicos controlados e randomizados. Assim, sempre que possível, deve-se optar pelas técnicas de pulpectomias que incluem o preparo químico-mecânico dos canais radiculares.

REFERÊNCIAS

1. AAPD. American Academy on Pediatric Dentistry Clinical Affairs Committee-Pulp Therapy Subcommittee. Guideline on pulp therapy for primary and young permanent teeth. Pediatr Dent. 2008-2009; 30(7 Suppl): 170-4.
2. Amorim LF, Toledo OA, Estrela CR, Decurcio A, Estrela C. Antimicrobial analysis of different root canal filling pastes used in pediatric dentistry by two experimental methods. Braz Dent J. 2006; 17(4): 317-22.
3. Andrade FBFS. Avaliação "in vitro"e "in vivo"de uma pasta antibiótica empregada no tratamento endodôntico de dentes decíduos [Dissertação]. Rio de Janeiro: Universidade do Estado do Rio de Janeiro; 2008.

4. Ansari G, Ranjpour M. Mineral trioxide aggregate and formocresol pulpotomy of primary teeth: a 2-year follow-up. Int Endod J. 2010 May; 43(5): 413-8.
5. Araujo FB, Ely LB, Pergo AM, Pesce HF. A clinical evaluation of 2% buffered glutaraldehyde in pulpotomies of human deciduous teeth: a 24-month study. Braz Dent J. 1995; 6(1): 41-4.
6. Araújo OMBd, Pereira MM, Pereira ES, Villamarin JC. Pulpotomias em dentes decíduos com o emprego do formocresol diluído a 1/5 e com a pasta Guedes-Pinto modificada: observação clínica e radiográfica. Rev Odontopediatr. 1995; 4(4): 175-80.
7. Ballesio I, Campanella V, Gallusi G, Marzo G. Chemical and pharmacological shaping of necrotic primary teeth. Eur J Paediatr Dent. 2002 Sep; 3(3): 133-40.
8. Barcelos R. Estudo in vitro da Efetividade de Substâncias Químicas Auxiliares no Preparo Químico-Mecânico de Canais Radiculares de Dentes Decíduos Anteriores Contaminados com Enterococcus faecalis [Dissertação]. Rio de Janeiro: Universidade Federal do Rio de Janeiro; 2002.
9. Barcelos R. Contribuição ao estudo da terapia pulpar em odontopediatria: revisão sistemática e ensaio clínico controlado randomizado e duplo-cego sobre a influência da smear layer no desempenho de pulpectomias em dentes decíduos [Tese]. Rio de Janeiro: Universidade Federal do Rio de Janeiro; 2010.
10. Barcelos R, Santos MAP, Primo L, Luiz RR, Maia LC. Root Canal Filling Materials for Primary Teeth: a Systematic Review. J Clin Ped Dent. 2011 Spring; 35(3): 241-8.
11. Barja-Fidalgo F, Julião G, Oliveira MAA, Oliveira BH. Preferências dos cirurgiões-dentistas do município do Rio de Janeiro com relação ao tratamento de dentes decíduos com necrose pulpar. Pesquisa Brasileira de Odontopediatria e Clinica Integrada. 2010; 10(2): 225-32.
12. Barja-Fidalgo F, Moutinho-Ribeiro M, Oliveira MAA, Oliveira BH. A Systematic Review of Root Canal FillingMaterials for Deciduous Teeth: Is There an Alternative for Zinc Oxide-Eugenol? ISRN Dentistry. 2011; 2011: 1-7.
13. Baume LJ, Holz J. Long term clinical assessment of direct pulp capping. Int Dent J. 1981 Dec; 31(4): 251-60.
14. Bawazir OA, Salama FS. Clinical evaluation of root canal obturation methods in primary teeth. Pediatr Dent. 2006 Jan-Feb; 28(1): 39-47.
15. Bruno GdB, Alves APN, Menezes VA, Maia MCG, Bruno JA, Viana GSdB. Biocompatibility evaluation of an antibiotic paste after pulpotomy in dogs. Brazilian J Oral Sciences. 2007; 6(22): 1397-401.
16. Canoglu H, Tekcicek MU, Cehreli ZC. Comparison of conventional, rotary, and ultrasonic preparation, different final irrigation regimens, and 2 sealers in primary molar root canal therapy. Pediatr Dent. 2006 Nov-Dec; 28(6): 518-23.
17. Casas MJ, Kenny DJ, Johnston DH, Judd PL. Long-term outcomes of primary molar ferric sulfate pulpotomy and root canal therapy. Pediatr Dent. 2004 Jan-Feb; 26(1): 44-8.
18. Cerqueira DF, Mello-Moura AC, Santos EM, Guedes-Pinto AC. Cytotoxicity, histopathological, microbiological and clinical aspects of an endodontic iodoform-based paste used in pediatric dentistry: a review. J Clin Pediatr Dent. 2008 Winter; 32(2): 105-10.
19. Coll JA, Josell S, Casper JS. Evaluation of a one-appointment formocresol pulpectomy technique for primary molars. Pediatr Dent. 1985 Jun; 7(2): 123-9.
20. Coll JA, Josell S, Nassof S, Shelton P, Richards MA. An evaluation of pulpal therapy in primary incisors. Pediatr Dent. 1988 Sep; 10(3): 178-84.
21. Coll JA, Sadrian R. Predicting pulpectomy success and its relationship to exfoliation and succedaneous dentition. Pediatr Dent. 1996 Jan-Feb; 18(1): 57-63.
22. da Silva LA, de Paula e Silva FW, Leonardo MR, Assed S. Pulpal and periapical response of dogs' teeth after pulpotomy and use of recombinant human bone morphogenetic protein-7 as a capping agent. J Dent Child (Chic). 2007 May-Aug; 74(2): 79-84.
23. Dean JA, Mack RB, Fulkerson BT, Sanders BJ. Comparison of electrosurgical and formocresol pulpotomy procedures in children. Int J Paediatr Dent. 2002 May; 12(3): 177-82.
24. Deery C. Formocresol and ferric sulfate have similar success rates in primary molar pulpotomy. In carious primary molars does a pulpotomy performed with ferric sulphate, compared with formocresol, result in greater clinical/radiographic success? Evid Based Dent. 2005; 6(3): 70.
25. Denari W. É possível tratar dentes decíduos com fístula sem instrumentação dos condutos. Rev Assoc Paul Cir Dent. 1996; 50(2): 186-7.
26. Doyle TL, Casas MJ, Kenny DJ, Judd PL. Mineral trioxide aggregate produces superior outcomes in vital primary molar pulpotomy. Pediatr Dent. 2010 Jan-Feb; 32(1): 41-7.
27. Dummett Jr. CO, Kopel HM. Pediatric Endodontics. In: Ingle JI, Bakland LK, editors. Endodontics. Hamilton: BC Decker Inc.; 2002. p. 861-902.
28. Erausquin J, Muruzábal M. Root canal fillings with zinc-oxide-eugenol cement in the rat molar. Oral Surg Oral Med Oral Pathol. 1967 Oct; 24(4): 547-58.
29. Fidalgo TK, Barcelos R, Petrópolis DB, Rocha-Azevedo B, Primo L, Silva-Filho FC. Citotoxidade de diferentes concentrações de Hipoclorito de Sódio sobre osteoblastos humanos. RGO. 2009; 57(3): 317-21.
30. Flores MT, Malmgren B, Andersson L, Andreasen JO, Bakland LK, Barnett F et al. Guidelines for the management of traumatic dental injuries. III. Primary teeth. Dent Traumatol. 2007 Aug; 23(4): 196-202.
31. Fuks AB. Vital pulp therapy with new materials for primary teeth: new directions and treatment perspectives. Pediatr Dent. 2008 May-Jun; 30(3): 211-9.
32. Garcia-Godoy F. Evaluation of an iodoform paste in root canal therapy for infected primary teeth. ASDC J Dent Child. 1987 Jan.-Feb.; 54(1): 30-4.

33. Gomes AMM, Fonseca L, Guedes-Pinto AC. Avaliação microbiológica do preparo biomecânico e de uma pasta obturadora de canais de dentes decíduos. Rev Odontopediatr. 1997 Jul.-Set; 5(3): 93-101.
34. Gopikrishna V, Pradeep G, Venkateshbabu N. Assessment of pulp vitality: a review. Int J Paediatr Dent. 2009 Jan; 19(1): 3-15.
35. Götze GR, Cunha CB, Primo LS, Maia LC. Effect of the sodium hypochlorite and citric acid association on smear layer removal of primary molars. Braz Oral Res. 2005 Oct-Dec; 19(4): 261-6.
36. Guedes-Pinto AC, Santos EM. Tratamento endodôntico em dentes decíduos. In: Guedes-Pinto AC, editor. Odontopediatria. 8ª ed. São Paulo: Ed. Santos; 2010. p. 587-612.
37. Guimaraes LF, Fidalgo TK, Menezes GC, Primo LG, Costa e Silva-Filho F. Effects of citric acid on cultured human osteoblastic cells. Oral Surg Oral Med Oral Pathol Oral Radiol Endod. 2010 Nov; 110(5): 665-9.
38. Haskell EW, Stanley HR, Chellemi J, Stringfellow H. Direct pulp capping treatment: a long-term follow-up. J Am Dent Assoc. 1978 Oct; 97(4): 607-12.
39. Holan G, Eidelman E, Fuks AB. Long-term evaluation of pulpotomy in primary molars using mineral trioxide aggregate or formocresol. Pediatr Dent. 2005 Mar-Apr; 27(2): 129-36.
40. Holan G, Fuks AB. A comparison of pulpectomies using ZOE and KRI paste in primary molars: a retrospective study. Pediatr Dent. 1993 Nov-Dec; 15(6): 403-7.
41. Mani SA, Chawla HS, Tewari A, Goyal A. Evaluation of calcium hydroxide and zinc oxide eugenol as root canal filling materials in primary teeth. ASDC J Dent Child. 2000 Mar-Apr; 67(2): 142-7, 83.
42. Massara MLA, Faraco Junior IM. Terapia Pulpar em Dentes Decíduos. Traumatismos na Dentição Decídua. São Paulo: Ed. Santos; 2005. p. 311.
43. Massara MLA, Toledo OA. Terapia endodôntica em decíduos. In: Toledo OA, editor. Odontopediatria: fundamentos para a pratica clinica. São Paulo: Premier; 2005. p. 229-63.
44. McDonald RE, Avery DR, Dean JA. Treatment of deep caries, vital pulp exposure and pulpless teeth. In: McDonald RE, Avery DR, editors. Dentistry for the child and adolescent. 8 ed. Missouri: Mosby; 2004. p. 388-412.
45. Moretti AB, Sakai VT, Oliveira TM, Fornetti AP, Santos CF, Machado MA, et al. The effectiveness of mineral trioxide aggregate, calcium hydroxide and formocresol for pulpotomies in primary teeth. Int Endod J. 2008 Jul; 41(7): 547-55.
46. Mortazavi M, Mesbahi M. Comparison of zinc oxide and eugenol, and Vitapex for root canal treatment of necrotic primary teeth. Int J Paediatr Dent. 2004 Nov; 14(6): 417-24.
47. Moskovitz M, Sammara E, Holan G. Success rate of root canal treatment in primary molars. J Dent. 2005 Jan; 33(1): 41-7.
48. Nadin G, Goel BR, Yeung CA, Glenny AM. Pulp treatment for extensive decay in primary teeth (Cochrane Review). In: Software U, editor. The Cochrane Library. Oxford Update Software; 2008.
49. Nascimento PBL, Fonseca AI, Colares V, Rosenblatt A. Endodontia de decíduos: utilização da pasta "CTZ". Rev Fac Odontol Pernambuco. 1997; 15(1/2): 17-21.
50. Nelson-Filho P, Leite Gde A, Fernandes PM, da Silva RA, Rueda JC. Efficacy of SmearClear and ethylenediaminetetraacetic acid for smear layer removal in primary teeth. J Dent Child. 2009 Jan-Apr; 76(1): 74-7.
51. Nivoloni Tannure P, Barcelos R, Farinhas J, Guimaraes Primo L. Zinc oxide-eugenol paste retained in gingival mucosa after primary teeth pulpectomy. Eur J Paediatr Dent. 2010 Jun; 11(2): 101-2.
52. Noorollahian H. Comparison of mineral trioxide aggregate and formocresol as pulp medicaments for pulpotomies in primary molars. Br Dent J. 2008 Jun 14; 204(11): E20.
53. Nurko C, Ranly DM, Garcia-Godoy F, Lakshmyya KN. Resorption of a calcium hydroxide/iodoform paste (Vitapex) in root canal therapy for primary teeth: a case report. Pediatr Dent. 2000 Nov-Dec; 22(6): 517-20.
54. Ozalp N, Saroglu I, Sonmez H. Evaluation of various root canal filling materials in primary molar pulpectomies: an in vivo study. Am J Dent. 2005 Dec; 18(6): 347-50.
55. Peng L, Ye L, Tan H, Zhou X. Evaluation of the formocresol versus mineral trioxide aggregate primary molar pulpotomy: a meta-analysis. Oral Surg Oral Med Oral Pathol Oral Radiol Endod. 2006 Dec; 102(6): e40-4.
56. Pitoni CM. Micromorfologia da dentina radicular de dentes decíduos submetidos a instrumentação e irrigação endodôntica [Dissertação]. Porto Alegre: Universidade do Rio Grande do Sul; 2001.
57. Primo L. Avaliação da efetividade de soluções irrigadoras na remoção da "smear layer" radicular de dentes decíduos anteriores [Tese]. São Paulo: Universidade de São Paulo; 2000.
58. Primosch RE, Ahmadi A, Setzer B, Guelmann M. A retrospective assessment of zinc oxide-eugenol pulpectomies in vital maxillary primary incisors successfully restored with composite resin crowns. Pediatr Dent. 2005 Nov-Dec; 27(6): 470-7.
59. Ranly DM. Pulpotomy therapy in primary teeth: new modalities for old rationales. Pediatr Dent. 1994 Nov-Dec; 16(6): 403-9.
60. Ranly DM, Garcia-Godoy F. Current and potential pulp therapies for primary and young permanent teeth. J Dent. 2000 Mar; 28(3): 153-61.
61. Rezende FM, Gaujac C, Rocha AC, Peres MP. A prospective study of dentoalveolar trauma at the Hospital das Clinicas, Sao Paulo University Medical School. Clinics. 2007 Apr; 62(2): 133-8.
62. Ribeiro AG, Oliveira AFd, Rosenblatt A. Cárie precoce na infância: prevalência e fatores de risco em pré-escolares, aos

48 meses, na cidade de João Pessoa, Paraíba, Brasil. Cadernos de Saúde Pública. 2005; 21: 1695-700.
63. Rocha MJ, Cardoso M. Federal University of Santa Catarina endodontic treatment of traumatized primary teeth - part 2. Dent Traumatol. 2004 Dec; 20(6): 314-26.
64. Rocha MJ, Cardoso M. Survival analysis of endodontically treated traumatized primary teeth. Dent Traumatol. 2007 Dec; 23(6): 340-7.
65. Rodd HD, Waterhouse PJ, Fuks AB, Fayle SA, Moffat MA. Pulp therapy for primary molars. Int J Paediatr Dent. 2006 Sep; 16 Suppl 1: 15-23.
66. Sadrian R, Coll JA. A long-term followup on the retention rate of zinc oxide eugenol filler after primary tooth pulpectomy. Pediatr Dent. 1993 Jul-Aug; 15(4): 249-53.
67. Salama FS, Abdelmegid FY. Six percent citric acid better than hydrogen peroxide in removing smear layer: an in vitro pilot study. Pediatr Dent. 1994 Nov-Dec; 16(6): 424-6.
68. Salama FS, Anderson RW, McKnight-Hanes C, Barenie JT, Myers DR. Anatomy of primary incisor and molar root canals. Pediatr Dent. 1992 Mar-Apr; 14(2): 117-8.
69. Sari S, Aras S, Gunhan O. The effect of physiological root resorption on repair potential of primary tooth pulp. J Clin Pediatr Dent. 1999 Spring; 23(3): 227-33.
70. Sari S, Aras S, Gunhan O. The effect of physiological root resorption on the histological structure of primary tooth pulp. J Clin Pediatr Dent. 1999 Spring; 23(3): 221-5.
71. Sari S, Okte Z. Success rate of Sealapex in root canal treatment for primary teeth: 3-year follow-up. Oral Surg Oral Med Oral Pathol Oral Radiol Endod. 2008 Apr; 105(4): e93-6.
72. Simancas-Pallares MA, Diaz-Caballero AJ, Luna-Ricardo LM. Mineral trioxide aggregate in primary teeth pulpotomy. A systematic literature review. Med Oral Patol Oral Cir Bucal. 2010 Jun 1.
73. Siqueira JF, Jr., Magalhaes KM, Rocas IN. Bacterial reduction in infected root canals treated with 2.5% NaOCl as an irrigant and calcium hydroxide/camphorated paramonochlorophenol paste as an intracanal dressing. J Endod. 2007 Jun; 33(6): 667-72.
74. Souza IPR, Castro GF, Barcelos R. Protocolo de atendimento odontológico ao paciente pediátrico infectado pelo HIV. In: Souza IPR, Castro GF, editors. Abordagem odontológica da criança infectado pelo HIV. 1th ed. São Paulo: Santos; 2008. p. 127-39.
75. Sweet CA. Procedure for treatment of exposed and pulpless deciduous teeth. J Am Dent Assoc. 1930; 17: 1150-4.
76. Takushige T, Cruz EV, Asgor Moral A, Hoshino E. Endodontic treatment of primary teeth using a combination of antibacterial drugs. Int Endod J. 2004 Feb; 37(2): 132-8.
77. Tannure PN. Influência da remoção da smear layer no tratamento endodontico de dentes decíduos anteriores: 36 meses de acompanhamento [Dissertação]. Rio de Janeiro: Universidade Federal do Rio de Janeiro; 2009.
78. Tannure PN, Azevedo CP, Barcelos R, Gleiser R, Primo L. Long-term Outcomes of Primary Tooth Pulpectomy With and Without Smear Layer Removal. A Randomized Splitmouth Clinical Trial. Pediatr Dent. 2011; 33(4): 316-320.
79. Tannure PN, Barcelos R, Götze GR, Azevedo CP, Gleiser R, Primo LG. Pulpectomias com remoção de smear-layer em dentes decíduos anteriores: cinco anos de acompanhamento. Pesquisa Brasileira em Odontopediatria e Clínica Integrada. 2011; In press.
80. Tannure PN, Fidalgo TK, Barcelos R, Gleiser R, Primo LG. Ectopic eruption of permanent incisors after predecessor pulpectomy: five cases report. General Dentistry. 2011; 59(4): 162-167.
81. Torabinejad M, Chivian N. Clinical applications of mineral trioxide aggregate. J Endod. 1999 Mar; 25(3): 197-205.
82. Trairatvorakul C, Chunlasikaiwan S. Success of pulpectomy with zinc oxide-eugenol vs calcium hydroxide/iodoform paste in primary molars: a clinical study. Pediatr Dent. 2008 Jul-Aug; 30(4): 303-8.
83. Vantine F, Carvalho P, Candelária L. Estudo dos fatores que alteram a erupção dentária. SOTAU R virtual Odontol. 2007; 3(1): 18-23.
84. Wada EH, Duarte DA, Guedes-Pinto AC. Estudo comparativo de técnicas de inserção da pasta obturadora de canais de dentes decíduos pulpectomizados. [Comparative study among insertion techniques of obturation pastes for roots canals of pulpectomized primary teetth]. Rev Odontopediatr. 1993 jul.-set.; 2(3): 171-82.

Capítulo 19

Inter-relação Periodontia e Odontopediatria

Anna Thereza Thomé Leão, Ivete Pomarico Ribeiro de Souza, Cristine da Silva Furtado Amaral

INTRODUÇÃO

Na infância, ocorrem mudanças anatômicas, fisiológicas e morfológicas que envolvem a cavidade bucal. Em vista das transformações nesta fase da vida, o conhecimento das principais mudanças no periodonto e doenças que podem ocorrer nas crianças é um aspecto determinante na inter-relação da Periodontia e Odontopediatria. É importante que o profissional tenha conhecimento profundo destas estruturas e respectivas mudanças fisiológicas para realizar um diagnóstico correto e estabelecer medidas de prevenção e de tratamento, quando necessários.

Características Clínicas de um Periodonto Saudável na Infância

O periodonto é constituído de periodonto de proteção e periodonto de sustentação, sendo composto por quatro estruturas: a gengiva, o ligamento periodontal, o cemento radicular e o osso alveolar. A gengiva faz parte do periodonto de proteção e anatomicamente se divide em gengiva livre e gengiva inserida (Fig. 19.1). Esta é parte integrante da mucosa mastigatória circundando a porção cervical dos dentes e cobrindo o processo alveolar. As outras três estruturas fazem parte do periodonto de sustentação e são: o ligamento periodontal, o cemento radicular e osso alveolar.

Na criança, o periodonto apresenta alguns aspectos clínicos peculiares que o diferencia do periodonto do

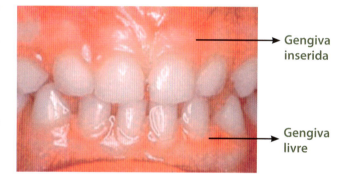

Fig. 19.1: Periodonto saudável de criança.

indivíduo adulto. A gengiva é a única estrutura do periodonto passível de visualização e inspeção no exame periodontal, sendo de suma importância a sua avaliação durante o exame clínico. Nas dentições decídua e mista, devido ao grau de vascularização e ceratinização do epitélio, a coloração da gengiva apresenta um tom mais intenso e o contorno da gengiva livre é mais arredondado.[23] A gengiva livre estende-se a partir da margem gengival até o sulco gengival no sentido apical, e essa distância pode variar em média de 1,2 a 2,16 mm.[38] Já a gengiva inserida estende-se no sentido apical até a junção mucogengival. A gengiva livre compreende as partes vestibular e lingual dos dentes e também a parte interproximal, chamada papila interproximal ou interdentária. Nos dentes anteriores, as papilas interdentárias têm forma piramidal, e nos dentes posteriores são mais achatadas no sentido vestibulolingual e são chamadas de área do col. Apical à gengiva inserida, encontra-se a mucosa alveolar.[23]

O quadro 19.1 explicita aspectos morfofisiológicos das gengivas livre e inserida de uma criança saudável.

Quadro 19.1: Parâmetros clínicos da gengiva saudável na criança.

Parâmetros	Gengiva Livre	Gengiva Inserida
Cor	Rósea	Rósea pálida
Superfície	Lisa brilhante	Pode ser pontilhada e semelhante à casca de laranja
Consistência	Macia	Firme

Diagnóstico Periodontal na Infância

Anamnese

A história médica e dentária da criança em conjunto com o exame clínico são essenciais para um diagnóstico precoce e medidas de prevenção em Periodontia. A anamnese deve ser realizada com o responsável e também com a própria criança, devendo constar os seguintes itens: queixa principal, problemas relacionados à boca que incomodem a criança e histórias médica e dentária passada desta. O histórico médico é fundamental para saber se a criança apresenta alguma infecção, reação alérgica e doenças sistêmicas, como, por exemplo, uma lesão cardíaca que possa colocá-la em risco de desenvolver endocardite bacteriana devido a procedimentos como a sondagem periodontal, a raspagem e o alisamento radicular. Caso a criança seja portadora de alguma doença sistêmica, como diabetes mellitus, síndrome de Down deve ter acompanhamento do médico pediatra junto com o tratamento odontológico.[11,37]

Exame clínico periodontal

O exame clínico periodontal deve ser rotina do profissional, como parte do exame clínico bucal da criança. Os instrumentos necessários para este exame são o espelho bucal e a sonda periodontal milimetrada. Existem vários tipos e marcas de sondas milimetradas, com uma graduação variando de 10 a 15 mm. É fundamental observar o diâmetro da ponta da sonda e a sua espessura, para não machucar a criança durante o exame clínico.

Em adultos, critérios clínicos são utilizados como protocolo de atendimento durante a sondagem periodontal. O exame clínico periodontal completo é realizado em seis locais por dente: mesiovestibular, vestibular, distovestibular, mesiopalatino/lingual, palatino/lingual e distopalatino/lingual avaliando a profundidade de sondagem, o nível clínico de inserção, o envolvimento de furca e a mobilidade dentária (Quadro 19.2),[32] além do biofilme dental e do sangramento à sondagem. Esses dados são anotados na ficha periodontal e, no retorno do indivíduo, alguma alteração ou melhora nos critérios clínicos periodontais deverá ser reavaliada. O ideal é conduzir um exame periodontal completo, tanto na dentição decídua quanto na mista em crianças, conforme o protocolo do adulto. Porém, em algumas crianças em decorrência do desconforto e do tempo total da sondagem periodontal, algumas modificações podem ser realizadas durante o exame clínico.[8]

Para crianças na fase de dentição decídua, é importante realizar o índice de biofilme dental visível e o sangramento gengival associado a radiografias interproximais. O biofilme dental e o sangramento à sondagem são critérios clínicos relacionados à higiene bucal do paciente e ao grau de inflamação dos tecidos periodontais respectivamente. O biofilme dental é avaliado através da sua presença ou ausência nas superfícies dentárias com o uso do índice de O'Leary et al.,[28] onde o biofilme dental é evidenciado por corante, facilitando a visualização e ineficiência na escovação da criança. Este índice avalia a porcentagem de superfícies dentárias com biofilme em relação à proporção de superfícies examinadas.

Quadro 19.2: Parâmetros clínicos periodontais.

Parâmetros Clínicos	Definição Gengiva
Profundidade de sondagem	Distância da margem gengival ao fundo do sulco gengival/bolsa periodontal.
Nível clínico de inserção	Distância da junção cemento-esmalte ao fundo sulco gengival/bolsa periodontal.
Envolvimento de furca	Grau 1 – profundidade de sondagem horizontal (≤ 3 mm) em 1 ou 2 acessos. Grau 2 – profundidade de sondagem horizontal (> 3 mm) em, no máximo, um acesso de furca e/ou combinação com envolvimento de furca grau I. Grau 3 – profundidade de sondagem horizontal (> 3 mm) em 2 ou mais acessos de furca, geralmente ocorre destruição de um lado ao outro.
Mobilidade dentária	Grau 1 – mobilidade aumentada da coroa do dente de, no máximo, 1 mm no sentido horizontal. Grau 2 – mobilidade da coroa do dente excedendo 1 mm na direção horizontal. Grau 3 – mobilidade da coroa do dente, nas direções horizontal e vertical.

O sangramento à sondagem é avaliado com uma sonda periodontal cuidadosamente inserida na margem gengival ao redor do dente. A presença e ausência de sangramento nos locais avaliados são documentadas na ficha periodontal.[2]

Na dentição mista, além da avaliação do biofilme dental e do sangramento gengival, pode ser utilizado um método de sondagem periodontal que seja de execução rápida. O exame periodontal básico avalia apenas dentes permanentes, os primeiros molares (16, 26, 36, e 46), e incisivos permanentes (11 e 31). Esse exame não tem a intenção de substituir a sondagem periodontal completa, porém, pode auxiliar na determinação do paciente que se beneficiará de um exame periodontal completo.[14] É importante ressaltar que dentes em erupção podem apresentar profundidade de sondagem entre 4 a 5 mm, não sendo este um quadro clínico de perda de inserção, e sim um achado compatível com este momento da erupção dentária, não indicando, portanto, um sinal de doença periodontal.

Exame radiográfico periodontal

O exame radiográfico para a avaliação periodontal tem como objetivo principal visualizar as cristas ósseas (Figs. 19.2A,B). O exame radiográfico periapical completo é o mais comumente solicitado para o diagnóstico das doenças periodontais. Porém, dependendo da idade da criança, do tamanho da boca, dificuldade de posicionar o filme e da colaboração da mesma, as radiografias interproximais podem ser consideradas um método simples e fácil para avaliar as cristas ósseas e a integridade da lâmina dura do ligamento periodontal.[10]

As radiografias interproximais (Fig. 19.2B) possibilitam a avaliação da distância que vai da junção cemento-esmalte (JCE) à crista óssea alveolar (COA).[12,18] Esta medida na primeira dentição é de cerca de 2 mm,[12] sendo importante na avaliação da presença e/ou ausência de osso alveolar, assim como na reabsorção alveolar inicial.

O uso de posicionadores radiográficos, principalmente na dentição decídua, como, por exemplo, um posicionador radiográfico modificado também torna a técnica adequada e de fácil execução.[29]

ALTERAÇÕES FISIOLÓGICAS GENGIVAIS ASSSOCIADAS À ERUPÇÃO DENTAL

Durante a erupção dos dentes permanentes, por volta dos 6 anos de idade, algumas mudanças fisiológicas ocorrem e devem ser diferenciadas das doenças periodontais. O dente em erupção migra da posição intraóssea para uma posição funcional na cavidade bucal (Figs. 19.3A-C) e este processo é dividido em 5 fases: movimentos pré-eruptivos, erupção intraóssea, penetração na mucosa, erupção pré-oclusal e erupção pós-oclusal.[13,25] As características clínicas destas fases estão descritas no quadro 19.3.

DOENÇA PERIODONTAL EM CRIANÇA

O biofilme consiste de comunidades de microrganismos embebidas em um glicocálix, com a capacidade de se aderir a qualquer superfície sólida, inclusive dentes, próteses e implantes na cavidade bucal. A importância dos biofilmes é que estes permitem que microrganismos consigam aderir-se à superfície dental e aos tecidos moles da cavidade bucal, na forma de microcolônias altamente organizadas. Desta forma, entende-se que a placa den-

Quadro 19.3: Características clínicas do processo de erupção dos dentes permanentes.

Fases	Características Clínicas
Movimentos pré-eruptivos e erupção intra-óssea	Leve proeminência da mucosa alveolar Esbranquiçada Formato da coroa do dente a irromper
Penetração na mucosa e erupção pré-oclusal	Gengiva marginal e sulco gengival desenvolvem-se quando a coroa atravessa a mucosa oral Margem gengival edematosa, arredondada e avermelhada
Erupção pós-oclusal	Na dentição mista, a gengiva marginal ao redor dos dentes permanentes é mais proeminente

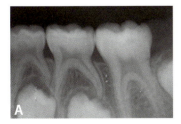 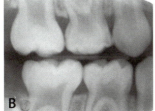

Fig. 19.2: (A) Radiografia periapical. (B) Radiografia interproximal com uso de posicionador radiográfico modificado. (Imagens cedidas pela Dra. Viviane Pierro).

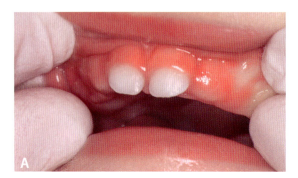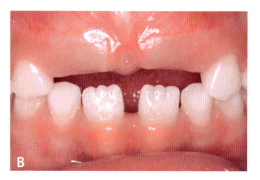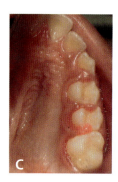

Fig. 19.3: (A) Dente 21 na fase pré-eruptiva. (B) Dentes 11 e 21 na fase pré-eruptiva. (C) Erupção pós-oclusal dos dentes 24 e 25.

tal se comporta como um verdadeiro biofilme, sendo a causa principal das doenças periodontais.[15,36]

As doenças periodontais podem acometer crianças e foram classificadas pela Academia Americana de Periodontologia, em 1999[7] (Quadro 19.4).

Gengivite Induzida por Placa

A gengivite induzida por placa é a doença periodontal mais comum em crianças. A gengivite é uma manifestação inflamatória na gengiva marginal desencadeada pelo biofilme dental. A microbiota oral na gengivite não é caracterizada por espécies específicas, como *Actinomyces, Capynocithophaga*, porém é observado aumento das mesmas.[31]

O início e a progressão das doenças periodontais são modificados por fatores locais, além da presença do biofilme dental (Quadro 19.5), que causa desequilíbrio entre o desafio microbiano e a resposta do hospedeiro, provocando mudanças patológicas no periodonto.[11] As figuras 19.4A-D mostram pacientes com gengivite induzida por placa associada a fatores locais, como cálculo dental (Figs. 19.4A, C, D), respirador bucal (Fig. 19.4B) e apinhamento dentário (Figs. 19.4C,D).

A gengivite induzida por placa é caracterizada clinicamente por vermelhidão gengival (Figs. 19.4B,C), perda do contorno da margem gengival (Fig. 19.4C), presença de biofilme dental (Figs. 19.4A-D), sangramento espontâneo ou ao toque (Fig. 19.4C; dente 53), edema gengival (Fig. 19.4C) e a criança pode sentir dor. Porém, diferente das periodontites, é um quadro reversível restrito ao periodonto de proteção, ou seja, não há detecção de perda de inserção e nem perda óssea alveolar.[31]

Gengivite modificada por fatores sistêmicos, má nutrição e medicamentos

Os principais fatores sistêmicos que exacerbam a resposta inflamatória ao biofilme dental na criança são alterações endócrinas como o diabetes mellitus tipo I, puberdade e ciclo menstrual, porém estes dois últimos dependem da idade da criança.

O diabetes mellitus (DM) tipo I é caracterizado pelo aumento dos níveis de glicose e diminuição relativa ou absoluta da secreção de insulina, causada por defeito genético na produção de células beta do pâncreas, mecanismos defeituosos de liberação de insulina ou destruição das células beta.[22] As crianças com esta condição sistêmica

Quadro 19.4: Classificação das doenças periodontais.

Doenças Gengivais
Gengivite induzida por placa
Gengivite não induzida por placa
Periodontites
Periodontite agressiva
Periodontite crônica
Periodontite como manifestação de doenças sistêmicas
Doenças periodontais necrosantes
Abscessos Periodontais
Periodontite associada a lesões endodônticas
Deformidades e condições de desenvolvimento ou adquiridas

Quadro 19.5: Fatores locais associados à gengivite induzida por placa.

Fatores Locais
Cálculo
Cáries
Restaurações mal adaptadas ou margens subgengivais
Má posição dentária/irregularidades
Respirador bucal, tratamento ortodôntico

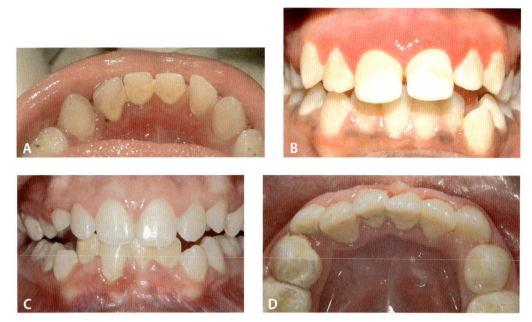

Fig. 19.4: (A) Presença de cálculo na face lingual dos dentes 73, 72, 71, 81 e 82. (B) Criança respiradora bucal. (C e D) Criança de 9 anos de idade, dentição mista com cálculo dental, mau posicionamento dentário.

apresentam uma inflamação gengival aumentada em resposta aos microrganismos do biofime dental, principalmente aquelas com controle glicêmico inadequado.[16]

Leucemias são discrasias sanguíneas que podem estar associadas a um quadro clínico de aumento gengival, além de um tecido gengival edemaciado e esponjoso devido a um distúrbio nos glóbulos brancos que suprem o periodonto.[33]

O uso de medicamentos como os anticonvulsivantes (fenitoína), bloqueadores dos canais de cálcio (nifedipina, verapamil) e drogas imunossupressoras (ciclosporina A) podem contribuir com a gengivite induzida por placa. Seu principal achado clínico é um aumento gengival intenso comprometendo áreas estéticas e dificultando a higiene bucal da criança.[34]

Uma deficiência grave de vitamina C, o escorbuto, pode comprometer a resposta imune de crianças a agentes infecciosos como o biofilme dental. Embora haja pouca evidência clínica sobre este fato, mudanças no periodonto como gengiva avermelhada, edemaciada e mais suscetível ao sangramento podem ser observadas.[1]

Gengivite não Induzida por Placa

Estas lesões gengivais são manifestações de origem bacteriana (gonorreia e sífilis), virótica (herpes tipo I), fúngica (candidíase), genética (fibromatose gengival hereditária), além de manifestações de condições sistêmicas (lesões mucocutâneas e lesões alérgicas), lesões traumáticas (hábitos parafuncionais) e reações a corpo estranho (durante a execução de restauração).[26]

Dentre as lesões gengivais não induzidas por placa, aquela causada pelo vírus do herpes simples tipo I é a mais comum em crianças. A gengivoestomatite herpética é a primeira manifestação do vírus e ocorre normalmente na infância. Pode envolver a gengiva, língua e os lábios e apresenta-se como eritema difuso e vesículas que quando se rompem formam úlceras. Têm duração média de 3 a 10 dias, e sintomas como febre, mal-estar, linfoadenopatia, dor e debilidade geral também podem estar presentes.[27] O diagnóstico diferencial entre esta condição e casos de gengivite induzida por placa e gengivite necrosante é fundamental para o seu tratamento adequado.

Periodontite na Criança

A periodontite é definida como uma inflamação dos tecidos periodontais causada por microrganismos específicos, que leva à migração patológica do epitélio juncional e consequente perda de inserção de tecido conjuntivo, ligamento periodontal e osso alveolar, com formação de bolsa periodontal e perda de inserção.[3]

Periodontite agressiva

A periodontite agressiva é uma forma rara de periodontite e tem baixa prevalência em crianças[4]. Esta forma de doença periodontal é subdivida em localizada (PAL) e generalizada (PAG), de acordo com a extensão da destruição periodontal, e acomete crianças saudáveis com tendência a se desenvolver em indivíduos da mesma família, na fase de dentição decídua e mista. Clinicamente, são caracterizadas pela presença de pouco biofilme dental, rápida perda de inserção, perdas óssea alveolar e do dente. A PAL afeta incisivos e os primeiros molares e a forma PAG, pelo menos mais três dentes, além dos incisivos e primeiros molares.[31]

Periodontite crônica

Crianças podem ser acometidas por periodontite crônica; no entanto, esta forma de periodontite ocorre mais em adultos.[31] Por isso, um diagnóstico precoce com a sondagem periodontal e os exames radiográficos interproximais são importantes para a triagem dos casos e necessidade de tratamento periodontal.

Periodontite como manifestação de doenças sistêmicas

Crianças com algumas doenças sistêmicas têm um risco aumentado de desenvolver periodontite como manifestação de doenças sistêmicas.

O efeito do diabetes mellitus na doença periodontal é significativo em crianças com DM tipo I, sendo um modificador de todas as formas de doenças periodontais.[21] A progressão da gengivite para periodontite em crianças diabéticas com controle metabólico pobre quando comparadas com crianças saudáveis ocorre com mais frequência.[16,22] Logo, estas devem ser incluídas em um programa de prevenção e tratamento periodontal, assim que o diagnóstico for realizado.

Condições genéticas como a síndrome de Down, a síndrome da deficiência de adesão leucocitária, a neutropenia cíclica[6] (Fig. 19.5), a síndrome de Chédiak-Higashi, síndrome de Papillon-Lefèvre, síndrome de Ehlers-Danlos estão associadas à periodontite por comprometer a produção de células inflamatórias, como macrófagos e neutrófilos, e também por diminuir a resposta imune da criança. Os achados clínicos são destruição periodontal rápida em dentes decíduos, com a perda prematura dos dentes.[14]

Doenças periodontais necrosantes

As doenças periodontais necrosantes (DPN) referem-se à gengivite necrosante (GN) e a periodontite necrosante (PN), que, apesar de raras, são as mais graves dentre as doenças periodontais que acometem crianças. São caracterizadas por dor, sangramento espontâneo, úlceras e necrose papilar, presença de pseudomembrana, e podem estar acompanhadas por sintomas como infartamento ganglionar, odor fétido e febre. A PN tem os mesmos sinais clínicos da GN, porém afeta os periodontos de proteção e sustentação. Estudos sugerem que a GN e a PN sejam manifestações clínicas em estágios diferentes da mesma infecção.[7] A má nutrição, infecções virais como HIV, estresse e doenças sistêmicas são fatores predisponentes para DPN.[11,31]

Abscessos Periodontais

Os abscessos em Periodontia podem ser classificados em gengivais, periodontais e pericoronários. O abscesso gengival pode ocorrer devido à ingestão de determinados alimentos ou alguns corpos estranhos introduzidos na cavidade bucal, que podem ficar retidos no tecido gengival, facilitando a entrada de bactérias na área. A gengiva fica avermelhada, podendo apresentar fístula flutuante e exsudato purulento. Porém, é de fácil remoção pelo cirurgião-dentista. Já o abscesso periodontal, por estar relacionado a casos de periodontite, ocorre mais em adultos.

Os abscessos pericoronários envolvem dentes em erupção, principalmente os terceiros molares, sendo uma infecção de tecido mole onde bactérias do biofilme dental e restos alimentares acumulam-se entre a gengiva e o dente parcialmente erupcionado.[7]

Periodontite Associada a Lesões Endodônticas

Lesões que afetam o periodonto e a polpa são classificadas de acordo com a sequência do processo da doença. Nas lesões endodôntico-periodontais, a necrose da polpa precede a lesão periodontal. A transmissão da infecção ocorre através do forame apical ou dos canais acessórios da polpa para o periodonto.

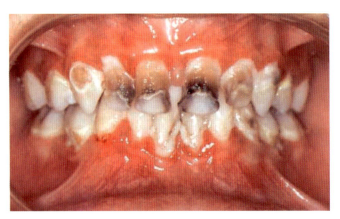

Fig. 19.5: Paciente com neutropenia cíclica.[6]

Nas lesões periodôntico-endodônticas, a infecção inicial ocorre no periodonto a partir de bolsas periodontais e comprometem o tecido pulpar.[26]

Deformidades e Condições de Desenvolvimento ou Adquiridas

Fatores localizados, relacionados ao dente, que modificam ou predispõem a periodontite induzida por placa bacteriana

São fatores de ordem local, que assim como na gengivite associada a fatores locais, também contribuem para a progressão da periodontite. Podem ser fatores anatômicos como pérolas de esmalte, restaurações dentais ou mantenedores de espaço, fraturas radiculares, reabsorções radiculares e cervicais, e fraturas cementárias.[7]

Deformidades e condições mucogengivais ao redor do dente

Um defeito mucogengival envolve a mucosa alveolar e o tecido gengival concomitantemente. Estas deformidades são: a recessão gengival, falta de gengiva ceratinizada, vestíbulo raso, freio anormal, crescimento gengival e cor anormal. Dentre estas condições, a mais comum é a recessão gengival.[26]

Recessão gengival na infância

A recessão gengival ocorre quando a gengiva marginal se desloca para uma posição apical à junção cemento-esmalte,[5] levando à exposição radicular junto com perda de inserção e perda óssea.[30] Esta condição na criança pode levar a uma maior suscetibilidade à cárie, sensibilidade radicular e comprometimento estético. A recessão gengival é uma preocupação frequente dos pais, principalmente no caso de dentes permanentes (Figs. 19.6).

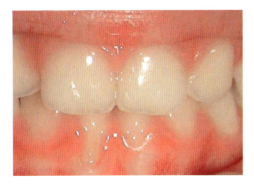

Figs. 19.6: Recessão gengival nos dentes incisivos centrais inferiores.

A etiologia da recessão gengival envolve fatores como o mau posicionamento do dente na arcada, falhas na técnica de escovação dentária, inserção alta do freio, inflamação gengival, entre outros. Na dentição mista, o principal fator é o mau posicionamento do dente na arcada. O dente permanente em erupção mais afetado pela recessão gengival é o incisivo central inferior.[35]

O tratamento das recessões gengivais deve ser conservador em crianças, uma vez que a recessão pode regredir devido ao crescimento e desenvolvimento das arcadas dentárias. Estratégias preventivas de tratamento relacionadas a uma adequada higiene bucal, além de profilaxia pelo profissional são essenciais.

Traumatismo oclusal

O traumatismo oclusal é uma lesão do sistema de inserção em consequência de uma força oclusal excessiva. O traumatismo oclusal pode ocorrer associado a hábitos parafuncionais, como apertamento dentário e bruxismo.[24]

TRATAMENTO DAS DOENÇAS PERIODONTAIS

O tratamento periodontal inclui três etapas: tratamento associado à causa, terapêutica corretiva e de manutenção (Quadro 19.6).

Quadro 19.6: Fases do tratamento periodontal.

Tratamento Periodontal Associado à Causa	
Instrução de higiene bucal	
Raspagem supra/subgengival e alisamento radicular	
Eliminação de fatores locais	
Reavaliação do tratamento periodontal associado à causa Presença de fatores locais Presença de sinais de inflamação gengival Profundidade de bolsa à sondagem ≥ 4mm Perda óssea alveolar	
Sim	Não
Terapêutica corretiva	Tratamento de manutenção
Tratamento periodontal não cirúrgico	Consultas de reavaliação
Cirurgia periodontal	Monitoramento do estado periodontal com consultas periódicas
Tratamento ortodôntico	Remotivação/reeducação higiene bucal
Tratamento mucogengival	Repetição do controle de biofilme dental

Tratamento Periodontal Associado à Causa

O tratamento periodontal associado à causa refere-se à instrução de higiene bucal, às raspagens supragengival e subgengival associada ao alisamento radicular seguido de profilaxia, com o uso de instrumentos ultrassônicos e manuais (como curetas de Gracey e curetas de Mac Call, cinzéis e limas) com o objetivo de remover biofilme e cálculo dentais, toxinas bacterianas e fatores locais de retenção de biofilme dental.[17]

Instrução de higiene bucal

A escovação dental é um meio efetivo para a remoção do biofilme dental supragengival e manutenção da higiene bucal. Devido à capacidade psicomotora da criança ainda estar em desenvolvimento e variar de acordo com a idade, destreza e motivação, a responsabilidade em relação à escovação dental da criança, principalmente até os 9 anos de idade, é dos responsáveis por ela. Acima de 9 anos de idade a criança já pode realizar uma escovação dentária supervisionada pelos responsáveis.

Nas áreas interproximais onde há maior dificuldade na remoção do biofilme dental, o uso do fio ou fita dental é um método de limpeza eficaz e necessário.

Raspagem e alisamento radicular

A raspagem supragengival compreende a remoção do biofilme dental acima da margem gengival em contato com a superfície dentária e clinicamente visível. Nos casos de gengivite induzida por placa, é importante a sua remoção e o controle do biofilme dental meticuloso, assim como instrução de higiene bucal. A avaliação do índice de sangramento gengival e o controle de biofilme dental em todas as consultas da criança são essenciais.[9,14] A figura 19.7 demonstra o caso da paciente com diagnóstico de gengivite induzida por placa apresentado nas figuras 19.4C e D após uma semana da realização da raspagem supragengival e instrução de higiene bucal.

A raspagem subgengival é realizada para remoção do biofilme e/ou cálculo dental que estão situados abaixo da margem gengival. O biofilme dental e/ou o cálculo dental subgengivais só são percebidos com o uso da sonda periodontal e através de radiografias quando há cálculo dental. Em crianças com periodontite, além da raspagem supragengival, é necessária a raspagem subgengival em áreas com profundidade de bolsa à sondagem e perda de inserção.

É comum associar antibióticos ao tratamento periodontal, principalmente nos casos de periodontite agressiva. Os tipos de antibióticos utilizados podem ser o metronidazol ou a associação de metronidazol e amoxicilina.[39]

Nas DPN, além de raspagem e alisamento supra e subgengival, se a criança estiver com febre e linfoadenopatia, a associação de penicilina e metronidazol são boas opções de medicamentos.[20]

Lesões cariosas, restaurações com sobrecontorno, dentes com envolvimento pulpar e dentes com indicação de extração também devem ser tratados nesta fase inicial.

Reavaliação do tratamento periodontal associado à causa

Após o tratamento inicial, deve-se aguardar de 4 a 6 semanas para a reavaliação do biofilme dental, sangramento gengival e da profundidade de bolsa em dentes com periodontite.[19]

Na consulta de reavaliação, se a criança estiver com a higiene bucal adequada, bom controle de biofilme dental e sem sangramento gengival ou níveis baixos de sangramento gengival, ela poderá iniciar o tratamento de manutenção. Porém, caso haja perda de inserção e presença de bolsas periodontais, biofilme dental e sangramento gengival, a criança deve realizar a terapêutica corretiva (Quadro 19.6).

Terapia corretiva

Caso a doença periodontal persista após o tratamento inicial, as seguintes condutas devem ser reforçadas ou implementadas:

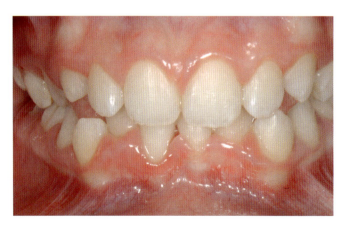

Fig. 19.7: Criança de 9 anos de idade, 1 semana após a raspagem. Observar a redução do edema visualizado na figura 19.4C.

- higiene bucal junto com os pais/responsáveis e a criança;
- controle de biofilme/cálculo dental remanescente com uso de instrumentos ultrassônicos e manuais, além de observar a presença de fatores retentivos de placa;
- cirurgias de gengivectomia em crianças que usam medicamento, caso haja necessidade;
- tratamento ortodôntico.

Tratamento de manutenção

O tratamento de manutenção é fundamental para a prevenção da recorrência e progressão da doença periodontal em pacientes que já foram tratados de alguma condição periodontal. Tem como objetivo prevenir ou reduzir incidência de perdas dentárias nas formas de periodontite agressiva e associadas a manifestações sistêmicas.[14]

O intervalo entre as consultas depende principalmente da resposta da criança ao tratamento, controle do biofilme dental e diagnóstico inicial da doença. Um intervalo menor de visitas no caso de pacientes com doenças sistêmicas ou periodontite é recomendado. A decisão de retratamento periodontal deve ser baseada nos achados clínicos e radiográficos da criança.

CONCLUSÃO

Apesar de a doença periodontal junto com a cárie dentária ser a doença mais frequente que acomete crianças, ainda não há um protocolo de avaliação padronizado.

O exame periodontal deve fazer parte integrante da visita de rotina no consultório odontológico, devendo incluir: detecção de biofilme, cálculo dental, sangramento gengival e a sondagem periodontal em determinados locais de dentes permanentes que já erupcionaram, para avaliação de perda de inserção. O exame radiográfico e a avaliação de recessões gengivais também são recomendados. A partir da definição do diagnóstico, o tratamento adequado deve ser conduzido.

É importante enfatizar a atuação do cirurgião-dentista na infância, pois normalmente este é o primeiro elo da criança com o tratamento odontológico. É fundamental uma abordagem com medidas preventivas e a detecção precoce das doenças periodontais, oferecendo mais chance de sucesso ao tratamento periodontal nesta fase da vida.

REFERÊNCIAS

1. Adewumi AO, Ashoor IF, Soares FM, Guelmann M, Novak DA. Eruption hematoma as a possible oral sign of infantile scurvy. Pediatr Dent 2010; 32(2):151-5.
2. Ainamo J, Bay I. Problems and proposals for recording gingivitis and plaque. Int Dent J 1975; 25(4):229-35.
3. Albandar JM, Rams TE. Global epidemiology of periodontal diseases: an overview Periodontol 2000. 2002; 29:207-22.
4. Albandar JM, Tinoco E. Global epidemiology of periodontal diseases in children and young persons. Periodontol 2000 2002; 29:153-76.
5. American Academy of Periodontology. Glossary of Periodontal Terms, 4th ed. Chicago: AAP; 2001. p.44.
6. Antonio AG, Alcantara PC, Ramos ME, de Souza IP. The importance of dental care for a child with severe congenital neutropenia: a case report. Spec Care Dentist 2010; 30(6):261-5.
7. Armitage GC. Development of a classification system for periodontal diseases and conditions. Ann Periodontol 1999; 4(1):1-6.
8. Armitage GC. Tratamento das doenças gengivais e periodontais. In: Bimstein E, Needleman HL, Karimbux N, Van Dike TE, editores. Saúde e doenças periodontais e gengivais.1ª ed. São Paulo: Ed. Santos; 2003. p.227.
9. Axelsson P, Lindhe J. The effect of a preventive programme on dental plaque, gingivitis and caries in schoolchildren. Results after one and two years. J Clin Periodontol. 1974; 1(2):126-38.
10. Bimstein E, Delaney JE, Sweeney, EA. Radiographic assessment of the alveolar bone in children and adolescents. Pediatr Dent 1988; 10(3) 199-204.
11. Cabanilla L, Mollinari G. Clinical considerations in the management of inflammatory periodontal diseases in children and adolescents. J Dent Child 2009; 76(2):101-8.
12. Carranza, F, Garcia-Godoy F, Bimstein E. Prevalence of marginal alveolar bone loss in children. J Clin Pediatr Dent 1998; 23(1):51-3.
13. Carranza FA. Doença gengival na infância. In: Newman, MG, Takei HH, Carranza FA, editores. Periodontia Clínica. 9ª ed. Rio de Janeiro: Guanabara Koogan; 2004. p.277-278.
14. Clerehugh V, Tugnait A. Diagnosis and management of periodontal diseases in children and adolescents. Periodontol 2000 2001; 26:146-168.
15. Costerton JW, Stewart PS, Greenberg EP. Bacterial biofilms: a common cause of persistent infections. Science 1999; 284 (5418):1318-22.
16. Dakovic D, Pavlovic MD. Periodontal Disease in Children and Adolescents with Type 1 Diabetes in Serbia. J Periodontol 2008; 79(6):987-92.
17. Drisko CH. Nonsurgical periodontal therapy. Periodontol 2000 2001; 25:77-88.

18. Drummond BK, Bimstein E. Prevalence of marginal alveolar bone loss in children referred for treatment to the Paediatric Clinic at the School of Dentistry, University of Otago. N Z Dent J 1995; 91(406):138-40.
19. Greenstein G. Periodontal response to mechanical non-surgical therapy: a review. J Periodontol 1992; 63(2):118-30.
20. Johnson BD, Engel D. Acute necrotizing ulcerative gingivitis. A review of diagnosis, etiology and treatment. J Periodontol. 1986; 57(3):141-50.
21. Lal S, Cheng B, Kaplan S, Softness B, Greenberg E, Goland RS, et al. Gingival bleeding in 6- to 13-year-old children with diabetes mellitus. Pediatr Dent 2007; 29(5):426-30.
22. Lalla E, Cheng B, Lal S, Kaplan S, Softness B, Greenberg E, et al. Diabetes mellitus promotes periodontal destruction in children J Clin Periodontol 2007; 34(4):294-8.
23. Lindhe J, Karring T, Araújo M. Anatomia dos tecidos periodontais. In: Lindhe J, Lang NP, Karring T, editores. Tratado de Periodontologia e Implantologia Oral. 5ª ed. Rio de Janeiro: Guanabara Koogan; 2010. p.5-8.
24. Lindhe J, Nyman S, Ericsson I. Trauma de oclusão: tecidos periodontais. In: Lindhe J, Lang NP, Karring T, editores. Tratado de Periodontologia e Implantologia Oral. 5ª ed. Rio de Janeiro: Guanabara Koogan; 2010. p. 333.
25. Marks SC Jr, Schroeder HE. Tooth eruption: Theories and facts. Anat Rec 1996; 245(2):374-93.
26. Novak MJ. Classificação das doenças e condições que afetam o periodonto. In: Newman, MG, Takei HH, Carranza FA, editores. Periodontia Clínica. 9ª ed. Rio de Janeiro: Guanabara Koogan; 2004. p.59-64.
27. Oh T-J, Eber R, Wang HL. Periodontal diseases in the child and adolescent. J Clin Periodontol 2002; 29(5): 400-10.
28. O'Leary TJ, Drake RB, Naylor JE. The plaque control record. J Periodontol 1972; 43(1):38.
29. Pierro VS, Barcelos R, de Souza IP, Raymundo RJ. Pediatric bitewing film holder: preschoolers' acceptance and radiographs' diagnostic quality. Pediatr Dent 2008; 30(4):342-7.
30. Pini-Prato G, Franceschi D, Cairo F, Nieri M, Rotundo R. Classification of Dental Surface Defects in Areas of Gingival Recession. J Periodontol 2010; 81(6) 885-90.
31. Position paper of the American Academy of Periodontology. Periodontal diseases in children of adolescents. J Periodontol 2003; 74(11):1696-1704.
32. Salvi GE, Lindhe J, Lang NP.Exame de pacientes com doenças periodontais. In: Lindhe J, Lang NP, Karring T, editores. Tratado de Periodontologia e Implantologia Oral. 5ª ed. Rio de Janeiro: Guanabara Koogan; 2010. p.553-59.
33. Scully C, Epstein J, Porter S, Cox M. Viruses and chronic disorders involving the human oral mucosa.Oral Surg Oral Med Oral Pathol 1991; 72(5):537-44.
34. Seymour RA, Thomason JM, Ellis JS. The pathogenesis of drug-induced gingival overgrowth. J Clin Periodontol 1996; 23(3):165-75.
35. Sobocki A, Marcusson A, Persson M. 3-years observations on gingiva recession in mandibular incisors in children. J Clin Periodontol 1991; 9:155-59.
36. Socransky SS, Haffajee AD. Dental biofilms: difficult therapeutic targets. Periodontol 2000 2002; 28:12-55.
37. Sollecito PT, Sullivan EK, Pinto A, Stewart J, Korostoff J. Systemic conditions associated with periodontitis in childhood and adolescence. A review of diagnostic possibilities. Med Oral Pathol Cir Bucal 2005; 10(2):142-50.
38. Tenembaum H, Tenenbaum M. A clinical study of width of the attached gingival in the deciduous, transitional and permanent dentitions. J Clin Periodontol 1986; 13(4):270-75.
39. van Winkelhoff AJ, Tijhof CJ, de Graaff J. Microbiological and clinical results of metronidazole plus amoxycillintherapy in Actinobacillus actinomycetemcomitans – associated periodontitis. J Periodontol 1992; 63(1): 52-7.

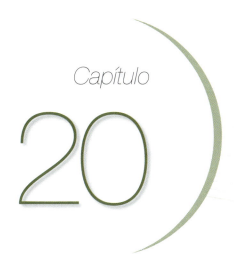

Capítulo 20

Traumatismo Dentário na Dentição Decídua

Lucianne Cople Maia, Tatiana Kelly da Silva Fidalgo, Livia Azeredo Alves Antunes

Os traumatismos dentários estão entre as lesões mais prevalentes que acometem a cavidade bucal na infância, influenciando a função, estética, bem como os componentes psicológicos e econômicos, fatos que os tornam um problema de saúde pública.[10,60] Especialmente na dentição decídua, as injúrias aos tecidos dentários e de sustentação requerem cuidados específicos, devido à relação anatômica de íntimo contato com o germe do dente permanente sucessor.[20,68] Neste sentido, este capítulo visa auxiliar o cirurgião-dentista (CD) no reconhecimento de cada tipo de lesão traumática, seus diagnósticos diferencias e possíveis consequências, a fim de que possa abordar cada caso de forma adequada, visando, quando possível, preservar o dente decíduo traumatizado na cavidade bucal, pelo máximo período, e evitar danos aos seus sucessores.

EPIDEMIOLOGIA DOS TRAUMATISMOS NA DENTIÇÃO DECÍDUA

Etiologia e Medidas Preventivas

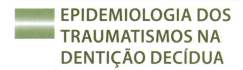

A etiologia dos traumatismos dentários é multifatorial. A maioria dos traumatismos ocorre em casa (87,5%), seguido de acidentes na rua e na escola respectivamente.[37] Dentre as causas mais comuns, destacam-se as quedas de origens diversas, colisões, acidentes esportivos, acidentes automobilísticos e violência interpessoal, incluindo-se neste último item o abuso infantil.[10,42,48,63,67] Para minimizar o risco da ocorrência destas lesões, algumas medidas de segurança devem ser adotadas.

No que concerne a traumatismo dentário por acidentes automobilísticos, é fundamental utilizar sistemas de transporte infantil que proporcionem mais segurança à criança.[9,26] Neste sentido, entrou em vigor no ano de 2010 uma lei que torna obrigatório o uso de cadeirinhas para o transporte de crianças em automóveis. Dados da Organização Mundial da Saúde (OMS) apontam que o uso de tais cadeirinhas diminui em 70% o número de vítimas em acidentes de trânsito.[1] A resolução 277/2008 do Contran (Conselho Nacional de Trânsito) prevê o uso de quatro tipos de equipamentos para o transporte infantil: o bebê-conforto (da saída da maternidade até um ano – Fig. 20.1A); cadeirinha (de 1 a 4 anos de idade – Fig. 20.1B); assento de elevação (de 4 a 7,5 anos de idade – Fig. 20.1C); e o cinto de segurança no banco de trás (de 7,5 anos de idade em diante).

Para bebês que ainda não possuem coordenação motora, recomenda-se que o aprendizado dos primeiros passos seja realizado sobre superfície macia sob atenção dos pais (Fig. 20.2A). O uso de andadores é controverso, uma vez que estes podem gerar a falsa impressão de controle e, muitas vezes, a criança tende a correr mais rápido do que consegue controlar, aumentando o risco de acidentes. Além do alto risco de queda, o desenvolvimento motor e mental de crianças que fazem uso contínuo de andador pode afetar o engatinhar, ficar em pé e andar sem apoio.[57,64] No caso de esportes, as crianças devem ser paramentadas com equipamentos de proteção individual, como capacete, óculos de segurança, protetor bucal, braçadeira, cotoveleira, joelheira, caneleira e calçados apropriados (Fig. 20.2B). Acidentes de bicicleta são relativamente comuns, assim, recomenda-se o uso de rodas auxiliares durante a fase de aprendizado (Fig. 20.2C).[2,18,62]

Prevalência

A prevalência de trauma dentário em crianças varia muito de acordo com cada região e entre diferentes grupos etários estudados, somando-se que os estudos apresentam metodologias variadas. Independentemente disto, não há dúvidas que o traumatismo dentário é mais comum em crianças, especialmente em idade pré-escolar e, por conseguinte, os dentes decíduos são mais afetados do que os permanentes.[8,14,56] No Brasil, a prevalência nesta faixa etária varia de 9,7 a 39,1%.[14,16,23,29,34,55,59] Crianças em idade pré-escolar têm um primeiro pico de lesões dentárias na faixa etária entre 2 e 4 anos.[37] Embora ainda muito frequente, nos últimos anos, com a expansão da informática, houve tendência de aumento de atividades que não exigem esforço físico, como o uso

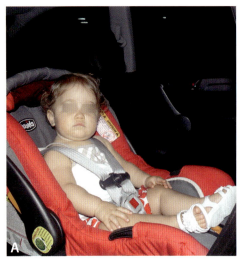
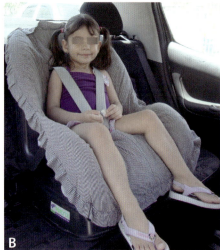
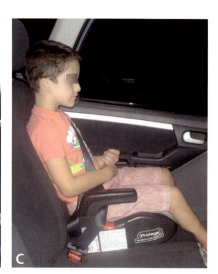

Fig. 20.1: (A) Bebê-conforto. (B) Cadeirinha. (C) Assento de elevação.

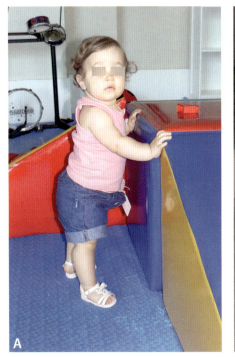
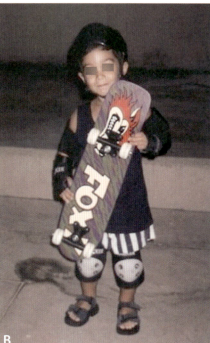
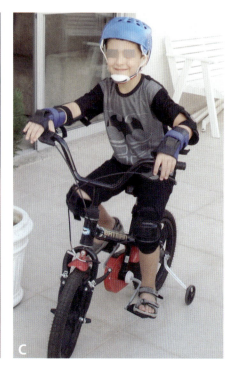

Fig. 20.2: (A) Criança aprendendo a andar sobre superfície macia emborrachada. (B) Criança com equipamentos de proteção individual. (C) Criança aprendendo a andar de bicicleta com rodinha.

de jogos de computador e vídeo-game. Assim, percebe-se que muitas crianças em idade pré-escolar passam menos tempo em atividades esportivas e/ou atividades de rua.[43] Este fato pode, de alguma maneira, exercer influência na prevalência de injúrias traumáticas nessa faixa etária.[37]

A literatura mundial aponta para maior prevalência de traumatismo dentário no gênero masculino (31 a 40%) comparado com o gênero feminino (16 a 30%).[2] Entretanto, existem estudos que demonstram que não há predileção por gênero.[45,59] Uma das explicações para o aumento da prevalência no gênero feminino, é a crescente participação das meninas em atividades consideradas exclusivas de meninos.

A região anterior da maxila é mais afetada e, no que diz respeito ao dente mais frequentemente envolvido, constatou-se que os incisivos centrais superiores são os mais acometidos em mais de 60% dos casos, seguidos pelos incisivos laterais superiores, incisivos centrais inferiores devido à sua localização privilegiada.[2,42]

A prevalência de cada tipo de traumatismo encontra-se no quadro 20.1.

Fatores Predisponentes

Determinados fatores anatômicos aumentam a susceptibilidade às injúrias dentárias. Dentre os fatores predisponentes estão sobressaliência acentuada, mordida aberta, lábio superior curto ou hipotônico, mordida cruzada anterior e respiração bucal.[27,59,69] A obesidade também se encontra entre os fatores predisponentes ao traumatismo dentário devido ao maior desequilíbrio físico.[34,65] Foi observado que pacientes que apresentam sobressaliência maior ou igual a 3 mm possuem duas vezes maior risco de sofrerem traumatismo em região anterior, independentemente de outras variáveis.[52] Para que as chances de ocorrência de traumatismo dentário sejam minimizadas, indica-se o tratamento para essas condições predisponentes.

A literatura relata que fatores socioeconômicos como número de pessoas no domicílio, renda familiar, situação de vulnerabilidade social e nível de escolaridade dos cuidadores não exercem influência no aumento de traumatismo dentário.[69] Outros fatores predisponentes para injúria dental decorrente de traumatismo é o en-

Quadro 20.1: Prevalência das injúrias traumáticas envolvendo os tecidos dental e de suporte.

Injúria	Prevalência (%)	Referências
Fratura não complicada de coroa	19 a 75,5	(Andreasen and Andeasen 2003; Kramer, Zembruski et al. 2003; Guedes, de Alencar et al. 2010; Jesus, Antunes et al. 2010)[7,36,42,46]
Fratura complicada de coroa	5 a 17,71	(Andreasen and Andeasen 2003; Kramer, Zembruski et al. 2003; Guedes, de Alencar et al. 2010; Jesus, Antunes et al. 2010)[7,36,42,46]
Fratura coronorradicular	0 a 5	(Andreasen and Andeasen 2003; Guedes, de Alencar et al. 2010)[7,36]
Fratura radicular	1 a 7	(Andreasen and Andeasen 2003; Guedes, de Alencar et al. 2010)[7,36]
Concussão	15 a 21	(Andreasen and Andeasen 2003; Jesus, Antunes et al. 2010)[7,42]
Subluxação	1,2 a 18	(Andreasen and Andeasen 2003; Kramer, Zembruski et al. 2003; Jesus, Antunes et al. 2010)[7,42,46]
Luxação lateral	0,8 a 33,4	(Kramer, Zembruski et al. 2003; Jesus, Antunes et al. 2010)[42,46]
Luxação intrusiva	1,5 a 31	(Andreasen and Andeasen 1994; Kramer, Zembruski et al. 2003)[7,46]
Luxação extrusiva	0,5 a 31	(Andreasen and Andeasen 1994; Kramer, Zembruski et al. 2003)[7,46]
Avulsão	1 a 18,30	(Andreasen and Andeasen 1994; Kramer, Zembruski et al. 2003; Guedes, de Alencar et al. 2010; Jesus, Antunes et al. 2010; Wendt, Torriani et al. 2010)[7,36,42,46,72]

fraquecimento das estruturas dentárias em função de traumatismos prévios, presença de restaurações extensas, lesões cariosas e tratamentos endodônticos.[14]

DIAGNÓSTICO

Anamnese

O relato do acidente é importante para nortear a condução do tratamento. Perguntas como: – *Quando ocorreu? – Como ocorreu? – Onde ocorreu o acidente?* são básicas para determinar a conduta clínica relacionada ao estado pulpar e outros atendimentos de urgência, visto que a forma e o tempo decorrido entre o momento do traumatismo e primeiro atendimento influencia diretamente no tipo de tratamento a ser realizado e no prognóstico.[2,8]

Devido às diversas apresentações e complicações dos traumatismos dentários e suas implicações sociais, além da possibilidade de violência física envolvida na situação, o CD assume não só a responsabilidade clínica, mas também a legal.[63,71] Dessa forma, o profissional deve documentar minuciosamente o caso utilizando radiografias, fotografias, anotações e, principalmente, o consentimento dos responsáveis para a realização dos procedimentos.

Por fim, o local onde o fato ocorreu permitirá ao profissional avaliar o grau de contaminação das estruturas atingidas, pesquisar a presença de corpos estranhos, indicar a necessidade de cobertura antibiótica e profilaxia antitetânica.[2]

Exame Clínico

O exame clínico começa com o exame geral do paciente, observando as estruturas extrabucais e sinais vitais da aparência geral. A avaliação visual inclui a observação da criança em relação à capacidade de andar sem auxílio, ausência de náuseas/vômitos, movimentos oculares irregulares, comprometimento das vias aéreas e de manifestações neurológicas. Em caso de suspeita de alteração desses parâmetros, é necessária a avaliação por um médico antes do atendimento odontológico.[2,22]

A avaliação extrabucal inclui primeiramente as lesões de tecido mole, sendo estas representadas por contusões, escoriações e lacerações. A articulação temporomandibular deve ser examinada para verificar possíveis alterações. Ferimentos no mento requerem uma investigação quanto à possibilidade de uma fratura de côndilo mandibular. A partir daí, procede-se à avaliação intrabucal dos tecidos moles, também observando-se a presença de contusões, escoriações e lacerações. A exploração de tecidos moles é um procedimento indispensável, a fim de pesquisar a presença de corpos estranhos, muitas vezes comuns a este tipo de traumatismo.[8]

A avaliação das estruturas dentais consiste da inspeção quanto à presença de trincas e/ou fraturas. Após a constatação de lesão no dente decíduo, a conduta ideal é informar aos pais sobre possíveis complicações pulpares. Os responsáveis devem estar atentos à possibilidade de mudança de cor da coroa, podendo esta estar ou não associada a uma fístula. Esta informação, quando levada ao CD em tempo hábil, pode ajudar a garantir a intervenção oportuna, minimizando as complicações para o desenvolvimento do dente sucessor permanente.[31]

As estruturas de sustentação também devem ser analisadas por meio de exames visual e tátil, a fim de detectar a presença de irregularidades e mobilidade de algum(ns) dente(s), sendo imprescindível a realização de tomadas radiográficas.[13] O exame da oclusão pode revelar irregularidades, tais como fraturas dos maxilares.

Exames Complementares

Um método complementar a ser considerado é utilizar a transiluminação para verificar possíveis trincas e reabsorções coronárias. Outra conduta auxiliar e fundamental é utilizar radiografias para fins diagnósticos. Dentre as mais indicadas no caso de traumatismo dentário destacam-se as periapicais, oclusais e extrabucais. A radiografia intrabucal é essencial para avaliação da extensão e auxílio na classificação, tratamento e prognóstico do traumatismo dentário. Se a área afetada se estende para além do complexo dentoalveolar, a realização de imagem extrabucal pode ser indicada. O planejamento de tratamento considera o estado de saúde do paciente e o estágio de desenvolvimento do dente decíduo e do sucessor permanente, assim como a extensão da injúria.[2,8]

O protocolo para tomadas radiográficas durante o atendimento à criança que sofreu traumatismo dentário e procura por atendimento no Centro de Vigilância e Monitoramento de Traumatismos Dentoalveolares da Universidade Federal do Rio de Janeiro (CVMTD/UFRJ) consiste de uma adaptação do guia da Associação Internacional de Traumatismo Dental (IADT do inglês *Internaticonal Association of Dental Traumatology*) visando o uso de intervenções minimamente invasivas. Para tanto, realiza-se uma tomada radiográfica periapical e uma oclusal modificada com película radiográfica para adulto. Para crianças que tenham sofrido luxação lateral, intrusão ou em casos de suspeita de fratura de tábua óssea, preconiza-se a inclusão da radiografia extrabucal lateral, realizada com o filme oclusal (ver Cap. 9).

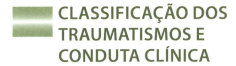

CLASSIFICAÇÃO DOS TRAUMATISMOS E CONDUTA CLÍNICA

Classificação dos Traumatismos

De acordo com Andreasen,[7] o objetivo da classificação das injúrias dentárias é reconhecer os acometimentos em diferentes partes do dentes e estruturas de suporte. A classificação de injúrias dentárias está diretamente relacionada ao diagnóstico, que ao ser estabelecido oferece orientação para o tratamento e, por conseguinte contribuirá para o prognóstico.

Existe uma diversidade de classificações para traumatismos dentários. Alguns autores avaliam as lesões traumáticas dentárias sob diferentes perspectivas e de acordo com vários fatores, tais como etiologia, anatomia, patologia e tratamento.[3,33,39,44,66] Pesquisadores utilizam um sistema de classificação formal,[6,32] enquanto outros tentam criar novos sistemas ou modificar os existentes,[25,43] buscando simplificar a discussão sobre o diagnóstico de traumatismo dentário. No entanto, de acordo com Bakland[11] e Cohen e Hargreave,[17] essa simplificação resultou em alguns sistemas confusos de categorias e subcategorias sem conexão entre eles, e não a aceitação universal das suas classificações.

A ampla gama de sistemas de classificação pode dificultar a comparação entre trabalhos sendo esse um dos problemas mais notáveis e relevantes sobre traumatologia dentária. À luz desta divergência, alguns estudos clínicos e epidemiológicos têm demonstrado muitas diferenças quanto à prevalência e incidência de valores de categorias diagnósticas, demonstrando dificuldades de apontar evidências em relação a estas questões.[28]

Alguns dos sistemas estudados não são aplicáveis em estudos epidemiológicos, uma vez que fornecem um diagnóstico incorreto e, portanto, potencialmente inadequado para decisões terapêuticas. A maioria das pesquisas segue um delineamento transversal[8,38,40,41,58] e este tipo de desenho de estudo oferece algumas desvantagens, como subnotificação de determinadas lesões, como concussões, subluxações, luxações laterais, fraturas alveolar e lesões de tecidos moles – lesões estas que podem não ser evidentes ao exame clínico mediato. Além disso, como os dados são obtidos segundo informações coletadas do paciente e seus responsáveis, muitas vezes, tornam-se imprecisos em relação à forma como as lesões de fato ocorreram,[5,12,61] dificultando o diagnóstico.

Em revisão sistemática realizada por Feliciano e Caldas Jr[28] foram encontradas 54 classificações distintas. De acordo com a literatura, a classificação de Andreasen[7] foi a mais utilizada (32%), seguida da de Ellis (14%),[24] Garcia-Godoy (6%),[33] O'Brien (4%)[53] e Olkarinen[54] (4%). Outras classificações totalizaram 40% dos estudos.

A classificação de Andreasen[7] foi criada em 1970, tendo as versões de 1972 e de 1994, reeditadas nos livros mais atuais do referido autor. Essa classificação é aplicada a dentes decíduos e permanentes e é composta por 17 categorias, incluindo lesões em tecidos moles, dentários, periodontais (Quadro 20.2). A diferença básica entre a classificação de 1972 e 1994 é a inclusão, nesta última, de infrações ou fraturas incompletas e classificação das fraturas como complicadas e não complicadas, justificando esses 2 grupos principais de fraturas coronárias. Os traumatismos em tecidos dentais e de suporte encontram-se representados nos esquemas 20.1 e 20.2, respectivamente.

Conduta Clínica frente ao Traumatismo na Dentição Decídua

Instruções iniciais ao paciente

A condução minuciosa do tratamento das injúrias traumáticas é imprescindível para o sucesso da intervenção.

Durante o contato inicial com o paciente, a vacinação antitetânica deve ser checada por registros nas carteiras de vacinação, não podendo ser presumida.[50] A imunização primária usualmente faz parte dos cuidados médicos em que o esquema básico de vacinação inicia-se na infância, no primeiro ano de vida. É feito com três doses de DTP (vacina contra tétano, difteria e coqueluche, adequada para crianças), aos 2, 4 e 6 meses de vida, seguindo-se de um reforço aos 15 meses e outro entre 4 e 6 anos de idade. A partir daí, *a cada dez anos,* deve ser feito um reforço, para assegurar proteção adequada. Crianças que iniciaram a vacinação e interromperam em qualquer época devem completar as doses *até a terceira*, independentemente do tempo decorrido. A partir daí, o reforço deve ser feito a *cada dez anos.*

Após o diagnóstico da condição, se constatada a necessidade de medicamento este deve ser prescrito.

Quadro 20.2: Classificação proposta por Andreasen e seus respectivos conceitos.

Injúrias aos Tecidos Dentais Duro e Pulpar
Fraturas de coroa não complicadas • Trinca de esmalte (Esquema 20.1A): Fratura incompleta do esmalte sem perda de estrutura. • Fratura de esmalte (Esquema 20.1B; Quadro 20.3 – Fig. 20.3): Perda de estrutura dentária limitada ao esmalte. • Fratura de esmalte/dentina (Esquema 20.1C; Quadro 20.3 – Fig. 20.3): Perda de estrutura dentária limitada ao esmalte e à dentina, sem exposição pulpar. *Fratura de coroa complicada (Esquema 20.1D; Quadro 20.3 – Fig. 20.4)* • Fratura de esmalte/dentina com exposição: Perda de estrutura dentária limitada ao esmalte e à dentina, com exposição pulpar.
Injúrias aos Tecidos Dentais Duros, Polpa e Processo Alveolar
• Fratura coronorradicular (Esquema 20.1E; Quadro 20.3 – Fig. 20.5): Fratura que envolve esmalte, dentina e cemento. A polpa pode ou não estar exposta. • Fratura radicular (Esquema 20.1F; Quadro 20.3 – Fig. 20.6): Fratura horizontal ou oblíqua envolvendo cemento, dentina e polpa na porção radicular. • Fratura de parede alveolar da maxila ou mandíbula: Uma fratura limitada à parede lingual ou bucal. • Fratura de processo alveolar da maxila ou mandíbula: Uma fratura do processo alveolar que pode ou não envolver a cavidade alveolar.
Injúrias aos Tecidos Periodontais
• Concussão (Esquema 20.2A; Quadro 20.4 – Fig. 20.7): Traumatismo de pequena intensidade sobre os tecidos de sustentação, sem determinar mudança de posição ou mobilidade à estrutura dentária (sensibilidade à percussão). • Subluxação (Esquema 20.2B; Quadro 20.4 – Fig. 20.8): Traumatismo de intensidade baixa a moderada nos tecidos de sustentação, que determina mobilidade dentária sem haver mudança de posição (sangramento marginal). • Luxação lateral (Esquema 20.2C; Quadro 20.4 – Fig. 20.9): Deslocamento do dente para palatina, vestibular, mesial ou distal. • Luxação intrusiva (Esquema 20.2D; Quadro 20.4 – Fig. 20.10): Deslocamento do dente para dentro do seu alvéolo, pode haver fratura de tábua óssea. • Luxação extrusiva (Esquema 20.2E; Quadro 20.4 – Fig. 20.11): Deslocamento parcial do dente para fora de seu alvéolo. • Avulsão (Esquema 20.2F; Quadro 20.4 – Fig. 20.12): Deslocamento total do dente para fora do seu alvéolo.
Injúrias à Gengiva ou Mucosa Oral
• Contusão: Condição produzida pelo impacto com um objeto pontiagudo, sem ruptura da mucosa, geralmente causando hemorragia submucosa podendo gerar hematoma (Fig. 20.13) e/ou edema (Quadro 20.5 – Fig. 20.14). • Abrasão (Quadro 20.5 – Fig. 20.15): É uma ferida superficial produzida por fricção ou raspagem da mucosa deixando uma superfície escoriada com sangramento. • Laceração (Quadro 20.5 – Fig. 20.16): Ferida superficial ou profunda na mucosa resultante em um rompimento geralmente produzidas por um objeto afiado.

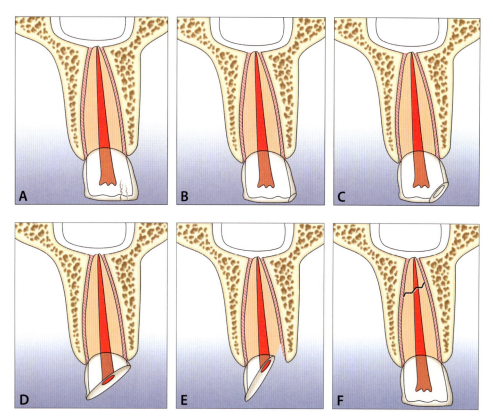

Esquema 20.1: Tipos de injúria aos tecidos dentário. (A) Fratura não complicada: trinca de esmalte. (B) Fratura não complicada envolvendo esmalte. (C) Fratura não complicada envolvendo esmalte/dentina. (D) Fratura compicada. (E) Fratura coronorradicular. (F) Fratura radicular.

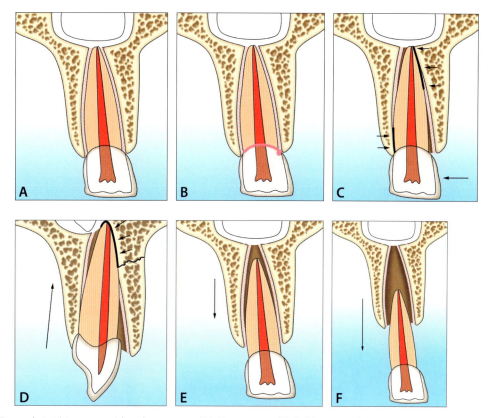

Esquema 20.2: Tipos de injúria aos tecidos de suporte. (A) Concussão. (B) Subluxação. (C) Luxação lateral. (D) Luxação intrusiva. (E) Luxação extrusiva. (F) Avulsão.

Quadro 20.3: Imagens clínica e radiográfica das injúrias aos tecidos dentário duro e polpa.

Injúrias aos Tecido Dentário Duro e Pulpar	
Fratura de coroa não complicada – esmalte e esmalte/dentina	Fratura de coroa complicada
Fig. 20.3: Fratura não complicada no esmalte do dente 62 e esmalte/dentina nos dentes 51 e 61.	**Fig. 20.4:** Fratura complicada no dente 51.
Injúrias aos Tecidos Dentários Duros e Polpa	
Fratura Coronorradicular	Fratura Radicular
Fig. 20.5: Fratura coronorradicular do dente 51.	**Fig. 20.6:** Fratura radicular do dente 61.

O medicamento será indicado de acordo com o estado em que o paciente se encontrar, sendo basicamente o uso de analgésicos para prevenção de dor e antissépticos e antimicrobianos para a prevenção de infecção. A inflamação, de acordo com Kramer e Feldens,[45] em geral é prevenida ou combatida exclusivamene com a aplicação de gelo no local traumatizado, uma vez que o uso de anti-inflamatórios apresenta indicação restrita em Odontopediatria.

Uma boa cicatrização após lesão dentária e de tecidos bucais, parte de uma boa higiene bucal. Os pais devem ser orientados sobre a melhor forma de cuidar dos dentes de seus filhos após uma lesão primária escovando os dentes com escova com cerdas macias após cada refeição e sendo instruídos a realizar a aplicação de clorexidina (0,12%) tópica na área afetada com auxílio de cotonetes duas vezes por dia, durante uma semana, prevenindo o acúmulo de biofilme.

A recomendação de uma dieta leve, durante 10 a 14 dias, é também interessante para o restabelecimento da condição bucal. A eliminação de hábitos bucais (sucção de dedo, chupeta, objetos dentre outros) é fundamental para o retorno da normalidade, como nos casos de intrusão em que a permanência do hábito impedirá a re-erupção do dente acometido.

Em caso de lesões associadas aos lábios, o uso de protetor labial durante o período de cicatrização evitará ressecamento e, em casos de escoriações em região de face, deve-se orientar o uso de protetor solar para evitar manchamento da pele.

Os pais devem ser informados também sobre as possíveis complicações que podem ocorrer, como edema, aumento da mobilidade, alteração de cor, presença de fístula, dentre outros. Mesmo na ausência de sintomatologia, o acompanhamento dos traumatismos dentários é *fundamental* para o diagnóstico precoce de possíveis sequelas. Além disso, também é interessante a confecção do consentimento informado para os pais sobre as possíveis complicações no desenvolvimento dos dentes permanentes, em especial após casos de intrusão, avulsão e fraturas alveolares em crianças com menos de 3 anos de idade.

O registro das informações iniciais do paciente, que vão desde orientações até prescrições, deve ser feito em

Quadro 20.4: Imagens clínica e radiográfica das injúrias ao tecido periodontal.

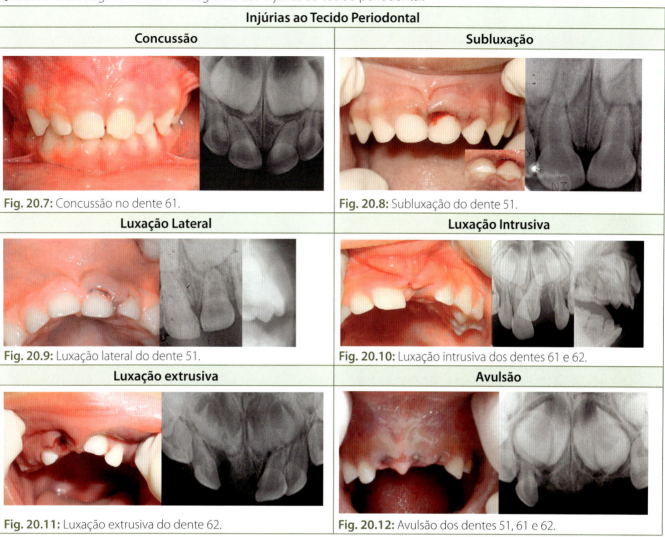

Injúrias ao Tecido Periodontal	
Concussão	**Subluxação**
Fig. 20.7: Concussão no dente 61.	Fig. 20.8: Subluxação do dente 51.
Luxação Lateral	**Luxação Intrusiva**
Fig. 20.9: Luxação lateral do dente 51.	Fig. 20.10: Luxação intrusiva dos dentes 61 e 62.
Luxação extrusiva	**Avulsão**
Fig. 20.11: Luxação extrusiva do dente 62.	Fig. 20.12: Avulsão dos dentes 51, 61 e 62.

Quadro 20.5: Imagens clínica das injúrias ao tecido mole.

Injúrias à Gengiva ou Mucosa Oral	
Contusão – Hematoma	**Contusão – Edema**
Fig. 20.13: Hematoma em região de mucosa labial e lábio.	Fig. 20.14: Edema em região de mucosa labial superior.
Abrasão	**Fratura Complicada de Coroa**
Fig. 20.15: Abrasão em região de mento.	Fig. 20.16: Laceração em região de fundo de vestíbulo, antes e após a sutura.

duas vias assinadas pelo responsável. A primeira ficará retida no prontuário e a outra via, com o responsável, uma vez que as instruções são de extrema importância para o prognóstico desta forma o profissional estará resguardado quanto a complicações futuras em que tenha havido negligência por parte dos responsáveis.

Protocolo de atendimento às injúrias traumáticas na dentição decídua

Traumatismos nos dentes decíduos representam problemas especiais e a gestão muitas vezes difere em comparação com a dentição permanente. Um plano de tratamento de urgência adequado é importante para um bom prognóstico. Orientações são úteis para o melhor cuidado possível de maneira eficaz. As classificações propostas basicamente são as mesmas para dentes decíduos e permanentes, no entanto a condução do tratamento é diferenciada. O protocolo de atendimento descrito neste capítulo é a união do preconizado pela IADT *(International Association of Dental Traumatology)*, AAPD *(American Academy of Pediatric Dentistry)* com adaptações realizadas no Centro de Vigilância e Monitoramento de Traumatismos Dentoalveolares da Universidade Federal do Rio de Janeiro (CVMT/UFRJ).

Salienta-se, ainda, que as opções de tratamento devem ser baseadas na cooperação da criança e na expectativa de vida do dente afetado. Na dentição decídua, não existe evidência satisfatória para indicar um ou outro tratamento, visto que a maioria dos estudos está baseada em relato de casos. De acordo com Flores et al.,[30] para limitar o dano e evitar interferência no desenvolvimento do germe do dente permanente é preconizado um protocolo conservador de tratamento baseado em critérios não invasivos, sob esta óptica, o CVMT/UFRJ tem pautado todas as suas ações, como demonstrado no esquema 20.3 e quadro 20.6.

Os protocolos para a conduta clínica para tecidos mole, dentário e duro de sustentação estão detalhados nos quadros 20.7 a 20.9.

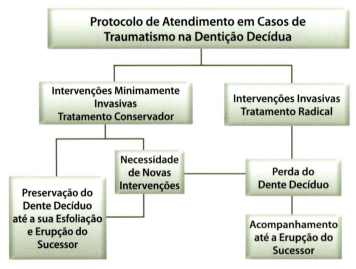

Esquema 20.3: Protocolo de atendimento para o tratamento minimamente invasivo.

Quadro 20.6: Protocolo para intervenções minimamente invasivas (Indicações, contraindicações, vantagens e desvantagens).

Indicações	Contraindicações (totais/parciais)	Vantagens	Desvantagens
Sempre que os benefícios forem maiores que os riscos. Como primeira escolha para dentes decíduos traumatizados. Qualquer idade. Qualquer tipo de injúria, onde o dente possa ser preservado.	Risco ao germe do permanente. Risco de aspiração do dente decíduo. Pacientes sistemicamente comprometidos. Falta de adesão ao tratamento; Presença de hábitos bucais deletérios.	Mínima intervenção. Reduz ou elimina a necessidade de novas manipulações. Melhora o manejo do paciente. Mantém o dente decíduo e preserva as estruturas de suporte. Redução dos custos. Melhor aproximação com o paciente e sua família.	Ausentes

Quadro 20.7: Protocolo para as injúrias aos tecidos moles contemplando radiografias, tratamento e tempo de proservação preconizados. (CVMT/UFRJ)

Injúria Conduta	Laceração	Contusão	Abrasão
Radiografia	Lateral (verificar a presença de fragmento dental)		Sem necessidade
Tratamento	Limpeza, sutura (quando necessário) Avaliar a necessidade de prescrição medicamentosa Orientações: higienização e realização de compressas de gelo	Acompanhamento	Limpeza Protetor solar/labial
Proservação		Monitorar até a cicatrização final	

Quadro 20.8: Protocolo para injúrias dentárias e ósseas na dentição decídua contemplando radiografias, tratamento e tempo de proservação preconizados. (CVMT/UFRJ)

Injúria Conduta	Fratura não Complicada	Fratura Complicada	Fratura Coronorradicular	Fratura Radicular	Fratura Alveolar
Radiografia		Periapical, oclusal com filme adulto			Periapical, oclusal, lateral, panorâmica
Tratamento	Desgaste das bordas cortantes acentuadas ou Restauração	• Rizogênese incompleta → capeamento pulpar direto/pulpotomia • Rizogênese completa → pulpotomia/pulpectomia • Impossibilidade → exodontia	Exodontia (cuidado para prevenir traumatismos ao germe do sucessor permanente)	Exodontia (cuidado para prevenir traumatismos ao germe do sucessor permanente) Não remover fragmento radicular	Acompanhamento, manutenção do dente sem reduzir fratura de tábua óssea
Proservação	1 semana, 1 mês, 4 meses, 6 meses, anualmente monitorando clínica e radiograficamente até a erupção do sucessor permanente				

Quadro 20.9: Protocolo para as injúrias aos tecidos de suporte na dentição decídua contemplando radiografias, tratamento e tempo de proservação preconizados. (CVMT/UFRJ)

Injúria Conduta	Concussão	Subluxação	Luxação Lateral	Luxação Intrusiva	Luxação Extrusiva	Avulsão
Radiografia	Periapical, Oclusal		Periapical, oclusal, lateral		Periapical, oclusal	
Tratamento	Acompanhamento		• Sem interferência oclusal → não fazer nada (aguardar reposição espontânea) • Interferência oclusal → desgaste do dente • Deslocamento grave em direção palatina (fratura da tábua óssea) ou labial (relação com germe do dente permanente) → acompanhamento ou exodontia	• Sem contato com o sucessor → aguardar a reposição espontânea • Em contato com o sucessor → exodontia • Deslocamento grave em direção palatina (fratura da tábua óssea) ou labial (relação com germe do dente permanente) → exodontia	• Extrusões menores (até 3 mm) em dentes com rizogênese incompleta • Sem interferência oclusal → acompanhamento • Em caso de interferência oclusal → desgaste e acompanhamento • Extrusões maiores que 3 mm em dentes com rizogênese completa → exodontia	Não reimplantar
Proservação	1 semana, 15 dias, 1 mês, 4 meses, 6 meses, anualmente monitorando clínica e radiograficamente até a erupção do sucessor permanente.					Anualmente até a erupção do permanente

INJÚRIAS E SEQUELAS

Principais Sequelas dos Traumatismos Dentários em Dentes Decíduos

Os traumatismos na dentição decídua podem estar relacionados a sequelas nos próprios dentes decíduos e em seus sucessores permanentes. Tais sequelas variam em função do tipo e intensidade do traumatismo, idade da criança e estágio de desenvolvimento dentário,[70] podendo ter caráter reversível ou não.[35,51] Traumatismos recorrentes, fatores locais e sistêmicos podem agravar a situação, levando à exodontia.

Dentre as sequelas nos dentes decíduos destacam-se hiperemia, hemorragia, calcificação e necrose pulpares, reabsorções patológicas inflamatórias internas, externas e inflamações por substituição e retenções prolongadas de dentes decíduos (Quadro 20.10). Além destas, ainda podem ser encontradas perdas prematuras do elemento decíduo traumatizado, retração gengival e mudança definitiva de posição após luxação.[6,7]

Já nos dentes permanentes, as sequelas podem acometer a coroa, a raiz ou o germe como um todo.[45, 47] Hipoplasia, hipocalcificação, dilaceração coronária, duplicação radicular, dilaceração radicular, suspensão da rizogênese, distúrbios de erupção, malformações e sequestro do germe dental são tidas como as principais sequelas de traumatismos em dentes decíduos. Deve-se ainda destacar que, quanto menor a idade da criança que sofreu traumatismo, maiores as possibilidades de sequelas para os dentes permanentes. Embora os traumatismos de maior impacto como as intrusões e avulsões contribuam com as maiores chances de danos, qualquer tipo de traumatismo em dentes decíduos pode contribuir para o surgimento de sequelas em seus sucessores.[35]

CONCLUSÃO

Injúrias traumáticas são consideradas urgências, devendo ser prontamente diagnosticadas e tratadas visando a redução do sofrimento, dos custos e do tempo despendido pelos pacientes, seus responsáveis e profissionais de saúde.[4] Para tanto, o conhecimento acerca da classificação dos traumatismos, bem como de suas características, abordagens e prognósticos são fundamentais para o sucesso do tratamento, visto que condutas impróprias frente ao traumatismo na dentição decídua podem causar mais danos aos dentes e seus sucessores que o próprio traumatismo.[49]

Abordagens mais conservadoras, com intervenções minimamente invasivas, tais como controle da dor e ansiedade da criança e seus responsáveis, instrução de higiene bucal imediata e durante as consultas de acompanhamento[21] e orientações aos pais quanto aos cuidados domiciliares[19] são capazes de salvar muitos dentes decíduos, aparentemente perdidos no momento do traumatismo. Tal fato poderia evitar o comprometimento ortodôntico e os problemas de fonética, assim como a geração de impacto negativo na fisiologia, estética, comportamento[21] e qualidade de vida da criança e seus familiares.[15]

Quadro 20.10: Principais sequelas em dentes decíduos decorrentes de traumatismos dentários.

	Hiperemia Pulpar	Hemorragia Pulpar	Calcificação Pulpar (metamorfose cálcica)	Necrose Pulpar	Reabsorção Patológica Inflamatória Interna	Reabsorção Patológica Inflamatória Externa	Reabsorção Patológica por Substituição (anquilose)	Retenção Prolongada de Dente Decíduo
Definição	É a resposta incial da polpa dentária frente a um traumatismo.	Extravazamento de sangue dos capilares, com impregnação dos túbulos dentinários por pigmentos derivados do metabolismo da hemoglobina.	Resposta pulpar ao traumatismo que envolve o depósito gradual e progressivo de dentina, obliterando a câmara e o canal radicular. Decorre da falta de suprimento sanguíneo na polpa.	Morte do tecido pulpar. A polpa do dente decíduo traumatizado evoluirá para necrose, dependendo de fatores como idade da criança no momento da injúria, grau de deslocamento do dentário e mobilidade, assim como presença de fratura coronária e sua extensão.	Reabsorção da porção interna da dentina coronária e/ou radicular decorrente de dano pulpar irreversível.	Reabsorção da porção externa da dentina radicular decorrente de danos ao ligamento periodontal.	União progressiva entre o dente e o osso alveolar em decorrência de inflamação e subsequente reabsorção radicular, seguida de reparo por tecido substitutivo ósseo que funde total ou parcialmente o dente ao osso.	Ocorre quando a raiz do dente decíduo não sofre o processo fisiológico.
Características Clínicas	Normalmente ausentes, no entanto, o dente afetado pode estar mais avermelhado, fato visível apenas com a transiluminação.	Alteração de cor, variando do cinza-arroxeado ao amarelo-amarronzado. Nos casos mais leves, há reabsorção do sangue e retorno à cor normal. Nos mais graves, a pigmentação persiste por toda a vida útil do dente.	Alteração de cor branco-opaca ou amarelada.	Alteração de cor azul-acinzentado por vezes acastanhado associada à presença de fístula e abscesso.	Por vezes ausentes. No entanto, podem coincidir com as características clínicas da necrose pulpar.	Por vezes ausentes. No entanto, podem se apresentar como alteração de cor na coroa ou coincidir com as características clínicas da necrose pulpar. Em estágios avançados, está envolvida com mobilidade dentária.	Dente infracluído. Pode ser leve, moderada ou severa.	Varia de ausente à presença de erupção do dente permanente sem que o decíduo tenha esfoliado.
Lesão Pulpar	Pode ser reversível ou não, levando à hisquemia seguida de necrose pulpar.	Pode ser reversível ou não, levando à necrose pulpar.	Irreversível, no entanto, na maioria dos casos inócua.	Irreversível e difícil de diagnosticar.	Irreversível (em grande parte dos casos associada à necrose).	Nem sempre presente. Está relacionada a dano mecânico ao cemento ou ligamento periodontal.	Ausente.	Presença de parte ou toda raiz não reabsorvida.

(continua)

(continuação)

Diagnóstico	Clínico e radiográfico. Presença de sensibilidade à percussão e tátil.	Clínico e radiográfico. A pigmentação não é indício de necrose pulpar.	Radiográfico.	Clínico e/ou radiográfico. O valor diagnóstico da coloração acinzentada da coroa de dentes decíduos como preditor de necrose é controverso.	Clínico e/ou radiográfico. Coronário: clinicamente apresenta-se com coloração rosa-avermelhada, associada ou não à mobilidade. Radicular: o diagnóstico é radiográfico. Pode apresentar mobilidade em função de sua extensão e ruptura radicular.	Radiográfico, com a presença de áreas radiolúcidas em localizações e formatos diferentes, por vezes de difícil diagnóstico devido ao tamanho variável. Normalmente, não há envolvimento pulpar.	Clínico e radiográfico. Som metálico à percussão	Clínico e radiográfico. Pouca ou nenhuma mobilidade do dente decíduo.
Características Radiográficas	Ausente.	Ausente.	Câmara e canal radicular e parcial ou totalmente calcificados.	Presença de lesão periapical e reabsorção.	Imagem radiolúcida de contorno regular na região coronária e em forma de balão no interior do canal radicular.	Imagem radiolúcida de contorno regular na região externa da raiz. Pode ser bem localizada, atípica em forma de "teto de igreja" ou arredondada. Pode ainda ser lateral, apical e cervical.	Fusão do dente ao osso. Ausência total ou parcial de área correspondente ao ligamento periodontal. Continuidade entre dentina e osso.	Defeito na reabsorção fisiológica, variando de ausente a parcial.
Outras Características Relevantes	Congestão dos capilares, aumento da vascularização e pequena infiltração celular.	Ruptura dos capilares da polpa, com extravazamento de células sanguíneas.	Depósito de dentina de forma difusa.	Lise celular, presença de exsudato.	Presença de odontoclastos em meio a áreas de necrose pulpar.	Pode haver mobilidade dentária variando entre leve, moderada ou grave.		Pode estar associada à erupção ectópica do sucessor.

	Tratamento	Prognóstico
	Normalmente não requer intervenção. Repouso para a área afetada e controle clínico e radiográfico. Em caso de evolução para necrose, indica-se o tratamento endodôntico ou exodontia e proservação.	Normalmente favorável.
	Normalmente não requer intervenção. Repouso para a área afetada e controle clínico e radiográfico. Em casos de comprometimento estético, pode-se confeccionar uma faceta. Em caso de evolução para necrose, indica-se o tratamento endodôntico ou exodontia e proservação.	Normalmente favorável.
	Normalmente não requer tratamento. Acompanhar periodicamente. Em caso de necrose associada, o tratamento endodôntico passa a ser necessário. Proservação.	Normalmente favorável.
	Dentes escurecidos após traumatismo- conduta conservadora até que haja quaisquer sinais de infecção. Em caso de dúvida no diagnóstico, acompanhar clínica e radiograficamente em busca de sinais de necrose. Após a confirmação do diagnóstico, tratamento endodôntico ou exodontia. Proservação.	Favorável desde que se trate a infecção em tempo hábil de evitar danos irreparáveis indicativos de exodontia ou lesão nos dentes permanentes.
	Tratamento endodôntico ou exodontia. Proservação.	Favorável desde que tratada a tempo de limitar o dano. Proservação.
	Acompanhamento clínico e radiográfico. Dedende da extensão do dano. Pode variar do simples acompanhamento até tratamento endodôntico e exodontia. Proservação.	Normalmente favorável. Requer acompanhamento clínico e radiográfico.
	Acompanhamento, colocação de coroa protética ou, em casos mais severos, exodontia. Proservação.	Favorável. Requer acompanhamento clínico e radiográfico.
	Exodontia em momento oportuno. Proservação.	Normalmente favorável.

REFERÊNCIAS

1. World Health Organization (WHO). Seat-belts and child restraints: a road safety manual for decision-makers and practitioners. 2009.
2. AAPD. Guideline on management of acute dental trauma. Pediatr Dent. 2008; 30(7 Suppl):175-83.
3. Adams F. Traumatized and fractured young teeth. J Am Dent Assoc. 1944; 31241-8.
4. Al-Jundi SH. Type of treatment, prognosis, and estimation of time spent to manage dental trauma in late presentation cases at a dental teaching hospital: a longitudinal and retrospective study. Dent Traumatol. 2004 Feb; 20(1):1-5.
5. Andreasen JO. Challenges in clinical dental traumatology. Endod Dent Traumatol. 1985 Apr; 1(2):45-55.
6. Andreasen JO. Etiology and pathogenesis of traumatic dental injuries. A clinical study of 1298 cases. Scand J Dent Res 1970; 78329-42.
7. Andreasen JO, Andeasen FM. Text book and color atlas of traumatic injuries to the teeth. 3ª ed. Copenhagen:. 2003.
8. Andreasen JO, Ravn JJ. Epidemiology of traumatic dental injuries to primary and permanent teeth in a Danish population sample. Int J Oral Surg. 1972; 1(5):235-9.
9. Arbogast KB, Locey CM, Zonfrillo MR, Maltese MR. Protection of children restrained in child safety seats in side impact crashes. J Trauma. 2010 Oct; 69(4):913-23.
10. Arikan V, Sari S, Sonmez H. The prevalence and treatment outcomes of primary tooth injuries. Eur J Dent. 2010 Oct; 4(4):447-53.
11. Bakland LK, Boyne PJ. Trauma to the oral cavity. Clin Sports Med. 1989 Jan; 8(1):25-41.
12. Bastone EB, Freer TJ, McNamara JR. Epidemiology of dental trauma: a review of the literature. Aust Dent J. 2000 Mar; 45(1):2-9.
13. BDJ. Online dental trauma guide. Br Dent J. 2010 Nov 13; 209(9):429.
14. Bendo CB, Paiva SM, Oliveira AC, Goursand D, Torres CS, Pordeus IA et al. Prevalence and associated factors of traumatic dental injuries in Brazilian schoolchildren. J Public Health Dent. 2010 Jul 28.
15. Bendo CB, Paiva SM, Torres CS, Oliveira AC, Goursand D, Pordeus IA et al. Association between treated/untreated traumatic dental injuries and impact on quality of life of Brazilian schoolchildren. Health Qual Life Outcomes. 2010; 8114.
16. Bijella MF, Yared FN, Bijella VT, Lopes ES. Occurrence of primary incisor traumatism in Brazilian children: a house-by-house survey. ASDC J Dent Child. 1990 Nov-Dec; 57(6):424-7.
17. Blanco MPL, Chivian N, Sigutdson. O Papel da endodontia após o traumatismo dentário. in: Cohen, S; Hargreaves, K.M. Caminhos da Polpa. 9ª ed. Rio de Janeiro: Mosby Elsevier 2007. cap. 16. p.610-649.
18. Bourguignon C, Sigurdsson A. Preventive strategies for traumatic dental injuries. Dent Clin North Am. 2009 Oct; 53(4):729-49, vii.
19. Brito DI, Maia LC. Successful minimally invasive management of maxillary primary central incisors after lateral luxation: A case report. General Dentistry. 2011; Jan; 59(1):e7-e11.
20. Carvalho V, Jacomo DR, Campos V. Frequency of intrusive luxation in deciduous teeth and its effects. Dent Traumatol. 2010 Aug; 26(4):304-7.
21. Charone S, Kuchler EC, Costa Mde C, Maia LC. A successful outcome using a minimal invasive approach to manage a severe trauma to the primary maxillary incisor in a toddler. Dent Traumatol. 2010 Jun; 26(3):294-7.
22. Day PF, Duggal MS. A multicentre investigation into the role of structured histories for patients with tooth avulsion at their initial visit to a dental hospital. Dent Traumatol. 2003 Oct; 19(5):243-7.
23. de Vasconcelos Cunha Bonini GA, Marcenes W, Oliveira LB, Sheiham A, Bonecker M. Trends in the prevalence of traumatic dental injuries in Brazilian preschool children. Dent Traumatol. 2009 Dec; 25(6):594-8.
24. Ellis RG. The classification and treatment of injuries to the teeth of children. 1 ed. Chicago: The Year Book Publishers; 1945.
25. Ellis S. Incomplete tooth fracture – proposal for a new definition. Br Dent J 2001; 190424-8.
26. Evans CA, Jr., Fielding JE, Brownson RC, England MJ, Fullilove MT, Guerra FA et al. Motor-vehicle occupant injury: strategies for increasing use of child safety seats, increasing use of safety belts, and reducing alcohol-impaired driving. MMWR Recomm Rep. 2001 May 18; 50(RR-7):1-14.
27. Feldens CA, Kramer PF, Ferreira SH, Spiguel MH, Marquezan M. Exploring factors associated with traumatic dental injuries in preschool children: a Poisson regression analysis. Dent Traumatol. 2010 Apr; 26(2):143-8.
28. Feliciano KM, de Franca Caldas A, Jr. A systematic review of the diagnostic classifications of traumatic dental injuries. Dent Traumatol. 2006 Apr; 22(2):71-6.
29. Ferreira JM, Fernandes de Andrade EM, Katz CR, Rosenblatt A. Prevalence of dental trauma in deciduous teeth of Brazilian children. Dent Traumatol. 2009 Apr; 25(2):219-23.
30. Flores MT. Traumatic injuries in the primary dentition. Dent Traumatol. 2002 Dec; 18(6):287-98.
31. Flores MT, Malmgren B, Andersson L, Andreasen JO, Bakland LK, Barnett F et al. Guidelines for the management of traumatic dental injuries. III. Primary teeth. Dent Traumatol. 2007 Aug; 23(4):196-202.
32. Fountain SB, Camp JH. Traumatismo dentário. In: Cohen S, Burns RC, editors. Caminhos da Polpa. Rio de Janeiro: Guanabara Koogan. 2010 439-87.
33. Garcia-Godoy F. A classification for traumatic injuries to primary and permanent teeth. J Pedod. 1981 Summer; 5(4):295-7.

34. Granville-Garcia AF, de Menezes VA, de Lira PI. Dental trauma and associated factors in Brazilian preschoolers. Dent Traumatol. 2006 Dec; 22(6):318-22.
35. Guedes-Pinto AC. Odontopediatria. 8ª ed. São Paulo: Ed. Santos, 2010.
36. Guedes OA, de Alencar AH, Lopes LG, Pecora JD, Estrela C. A retrospective study of traumatic dental injuries in a Brazilian dental urgency service. Braz Dent J. 2010; 21(2):153-7.
37. Hasan AA, Qudeimat MA, Andersson L. Prevalence of traumatic dental injuries in preschool children in Kuwait – a screening study. Dent Traumatol. 2010 Aug; 26(4):346-50.
38. Hedegard B, IS. A study of traumatised permanent teeth in children aged 7-15 years. Part 1. Svensk Tandl T. 1973; 66:431-52.
39. Ingle JI, Frank AL, Natkin E, Nutting EE. Diagnostico e tratamento das lesões traumaticas e suas sequelas. In: Ingle JI, Beveridge EE, editors. Endodontia. Rio de Janeiro: Interamericana. 1979; 627-79.
40. Jarvinen S. Fractured and avulsed permanent incisors in Finnish children. A retrospective study. Acta Odontol Scand. 1979; 37(1):47-50.
41. Jarvinen S. Traumatic injuries to upper permanent incisors related to age and incisal overjet. A retrospective study. Acta Odontol Scand. 1979; 37(6):335-8.
42. Jesus MA, Antunes LA, Risso Pde A, Freire MV, Maia LC. Epidemiologic survey of traumatic dental injuries in children seen at the Federal University of Rio de Janeiro, Brazil. Braz Oral Res. 2010 Mar; 24(1):89-94.
43. Johnson KA, Klaas SJ. The changing nature of play: implications for pediatric spinal cord injury. J Spinal Cord Med. 2007; 30 Suppl 1S71-5.
44. Johnson R. Descriptive classification of traumatic injuries to the teeth and supporting structures. J Am Dent Assoc. 1981 Feb; 102(2):195-7.
45. Kramer PF, Feldens CA. Traumatismos na dentição decídua: Prevenção, Diagnóstico e tratamento. 1ª ed. São Paulo: Ed. Santos, 2005.
46. Kramer PF, Zembruski C, Ferreira SH, Feldens CA. Traumatic dental injuries in Brazilian preschool children. Dent Traumatol. 2003 Dec; 19(6):299-303.
47. Kuchler EC, da Silva Fidalgo TK, Farinhas JA, de Castro Costa M. Developmental dental alterations in permanent teeth after intrusion of the predecessors: clinical and microscopic evaluation. Dent Traumatol. 2010 Dec; 26(6):505-8.
48. Kumamoto DP, Maeda Y. A literature review of sports-related orofacial trauma. Gen Dent. 2004 May-Jun; 52(3):270-80; quiz 81.
49. Lenzi AR, Medeiros PJ. Severe sequelae of acute dental trauma in the primary dentition – a case report. Dent Traumatol. 2006 Dec; 22(6):334-6.
50. McDonald RE, Avery DR, Dean JA. McDonald and Avery's dentistry for the child and adolescent. Maryland Heights, Mo. Mosby/Elsevier 2010.
51. Meira R, Barcelos R, Primo LSG. Respostas do complexo dentino-pulpar aos traumatismos em dentes decíduos. J Bras Odontop Odont do Bebê. 2003; 6(29):50-5.
52. Nguyen QV, Bezemer PD, Habets L, Prahl-Andersen B. A systematic review of the relationship between overjet size and traumatic dental injuries. Eur J Orthod. 1999 Oct; 21(5):503-15.
53. O'Brien M. Children's dental health in the United Kingdom1993. London: HMSO. 1994.
54. Oikarinen K, Kassila O. Causes and types of traumatic tooth injuries treated in a public dental health clinic. Endod Dent Traumatol. 1987 Aug; 3(4):172-7.
55. Oliveira LB, Marcenes W, Ardenghi TM, Sheiham A, Bönecker M. Traumatic dental injuries and associated factors among Brazilian preschool children. Dent Traumatol. 2007 Apr; 23(2):76-81.
56. Petersson EE, Andersson L, Sorensen S. Traumatic oral vs non-oral injuries. Swed Dent J. 1997; 21(1-2):55-68.
57. Pin T, Eldridge B, Galea MP. A review of the effects of sleep position, play position, and equipment use on motor development in infants. Dev Med Child Neurol. 2007 Nov; 49(11):858-67.
58. Ravn JJ. Dental injuries in Copenhagen schoolchildren, school years 1967-1972. Community Dent Oral Epidemiol. 1974; 2(5):231-45.
59. Robson F, Ramos-Jorge ML, Bendo CB, Vale MP, Paiva SM, Pordeus IA. Prevalence and determining factors of traumatic injuries to primary teeth in preschool children. Dent Traumatol. 2009 Feb; 25(1):118-22.
60. Rodriguez JG. Traumatic anterior dental injuries in Cuban preschool children. Dent Traumatol. 2007 Aug; 23(4):241-2.
61. Sanchez AV, Garcia-Godoy F. Traumatic dental injuries in 3- to 13-year-old boys in Monterrey, Mexico. Endod Dent Traumatol. 1990 Apr; 6(2):63-5.
62. Scheer B. Prevention of dental and oral injuries. In: Andreasen JO, Andreasen FM, editors. Textbook and Colour Atlas of Traumatic Injuries to the Teeth, 3rd edn. Copenhagen: Munksgaard. 1994; 457-94.
63. Simon PA. Recognizing and reporting the orofacial trauma of child abuse/neglect. Tex Dent J. 2000 Oct; 117(10):21-32.
64. Simpkiss MJ, Raikes AS. Problems resulting from the excessive use of baby-walkers and baby-bouncers. Lancet. 1972 Apr 1; 1(7753):747.
65. Soriano EP, Caldas Ade F, Jr., Diniz De Carvalho MV, Amorim Filho Hde A. Prevalence and risk factors related to traumatic dental injuries in Brazilian schoolchildren. Dent Traumatol. 2007 Aug; 23(4):232-40.
66. Sweet C. A classification and treatment for traumatized anterior teeth. J Dent Child 1995; 22 (Suppl.)144-9.
67. Tesini DA, Soporowski NJ. Epidemiology of orofacial sports-related injuries. Dent Clin North Am. 2000 Jan; 44(1):1-18.

68. Tewari N, Pandey RK. Root hypoplasia: an unusual sequela to primary tooth trauma. Dent Traumatol. 2010 Feb; 26(1):115-7.
69. Viegas CM, Scarpelli AC, Carvalho AC, Ferreira FM, Pordeus IA, Paiva SM. Predisposing factors for traumatic dental injuries in Brazilian preschool children. Eur J Paediatr Dent. 2010 Jun; 11(2):59-65.
70. Wanderley MT. Como tratar dentes traumatizados ou perdidos. Traumatismo em dentes decíduos e suas repercussões para as dentições. Anais do 15º Conclave Odontológico Internacional de Campinas. 2003.
71. Welbury RR, Murphy JM. The dental practitioner's role in protecting children from abuse. 2. The orofacial signs of abuse. Br Dent J. 1998 Jan 24; 184(2):61-5.
72. Wendt FP, Torriani DD, Assuncao MC, Romano AR, Bonow ML, da Costa CT et al. Traumatic dental injuries in primary dentition: epidemiological study among preschool children in South Brazil. Dent Traumatol. 2010 Apr; 26(2):168-73.

Capítulo 21

Evolução da Oclusão Dentária

Matilde da Cunha Gonçalves Nojima, Margareth Maria Gomes de Souza, Carolina Baratieri, Cláudia Trindade Mattos, Matheus Alves Jr.

INTRODUÇÃO

A oclusão dentária humana está em mudança constante, em especial durante a infância. O desenvolvimento da oclusão é um processo contínuo que ocorre a longo prazo a partir da sexta semana de vida intrauterina até, aproximadamente, os 20 anos de idade.[13,21]

O conhecimento das características normais da dentição em suas diferentes fases é essencial aos que se destinam a cuidar da saúde bucal da criança. Por meio dele, é possível reconhecer e diagnosticar corretamente os desvios da normalidade em estágios precoces, orientando e, muitas vezes, tranquilizando os pais ou responsáveis, além de realizar o tratamento adequado quando necessário.

A fim de facilitar a compreensão do desenvolvimento normal da oclusão dentária, este capítulo foi dividido de modo didático em: período pré-dental, desenvolvimento e caracterização das dentições decídua e mista até a esfoliação do último dente decíduo, quando se inicia a dentição permanente.

PERÍODO PRÉ-DENTAL (A BOCA DO RECÉM-NASCIDO)

A boca do recém-nascido em geral não apresenta dentes durante os seis primeiros meses de vida, sendo este período denominado pré-dental ou dos roletes gengivais.

Como relatado no capítulo 5, a maxila e a mandíbula ao nascimento são pequenas em relação às demais estruturas do complexo craniofacial.[22-23] Os processos alveolares estão cobertos pelos abaulamentos gengivais que logo se segmentam para originar os locais de desenvolvimento dos dentes decíduos (Fig. 21.1). A mucosa gengival de cor rosada é firmemente aderida como a de uma boca adulta edentula.[6] No entanto, não há osso separando as coroas dos dentes decíduos que já estão formadas na cavidade bucal, e sim apenas tecido gengival.

O arco dentário superior apresenta forma arredondada ou de ferradura, com abóbada mais profunda e o arco inferior, em forma de U, sendo mais retangular que o superior e com a região anterior mais pontiaguda e inclinada labialmente.[15] Com frequência, nesse período, o freio labial insere-se na crista do rebordo alveolar[9] (Fig. 21.1A). Com a erupção dos incisivos decíduos e o desenvolvimento do osso alveolar, esta inserção assume posição mais superior no rebordo vestibular.

Em visão lateral, o rolete inferior apresenta relação distal ao rolete superior,[19] oscilando este transpasse horizontal entre 5 a 6 mm, podendo atingir de 10 a 12 mm em casos mais extremos. Isto ocorre em razão do menor desenvolvimento mandibular em relação à maxila e é caracterizado pela face convexa do recém-nascido (Fig. 21.2). Esta diferença entre os maxilares é fisiológica, o que facilita não só o parto, como principalmente a amamentação. Em vista frontal, os roletes gengivais, em geral, estão separados na região anterior (Figs. 21.1C e 21.2C), unindo-se apenas na

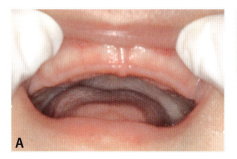 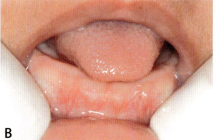 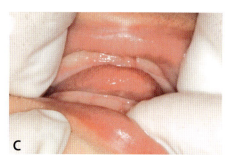

Fig. 21.1: Características intrabucais do recém-nascido: processos alveolares cobertos pelos abaulamentos gengivais. (A) Rolete superior com proeminências na região vestibular indicativas das coroas dos dentes decíduos e inserção do freio labial na crista alveolar. (B) Rolete gengival inferior. (C) Relação distal do rolete inferior, ausência de contato na região anterior e posicionamento da língua entre os roletes gengivais.

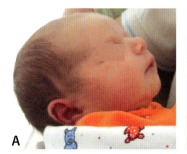 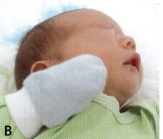 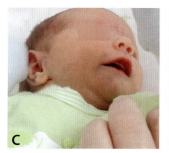 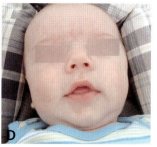

Fig. 21.2: Características extrabucais do recém-nascido. (A-C) Perfil facial convexo em razão do retrognatismo mandibular; dimensão vertical diminuída devido à ausência dentária. (D) Formato triangular da boca, sendo a base o lábio inferior; e língua com aparente protrusão (postura neonatal da língua).

região posterior. O espaço anterior está presente em torno de 71,5% dos bebês.[14] Esta condição é favorável à instalação de sobremordida ideal após a erupção dos dentes.[6] Quando em posição de repouso mandibular, os roletes encontram-se separados e a língua sobressai entre os lábios, na denominada "postura neonatal da língua" (Figs. 21.1C e 21.2D).[15]

Os roletes gengivais apresentam saliências e pregas em suas bordas livres, que atuam como vedantes, formando uma aderência que possibilita o vácuo durante o ato fisiológico da amamentação.[2] A função primordial neste período é a sucção e todas as características anatômicas do recém-nascido devem estar em perfeita harmonia para permitir a realização desta atividade funcional básica. Nos primeiros 6 meses de vida, durante a amamentação natural, a sucção estimula o crescimento e desenvolvimento mandibular. Ao final desse período, o transpasse horizontal entre os roletes não é mais tão evidente e o crescimento do rebordo alveolar proporciona espaço para a erupção dos dentes decíduos. A não estimulação do ato de sucção pode interferir no processo de desenvolvimento normal da oclusão, estabelecendo desarmonias ósseas e, consequentemente, alterações dentárias no futuro.

Muitas mudanças ocorrem na cavidade bucal do recém-nascido até a erupção dos dentes decíduos. A informação aos pais e responsáveis neste período, em especial sobre a importância da amamentação adequada, é a principal medida preventiva para o correto estabelecimento da oclusão dentária.

DENTIÇÃO DECÍDUA

Considerações Clínicas

Os dentes decíduos, também conhecidos como dentes de leite, dentes primários ou dentes temporários, são os primeiros a irromperem na cavidade bucal. O processo de evolução da dentição decídua é visto pelos profissionais da saúde como um evento muito importante, pois permitirá o desenvolvimento adequado dos arcos dentários a partir da matriz funcional de osso alveolar, além de fornecer guia para erupção para os dentes permanentes.[11,15]

Desenvolvimento da Dentição Decídua

A formação dos dentes decíduos tem início durante o período embrionário e seu surgimento na cavidade bucal ocorre, em média, após os 6 meses de vida. Normalmente, a sequência de erupção destes dentes se dá da seguinte forma: incisivos centrais, incisivos laterais, primeiros molares, caninos e segundos molares (Quadro 6.2, modificada por Lunt e Law – Capítulo 6). A sequência de erupção normal da dentição decídua está ilustrada na figura 21.3.

Erupção dos incisivos decíduos

Por volta dos 6 a 7 meses de idade, os incisivos centrais inferiores irrompem guiados pelo lábio inferior e pela língua. Nos meses seguintes, irrompem os incisivos centrais superiores, aparecendo os primeiros indícios do processo de mastigação. Em seguida, irrompem os incisivos laterais superiores e inferiores, estabelecendo a guia incisal. A sobremordida acentuada é característica de normalidade desta fase. A língua tem sua posição funcional de repouso modificada, sendo ela restrita dentro da cavidade bucal pelos dentes anteriores. Os movimentos de abertura e fechamento da boca tornam-se mais precisos.[6,15]

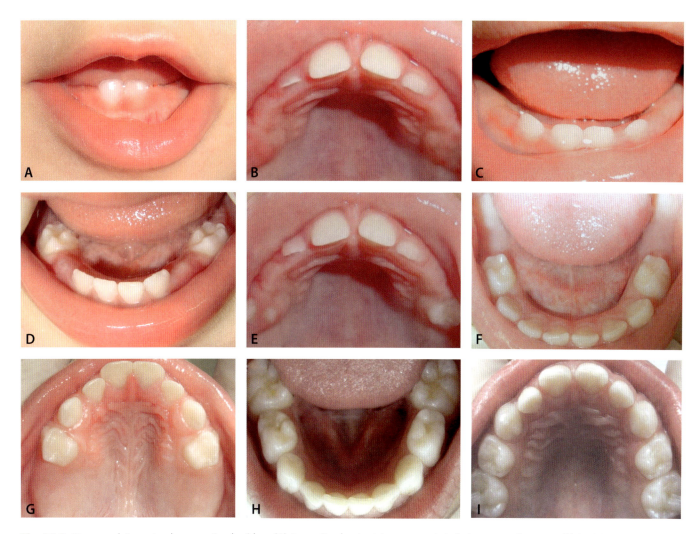

Fig. 21.3: Desenvolvimento da erupção decídua. (A) Erupção dos incisivos centrais inferiores aos 6 meses. (B) Incisivos centrais superiores erupcionaram aos 7,5 meses; erupção dos incisivos laterais superiores aos 8 meses de vida. (C) Erupção dos incisivos laterais inferiores aos 8,5 meses. (D) Os primeiros molares inferiores erupcionaram aos 12 meses. (E) Erupção dos primeiros molares superiores aos 14 meses. (F) Os caninos inferiores erupcionaram aos 16 meses. (G) Erupção dos caninos superiores aos 18 meses. (H) Arcada dentária inferior completa aos 24 meses. (I) Arcada dentária superior completa aos 30 meses de idade.

Erupção dos primeiros molares decíduos

Os próximos dentes a irromperem na sequência cronológica são os primeiros molares inferiores, seguidos dos superiores. Estes dentes são guiados para suas posições pelos tecidos moles que os circundam e o primeiro levante da mordida é estabelecido, ocasionando diminuição da sobremordida. Ao irromperem os primeiros molares decíduos, a criança estará apta a mastigar.[15]

Erupção dos caninos decíduos

O canino inferior é levado em posição pelos tecidos moles que o circundam, guiado pela superfície distal do incisivo lateral, enquanto a referência para o canino superior é a superfície mesial do primeiro molar. Essa nova fase do desenvolvimento permite que os caninos guiem, pela primeira vez, o movimento de lateralidade com função cuspídea unilateral. Surgem, nas arcadas dentárias, os espaços primatas. Tais espaços estão sempre localizados distalmente aos caninos inferiores e mesialmente aos caninos superiores,[14,15] sendo sua ocorrência mais prevalente no arco superior.[5,8]

Erupção dos segundos molares decíduos

A erupção dos segundos molares completa a dentição decídua, propiciando função mastigatória plena. A relação terminal dos segundos molares decíduos influencia na futura erupção dos primeiros molares permanentes. O plano terminal é definido como a relação entre as superfícies distais dos segundos molares decíduos superiores com as dos segundos molares decíduos inferiores.[6,15]

Caracterização da Dentição Decídua

Aos 3 anos de idade, a dentição decídua está estabelecida com a formação radicular total, podendo haver alguma variação individual (Cap. 6 – Quadros 6.1 e 6.2). É importante enfatizar que as dimensões sagitais e transversais das arcadas dentárias permanecem estáveis, a não ser que sejam submetidas a influências ambientais. Dos 3 aos 5 anos de idade, em média, verifica-se apenas o crescimento vertical alveolar concomitantemente com o desenvolvimento da região posterior das arcadas dentárias. Na fase final da dentição decídua, esta apresenta sinais de maturidade, com desgastes dentários generalizados nas bordas incisais e cúspides.[6,15]

Número, anatomia, cor dos dentes e forma dos arcos

Na dentição decídua, há 20 dentes, 5 por cada quadrante e 10 por cada arco. Suas características anatômicas são menos evidentes quando comparadas com as dos dentes permanentes, com ausência de cúspides e vertentes bem definidas. No colo, há uma constrição radiculocoronal mais pronunciada, salientando mais as bossas cervicais. O menor grau de mineralização dos dentes decíduos proporciona coloração branca-leitosa e os torna mais suscetíveis ao desgaste. Em geral, os arcos dentários apresentam-se no formato ovoide.[15]

Relação individual, inclinação axial e plano oclusal

Todos os dentes decíduos estão em contato com quatro dentes quando em oclusão, com exceção dos incisivos centrais inferiores e segundos molares inferiores, os quais estabelecem contato com três dentes, enquanto os segundos molares superiores com apenas dois. Os dentes anteriores superiores têm diâmetro mesiodistal (M-D) maior do que os dentes anteriores inferiores. Com isto, o canino superior oclui distalmente ao canino inferior. Os dentes posteriores inferiores têm o diâmetro M-D maior que os posteriores superiores. Em consequência, a relação distal dos segundos molares decíduos é, na maioria das crianças, em plano terminal reto, ou seja, com as superfícies distais dos segundos molares superiores e inferiores alinhadas (Fig. 21.4).

Os dentes decíduos estão implantados verticalmente em sua base óssea nos sentidos vestibulolingual e mesiodistal, originando um plano oclusal praticamente horizontal, com ausência das curvas de Spee e de Wilson.[18] O ângulo interincisivos na dentição decídua é elevado (180°) quando comparado ao dos incisivos permanentes (131°).

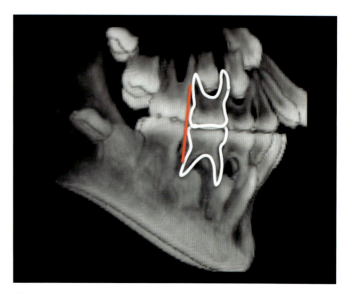

Fig. 21.4: Vista lateral de imagem tomográfica computadorizada de uma criança no período de dentição mista ilustrando o plano terminal reto entre as superfícies distais dos segundos molares decíduos. Reparar no alinhamento dos molares e na linha do plano terminal reto.

Plano terminal

A relação terminal dos segundos molares decíduos, segundo Baume,[3] pode apresentar-se em três situações (Fig. 21.5): plano terminal reto (76% dos casos), no qual as superfícies distais dos segundos molares decíduos superiores e inferiores terminam no mesmo plano; degrau mesial (14%), quando os segundos molares decíduos inferiores ocluem mesialmente aos superiores (superfície distal do segundo molar decíduo inferior encontra-se mesial à superfície distal do superior, formando um degrau mesial entre estas faces); e degrau distal (10%), no qual os segundos molares decíduos inferiores ocluem distalmente aos superiores (a superfície distal do segundo molar decíduo inferior posiciona-se distal à superfície distal do superior, formando um degrau distal entre ambas).

Conforme salientado por Baume,[4] a relação terminal dos segundos molares decíduos em plano reto e em degrau mesial podem propiciar oclusão normal no futuro. Nessa perspectiva, ao se considerar que 90% dos casos apresentam tais relações terminais, é de se esperar que, via de regra, o desenvolvimento da oclusão seja favorável.

Espaços interdentais e tipos de arcos decíduos

Além dos espaços primatas, é comum haver espaçamentos interdentais generalizados entre os dentes decíduos, que se encontram, normalmente, alinhados no arco.[17] De acordo com a presença ou não destes espaços interdentais, Baume[3] classificou os arcos decíduos em: arco tipo I, no qual há presença de espaços primatas e interdentais na região anterior (esta condição ocorre em 63% dos casos na mandíbula e 70% dos casos na maxila[3], constituindo-se mais favorável ao alinhamento adequado dos dentes permanentes anteriores) (Fig. 21.6A); e arco tipo II, em que se observa presença ou não dos espaços primatas e ausência de espaços interdentais na região anterior. Esta última condição ocorre em 37% dos casos na mandíbula e 30% na maxila[3] e é menos favorável para o alinhamento correto dos dentes permanentes (Fig. 21.6B), sendo um indicativo de que os incisivos permanentes, provavelmente, não se posicionarão de modo satisfatório no arco.

Arcos tipo I não se transformarão em arcos tipo II, nem o inverso ocorre; porém, uma criança pode apresentar arcos mistos, ou seja, tipo I na maxila e tipo II na mandíbula ou vice-versa (Fig. 21.6C).

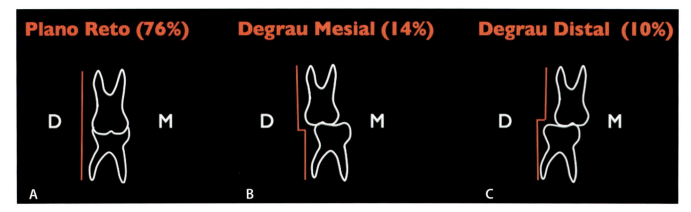

Fig. 21.5: Esquema demonstrando os três planos terminais encontrados na dentição decídua, segundo Baume[3]: plano terminal reto (A), degrau mesial (B) e degrau distal (C), com suas respectivas prevalências.

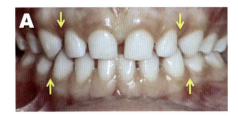 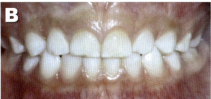 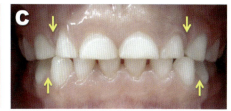

Fig. 21.6: (A) Arcos tipo I de Baume. (B) Arcos tipo II de Baume. (C) Arcos misto, superior do tipo II e inferior do tipo I de Baume. As setas amarelas indicam a localização dos espaços primatas.

Sobremordida (overjet) e sobressaliência (overbite)

A sobremordida é exagerada logo após a erupção dos incisivos e alcança uma relação de topo após a erupção dos primeiros molares decíduos, permanecendo constante até o início da dentição mista.[15]

A sobressaliência mantém-se próxima de zero durante toda a fase da dentição decídua.

Articulação temporomandibular (ATM)

A articulação temporomandibular durante a vida fetal apresenta-se de forma rudimentar, com falta de definição da cabeça da mandíbula e da cavidade glenoide, a qual se encontra plana ou rasa ao nascimento. Durante o desenvolvimento da dentição decídua, a profundidade da fossa aumenta de forma considerável e a eminência torna-se claramente identificada.[6,15]

DENTIÇÃO MISTA

Considerações Clínicas

A dentição mista inicia-se com a erupção do primeiro molar permanente, comumente no arco dentário inferior, e termina com a esfoliação do último dente decíduo. Existe uma dinâmica durante o período de dentição mista, em que a criança passa por diversas fases na troca dos dentes decíduos por dentes permanentes.

Desenvolvimento da Oclusão

O estabelecimento da oclusão adequada na dentição permanente depende, principalmente, da sequência cronológica favorável de erupção dos dentes permanentes. A sequência mais comum no arco superior é: primeiros molares, incisivos centrais, incisivos laterais, primeiros pré-molares, segundos pré-molares, caninos e segundos molares, no arco inferior a sequência de erupção mais frequente é: primeiros molares, incisivos centrais, incisivos laterais, caninos, primeiros pré-molares, segundos pré-molares e segundos molares. Tais sequências favorecem a manutenção do comprimento da arcada durante a dentição mista e o desenvolvimento de oclusão favorável na maioria dos casos.[13,15]

Erupção dos primeiros molares permanentes

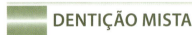

A erupção dos primeiros molares permanentes caracteriza o segundo levante da dimensão vertical, o início da formação das curvas de Spee e de Wilson, além da continuação do desenvolvimento da ATM.

Na maioria das crianças, o primeiro molar permanente inferior é o primeiro dente permanente a irromper, sendo antes dos incisivos centrais, embora, algumas vezes, esta ordem seja invertida.[15]

Os primeiros molares permanentes são guiados para suas posições corretas por meio da relação terminal dos segundos molares decíduos.[4] Esta relação pode ocorrer de três formas: plano terminal reto, degrau mesial e degrau distal, conforme já salientado (Fig. 21.5). Como na maioria dos casos, o plano terminal é reto, os primeiros molares permanentes assumem, inicialmente relação de topo.

Erupção dos incisivos permanentes

Os incisivos centrais permanentes inferiores seguem a erupção dos primeiros molares permanentes inferiores, porém os incisivos alcançam altura total da coroa clínica mais rápido.[15]

Os incisivos permanentes inferiores desenvolvem-se em posição lingual às raízes dos incisivos decíduos em reabsorção. Sua posição eruptiva lingual não deve ser motivo de alarme se os incisivos decíduos estiverem se reabsorvendo com sinais de normalidade. Tão logo os incisivos centrais decíduos inferiores sejam esfoliados, a atividade da língua movimentará os incisivos permanentes sucessores labialmente, até uma posição equilibrada e normal entre língua, lábio e musculatura facial.[13,15]

É frequente observar certo apinhamento após a erupção dos incisivos laterais permanentes inferiores. Esse aspecto é considerado normal durante o desenvolvimento e não significa ausência de espaço suficiente para o alinhamento de todos os dentes. A correção, em tais casos, ocorre à medida que os incisivos laterais permanentes irrompem e movimentam os caninos decíduos inferiores para distal, fechando os espaços primatas e aumentando a distância intercaninos.[15]

Os incisivos centrais permanentes superiores, ao irromperem, posicionam-se, em geral, com inclinação mais labial e com ligeira inclinação das coroas para distal. Isto proporciona mais acomodação aos incisivos, uma vez que seus diâmetros mesiodistais são maiores do que os de seus antecessores. Seguindo a sequência de erupção, os incisivos laterais permanentes superiores erupcionam com inclinações labial e distal mais acentuadas do que os incisivos centrais, devido ao íntimo contato intraósseo com as coroas dos caninos superiores permanentes, os quais se encontram posicionados distais e labiais às raízes dos incisivos laterais permanentes superiores, fato que leva à presença de diastemas interincisivos. Segundo Salzmann,[18] os incisivos permanentes erupcionam em forma de leque.

As características dentárias acima mencionadas conferem aspectos, muitas vezes, antiestéticos, e compõem uma fase normal da dentição que é denominada de Fase do Patinho Feio. Este período fisiológico da dentição mista, descrito inicialmente por Broadbent, tem as seguintes características: inclinação axial labial exagerada dos incisivos permanentes superiores; inclinação axial distal dos incisivos permanentes superiores; diastemas interincisais e sobremordida exagerada (Figs. 21.7A,B). Essa fase tem início, aproximadamente, aos 8 anos e pode permanecer até por volta dos 12 anos de idade, sendo autocorrigida durante o desenvolvimento normal da oclusão. A inclinação das coroas dos incisivos para distal e os diastemas interincisivos são corrigidos com a erupção dos caninos permanentes superiores (Fig. 21.8), enquanto a correção da sobremordida exagerada ocorre com a erupção dos dentes permanentes posteriores. A inclinação axial labial exagerada é reduzida pela função muscular normal, em especial do músculo orbicular dos lábios.[13,15]

Tal período do desenvolvimento da oclusão dentária gera preocupação e ansiedade nos pais e/ou responsáveis, que, muitas vezes, supondo ser uma maloclusão, preocupam-se em corrigir o posicionamento dos dentes de seus filhos. No entanto, não é indicado alinhar os incisivos permanentes superiores enquanto as coroas dos caninos permanentes estiverem em contato próximo com as raízes dos incisivos laterais, pois a pressão destas raízes contra as coroas dos caninos em erupção pode provocar reabsorção radicular. Deve-se assegurar aos responsáveis que essa é uma fase transitória do desenvolvimento normal da dentição.

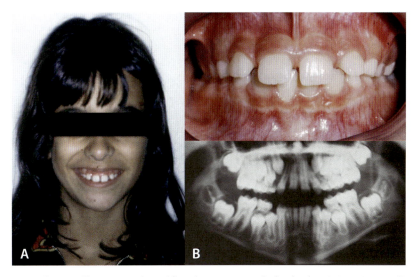

Fig. 21.7: (A e B) Características clínicas e radiográfica durante o período de dentição mista na Fase do Patinho Feio.

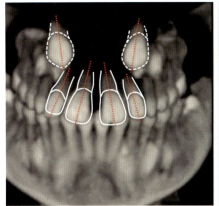 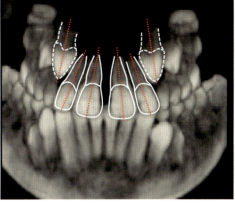 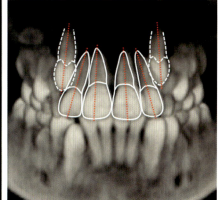

Fig. 21.8: Sequência ilustrando a diminuição das inclinações distais das coroas dos incisivos permanentes superiores para distal e dos diastemas interincisivos, com a erupção dos caninos superiores distais, representada em imagem tomográfica computadorizada, durante o período de dentição mista na Fase do Patinho Feio.

O espaço para o alinhamento dos incisivos permanentes superiores normalmente existe devido à presença de: espaços primatas, espaços fisiológicos, aumento da distância intercaninos e inclinação axial labial dos respectivos dentes.[12,15]

Após o término da erupção dos incisivos permanentes, há um período de passividade clínica até o início da erupção de caninos e pré-molares. Este representa um aspecto normal na evolução da dentição, sendo importante o esclarecimento aos pais, os quais, muitas vezes, permanecem aflitos com a demora na troca dos dentes posteriores e imaginam a presença de algum problema.

Erupção dos caninos e pré-molares permanentes

O desenvolvimento favorável da oclusão nesta região do arco dentário depende de três fatores: sequência favorável de erupção, relação tamanho dentário/espaço disponível satisfatória e obtenção de relação molar normal, com diminuição mínima do espaço disponível para os pré-molares.[15]

Caninos e pré-molares inferiores

A sequência mais favorável de erupção na mandíbula é: canino, primeiro pré-molar, segundo pré-molar e segundo molar (Fig. 21.9). É vantajoso que os caninos permanentes erupcionem primeiro, pois mantêm o perímetro do arco e previnem a inclinação dos incisivos para lingual. É normal que o canino permanente permaneça atrasado em relação ao primeiro pré-molar durante o início do desenvolvimento; porém, nos estágios finais de erupção, ele se movimenta com mais rapidez e, em geral, ultrapassa o primeiro pré-molar antes de perfurar a crista alveolar.[13,15]

Antes de os molares decíduos esfoliarem, deve ser realizada a análise da dentição mista (Cap. 22) para determinar se o movimento do primeiro molar permanente para mesial necessita ser controlado até que o segundo pré-molar se coloque em posição correta no arco dentário.[15]

Caninos e pré-molares superiores

A sequência de erupção na maxila é diferente em relação à mandíbula, iniciando-se com o primeiro pré-molar e sendo seguida pelo segundo pré-molar, canino e segundo molar (Fig. 21.9). Observa-se, também, a sequência de erupção de: primeiro pré-molar, canino, segundo pré-molar e segundo molar. O primeiro pré-molar superior quase sempre irrompe sem problemas e, como tem diâmetro mesiodistal similar ao de seu predecessor, em geral o canino decíduo e o segundo molar decíduo não são deslocados durante sua erupção. A maior largura mesiodistal do segundo molar decíduo facilita a erupção do segundo pré-molar em seu lugar no arco. Contudo, esse espaço disponível na região do segundo pré-molar pode ser necessário para acomodar o canino permanente, que apresenta maior diâmetro mesiodistal em relação ao seu antecessor, mesmo quando há aumento na distância intercaninos. O canino permanente superior segue um trajeto de erupção bem mais difícil e tortuoso do que qualquer outro dente. Frequentemente, irrompe na cavidade bucal com grande inclinação para mesial, localizado bem acima no processo alveolar, causando preocupação para os pais ou responsáveis. Sua erupção fecha os espaços interdentais entre os incisivos, proporcionando espaço para a sua verticalização final. É favorável que exista excesso de espaço no arco quando o segundo pré-molar superior irrompe, devendo este ser seguido, imediatamente, pelo canino. Um fator importante também é evitar que o primeiro molar permanente sofra rotação e incline em direção mesial, pois o canino poderá permanecer bloqueado em labioversão. A erupção do segundo molar permanente antes da erupção do canino ou do segundo pré-molar é, portanto, tão crítica na maxila quanto na mandíbula.[13,15]

Se o comprimento dos arcos superior e/ou inferior sofre diminuição, o canino superior e/ou o segundo pré-molar inferior erupcionam mal posicionados, pois são, de modo característico, os últimos dentes sucessores que irrompem em posição mesial aos primeiros molares permanentes em seus respectivos arcos.[13,15]

Erupção dos segundos molares permanentes

Na sequência favorável de erupção, tanto o segundo molar inferior quanto o segundo molar superior são os últimos dentes permanentes a irromperem em seus arcos (Fig. 21.9). Quando precedem o segundo pré-molar inferior ou o canino permanente superior, podem ocasionar a inclinação do primeiro molar permanente para mesial. O segundo molar permanente inferior, em geral, irrompe antes do segundo molar permanente superior. A erupção destes dentes caracteriza o terceiro levante da dimensão vertical.[13,15]

Estabelecimento da Oclusão

Formação das curvas de Spee e Wilson

Com a erupção dos primeiros molares permanentes, algumas alterações que caracterizam a dentição mista são observadas. Dentre estas destaca-se, o início da formação

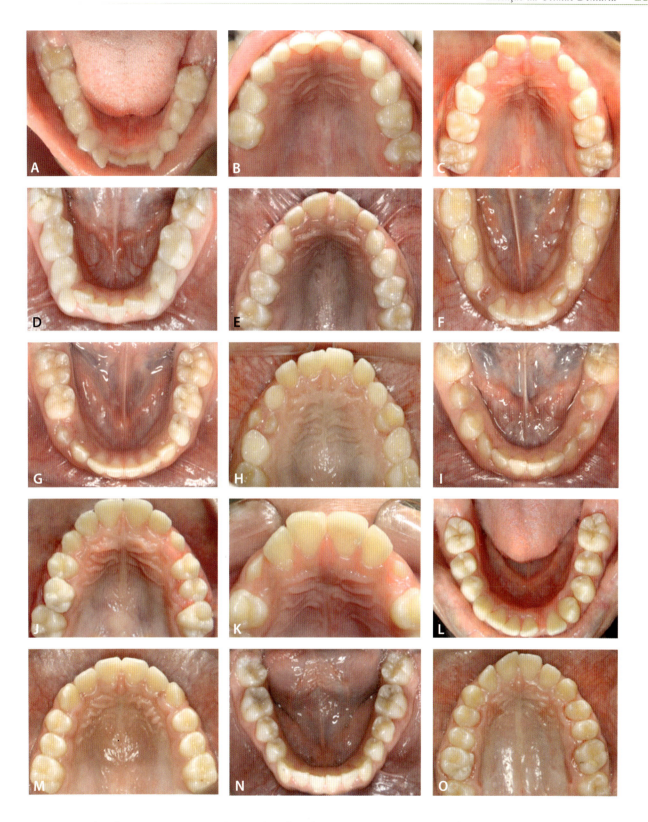

Fig. 21.9: Erupção dos dentes permanentes ilustrando a fase de Dentição Mista. (A) Início da erupção dos primeiros molares inferiores e incisivos centrais inferiores aos 6 anos de idade. (B) Primeiro molar superior esquerdo erupcionado e tumefação no local da erupção do colateral aos 7 anos de idade. (C) Erupção dos incisivos centrais superiores aos 7,5 anos. (D) Erupção dos incisivos laterais inferiores aos 8 anos. (E) Erupção dos incisivos laterais superiores aos 8,5 anos. (F) Erupção dos caninos inferiores aos 9 anos. (G) Início da erupção do primeiro pré-molar inferior aos 11,5 anos. (H) Erupção dos primeiros pré-molares superiores aos 12 anos. (I) Erupção dos segundos pré-molares inferiores aos 12,5 anos. (J) Erupção dos segundos pré-molares e caninos superiores aos 12,5 anos. (K) Erupção dos caninos superiores aos 12 anos. (L e M) Arcos inferior e superior aos 13 anos de idade. (N) Erupção dos segundos molares inferiores aos 14 anos (O). Erupção dos segundos-molares superiores aos 14,5 anos.

da curva de Spee, por meio da inclinação axial dos dentes permanentes para mesial. A curva de Spee é, gradativamente, estabelecida com a substituição dos dentes decíduos pelos permanentes, até sua definição completa após a erupção dos segundos molares permanentes.[18]

A formação da curva de Wilson ocorre pela inclinação dos molares permanentes inferiores para lingual e inclinação dos molares permanentes superiores para vestibular.[18]

Alterações da ATM

O remodelamento da ATM é mais significativo aos 6 anos de idade, no início da dentição mista. À medida que a criança cresce, a profundidade da fossa glenoide aumenta e características dos dentes permanentes, como a altura de cúspides, modificam a anatomia da cabeça da mandíbula, fossa e eminência articulares.

Sobremordida (overbite) e sobressaliência (overjet)

A sobremordida e a sobressaliência sofrem mudanças significativas durante a dentição mista. A sobremordida, que se apresenta mínima ou ausente ao final da dentição decídua, com os incisivos em relação de topo; aumenta na dentição mista (entre 8 e 12 anos de idade), chegando à sobremordida exagerada devido à maior dimensão cervicoincisal dos incisivos permanentes. Com a erupção dos dentes permanentes posteriores, há o aumento na dimensão vertical, resultando em sobremordida normal (2-3 mm).[20] A sobremordida está correlacionada com dimensões verticais da face, em especial a altura dos ramos da mandíbula.

A sobressaliência, que frequentemente se encontra reduzida a zero na dentição decídua com a relação de topo dos incisivos, em geral, refletirá as relações anteroposteriores das bases ósseas superior e inferior na dentição permanente, resultando no valor aproximado de 1-2 mm.[12,20]

Utilização do perímetro do arco

O perímetro do arco é importante para o alinhamento dos incisivos permanentes, que irrompem tipicamente apinhados; espaço para a erupção de caninos permanentes e pré-molares e ajuste da oclusão dos molares, ou seja, os primeiros molares permanentes que irrompem em relação de topo e devem alcançar oclusão normal.[10,12]

Estabelecimento da chave de oclusão de Angle

O plano terminal reto na dentição decídua conduz tipicamente à relação de topo dos primeiros molares permanentes, quando esses atingem o contato oclusal. Essa relação mantém-se até a esfoliação dos segundos molares decíduos, quando os primeiros molares permanentes devem estabelecer a chave de oclusão.

A chave de oclusão de Angle é caracterizada pela ponta da cúspide mesiovestibular do primeiro molar permanente superior ocluindo no sulco mesiovestibular do primeiro molar permanente inferior. A chave de oclusão está presente na relação molar de Classe *I*. Quando a ponta da cúspide mesiovestibular do primeiro molar permanente superior oclui mesial ao sulco mesiovestibular do primeiro molar permanente inferior, a relação molar é denominada relação de Classe *II* e quando ela oclui distalmente, é chamada relação molar de Classe *III*.[1,7]

Segundo Baume[3] e Moyers,[15] o ajuste desta relação oclusal poderá ocorrer de três formas isoladamente ou combinadas: fechamento do espaço primata inferior localizado entre canino e primeiro molar decíduos, por meio de deslocamento da dentição para mesial (ajuste dentário); deslocamento tardio dos primeiros molares permanentes para mesial (ajuste dentário) pelo aproveitamento do *leeway space*, que corresponde ao espaço remanescente, nos arcos superior e inferior, decorrente da diferença entre a soma dos diâmetros mesiodistais de caninos e molares decíduos em relação aos seus dentes permanentes sucessores (Fig. 21.10); e/ou crescimento mandibular maior em relação ao crescimento maxilar (ajuste esquelético).

A média do *leeway space* ou espaço livre de Nance no arco superior é 1,8 mm (0,9 mm em cada hemiarco) e no arco inferior é de 3,4 mm (1,7 em cada hemiarco), havendo mais espaço para migração mesial dos molares permanentes inferiores em relação aos superiores, o que permitirá obter a chave de oclusão de Angle (Fig. 21.11)(Cap. 22).[16]

No plano terminal reto, os primeiros molares permanentes erupcionam em relação de topo a topo. Dependendo dos ajustes oclusais citados, a relação dos primeiros molares permanentes será encaminhada para chave de oclusão de Angle ou para relação de Classe III (Fig. 21.12).[15]

No degrau mesial, em geral, os primeiros molares permanentes irrompem em chave de oclusão, não havendo a necessidade de ajustes. Porém, em alguns casos, o primeiro molar permanente inferior poderá irromper em relação mesial ao primeiro molar permanente superior, ou seja, em relação de Classe III (Fig. 21.12).[15]

No degrau distal, o primeiro molar permanente inferior irrompe em relação distal ao primeiro molar permanente superior, estabelecendo relação de Classe II (Fig. 21.12).[15]

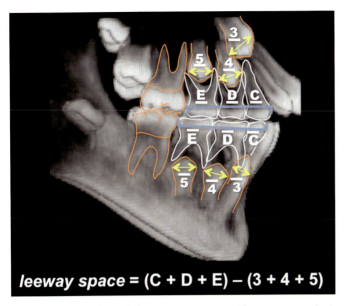

Fig. 21.10: Vista lateral de imagem tomográfica computadorizada no período de dentição mista, ilustrando o *leeway space*, sendo este a diferença da soma dos diâmetros mesiodistais do canino e molares decíduos (C + D + E) em relação aos permanentes sucessores (3 + 4 + 5).

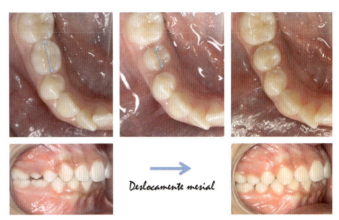

Fig. 21.11: Obtenção da chave de oclusão por meio do deslocamento do primeiro molar permanente para mesial com o aproveitamento do *leeway space*.

Nestas duas últimas situações, onde o primeiro molar permanente inferior irrompe mesial ou distal ao primeiro molar superior, ocorrerá desvio no desenvolvimento da oclusão normal e, em consequência, a necessidade de intervenções futuras.[15]

A relação terminal dos segundos molares decíduos é, portanto, fundamental no estabelecimento da chave de oclusão. Diferentes relações dos segundos molares decíduos podem levar a intercuspidações diversas dos primeiros molares permanentes (Fig. 21.12).

Alterações dimensionais nas arcadas dentárias

Os aumentos da largura do arco dentário correlacionam-se bem com o crescimento vertical do processo alveolar, cuja direção é diferente nos arcos superior e inferior. Os processos alveolares superiores divergem, enquanto os processos alveolares inferiores são mais paralelos. Como resultado direto, os aumentos da largura superior são mais expressivos.[12]

O perímetro do arco é a mais importante das dimensões. Há diminuição do perímetro do arco inferior durante o período da dentição mista devido, principalmente, ao deslocamento tardio dos primeiros molares permanentes para mesial à medida que o *leeway space* é

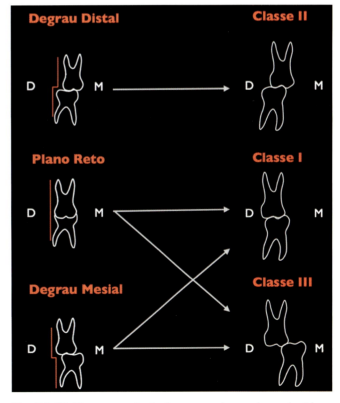

Fig. 21.12: Planos terminais dos segundos molares decíduos segundo Baume[3] e possíveis relações entre os primeiros molares permanentes.

preenchido.[15] O perímetro do arco superior, ao contrário do arco inferior, aumenta ligeiramente, embora exista quase a mesma possibilidade de ocorrer seu aumento ou diminuição. A tendência de preservar o perímetro do arco superior pode ser atribuída aos seguintes fatores: grande diferença na angulação dos incisivos permanentes superiores, comparada com a dos incisivos decíduos; maior aumento de largura do arco superior e menor deslocamento dos molares permanentes superiores para mesial.

CONCLUSÃO

A evolução da oclusão é um dos aspectos envolvidos no ser humano em pleno crescimento e desenvolvimento. É comum que, nesse período, haja apreensão dos responsáveis da criança não familiarizados com esse processo biológico. A supervisão pelo cirurgião-dentista torna-se, assim, fundamental, tanto no sentido de tranquilizar os pais em relação aos aspectos normais da transição, quanto no sentido de perceber desvios da normalidade nesse período, intervindo de maneira adequada para prevenir alterações na erupção dos dentes permanentes e a consequente instalação de maloclusões.

REFERÊNCIAS

1. Angle EH. Treatment of Malocclusion of the Teeth. 7th ed. Philadelphia: The SSW Co; 1907.
2. Araújo MCM. Ortodontia para Clínicos – Programa Pré-ortodôntico. 4ª ed. São Paulo: Ed. Santos, 1988.
3. Baume LJ. Physiological tooth migration and its significance for the development of occlusion: I – The biogenetic course of the deciduous dentition. J Dent Res 1950 Apr; 29(2):123-132.
4. Baume LJ. Physiological tooth migration and its significance for the development of occlusion: II – The biogenesis of accessional dentition. J Dent Res 1950 Jun, 29(3):331-337.
5. Carvalho KL, Valença AMG. Prevalência das características normais da oclusão decídua em crianças de 2 a 6 anos. Pesq Bras Odontoped Clin Integr 2004 mai/ago, 4(2):113-120.
6. Corrêa MSNP. Odontopediatria na Primeira Infância. 3ª ed. São Paulo: Ed. Santos, 2010.
7. Ferreira FV. Ortodontia – Diagnóstico e Planejamento Clínico. 5ª ed. São Paulo: Artes Médicas, 2002.
8. Ferreira RI, Barreira AK, Soares CD, Alves AC. Prevalência de características da oclusão normal na dentição decídua. Pesqui Odontol Bras 2001 jan/mar, 15(1):23-28.
9. Flink A, Paludan A, Mattson L, Axelsson I. Oral findings in a group of newborn Swedish children. Int J Paediatr Dent 1994 Jun, 4(2):67-73.
10. Graber TM, Vanarsdall Jr. RL. Ortodontia – Princípios e Técnicas Atuais. 3ª ed. Rio de Janeiro: Guanabara Koogan, 2002.
11. Issáo M, Guedes-Pinto AC. Manual de Odontopediatria. 11ª ed., São Paulo: Ed. Santos, 2006.
12. Lima R, Bolognese AM. Ortodontia: Arte e Ciência. 1ª ed. Maringá: Dental Press Editora, 2007.
13. McDonald RE, Avery DR. Odontopediatria, 7ª ed. Rio de Janeiro: Guanabara Koogan, 2001.
14. Moreira TC, Quintão CCA, Menezes LM, Monnerat ME. Dentição decídua – Evolução e características de normalidade. Rev. SBO 2002,4(1):5-13.
15. Moyers RE. Ortodontia. 4ª ed. Rio de Janeiro: Guanabara Koogan, 1991.
16. Nance HN. The limitations of orthodontic treatment. I. Mixed dentition diagnosis and treatment. Am J Orthod 1947 Apr; 33(4):177-223.
17. Proffit WR, Fields HW. Ortodontia Contemporânea. 2ª ed., Rio de Janeiro: Guanabara Koogan, 1995.
18. Salzman JA. Orthodontics: principles and prevention. Philadelphia: J. B. Lippincott Co., 1957.
19. Sillman JH. Relationship of maxillary and mandibular gum pads in the newborn infant. Am J Orthod Oral Surg 1938 May, 24(5):409-424.
20. Strang RHW. A text-book of Orthodontia. Philadelphia: Lea & Febiger, 1950.
21. TenCate AR. Histologia Bucal – desenvolvimento, estrutura e função. 2ª ed. Rio de Janeiro: Guanabara Koogan, 1995.
22. Van Der Linden FPGM. Desenvolvimento da Dentição. São Paulo: Ed. Santos, 1986.
23. Van Der Linden FPGM, Duterloo HS. Development of the human dentition: An Atlas. New York: Harper and Row, 1976.

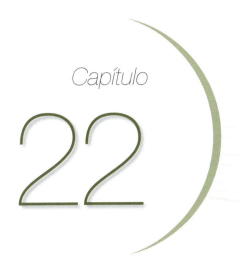

Análise das Dentições, Manutenção e Recuperação de Espaço, Pequenos Movimentos Dentários

Capítulo 22

Antonio Carlos de Oliveira Ruellas, Matilde da Cunha Gonçalves Nojima, Monica Tirre de Souza Araújo, Eduardo Franzotti Sant'anna, Amanda Osório Ayres de Freitas

INTRODUÇÃO

Dentre os inúmeros problemas que dificultam a intervenção clínica em Ortodontia, não há, talvez, nada mais desafiante do que o diagnóstico e tratamento no período da dentição mista.[18] É fato conhecido que grande porcentagem dos casos de maloclusão tem sua origem durante a dentição mista. Nesta fase prolongada, que se estende por cerca de 6 a 7 anos, ocorrem grandes modificações, como: esfoliação de dentes decíduos, erupção de dentes permanentes, estabelecimento da chave de oclusão de Angle, associados ao crescimento ósseo e à maturação do indivíduo. A dentição mista apresenta-se, portanto, como um período de difícil análise.

Parte das maloclusões observadas no decorrer do desenvolvimento pode ser suavizada por meio de procedimentos interceptativos, capazes de eliminá-las ou diminuir sua severidade, quando tratadas em época oportuna. Entre as várias situações clínicas que requerem intervenção imediata, encontram-se os casos de discrepância entre a soma dos diâmetros mesiodistais dos dentes permanentes sucessores e a base óssea disponível para o seu alinhamento.[15,20] O apinhamento dentário é observado, com frequência, quando os incisivos permanentes erupcionam e ocupam o espaço de seus antecessores decíduos;[13] o que, em geral, atrai a atenção das crianças e de seus responsáveis. Assim sendo, é importante que odontopediatras e ortodontistas realizem o diagnóstico precoce da discrepância dos arcos, a fim de determinar a severidade do problema.

Um dos procedimentos essenciais para essa finalidade é a análise da dentição mista, por meio da qual se estabelece a relação entre o espaço presente nos arcos dentários e o espaço requerido para o alinhamento correto dos dentes.[9,16,20] De acordo com o resultado obtido, o profissional decide quanto à conduta de intervenção ortodôntica. Este capítulo foi desenvolvido a partir da análise da dentição mista, abordando métodos e interpretação clínica de seus resultados. Em sequência, são caracterizados os procedimentos de manutenção e recuperação de espaço. Aspectos biológicos do movimento dentário são apresentados, pontuando características, propósitos e aplicação clínica de pequenos movimentos dentários.

ANÁLISE DAS DENTIÇÕES – CONSIDERAÇÕES GERAIS

Desde 1899, afirma-se que a deficiência no comprimento do arco dentário é a maloclusão encontrada com mais frequência.[1] Desse modo, a avaliação da diferença entre o diâmetro mesiodistal dos dentes e o perímetro do arco, denominada análise de discrepância de arcos, é fundamental para estabelecer as condutas clínicas de controle de espaço a serem adotadas.[15] Vários métodos de análise já foram desenvolvidos para fins de diagnóstico na fase de dentição mista.[4,7,15,16,18,23,28] É importante sinalizar o fato de que esse período é oportuno para o diagnóstico precoce de problemas de espaço durante o desenvolvimento da oclusão, após a erupção de primeiros molares e incisivos permanentes na cavidade bucal.

Considerando a dentição decídua, é fundamental compreender que o ideal nessa fase, do ponto de vista clínico, é o controle do espaço presente nos arcos dentários, mantendo-se dentes decíduos hígidos ou com restaurações adequadas. Estes são mantenedores de espaço naturais do perímetro do arco para a erupção dos dentes permanentes sucessores. A manutenção de espaço na dentição decídua é, desse modo, uma medida clínica mais real do que procedimentos de análise de espaço nessa fase. Como discutido no Capítulo 21, vale salientar que arcos tipo I na dentição decídua (devido à presença de espaços interdentais e espaços primatas) mostram maior tendência ao alinhamento favorável dos incisivos permanentes em relação aos arcos tipo II.[5,11,15]

Análise da Dentição Mista – Objetivo e Importância Clínica

O objetivo da análise da dentição mista é avaliar a quantidade de espaço disponível no arco para os dentes permanentes sucessores e os necessários ajustes oclusais. Três fatores devem ser considerados na análise da dentição mista: (1) diâmetro mesiodistal dos dentes permanentes anteriores aos primeiros molares permanentes, (2) perímetro do arco dentário e (3) alterações esperadas no perímetro do arco, relacionados ao crescimento e desenvolvimento.[15] Para fins de análise, devem estar presentes primeiros molares e incisivos permanentes, em ambos os arcos dentários.

Com a análise da dentição mista, é possível estimar a quantidade de espaço ou apinhamento que a criança apresentaria se todos os dentes decíduos fossem substituídos pelos seus respectivos sucessores no dia que a análise é realizada. Sua importância clínica está relacionada aos procedimentos que serão adotados, como: (1) manter apenas o acompanhamento periódico da evolução da oclusão dentária; (2) facilitar migrações dentárias; (3) impedir migrações dentárias; (4) recuperar pequenos espaços e (5) decidir sobre extrações de dentes decíduos ou dentes permanentes.[5,15] Como a dentição mista é um período dinâmico na evolução da oclusão, acompanhado de crescimento ósseo, o resultado da análise de espaço, nessa época, não é válido após 2 ou 3 anos subsequentes.

A análise da discrepância de arcos é, em geral, realizada apenas no arco inferior, devido à maior dificuldade de se recuperar ou conseguir espaço na mandíbula; além do fato de esta arcada servir de base para o planejamento do tratamento ortodôntico.[15]

Análise da Dentição Mista – Requisitos

O conhecimento prévio de evolução normal da oclusão dentária, principalmente da sequência de erupção dos dentes permanentes, é requisito fundamental para a análise da dentição mista.[5,15,20,24] O estabelecimento da oclusão normal na dentição permanente depende, entre outros fatores, da sequência cronológica favorável de erupção dos dentes permanentes na maxila e mandíbula, conforme descrito no Capítulo 21.

Dentre os elementos de diagnóstico essenciais para a análise da dentição mista, destacam-se os modelos de estudo ortodônticos, que reproduzem, de modo fiel a anatomia dentária e toda a extensão do rebordo alveolar. Desse modo, as medições dentoalveolares são mais fidedignas para avaliar o perímetro do arco dentário e os diâmetros mesiodistais dos dentes permanentes sucessores já erupcionados.[16] Como a dentição mista é um período de transição, é necessário obter as medidas de caninos permanentes e pré-molares ainda não irrompidos ou, em algumas situações, com altura de coroa clínica insuficiente para sua medição. Para essa finalidade, diversos métodos de análise preconizam radiografias periapicais e oblíqua em 45°.[7,16,18,23] Com a evolução dos métodos de diagnóstico em Ortodontia, há a possibilidade de utilizar a tomografia computadorizada *cone-beam*, como recurso para a medição de dentes intraósseos.[4]

Análise da Dentição Mista – Conceitos

Espaço avaliado ou espaço presente

Espaço avaliado é a base óssea disponível para o alinhamento dos dentes permanentes.[16] É descrito como o perímetro do osso basal compreendido entre as faces mesiais dos primeiros molares permanentes inferiores. Seu cálculo é realizado pela medição do perímetro do arco desde a face mesial do primeiro molar permanente de um lado até a face mesial de seu homólogo, sobre os pontos de contatos dos dentes posteriores e bordas incisais dos dentes anteriores.[20] Os métodos mais indicados para medir o espaço avaliado utilizam fio de latão e compasso de pontas secas ou paquímetro.

- Método com fio de latão: preconiza o uso do segmento de fio de latão de 0,028 de polegada de diâmetro, contornado sobre os pontos de contato das superfícies oclusais e bordas incisais dos dentes. Estende-se da superfície distal do segundo pré-molar ou superfície mesial do primeiro molar permanente de um lado a outro. Em seguida, retifica-se o fio de latão, e o espaço avaliado é obtido medindo-se o segmento com régua milimetrada (Fig. 22.1A).[16,18,20] Caso algum dente se apresente, excessivamente, fora do contorno do arco, o fio deve seguir a forma do arco, como se o referido dente estivesse em posição correta. A vantagem deste método é a leitura imediata, ou seja, obtida de uma única vez.

- Método com compasso de pontas secas ou paquímetro: compreende a medição do perímetro do arco em segmentos; sendo 3 em cada hemiarco, assim caracterizados (Figs. 22.1B-D):[16,18,20]

  – do ponto de contato entre os incisivos centrais permanentes ao ponto de contato mesial do canino decíduo/permanente;
  – do ponto de contato mesial do canino decíduo/permanente ao ponto de contato mesial do primeiro pré-molar (ou primeiro molar decíduo) e
  – do ponto de contato mesial do primeiro pré-molar (ou primeiro molar decíduo) ao ponto de contato mesial do primeiro molar permanente.

A medida de cada segmento é registrada mantendo-se o compasso ou paquímetro sobre uma linha reta em ficha pautada. A soma dos seis segmentos representa o espaço avaliado. A medição por segmentos é considerada o método mais confiável para a obtenção do espaço avaliado.

Espaço requerido

O espaço requerido corresponde ao espaço necessário para o alinhamento correto dos dentes permanentes sucessores. É definido como a soma dos diâmetros mesiodistais dos dentes permanentes erupcionados e/ou intraósseos, localizados entre as faces mesiais dos primeiros molares permanentes nos hemiarcos direito e esquerdo.[15] Seu cálculo é efetuado pela medição da largura mesiodistal de cada dente sucessor, na região entre os pontos de contato, com compasso de pontas secas ou paquímetro. Cada medida obtida é, sucessivamente, registrada sobre a reta do espaço requerido na ficha de diagnóstico.[16,18,20]

O diâmetro mesiodistal de caninos e pré-molares intraósseos pode ser estimado por meio de radiografias periapicais[7,18] ou oblíqua em 45°;[16] além de tabelas de predição de tamanho dentário.[15,28] Há citação na literatura indicando a tomografia computadorizada *cone-beam* para essa finalidade (Fig. 22.5).[4]

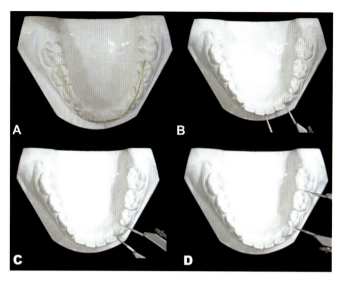

Fig. 22.1: Fotografias ilustrando métodos de medição do espaço avaliado. (A) Método com fio de latão; (B-D) Método com compasso de pontas secas registrando a medição no segmento de incisivos, canino e molares decíduos em um hemiarco, respectivamente.

Discrepância de arcos ou discrepância de modelo

A diferença entre as medidas de espaço avaliado (EA) e espaço requerido (ER) fornece a discrepância de arco ou discrepância de modelo (D). Do ponto de vista clínico, é constatado se o espaço presente no arco dentário é suficiente ou não para o alinhamento correto dos dentes permanentes sucessores.[5,9,15,16,18,20,23]

Análise da Dentição Mista – Métodos

Estimativas de tamanho dentário por correlação e tabelas de proporcionalidade

Em 1902, Black[5] definiu valores médios dos diâmetros mesiodistais de caninos permanentes e pré-molares inferiores, sendo 6,9 mm para canino e primeiro pré-molar e de 7,1 mm para segundo pré-molar.

O alto coeficiente de correlação entre a soma dos diâmetros mesiodistais de incisivos inferiores e a soma dos diâmetros mesiodistais de caninos e pré-molares inferiores foi determinado, em 1947, por Ballard & Wylie.[2]

Dois métodos distintos de estimativa do tamanho dos caninos permanentes e pré-molares serão apresentados a seguir.

Método de Tanaka e Johnston

Em 1974, desenvolveu-se um método em que, para predizer o tamanho de caninos e pré-molares não erupcionados, é utilizada a metade da soma dos diâmetros mesiodistais dos incisivos inferiores. A esse valor, acrescenta-se 10,5 mm para estimar o tamanho de canino e pré-molares inferiores de um hemiarco, e 11,0 mm para a estimativa no hemiarco superior. É um método de aplicação direta, pois não utiliza tabelas nem radiografias; entretanto, há tendência de superestimar o tamanho dos dentes.[28]

Método de Moyers

Moyers[15] propôs um método de predição do tamanho de caninos permanentes e pré-molares, em ambos os arcos dentários, a partir da soma dos diâmetros mesiodistais dos quatro incisivos permanentes inferiores. Os incisivos inferiores foram selecionados como base, pois irrompem precocemente na dentição mista e são medidos de modo direto, com exatidão. Os incisivos superiores não foram usados nos procedimentos de predição, devido: à alta variabilidade de tamanho e pelo fato de suas correlações com os demais grupos de dentes serem de valor reduzido para predições.

O autor elaborou duas tabelas, cada qual aplicada aos arcos superior e inferior, nas quais, abaixo dos valores correspondentes à soma dos incisivos permanentes inferiores, constam colunas com as probabilidades da soma dos diâmetros mesiodistais de canino permanente e pré-molares em cada hemiarco respectivamente. As tabelas de predição incluem valores distintos para os gêneros masculino e feminino. As probabilidades variam de 5 a 95%. Visando proteção quanto a possíveis apinhamentos, sugeriu-se aplicar a tabela no nível de 75% de probabilidade, o que seria o mais prático do ponto de vista clínico (Tabelas 22.1 e 22.2). Isto significa que três pacientes, em cada quatro, apresentariam o valor estimado, ou menor, para o somatório dos diâmetros mesiodistais de canino permanente e pré-molares, no hemiarco inferior ou superior.[15]

O cálculo da discrepância de arco, no método de Moyers, é feita pela medição do espaço avaliado no arco dentário e do diâmetro mesiodistal dos incisivos inferiores, utilizando-se paquímetro ou compasso de pontas secas, e associando-se os valores encontrados à tabela de probabilidades para a predição do tamanho de caninos permanentes e pré-molares.

Este método é um procedimento clínico prático e simples, pois não necessita de radiografias. As medições dentárias podem ser obtidas em modelos de estudo ou na cavidade bucal, com segurança, por profissionais iniciantes ou especialistas. Pode ser aplicado em ambos os arcos dentários.[15] No entanto, as tabelas de probabilidade foram elaboradas a partir das variações de tamanho dentário em uma população de crianças leucodermas,

Tabela 22.1: Faixa de probabilidade de 75% de acordo com a Tabela de Moyers para a predição do tamanho (em mm) de caninos permanentes e pré-molares inferiores não erupcionados.

Caninos e Pré-molares Inferiores													
Homens													
32-42	19,5	20,0	20,5	21,0	21,5	22,0	22,5	23,0	23,5	24,0	24,5	25,0	25,5
75%	20,4	20,6	20,8	21,0	21,2	21,4	21,6	21,9	22,1	22,3	22,5	22,8	23,0
Mulheres													
75%	19,6	19,8	20,1	20,3	20,6	20,8	21,1	21,3	21,6	21,9	22,1	22,4	22,7

Tabela 22.2: Faixa de probabilidade de 75% de acordo com a Tabela de Moyers para a predição do tamanho (em mm) de caninos permanentes e pré-molares superiores não erupcionados.

Caninos e Pré-molares Superiores													
Homens													
32-42	19,5	20,0	20,5	21,0	21,5	22,0	22,5	23,0	23,5	24,0	24,5	25,0	25,5
75%	20,3	20,5	20,8	21,0	21,3	21,5	21,8	22,0	22,3	22,5	22,8	23,0	23,3
Mulheres													
75%	20,4	20,5	20,6	20,8	20,9	21,0	21,2	21,3	21,5	21,6	21,8	21,9	22,1

em idade escolar, de descendência norte-americana, com possibilidade de originar erros para outros grupos étnicos. No método de Moyers, não são utilizadas medições individuais, caracterizando uma margem de erro. O fato de não incluir imagens radiográficas, impossibilita o diagnóstico de ausências congênitas de dentes, anomalias de número, forma e tamanho dentário.[20]

Estimativas de tamanho dentário por imagens radiográficas

Método de Nance

Hays Nance,[18] na década de 1940, foi o idealizador da análise da dentição mista. Estabeleceu o método de predição do diâmetro mesiodistal de caninos e pré-molares não erupcionados, por meio de medições em radiografias periapicais. Este método de análise da dentição mista é bastante preciso, uma vez que os dentes intraósseos são medidos em radiografias, tornando-o, portanto, um método individual para cada paciente. A precisão das medidas dependerá da ausência de distorção na radiografia. Portanto, a técnica radiográfica criteriosa é essencial. O autor sugere o uso de radiografias periapicais com o feixe central incidindo nos pontos de contato dos dentes a serem radiografados, de modo que não haja superposição das superfícies proximais. As medições dos diâmetros mesiodistais dos dentes não erupcionados são obtidas na radiografia periapical, com o auxílio de paquímetro ou compasso de pontas secas (Fig. 22.2). Na presença de um dente com giroversão dentro da cripta óssea, mede-se o dente homólogo para obter o diâmetro mesiodistal aproximado. Caso ambos se encontrem em giroversão ou o dente homólogo não esteja presente, utiliza-se a tabela de predição do tamanho dentário proposta por Black. Para o cálculo do espaço requerido, somam-se as larguras mesiodistais dos incisivos permanentes, registradas no modelo de estudo, aos valores de tamanho de caninos permanentes e pré-molares obtidos nas radiografias. O espaço avaliado é calculado no modelo gesso, utilizando-se paquímetro, compasso de pontas secas ou fio de latão; obtendo-se, desse modo, as informações necessárias para determinar a discrepância de arcos. Nance sugere que o aperfeiçoamento de sua técnica pode ser alcançado por meio de radiografias cefalométricas em 45°.

Método de Huckaba

É de conhecimento científico que as radiografias periapicais apresentam distorção de imagem, sendo necessárias correções para se obter precisão nas medidas dos dentes intraósseos. Em 1964, Huckaba[7] propôs um método para compensar a distorção das imagens dentárias nas radiografias periapicais, a partir de uma regra de três simples, conforme especificado na figura 22.3 O fundamento deste método recai na hipótese de que: "O grau de distorção para o dente decíduo será similar ao do dente permanente subjacente, observado na mesma radiografia.

Método com a radiografia oblíqua em 45°

Nesta tomada radiográfica, o ângulo formado entre o plano sagital mediano da cabeça do paciente e o filme é de 45°. Apresenta alta confiabilidade, pela fidelidade e

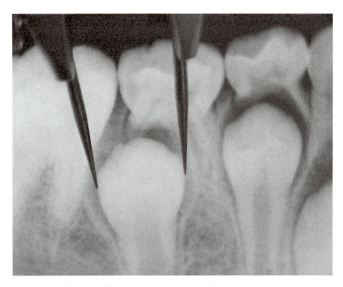

Fig. 22.2: Fotografia ilustrando a medição de dente permanente intraósseo em imagem de radiografia periapical, conforme preconizado no Método de Nance para a análise da dentição mista.

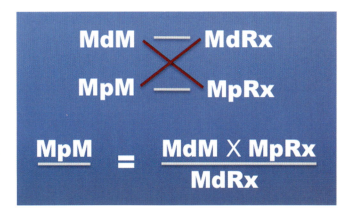

Fig. 22.3: Representação da regra de três aplicada no Método de Huckaba, em que: **MdM** – Medida do dente decíduo no modelo de gesso; **MdRx** – Medida do dente decíduo na radiografia periapical; **MpM** – Medida estimada do dente permanente sucessor no modelo de gesso; **MpRx** – Medida do dente permanente sucessor na radiografia periapical.

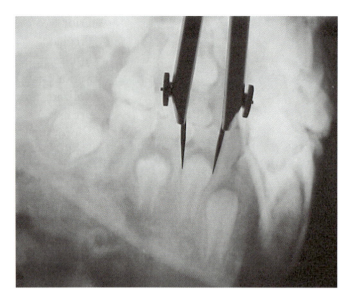

Fig. 22.4: Medição de 1º molar inferior intraósseo em imagem de radiografia oblíqua em 45° para a análise da dentição mista.

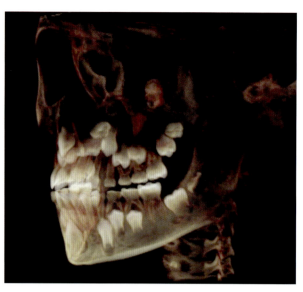

Fig. 22.5: Fotografia evidenciando dentes permanentes não erupcionados em imagem tomográfica.

exatidão em fornecer imagens da região posterior. É um meio de diagnóstico excelente para a medição da largura de caninos e pré-molares intraósseos durante a análise da dentição mista. O raio central incide em direção perpendicular às faces mesiais e distais dos dentes, proporcionando índice de distorção mínimo, em torno de 6%. Além disto, o uso do cefalostato permite a padronização do posicionamento do paciente no momento da tomada radiográfica. São realizadas duas radiografias oblíquas em 45°, uma do lado direito e outra do esquerdo, das regiões de caninos e pré-molares. As medições dos dentes permanentes intraósseos são efetuadas de modo direto, nas películas radiográficas, utilizando-se compasso de pontas secas (Fig. 22.4).[16] Entretanto, há certa magnificação da imagem radiográfica, portanto há proposta de um fator de correção. Cada valor correspondente ao tamanho dentário medido na radiografia é multiplicado por 0,92883, alcançando, assim, valor muito próximo do real. Desse modo, seria o método de Nance mais preciso para indivíduos brasileiros leucodermas.[9]

Método de Ruellas

Em 2007, Ruellas[23] desenvolveu um método para a análise da dentição mista utilizando radiografias periapicais infantis com grade milimetrada, no intuito de diminuir o erro proveniente das películas radiográficas tradicionais. Após a obtenção da radiografia, determina-se a medição da distância entre duas linhas perpendiculares e próximas à coroa do dente a ser avaliado, calculando-se o denominado fator de correção. Este quantifica a distorção que a imagem sofre e diminui os erros de angulação. Em seguida, mede-se o diâmetro mesiodistal do dente permanente sucessor na radiografia e divide-se pelo fator de correção, assim obtém-se o valor estimado do tamanho dentário. Como vantagem, devido ao menor tamanho do filme infantil, este permanece encostado no dente decíduo, mais próximo e adaptado ao rebordo alveolar. Isto proporciona menor distância objeto-filme e evita a deformação da película radiográfica para compensar o contorno anatômico.

Estimativas de tamanho dentário por imagens tomográficas

Em 2009, Felício[4] avaliou a confiabilidade de medidas de tamanho dentário e perímetro de arco, obtidas em tomografia computadorizada *cone-beam*. A análise estatística dos dados revelou concordância com mensurações feitas em modelos de estudo, exceto para os primeiros molares permanentes. A tomografia computadorizada *cone-beam*, avaliada pelo programa Dolphin, pode substituir os modelos de gesso quando na realização das medidas dos diâmetros mesiodistais dos dentes e do perímetro do arco. A análise da dentição mista utilizando medidas tomográficas é, portanto, válida e representa uma tendência para o futuro nos métodos de diagnóstico em Ortodontia (Fig. 22.5).

Análise da Dentição Mista – Interpretação Clínica

A dentição mista refere-se a um período dinâmico de transição que acompanha alterações dentárias e esqueléticas. Logo, deve-se realizar o diagnóstico preciso para o controle do perímetro do arco, necessário para o alinhamento correto dos dentes permanentes sucessores e os devidos ajustes oclusais. Desde a década de 1940, destaca-se a diminuição do perímetro do arco durante a transição da dentição mista para a permanente, em especial, devido ao *leeway space*.[18] A análise da dentição mista, portanto, tem importância clínica quanto ao aproveitamento do *leeway space* para o alinhamento dentário e estabelecimento da chave de oclusão de Angle.

O cálculo da discrepância de arco fornece três possibilidades de resultado, em que: EA > ER indica discrepância positiva; EA = ER, discrepância nula e, EA < ER evidencia discrepância negativa na arcada dentária, cada qual, com implicações clínicas e abordagens diferentes para o manejo do espaço durante o período da dentição mista.[5,15,20]

Discrepância positiva (EA > ER)

O espaço avaliado é maior do que o espaço requerido, indicando a presença de espaço excedente (sobra de espaço) no arco dentário para a erupção e o alinhamento espontâneo dos dentes permanentes sucessores. É possível verificar diastemas interdentais.

A conduta clínica indicada é acompanhar o desenvolvimento da oclusão dentária, com avaliações no intervalo de 3 a 6 meses. Devem-se observar as fases corretas de esfoliação dos dentes decíduos e a sequência favorável de erupção dos dentes permanentes. Pode ocorrer a migração mesial dos dentes posteriores para o *leeway space*. Se, ao final do período de transição forem observados espaços residuais, indica-se o seu fechamento para evitar problemas periodontais, ocasionados pela ausência dos contatos interproximais.

Discrepância nula ou zero (EA = ER)

O espaço avaliado é igual ao espaço requerido, isto é, há espaço suficiente para a erupção e alinhamento dos dentes permanentes sucessores; porém, é necessário impedir a migração mesial dos primeiros molares permanentes em direção ao *leeway space*, evitando que a discrepância torne-se negativa.

A conduta clínica adequada é realizar a supervisão associada à manutenção de espaço, pois, nestes casos, a reserva de espaço existente na região posterior (*leeway space*) é igual à falta de espaço observada na região anterior pelo leve apinhamento de incisivos. Deve-se transferir a reserva de espaço do segmento posterior para a região anterior. Esta manobra pode ser realizada por meio de desgastes das faces proximais (*slices*) e extrações sequenciais de caninos e molares decíduos, programadas de acordo com o controle radiográfico da formação radicular dos dentes permanentes sucessores. É necessário impedir a migração mesial dos primeiros molares permanentes com o uso de mantenedores de espaço, sendo o arco lingual indicado para o arco inferior, e o botão de Nance, para o arco superior.

Em casos de discrepância nula, a relação dos primeiros molares permanentes deve ser cuidadosamente analisada. O sucesso do tratamento depende do conhecimento dos detalhes de desenvolvimento da dentição mista. Caso os primeiros molares permanentes estejam em relação de chave de oclusão, a manutenção de espaço deve ser realizada em ambos os arcos dentários. Entretanto, se estiverem em relação de topo, mantém-se o espaço apenas no arco inferior, para impedir a migração mesial dos primeiros molares permanentes inferiores. Neste caso os primeiros molares são movimentados em direção distal no arco superior para proporcionar o estabelecimento da chave de oclusão.

Discrepância negativa (EA < ER)

O espaço avaliado é menor que o espaço requerido, evidenciando deficiência de espaço na arcada dentária para a erupção e o alinhamento dos dentes sucessores. Há possibilidade de se verificarem apinhamentos ou projeções dentárias.

Discrepâncias negativas pequenas (até valores de -3 a -4 mm), ou seja, cerca de -1,5 mm em cada hemiarco, indicam, como conduta clínica, a recuperação de espaço no perímetro do arco e, em seguida, a manutenção deste, com aproveitamento do *leeway space*. Proporciona-se, desse modo, condições para a evolução normal da oclusão dentária. Quando a relação de primeiros molares permanentes é de topo, o estabelecimento da chave de oclusão será obtido conforme já relatado.

Discrepâncias negativas acentuadas (maior que -4 mm) evidenciam discrepância significativa entre o volume dentário e a base óssea, com indicação de extrações de dentes permanentes. Portanto, a orientação clínica é o encaminhamento, exclusivamente, para o ortodontista, que realizará o planejamento para o tratamento ortodôntico fixo corretivo com exodontias.

MANUTENÇÃO DE ESPAÇO

Conceitos

A manutenção de espaço nas dentições decídua e mista caracteriza-se pela preservação do perímetro do arco, para que os dentes permanentes sucessores erupcionem de maneira correta. Trata-se portanto um procedimento de Ortodontia preventiva.[5,11]

O perímetro do arco deve ser mantido, de preferência, por dentes decíduos hígidos, pois atuam como mantenedores de espaço naturais, proporcionando equilíbrio aos arcos dentários pela preservação dos pontos de contato proximais e oclusais. Uma vez acometidos por cárie, são necessárias restaurações adequadas para recuperar seus diâmetros mesiodistais e vestibulolinguais e, manter o perímetro do arco. Caso ocorra a perda precoce ou prematura de um dente decíduo, ou seja caracterizada como a perda antes de sua época normal de esfoliação, indica-se o uso de aparelhos mantenedores de espaço.

Diagnóstico e Planejamento

No diagnóstico, é importante a avaliação clínica para confirmar se o espaço referente ao dente perdido não diminuiu e, consequentemente, se o perímetro do arco foi preservado.[15] O tempo decorrido desde a perda precoce do dente decíduo deve ser considerado no planejamento da manutenção de espaço, uma vez que a quantidade de espaço perdido aumenta com o decorrer do tempo. Em geral, acontecerá nos primeiros 6 meses após a extração. Desse modo, a melhor conduta clínica é confeccionar o mantenedor de espaço antes da exodontia e instalá-lo na mesma sessão clínica em que o procedimento cirúrgico for realizado.[11] Ao exame clínico deve-se observar, também, que as relações molar e de canino estejam preservadas.[15]

A análise da dentição mista é um procedimento essencial no diagnóstico, e um pré-requisito para indicar a manutenção de espaço, na predição favorável com discrepância nula.[5,15,20]

A avaliação de radiografias periapicais é fundamental para determinar a presença do dente permanente sucessor e o seu estágio de formação radicular, o que corresponde à idade dentária. A quantidade de raiz formada dos dentes permanentes é analisada de acordo com seus estágios de calcificação (Cap. 6), sendo um método mais confiável de prever a erupção do que a idade cronológica da criança. A partir do estágio 6 de Nolla, o germe dentário inicia sua trajetória de erupção em direção oclusal e, ao alcançar de dois terços a três quartos de raiz formada, irrompe na cavidade bucal, independente da idade cronológica da criança.[11] Via de regra, se o dente decíduo é perdido antes que seu sucessor tenha alcançado o estágio 6 de Nolla, ocorre atraso na erupção do dente permanente. Contudo a perda do dente decíduo após o estágio 6 de Nolla, ou seja, nos estágios 7 ou 8, implica na aceleração da erupção dentária. A avaliação radiográfica, portanto, é fundamental no planejamento. Se o dente permanente sucessor estiver no estágio 6 de Nolla, quando começam os movimentos eruptivos, será essencial a instalação de um mantenedor de espaço. Caso a perda precoce do dente decíduo ocorra quando o dente sucessor estiver no estágio 8 de Nolla, próximo a irromper, não será indicado o uso de mantenedor de espaço.

Entretanto, as previsões sobre a época de erupção do dente permanente não serão confiáveis nos casos em que o tecido ósseo que recobre o dente sucessor em desenvolvimento tiver sido destruído por infecção. Nestas situações, a erupção do dente permanente, em geral, será acelerada. No entanto, quando a perda óssea ocorrer antes da formação de três quartos da raiz do dente permanente sucessor, indica-se a manutenção de espaço, mesmo que por menos tempo. A avaliação radiográfica é um meio de diagnóstico útil para prever a erupção em função do tecido ósseo que recobre a coroa dentária. Sabe-se que pré-molares, normalmente, requerem 4 a 5 meses para progredir 1 mm através do osso, mediante a observação em radiografia *bite-wing*.[11]

A análise da radiografia panorâmica complementa a documentação, pois permite verificar a sequência de erupção dentária.[15] É importante observar a relação dos dentes em desenvolvimento e em erupção adjacentes ao espaço criado pela perda precoce de um dente decíduo, para que não ocorra redução do perímetro do arco. A perda precoce de um segundo molar decíduo, acompanhada da erupção do segundo molar permanente antes do segundo pré-molar, pode gerar migração do primeiro molar permanente para mesial e, consequente, diminuição do perímetro do arco.[11] A radiografia panorâmica proporciona visão completa do desenvolvimento intraósseo de dentes permanentes na fase de dentição mista, diagnosticando-se possíveis anodontias congênitas, ectopias e desvios de erupção.[11,23]

Indicações Clínicas na Seleção do Aparelho Mantenedor de Espaço

Embora exista uma variedade de aparelhos mantenedores de espaço, os aparelhos descritos a seguir são os mais utilizados na clínica.

Mantenedor de espaço funcional (Fig. 22.6)

Indicações: manutenção de espaço em qualquer região do arco, em especial, na região anterior. Oferece a vantagem de restabelecer a função, evitando extrusão de dentes antagonistas pela reposição dos dente ausentes com dentes de acrílico.

Desvantagens: ser removível, requerendo a cooperação do paciente; possibilidade de interferir na erupção do dente permanente, caso não seja realizado acompanhamento clínico regular; facilidade de fratura e perda.

Na opinião dos autores, seu uso deve se restringir à região anterior, pois facilita a cooperação pelo restabelecimento estética e pelo fato de restabelecer a função, impedindo a interposição lingual no espaço dos dentes ausentes.

Banda-alça (Fig. 22.7)

Indicações: manutenção de espaço na região posterior da arcada dentária, superior ou inferior, de um ou dois dentes, unilateral, em pacientes com boa higiene bucal.

Desvantagens: não evita extrusão do dente antagonista ao espaço de perda; no caso de perda precoce de mais de um dente ou do elemento de apoio do mantenedor, será necessária a confecção de outro tipo de aparelho.

Arco lingual (Fig. 22.8)

Indicações: manutenção de espaço na região de caninos e molares do arco dentário inferior. A principal vantagem é ser fixo e, não depender da cooperação do paciente.

Desvantagens: não restabelece estética e função.

Botão de Nance (Fig. 22.9)

Indicações: manutenção de espaço nas regiões de caninos e molares do arco dentário superior. A principal vantagem é ser fixo e não depender da cooperação do paciente.

Desvantagens: não restabelece estética e função. Pode provocar lesão na mucosa do palato.

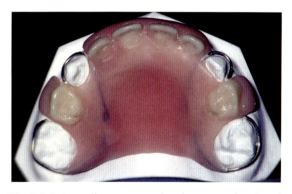

Fig. 22.6: Aparelho mantenedor de espaço funcional.

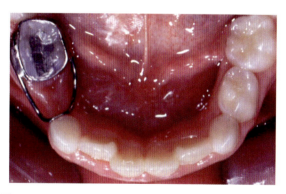

Fig. 22.7: Aparelho mantenedor de espaço banda-alça.

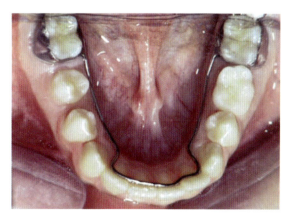

Fig. 22.8: Aparelho mantenedor de espaço arco lingual.

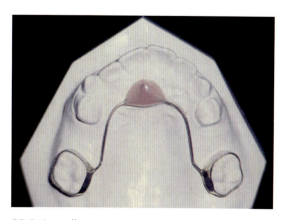

Fig. 22.9: Aparelho mantenedor de espaço botão de Nance.

Controle Clínico e Época de Remoção do Mantenedor de Espaço

Os pacientes com aparelhos mantenedores de espaço devem ser acompanhados a cada 3 meses pelo cirurgião-dentista. Há necessidade de avaliar as condições do aparelho possibilidade de interferências nos tecidos moles, interferências com dentes em erupção e condições de cimentação dos anéis ortodônticos, devido ao risco de lesões de mancha branca e cárie.

O aparelho mantenedor de espaço deve ser mantido em posição até o dente permanente sucessor entrar em oclusão com o antagonista, pois a presença de espaço mesial, pode permitir a inclinação do dente posterior adjacente, principalmente, se o segundo molar permanente estiver em fase de erupção ativa.

RECUPERAÇÃO DE ESPAÇO

Conceitos

A recuperação de espaço caracteriza-se pela obtenção de espaço no arco dentário com a realização de movimento dentário no sentido de devolver um dente que sofreu migração para mesial à sua posição correta (seja pela perda precoce de um dente decíduo ou pela alteração na sequência favorável de erupção).

Diagnóstico e Planejamento

No diagnóstico, é importante a avaliação da radiografia panorâmica, confirmando a presença do dente permanente sucessor para o qual será feita a recuperação de espaço (normalmente, segundo pré-molar) (Fig. 22.10). Clínica e radiograficamente, verifica-se o grau de inclinação do dente para mesial, que precisa ser movimentado para distal (em geral, primeiro molar permanente). Deve-se também avaliar as condições na região posterior do dente que se encontra distal ao que será movimentado, quanto à presença e proximidade de outros dentes, que pode dificultar ou não sua movimentação; além da proximidade com outras estruturas como, por exemplo, o ramo mandibular.

O dente inclinado para mesial deve ser movimentado o suficiente para adquirir inclinação mesiodistal correta ou, no máximo, ficar vertical. Este não deve ser inclinado para distal. O espaço obtido deve ser o suficiente para a erupção do dente sucessor que teve o espaço diminuído no arco. Caso contrário, o restante do espaço deverá ser obtido com outro recurso ortodôntico, e não apenas pela recuperação de espaço.

Indicações Clínicas na Seleção do Aparelho Recuperador de Espaço

Os seguintes aparelhos recuperadores de espaço podem ser utilizados:

- recuperador de espaço funcional com mola digital;
- recuperador de espaço com parafuso expansor;
- placa labioativa ou *bumper*;
- aparelho extrabucal com arco facial;
- distalizadores intrabucais (*distal-jet*).

Devido à sua praticidade, estética e baixo custo, o aparelho recuperador de espaço funcional com mola digital é um dos mais utilizados. Pelo fato de ser removível, o paciente deve ser cooperador. (Fig. 22.11)

Controle Clínico na Recuperação de Espaço

O indivíduo deve ser acompanhado a cada 3 ou 4 semanas durante a recuperação do espaço. Nas consultas, avalia-se a quantidade de movimento realizado no período, condições do aparelho, remoção de possíveis interferências com tecidos moles e a necessidade de reativação. As ativações devem ser realizadas na quantidade suficiente para produzir o movimento dentário, em média, de 1 mm ao mês.

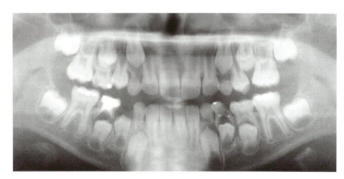

Fig. 22.10: Radiografia panorâmica ilustrando o dente 26 inclinado para mesial, devido à perda precoce do dente 65 e consequente falta de espaço para o dente 25.

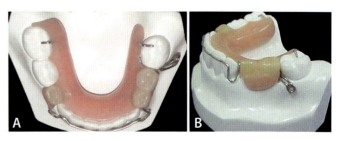

Fig. 22.11: Aparelho recuperador de espaço funcional com mola digital. (A) Vista oclusal. (B) Vista Lateral.

Após o dente a ser movimentado assumir a inclinação mesiodistal desejada, o aparelho recuperador de espaço pode ser mantido em uso, passivo, até a erupção do dente que teve o espaço recuperado (deve-se optar por esta alternativa quando o dente está com erupção bastante próxima, de preferência já irrompido no tecido mole). Caso o dente sucessor ainda não tenha irrompido, deve-se substituir o recuperador de espaço por um mantenedor de espaço, sendo os dispositivos fixos mais indicados (arco lingual ou botão de Nance).

PEQUENOS MOVIMENTOS DENTÁRIOS

Mecanismos Biológicos do Movimento Dentário

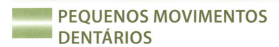

Mecanismo da pressão e tração

Desde o trabalho experimental de Sandstedt, há consenso geral de que o movimento ortodôntico causa absorção óssea no lado de pressão e aposição no lado de tração do periodonto. (Fig. 22.12A)[19,25]

Esta teoria propõe que ocorre absorção do osso alveolar através dos osteoclastos na zona de pressão e, concomitantemente, aposição óssea pelos osteoblastos na zona de tração, permitindo o movimento dentário.

O processo de remodelamento ósseo permite ao dente se mover e, então, manter a largura fisiológica do espaço do ligamento periodontal.[21]

Mecanismo da resposta inflamatória

Quando a força ortodôntica é aplicada em um dente por um período, ocorre uma resposta inflamatória no periodonto, resultando em absorção óssea que permite o movimento dentário.

Os mediadores locais do remodelamento do tecido ósseo exercem papel relevante, destacando-se as citocinas. Estas são um grupo diverso e amplo de moléculas pequenas, solúveis, secretadas por vários tipos de células para modularem a atividade de outras células.[14] Em relação ao metabolismo ósseo, os principais mediadores da resposta inflamatória são: interleucina 1, interleucina 2, interleucina 6,[3] fator de necrose tumoral e prostaglandinas.[26]

O primeiro mensageiro ou estímulo primário que corresponde à magnitude da pressão (força por unidade de área provocada pela força ortodôntica) pode alterar a atividade celular na membrana plasmática. Após a lesão ao tecido, ocorrem alterações na estrutura da parede vascular, levando à perda da integridade das células endoteliais, escape de fluido e componentes do plasma do compartimento intravascular (exsudato inflamatório), assim como migração de hemácias e leucócitos do espaço intraluminal para o tecido extravascular (infiltrado inflamatório).[22]

Os osteoblastos são células responsáveis pela ativação subsequente dos osteoclastos por um fator solúvel liberado pelos próprios osteoblastos.[3] Demonstra-se que esse fator solúvel é capaz de estimular o número, o tamanho e a atividade dos osteoclastos, promovendo a absorção óssea.[8]

Além disso, os osteoblastos retraem-se para expor o tecido ósseo, sintetizam e liberam colagenase, a qual digere o tecido osteoide, expondo a matriz óssea mineralizada.[12]

A absorção e a formação ósseas ocorrem em sequência ordenada, com a absorção, geralmente, precedendo a formação óssea.[14]

O clasto adere-se à superfície óssea mineralizada, através de uma área especializada de invaginações digitiformes do citoplasma que se originam na sua membrana celular.[17] As cavidades formadas sobre a superfície óssea, denominadas lacunas de Howship, correspondem a uma área isolada e fechada. Nestas lacunas, os clastos secretam ácidos orgânicos para manter o ambiente em pH baixo, propício ao processo de absorção óssea. Ocorre a secreção de enzimas lisossomais, importantes no processo de absorção óssea. Os osteoclastos dissolvem os cristais de hidroxiapatita, solubilizando a matriz orgânica mineralizada.[12]

Respostas teciduais

Lado de Pressão

Pressão de magnitude moderada, no nível das provocadas pela maioria das forças ortodônticas utilizadas clinicamente, promovem as seguintes reações: uma hora após a aplicação da força, as fibras periodontais estão desorganizadas e irregulares, as camadas de cementoblastos e osteoblastos permanecem presentes, mas com núcleos comprimidos e achatados, enquanto os vasos sanguíneos estão parcialmente comprimidos. Entre 3 e 6 horas após a aplicação da força, observa-se hialinização do ligamento periodontal nas áreas de maior pressão, o tecido hialinizado apresenta-se homogêneo e parcialmente sem célula. As poucas células remanescentes encontram-se degeneradas. A camada de cementoblastos ainda está contínua, mas com núcleos picnóticos. Em três dias após a aplicação de força, observa-se hialinização completa e perda total de fibroblastos do ligamento periodontal nas regiões de maior pressão. Notifica-se absorção à distância (ou solapante) nos espaços medulares do osso alveolar adjacente à área de hialinização. No osso alveolar adjacente a estas áreas, evidencia-se o aumento de áreas de absorção. Macrófagos oriundos da corrente sanguínea adjacente iniciam a remoção do tecido hialinizado. A formação de novos vasos sanguíneos é evidente no ligamento periodontal, distribuídos próximo ao osso alveolar e dos tecidos hialinizados. Após alguns dias, áreas de absorção à distância progridem em direção à área de hialinização, estabelecendo comunicação entre espaços medulares e espaço periodontal. De três a quatro semanas após a ativação inicial, as cavidades de absorção estão reduzidas em profundidade e as células do ligamento periodontal estão, uniformemente, distribuídas nas secções histológicas.[6]

Hialinização

A diferença entre absorção frontal (também denominada absorção direta ou de superfície) e absorção solapante (absorção indireta ou à distância) está, principalmente, nas mudanças ocorridas no ligamento periodontal resultante da compressão. Este é submetido à hialinização, termo que descreve a perda de células viáveis de uma área do ligamento periodontal devido ao traumatismo. Obviamente, se nenhuma célula viável está presente, não ocorrerá remodelamento ósseo. Durante o período de hialinização, o movimento dentário cessa. Somente quando a porção hialinizada do ligamento é repovoada por novas células e o osso removido pelos osteoclastos, o movimento dentário reinicia-se.

Lado de tração

Uma hora após a aplicação da força, as fibras periodontais e os vasos sanguíneos estão estirados no sentido da força aplicada, os núcleos dos fibroblastos apresentam-se fusiformes com seus longos eixos paralelos ao feixe de fibras. Nenhuma mudança no padrão de aposição e absorção óssea é verificada.[10] Em 24 a 36 horas após a aplicação da força, o periodonto mostra-se ricamente provido de células. Os osteoblastos apresentam-se enfileirados na superfície óssea. De 48 a 72 horas, verifica-se aumento do número de células de tecido conjuntivo jovem e na quantidade de osteoide formado. O osteoide depositado é calcificado posteriormente, formando o osso fasciculado e, em seguida, o osso lamelar. Microrradiografias do novo trabeculado formado mostram que este se calcifica de modo rápido para alcançar o conteúdo mineral similar àquele do osso preexistente.[27]

Tipos de Movimento Dentário

Translação ou movimento de corpo

Caracteriza-se pelo movimento de coroa e raiz na mesma extensão, e o dente movimenta-se na direção da força resultante. Geralmente realizado com aparelho fixo (Fig. 22.13).

Inclinação

Caracteriza-se pelo movimento predominante de coroa, na direção da força aplicada (Figs. 22.12A e 22.14), com o ápice radicular praticamente fixo (inclinação controlada = centro de rotação no ápice radicular) ou com movimento de raiz em sentido contrário (inclinação descontrolada = centro de rotação entre o ápice radicular e o centro de resistência).

Verticalização

Movimento predominantemente de raiz, no sentido mesiodistal, com centro de rotação na coroa.

Torque

Movimento predominantemente de raiz, no sentido vestibulolingual, com centro de rotação na coroa.

Intrusão

Movimento do dente para o interior do seu alvéolo.

Extrusão

Movimento do dente para o interior do seu alvéolo. (Figs. 22.12B e 22.15)

Rotação

Movimento do dente em torno do seu longo eixo. (Fig. 22.12C)

Características dos Pequenos Movimentos Dentários

Dente a ser corrigido com baixo grau de má posição, maioria dos dentes em boa posição (ausência de maloclusões esqueléticas), necessidade de pequena movimentação (de 1 a 3 mm), aplicada a poucos dentes, não requer especialista em Ortodontia para ser realizado. Os movimentos dentários, em geral, são os de inclinação e extrusão, incluindo, também, pequenas rotações na região anterior do arco dentário. Normalmente, são utilizados aparelhos removíveis para estes fins.

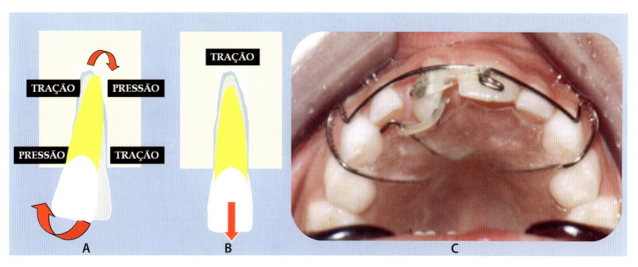

Fig. 22.12: Tipos de movimentos dentários realizados com pequenos movimentos dentários. (A) Inclinação. (B) Extrusão. (C) Rotação anterior.

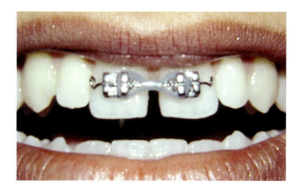

Fig. 22.13: Fechamento de diastema entre incisivos superiores com bráquete, arco e elástico em corrente.

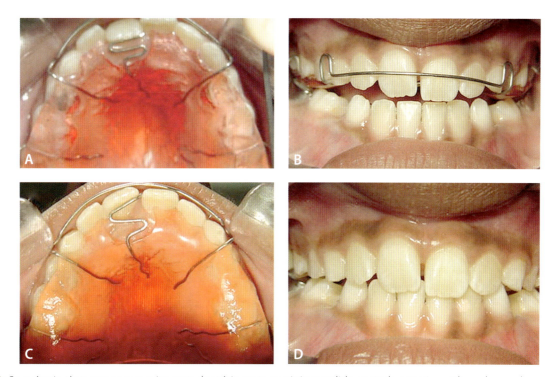

Fig. 22.14: Sequência de pequeno movimento dentário para corrigir mordida cruzada anterior, utilizando-se placa com batente oclusal e mola digital: (A, B) Fotografias oclusal superior e frontal iniciais. (C, D) Fotografias oclusais superior e frontal após a inclinação do dente 11 para vestibular.

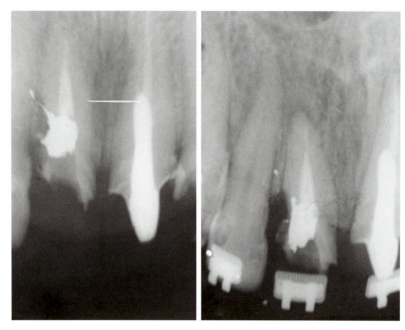

Fig. 22.15: Radiografias periapicais evidenciando movimento de extrusão do dente 11 para o aproveitamento da raiz com perfuração no terço cervical.

Propósitos de Pequenos Movimentos Dentários

O pequeno movimento dentário é realizado por um ou mais dos seguintes propósitos: estéticos, protéticos, periodontais e preventivos (Quadro 22.1). Na maioria das vezes, estão associados e, dificilmente, um pequeno movimento será realizado devido a apenas um dos propósitos apresentados.

Aplicações Clínicas de Pequenos Movimentos Dentários

As aplicações clínicas destes movimentos estão descritas no quadro 22.1.

Quadro 22.1: Situações clínicas que ilustram os propósitos de pequenos movimentos dentários.

Propósito	Aplicações Clínicas
Estético	Diastema anterior Giroversão anterior Mordida cuzada anterior Mordida aberta anterior
Protético	Correção da inclinação de dentes-pilares Obtenção de espaços para pônticos Mordida cruzada Extrusão de dentes fraturados
Periodontal	Correção da inclinação de dentes-pilares Movimento de dente em traumatismo oclusal Mordida cruzada
Preventivo	Recuperação de espaço Mordida cruzada Mordida aberta

REFERÊNCIAS

1. Angle EH. Treatment of Malocclusion of the Teeth. 7th ed. The SSW Co: Philadelphia, 1907.
2. Ballard ML, Wylie WL. Mixed dentition case analysis. Estimating size of unerupted permanent teeth. Am J Orthod 1947 Nov; 33(11):754-759.
3. Davidovitch Z. Tooth movement. Crit Rev Oral Biol Med 1991; 2(4):411-445.
4. Felício LG, Bolognese AM, Araújo MTS, Sant'Anna EF, Ruellas ACO. Análise da dentição mista: tomografia versus predição e medida radiográfica. Dental Press J Orthod 2010 Sep-Oct; 15(5):166-172.
5. Graber TM, Vanarsdall Jr. RL. Ortodontia – Princípios e Técnicas Atuais. 3ª ed. Rio de Janeiro: Guanabara Koogan, 2002.
6. Hellsing E, Hammarström L. The hyaline zone and associated root surface changes in experimental orthodontics in rats: a light and scanning electron microscope study. Europ J Orthod 1996 Feb; 18(1):11-18.
7. Huckaba GW. Arch size analysis and tooth size prediction. Dent Clin North Am 1964 Jul; 11(2):431-440.
8. Lee W. Experimental study of the effect of prostaglandin administration on tooth movement with particular emphasis on the relationship to the method of PGE1 administration. Am J Orthod Dentofac Orthop 1990 Sep; 98(3):231-241.
9. Lima SEM, Monnerat ME. Comparação das predições do somatório dos diâmetros mésio-distais de pré-molares e caninos permanentes inferiores com seus valores reais (dissertação). Rio de Janeiro: Universidade Federal do Rio de Janeiro: 1992.
10. Macapanpan LC, Weinman JP, Brodie AG. Early tissue changes following tooth movement in rats. Angle Orthod 1954 Apr; 24(2):79-95.
11. Mcdonald RE, Avery DR. Odontopediatria, 7ª ed. Rio de Janeiro, Guanabara Koogan: 2001.
12. Meghji S. Bone remodeling. Brit Dent J 1992 Mar; 172(6):235-242.
13. Moorreees CFA, Chadha J. Crown diameters of corresponding tooth groups in the deciduous and permanent dentition. J Dent Res 1962; 41(2):466-470.
14. Mostafa Y, Weaks-Dybvig M, Osdoby P. Orchestration of tooth movement. Am J Orthod 1983 Mar; 83(3):245-250.
15. Moyers RE. Ortodontia. 4ª ed. Rio de Janeiro: Guanabara Koogan, 1991.
16. Mucha JN, Bolognese AM. Análise de modelos em Ortodontia. Rev. RBO 1985 Jan-Jun; 42(1,2,3):28-44.
17. Mundy GR. Inflammatory mediators and the destruction of bone. J Period Res 1991 May; 26(3):213-217.
18. Nance HN. The limitations of orthodontic treatment. I. Mixed dentition diagnosis and treatment. Am J Orthod 1947 Apr; 33(4):177-223.
19. Oppenheim A. Tissue changes. Particulary of the bone incident to tooth movement. Am J Orthod 1911; 3: 57-67.
20. Proffit WR, Fields HW. Ortodontia Contemporânea. 2ª ed., Rio de Janeiro: Guanabara Koogan, 1995.
21. Reitan K. Clinical and histologic observations on tooth movement during and after orthodontic treatment. Am J Orthod 1967 Oct; 53(10):721-745.
22. Rubin E, Faber JL. Patologia. 1ª ed., Rio de Janeiro:Interlivros edições, 1990, 1381 p. Cap. 2, p. 32-86.
23. Ruellas, ACO. Radiografia com tela milimetrada. Método alternativo para o cálculo no espaço requerido da análise da dentição mista. Rev Dental Press 2001, 6:77-80.
24. Salzmann, JA. Orthodontics: principles and prevention. Philadelphia: J. B. Lippincott Co., 1957.
25. Sandstedt C. Apud: Schwarz M. Tissue change incidental to orthodontic tooth movement. Int J Orthod 1932 Sep; 18(3):331-352.
26. Sandy JR, Farndale RW, Meikle MC. Recent advances in understanding mechanically induced bone remodeling and their relevance to orthodontic theory and practice. Am J Orthod Dentofac Orthop 1993 Mar; 103(3):212-222.
27. Storey E. The nature of tooth movement. Am J Orthod 1963 Mar; 63(3):292-311.
28. Tanaka MM, Johnston LE. The prediction of the size of unerupted canines and premolars in a contemporary orthodontic population. J Am Dent Ass 1974 Apr; 88(4):798-800.

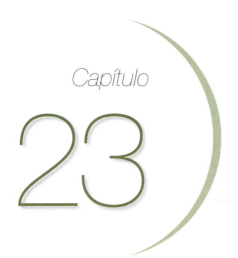

Capítulo 23

Atendimento Integral de Crianças Portadoras de Necessidades Especiais

*Gloria Fernanda Castro, Maristela Barbosa Portela,
Raquel dos Santos Pinheiro, Carla Martins*

O atendimento de pacientes com necessidades especiais torna-se um desafio para o profissional, uma vez que este terá de lidar com questões que irão além da condição física/sistêmica do paciente. Um paciente com necessidade especial trará consigo uma família especial, repleta de medos, anseios e dúvidas, o que vai requerer atenção diferenciada da equipe odontológica, pronta para ouvir e lidar com suas expectativas. Além disso, este atendimento também exigirá do profissional, conhecimentos e cuidados que o torne apto a tratar este paciente da melhor maneira possível, sem correr riscos e respeitando as limitações que sua condição imporá.

Este capítulo foi escrito com o objetivo de levar ao cirurgião-dentista (CD) informações sobre os tipos de pacientes com necessidades especiais que mais frequentemente chegam ao consultório odontológico. Além disso, visa principalmente abordar os tipos de manobras utilizadas, em conjunto ou não, para o atendimento odontológico de pacientes portadores de necessidades especiais.

DEFINIÇÃO E EPIDEMIOLOGIA

A terminologia "paciente portador de necessidades especiais" vem substituindo os já tão conhecidos e utilizados termos "portadores de deficiência" e "excepcionais". A *American Academy of Pediatric Dentistry* (AAPD) define as pessoas com necessidade de cuidados especiais como indivíduos que "têm uma deficiência física, de desenvolvimento mental, sensorial, comportamental, cognitiva, emocional ou limitada condição que requer tratamento médico, intervenção de saúde e/ou uso de serviços especializados ou programas." A condição pode ser desenvolvida ou adquirida e pode causar limitações nas atividades diárias de automanutenção ou limitações substanciais em uma atividade importante na vida. O tratamento odontológico para pacientes com necessidades especiais, muitas vezes, está fora da rotina considerada normal e irá requer conhecimento especializado de sensibilização, aumento da atenção e ambiente adequado.[1]

A Organização Mundial de Saúde (OMS) estima que 10% da população de qualquer país seja constituída de pessoas com algum tipo de deficiência, taxa que tem sido reconhecida mundialmente como o melhor referencial para a implementação de políticas públicas para a equiparação de oportunidades a essas pessoas.[7] No entanto, estima-se que apenas 3% estejam recebendo atendimento odontológico regular. As justificativas para esse número tão baixo parece ser a falta de informações dos responsáveis, a falta de profissionais habilitados, o medo do profissional de atender esse tipo de paciente e, por último, a presença de barreiras arquitetônicas que impedem o atendimento em diversos serviços odontológicos.

CLASSIFICAÇÃO

Os pacientes com necessidades especiais podem ser classificados de diversas maneiras. Didaticamente, esses pacientes podem ser divididos em dois grandes grupos:

Pacientes com Alterações Comportamentais e Sistêmicas. No primeiro grupo, se enquadram aqueles pacientes que têm como característica principal o comportamento alterado pela presença de alterações de caráter neurológico ou psicológico (associados ou não a déficit cognitivo e/ou retardo mental) e as síndromes associadas com déficit cognitivo e/ou retardo mental. Pacientes com deficiências visuais, auditivas e fonéticas também se enquadram neste grupo. Já no segundo grupo, enquadram-se aqueles portadores de doenças sistêmicas crônicas, ou síndromes sem nenhum envolvimento neurológico e/ou cognitivo. Já uma classificação mais detalhada é apresentada no quadro 23.1.

A OMS, em 2003, sugeriu ainda uma classificação mais ampla, pois inseriu diversas alterações sistêmicas, congênitas e genéticas, sendo constituída de três níveis.[9]

- *Funcional:* deficiência de memória, visão e audição.
- *Estrutural:* deficiências sistêmicas.
- *Pessoal:* limitação ou ausência de leitura, comunicação ou locomoção.

A seguir, os tipos mais frequentes de pacientes portadores de necessidades especiais serão conceituados e algumas características descritas.

Desvios da Inteligência

Os pacientes portadores de desvios da inteligência apresentam algum tipo de desvio que pode ser representado por uma variável para mais (superdotado) ou para menos (infradotado), do que se convencionou ser um padrão normal.

A etiologia de tal alteração do padrão de normalidade baseia-se no fato de que as diferentes áreas anatômicas do cérebro estão associadas a diversas funções. A área cortical cerebral, responsável pela inteligência, quando é atingida ou lesada por algum agente físico, químico ou biológico, resultará em dano intelectual ao paciente. O nível deste dano está diretamente proporcional à intensidade do agente etiológico. Por isso, encontramos pacientes portadores de deficiências mentais que vão de leve a grave.

Quadro 23.1: Classificação de pacientes portadores de necessidades especiais.

Alterações Comportamentais	Desvio de inteligência	• Retardo mental • Infradotado • Superdotado
	Desvio de comportamento	• Fobia • Síndrome do pânico • Autismo • Deficit de atenção
	Alteração neurológica com e sem *deficit* cognitivo	• Paralisia cerebral
	Síndromes associadas a *deficit* cognitivo e/ou retardo mental	• Síndrome de Down • Síndrome de Rett
	Distúrbio de audiocomunicação	• Deficiência visual (total ou parcial) • Deficiência auditiva • Distúrbios de linguagem
Alterações Sistêmicas	Distúrbios físicos	• Paralisia infantil • Ausência de membros
	Síndrome sem associação a déficit cognitivo	• Síndrome de Willians
	Distúrbios sistêmicos crônicos	• Cardiovascular • Diabetes • Epilepsia • Hemofilia • Reumatismo crônico

Autismo

Dentre os distúrbios de comportamento, aquele que julgamos mais complexo e também um dos mais comuns é o autismo. O autismo é a falta de adaptação no desenvolvimento que se manifesta de maneira leve, moderada ou grave, durante toda a vida.[8]

As principais características encontradas nestes pacientes são a presença de deficiência mental (cerca de 65% apresentam retardo mental), distúrbio na linguagem (ocasionada pela dificuldade de socialização), epilepsia e piora no quadro quando atingem a puberdade. Devido a isso, estão indicadas as técnicas de controle de comportamento durante seu atendimento, com as quais o profissional conseguirá realizar o tratamento, muitas vezes, lembrando que isso dependerá diretamente do grau de entendimento e retardo mental do paciente.

Síndromes

Assim como fizemos para o tópico de pacientes com distúrbios de comportamento escolhendo o autismo como a alteração mais relevante para discussão, dentre as mais diversas síndromes, optou-se como exemplo mais propício a síndrome de Down.

A síndrome de Down é um distúrbio decorrente de mutações genéticas, que podem se dar por modificações no número (aberrações numéricas) ou na estrutura (aberrações estruturais) dos cromossomos. Estas alterações podem ser identificadas pela análise do cariótipo do paciente. Assim, podemos dividir a síndrome de Down em três tipos, de acordo com a sua etiologia (Quadro 23.2).

Quadro 23.2: Diferentes tipos de Síndrome de Down, de acordo com sua etiologia.

- **Trissomia do cromossomo 21** → não disjunção de um determinado par do cromossomo 21; ocorre em 95% dos casos de síndrome de Down.
- **Translocação** → indivíduo com 46 cromossomos, e não 47 (como na trissomia); o diagnóstico é feito pela identificação do braço longo do cromossomo 21, que deverá estar em excesso; ocorre em 3% dos casos de síndrome de Down.
- **Mosaico** → metade do genoma humano possui 46 cromossomos, enquanto a outra metade 47; ocorre em 2% dos casos de síndrome de Down.

Esses pacientes normalmente são dóceis, não agressivos, receptivos, bem adaptados socialmente, colaboradores e, por isso, apresentam indicação para o uso das técnicas de controle de comportamento (Figs. 23.1 e 23.2).

Por se tratar de uma síndrome, o CD deve estar sempre atento à existência de alguma doença associada, que pode gerar complicações durante o atendimento odontológico destes pacientes. Na síndrome de Down, além da deficiência mental que pode apresentar-se em graus diferentes, também podem ser encontradas alterações congênitas cardíacas (risco de endocardite infecciosa), diabetes, distúrbios da tireoide (hipertireoidismo) e leucemia.

Paralisia Cerebral

A paralisia cerebral é um de grupo de distúrbios neurológicos, de caráter permanente e não progressivo, que

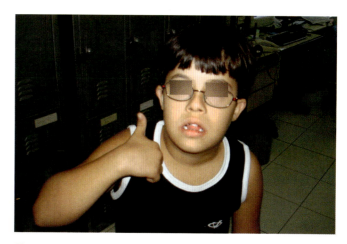

Fig. 23.1: Paciente com síndrome de Down, bem adaptado socialmente, apresentando comportamento excelente.

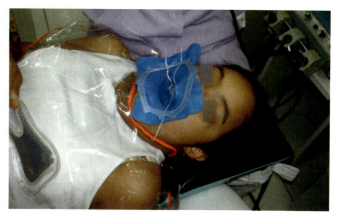

Fig. 23.2: Paciente com síndrome de Down durante o atendimento odontológico, apresentando comportamento colaborador, permitindo inclusive o isolamento absoluto.

comprometem essencialmente os mecanismos de postura e movimento. É uma condição que afeta o controle dos músculos do corpo pelo cérebro. Dentre as características clínicas gerais presentes nos pacientes com paralisia cerebral de maior interesse para a Odontologia estão o retardo mental moderado a grave, comprometimento motor, convulsões e movimentos involuntários, ocorrendo com muita frequência mordidas involuntárias durante o procedimento.

A paralisia cerebral pode ser dividida em três tipos, de acordo com a área do cérebro lesionada (Quadro 23.3). Estes pacientes também podem ser classificados como sendo portadores de monoplegia, hemiplegia, triplegia, paraplegia, diplegia e quadriplegia, de acordo com a distribuição das paralisias nos diferentes membros.

ABORDAGEM INICIAL PARA O ATENDIMENTO ODONTOLÓGICO

Antes de iniciar o atendimento em si, uma abordagem inicial destes pacientes deve ser realizada através de uma aproximação com o mesmo e com seus familiares para se determinar como é a relação desta família com o paciente, além da relação de ambos com o ambiente odontológico. De modo geral, pode-se esperar dois tipos de comportamento da família em relação à criança com necessidade especial: a rejeição ou a superproteção. Amenizar este comportamento e fazer com que estes responsáveis colaborem com o tratamento odontológico, direta (p. ex., auxiliando em uma contenção física) ou indiretamente (p. ex., realizando as orientações de cuidado domiciliar) será uma das metas do profissional e disto dependerá o sucesso do tratamento.

É importante ressaltar que, muitas vezes, os pacientes com necessidades especiais têm alto risco de desenvolver doenças bucais, muitas vezes por apresentarem baixa imunidade, e estas infecções podem ter impacto direto e negativo em sua saúde. Por isso, eles devem ser acompanhados desde cedo pelo profissional da área odontológica. O atendimento ideal exige o conhecimento global das condições médicas preexistentes e, para isso, uma integração das áreas odontológica, médica, psicológica, social, etc. poderá ser necessária ao longo do tratamento. Anamnese cuidadosa e contato com o médico do paciente também são essenciais. Antes de iniciar o tratamento, ou até mesmo determinar o plano de tratamento mais adequado a cada paciente, um parecer médico sobre o estado geral de saúde do paciente deve ser solicitado ao médico que acompanha este paciente. Este parecer, além da condição de saúde, também deve conter a liberação para o atendimento, bem como possíveis restrições. Detalhamento sobre as questões relativas à anamnese podem ser encontradas no Capítulo 8.

Após o contato inicial e o conhecimento adequado da condição do paciente, é necessário que o profissional determine quais as dificuldades específicas (inerentes ao paciente e a sua condição) que o seu paciente apresenta frente ao atendimento odontológico para poder assim definir o plano de tratamento, bem como qual o tipo de tratamento será mais indicado. Quanto maior o número

Quadro 23.3: Tipos de paralisia cerebral de acordo com a área cerebral lesionada.

Tipos	Área Afetada do Cérebro	Características
Espástica	As lesões cerebrais ocorreram no córtex motor, área pré-motora e no trato piramidal.	Perda do controle voluntário dos músculos. Aumento do estado de hipertonia muscular – característica em paralisia cerebral.
Atetoide	As lesões cerebrais ocorreram no trato extrapiramidal e nos gânglios basais. Anestesia geral é indicada com restrições devido aos possíveis problemas pulmonares e de ventilação (musculatura diafragmática).	Movimentos involuntários, lentos, desordenados e extravagantes. Comprometimento da musculatura da laringe, faringe e diafragmática, causando prejuízo à respiração, voz e deglutição. Apresentam dedos em baioneta, por apresentar hipertonia acentuada distendendo os dedos das mãos. O uso de sedativos e tranquilizantes tende a diminuir ainda mais os reflexos, ocasionando aumento do risco cirúrgico.
Atáxica	As lesões cerebrais ocorreram no cerebelo e nas vias cerebelares.	Transtornos de locomoção e equilíbrio – Marcha ibriosa (movimentos dissimétricos e oscilações do tronco). A melhor posição de atendimento é a horizontal, pois há melhora dos movimentos oscilatórios quando estão deitados.

e quanto mais complexas forem estas dificuldades, mais complexo será o manejo odontológico deste paciente. Podemos citar como exemplos de dificuldades específicas as seguintes situações: retardo mental, necessidade de antibioticoterapia profilática, movimentos involuntários, dificuldade de locomoção (Figs. 23.3 e 23.4), macroglossia, risco de infecção, entre outras. Em relação às dificuldades inespecíficas que podem influenciar ou mesmo atrapalhar o atendimento pode-se citar: presença de barreiras arquitetônicas (p. ex., ausência de rampas e falta de espaço para pacientes em uso de cadeira de rodas, como os das figuras 23.3 e 23.4), falta de equipe profissional habilitada, preconceito, negligência ou superproteção dos responsáveis.

O atendimento odontológico de pacientes especiais pode ser feito em três modalidades: a normal, que é o mais comum, no qual existe a cooperação total ou parcial por parte do paciente, alternando-se apenas o tipo de ambiente, instrumental e material odontológico a ser empregado; o condicionado, que utiliza técnicas de demonstração com todo o aparato odontológico, para que o paciente saiba, antes de ser atendido, o que será utilizado em sua boca, incluindo as de vibrações e ruídos que farão parte do atendimento proposto; e o sob contenção (física, química, hipnose). Os pacientes que apresentem problemas graves, no que se refere à cooperação e ao manejo, que impedem o atendimento ambulatorial devem ser considerados como o grupo de pacientes com indicação para a contenção química e anestesia geral. O que irá determinar qual modalidade será utilizada será a avaliação do profissional frente à condição específica da criança, sua capacidade de cooperação e a necessidade odontológica. Por exemplo, na maioria das vezes, quando o paciente é portador de alterações comportamentais, as técnicas de contenção são frequentemente utilizadas. Já pacientes apenas com alterações sistêmicas, o atendimento normal é o indicado para a maioria dos casos. No entanto, quando este mesmo paciente apresenta uma doença sistêmica grave associada a uma grande demanda de tratamento odontológico, recursos mais específicos, como a anestesia geral (odontologia hospitalar), poderão ser necessários.

MANOBRAS PARA O ATENDIMENTO

Após o conhecimento das dificuldades específicas frente ao tratamento odontológico de crianças portadoras de necessidades especiais, o profissional vê-se na necessidade de optar por técnicas ou manobras de atendimento, a fim de obter êxito no tratamento odontológico proposto. Deve-se sempre lembrar que os procedimentos odontológicos realizados não devem diferir tecnicamente daqueles executados no indivíduo saudável.

Neste tópico, abordamos as opções das manobras mais frequentemente utilizadas para o atendimento de pacientes com necessidades especiais, de acordo com as características de cada paciente, discutidas a seguir.

- Controle de comportamento
- Contenção física
- Uso de medicamentos
- Sedação consciente com óxido nitroso e oxigênio
- Odontologia hospitalar (anestesia geral)

O uso destas manobras poderá ser feito isoladamente ou em conjunto. São estas as técnicas mais rotineiramente utilizadas no atendimento odontológico de pacientes portadores de necessidades especiais e a decisão por qual

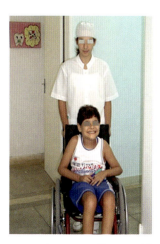

Fig. 23.3: Paciente com limitação física e dificuldade de locomoção.

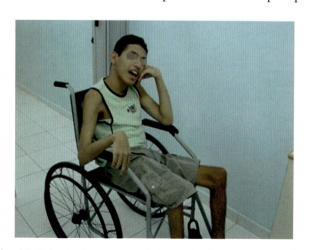

Fig. 23.4: Paciente com paralisia cerebral em uso de cadeira de rodas.

tipo usar, associando ou não várias técnicas, dependerá do tipo de paciente, bem como de sua necessidade de tratamento.

Controle de Comportamento

As técnicas de controle de comportamento, tais como: controle de voz, dizer-mostrar-fazer e dessensibilização têm por objetivo proporcionar a modificação do comportamento em determinados pacientes portadores de necessidades especiais, ocasionando resultados satisfatórios ao longo do tratamento odontológico no que diz respeito ao seu comportamento. Em muitos casos, o emprego destas técnicas minimiza a indicação de manobras mais complexas como a realização do tratamento odontológico sob anestesia geral. O detalhamento das técnicas de controle de comportamento pode ser encontrado no Capítulo 7.

Dentre os pacientes portadores de necessidades especiais, aqueles com retardo mental variando de leve a moderado (p. ex., síndrome de Down), associados ou não com alguma síndrome e pacientes com distúrbios comportamentais e de comunicação são os que mais necessitam do emprego destas técnicas.

No que diz respeito ao atendimento de pacientes portadores de autismo, além das técnicas de controle de comportamento já citadas e tão bem discutidas no Capítulo 7, é importante a identificação de estímulos que podem provocar reações positivas dentro de um programa de trabalho. Podemos exemplificar esta situação citando o caso de uma paciente autista, do gênero feminino, 8 anos de idade, que recebeu tratamento odontológico invasivo na Clínica de Atendimento Odontológico a Crianças Portadoras de Necessidades Especiais da FO-UFRJ, sem contenção. O fator responsável por esta colaboração frente ao tratamento era o fato de **sempre** estar ouvindo **uma determinada música** em **um mesmo tipo de celular**. Quando, por esquecimento, sua responsável não trazia tal telefone, e dependendo do tipo de procedimento a ser realizado, esse era substituído e adiado para uma nova consulta devido à falta de cooperação da paciente. As figuras 23.5 e 23.6 ilustram outros pacientes autistas.

Contenção Física

A contenção física tem por objetivo controlar os movimentos do paciente, garantindo sua proteção durante o atendimento odontológico. É indicada para os pacientes cujos movimentos involuntários e constantes impedem seu posicionamento na cadeira (paralisia cerebral); pacientes com retardo mental grave que não colaboram em virtude de seu precário estado mental e bebês (ver Capítulo 7), que não colaboram devido a sua imaturidade psicológica. Pode ser realizada com o uso de faixas de panos, coletes e até mesmo pelos responsáveis e auxiliares, desde que adequadamente treinados (Fig. 23.7).

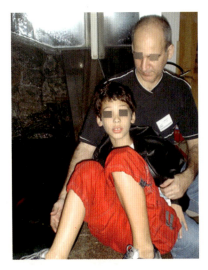

Fig. 23.5: Menino autista na sala de espera. Este paciente comunicava-se apenas com o pai e enquanto o mesmo permanecesse na sala odontológica, o paciente apresentava comportamento colaborador durante o atendimento odontológico.

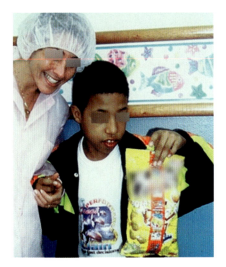

Fig. 23.6: Paciente autista ao final do atendimento. Este paciente tinha por hábito levar sempre um pacote de biscoito para a consulta, pois sua mãe o acostumou assim. Quando foi feita a tentativa de não permitir isso, o comportamento do paciente ficou extremamente negativo. A equipe optou por deixar que ele ficasse com o pacote durante as sessões de atendimento, mas um trabalho de conscientização com o responsável e o próprio paciente foi feito para que o consumo do alimento fosse feito apenas no horário correto.

> **Dicas:**
> - Devido ao tamanho do paciente, preconiza-se o uso da contenção física até no máximo os 10 anos de idade;
> - A contenção física não pode ser considerada um castigo ou medida disciplinar para estes pacientes.

Com relação ao atendimento odontológico dos pacientes com paralisia cerebral, uma das principais dificuldades é a contenção dos movimentos involuntários presentes nestas crianças. Associado a isso, a falta de cooperação devido à presença de retardo mental faz com que a contenção física torne-se a técnica mais indicada para a realização de determinados procedimentos odontológicos. Outro cuidado a ser tomado é a utilização de almofadas, a fim de melhorar a acomodação do paciente e evitar possíveis injúrias (Fig. 23.8). Além disso, ainda podemos destacar as seguintes orientações para o atendimento destes pacientes: criança sentada na "posição de Buda" (Fig. 23.9); auxiliar segurando e controlando os movimentos da cabeça; eliminar tudo que pode servir de excitação (ruídos, luz direta nos olhos, muitos profissionais próximos e abaixar a cadeira abruptamente).

Uso de Medicamentos

Medicamentos como os sedativos orais podem ser utilizados para auxiliar o atendimento odontológico de pacientes com necessidades especiais. Vale lembrar que o uso destes medicamentos deve ser feito apenas com a autorização e prescrição pelo médico responsável.

Além desses, alguns pacientes apresentarão, frente ao atendimento odontológico, o risco de desenvolver alguma infecção. O uso de antibioticoterapia profilática será necessário, por exemplo, durante determinados procedimentos quando do atendimento de um paciente cardiopata grave ou imunossuprimido, a fim de prevenir a instalação de Endocardite Bacteriana. Além desses, a prevenção de infecções através de antibióticos também beneficiará pacientes com *Diabetes Mellitus*, Insuficiência Renal Crônica, Anemia Falciforme, Leucemia e outras doenças crônicas que necessitarem de tratamento odontológico invasivo.

O uso mais frequente de antimicrobianos no atendimento de pacientes especiais é quando se realiza a profilaxia para a prevenção da Endocardite Bacteriana, por isso a mesma será discutida com mais detalhes.

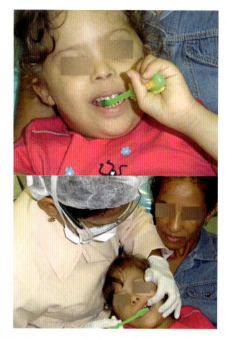

Fig. 23.7: Paciente com síndrome de Down, de pouca idade, recebendo contenção física pelo responsável durante a orientação de higiene pelo profissional.

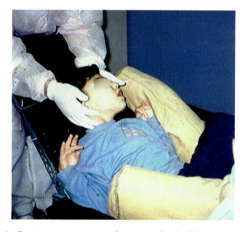

Fig. 23.8: Paciente com paralisia cerebral. Observar o uso de almofadas a fim de melhorar a acomodação do paciente e evitar possíveis injúrias, além do cuidado com a estabilização da cabeça.

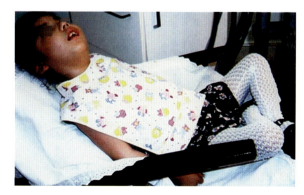

Fig. 23.9: Paciente com paralisia cerebral em "posição de Buda" durante o atendimento odontológico.

Profilaxia antibiótica para a prevenção de endocardite infecciosa

A profilaxia antibiótica é a prevenção do desenvolvimento de uma infecção pela administração de agentes antimicrobianos. O uso de antibióticos profiláticos para "prevenir" endocardite bacteriana após tratamento odontológico é constantemente revisada e avaliada sendo que novos conceitos surgem a seu respeito.[3]

O desenvolvimento da endocardite infecciosa (EI) é o resultado de uma interação complexa entre o patógeno presente na circulação sanguínea com as moléculas da matriz extracelular e plaquetária no local do dano celular no endocárdio. Acredita-se que a EI seja resultante de uma sequência de eventos, iniciando-se com a formação de trombo não bacteriano endocárdico (TNBE) na superfície da válvula cardíaca ou em qualquer lugar onde o dano endotelial possa ocorrer. Durante uma bacteremia transitória (atividades diárias como mastigação de alimentos, escovação dental, uso de fio dental ou procedimentos odontológicos), pode ocorrer aderência da bactéria da circulação sanguínea ao TNBE e proliferação da bactéria com formação de colônia. A formação do TBNE ocorre devido à turbulência do fluxo sanguíneo, outra de uma câmara de alta para de baixa pressão ou através de um orifício estreito que traumatiza o endotélio. Isto cria uma pré-disposição para o depósito de plaquetas e fibrina na superfície do endotélio, que resulta em TNBE. A invasão para a circulação sanguínea, de espécies patogênicas de microrganismos que colonizem este local, pode resultar em endocardite infecciosa.[5]

A superfície mucosa, principalmente a gengiva que circunda o dente, é colonizada por uma microbiota endógena densa. Um traumatismo pode trazer muitas espécies para a circulação sanguínea. A bacteremia causada por *Streptococcus viridans* e outras microbiotas ocorrem em associação a procedimentos odontológicos ou atividades diárias rotineiras. Apesar de controverso, acredita-se que a frequência e a intensidade de bacteremias podem estar relacionadas à natureza e magnitude do tecido traumatizado, com a densidade da microbiota, o grau de inflamação ou infecção. *Streptococcus viridans* e *Staphylococcus* são capazes de se aderirem a estas estruturas, o que origina a proliferação de outros microrganismos que estimulam o depósito de fibrina e plaqueta, favorecendo o surgimento de microrganismos.[5]

Embora a bacteremia seja mais comum após procedimentos com traumatismos de vários tecidos, nem sempre é possível prever quais pacientes desenvolverão esta situação. Em válvulas protéticas, as infecções surgem precocemente (até 2 meses) quando a contaminação ocorre no ato operatório e tardiamente (mais de 60 dias), por meio de bacteremias decorrentes de procedimentos invasivos em áreas colonizadas ou contaminadas. As medidas de prevenção, como o uso de antibiótico profilático, reduzem a incidência desta doença.[2]

Para a indicação apropriada de antibióticos profiláticos, os profissionais devem avaliar seus pacientes quanto às suas condições clínicas atuais e pregressas. Isto os ajudará na decisão, sendo, algumas vezes, necessário recorrer ao médico do paciente para informações detalhadas e discutir o tratamento a ser instituído.[2]

Os procedimentos odontológicos apresentam riscos diferenciados de provocar bacteremia. Nos procedimentos de alto risco, faz-se necessário o uso de profilaxia antibiótica. Já, nos procedimentos de baixo risco, não há necessariamente indicação de profilaxia antibiótica. Entretanto, a análise clínica pode indicar o uso de antibiótico em circunstâncias que apresentam risco, de sangramento significativo. Alguns procedimentos devem ser analisados caso a caso. O quadro 23.4 descreve os procedimentos quanto à necessidade ou não do uso de profilaxia antibiótica, além das condições médicas nas quais a profilaxia é necessária. Ainda, algumas opções de esquemas de antibióticos indicados para a profilaxia que podem ser empregados estão contidos no quadro 23.5.

Sedativos

Além dos antibióticos, uma outra classe de medicamentos usados com relativa frequência na prática odontológica são os sedativos orais. Apesar de poderem ser conseguidos diferentes níveis de sedação (sedação superficial, sedação profunda e narcose) com o uso destas drogas, tratando-se principalmente de pacientes portadores de necessidades especiais, o nível de sedação considerado seguro é a sedação superficial ou consciente.

Na sedação superficial, obtém-se um grau de depressão mínima de consciência na qual a respiração se mantém natural e autônoma, há manutenção dos reflexos de proteção e a estímulos externos, como, por exemplo, os estímulos verbais. Já na sedação profunda, a consciência é reduzida, há perda parcial dos reflexos de proteção (as vias respiratórias não são mantidas abertas com segurança) e não há reação a estímulos externos. Por fim, o grau mais avançado de sedação seria a narcose, aquela utilizada durante a anestesia geral, que é um estágio controlado de inconsciência, perda total dos reflexos de proteção, as vias respiratórias não são mantidas abertas (perda da respiração espontânea) e ausência total de movimentos.

Quadro 23.4: Recomendações para o uso de antibioticoprofilaxia em Odontologia.[11]

Procedimentos odontológicos que necessitam do uso de antibiótico	Procedimentos odontológicos que NÃO necessitam do uso de profilaxia antibiótica	Condições médicas de alto risco de desenvolvimento de endocardite bacteriana, nas quais está indicado o uso profilático de antibióticos[11]
Exodontias	Procedimentos de dentística restauradora (operatória e protética) com ou sem o uso de fio retrator. – Isto inclui restauração de dentes cariados ou de dentes perdidos.	Válvulas cardíacas protéticas
Procedimentos periodontais, incluindo cirurgia, colocação de fio afastador subgengival com antibiótico, raspagem e alisamento de raízes, sondagem, manutenção periódica.	Injeções de anestesia local (não intraligamentar e não intraóssea).	Endocardite infecciosa prévia.
Implante dentária e reimplante de dentes avulsionados.	Tratamento endodôntico; obturação e restauração.	Cardiopatia congênita* » Cardiopatia congênita não reparada. » Defeito cardíaco congênito totalmente reparado com próteses ou dispositivo instalado por meio de cirurgia, ou intervenção por cateter durante os primeiros 6 meses após o procedimento. » A profilaxia é recomendada devido à endotelização do material protético ocorrer dentro de 6 meses após o procedimento). » Reparação da cardiopatia congênita com aparecimento de tecido cicatricial residual local ou adjacente à prótese ou mesmo na própria prótese (com inibição da endotelização).
Instrumentação endodôntica além do ápice ou só cirurgia periapical.	Colocação de isolamento absoluto.	Transplantados cardíacos que desenvolveram valvulopatias cardíacas.
Colocação inicial de banda ortodônticas, mas não de bráquetes.	Remoção de sutura pós-operatória.	
Injeções de anestesia local intraligamentar e intraossea.	Colocação de próteses removíveis e aparelhos ortodônticos removíveis.	
Limpeza profilática de dentes ou implantes, onde se prevê sangramento.	Realização de moldagens orais	
	Tratamentos com flúor.	
	Realização de radiografias intrabucais.	
	Ajuste ortodôntico.	

*Com exceção para as condições listadas, a profilaxia antibiótica não é recomendada para nenhum outro tipo de cardiopatia congênita.

Quadro 23.5: Profilaxia para procedimento dental, oral, trato respiratório e esofágico (não é recomendada segunda dose para estes regimes).[11]

	Antibiótico	Dose adulta	Dose pediátrica*	Regime pré-operatório
Regime-padrão	**Amoxicilina**	**2 g**	**50 mg/kg**	**V.O. 1 hora antes do procedimento**
	Cefalexina*#	2g	50 mg/kg	VO, 1 hora antes do procedimento
Alergia à penicilina	Clindamicina	600 mg	20 mg/kg	VO, 1 hora antes do procedimento
	Azitromicina ou Claritromicina	500 mg	15 mg/kg	VO, 1 hora antes do procedimento
Impossibilidade de ingerir por via oral	Ampicilina	2 g	50 mg/kg	IM ou IV, 30 minutos a 1 hora antes do procedimento
	Cefazolina	1 g	50 mg/kg	IM ou IV, 30 minutos a 1 hora antes do procedimento
Alergia à penicilina e impossibilidade de ingerir por via oral	Clindamicina	600 mg	20 mg/kg	IV, 30 minutos a 1 hora antes do procedimento
	Cefazolina	1 g	50 mg/kg	IM ou IV, 30 minutos antes do procedimento

IM = Intramuscular; IV = Intravenoso; VO – Via oral
*Ou cefalosporina de primeira ou segunda geração em equivalência à dosagem adulta ou pediátrica.
#Cefalosporinas não devem ser usadas em indivíduos com história de anafilaxia, angioedema ou urticária com penicilina ou ampicilia.

Mesmo utilizando o nível mais seguro de sedação (sedação consciente), o profissional deve seguir algumas orientações essenciais para evitar situações de urgências no consultório odontológico. Em Odontologia, opta-se por sedativos por via oral para se conseguir sedação consciente. Contudo, alguns cuidados são essenciais para sua realização. Tais como:

- Uso somente por profissionais capacitados e bem treinados, conhecedores dos fármacos e suas possíveis complicações.
- Indicação bem fundamentada e avaliação das chances de sucesso.
- Consentimento informado bem documentado.
- Consultório com condições para monitoração e equipe treinada para medidas de sobrevida de emergência e urgência.
- Avaliar custo e benefício.

A sedação consciente por via oral está indicada para pacientes cardiopatas e diabéticos. Além disso, quando as técnicas de controle de comportamento e contenção física não atingem o resultado esperado, a sedação também é indicada para portadores de distúrbios comportamentais e/ou desordens neurológicas, pacientes com paralisia cerebral e deficiência mental.

Dentre as várias vias de administração, a pré-medicação oral é comumente usada para a sedação consciente em pacientes portadores de necessidades especiais e também em pacientes pediátricos normais. Apresenta como principais vantagens a conveniência, pois é de fácil administração; economia, já que não necessita de equipamentos especiais no consultório para sua administração; atoxicidade, porque as doses são calculadas para cada paciente, o que torna esta via de sedação extremamente segura.

> **Nota importante**
> - O profissional deve pedir ao paciente para levar o medicamento ao consultório onde será realizada a sua administração sob a supervisão do profissional (controle da dose utilizada e hora apropriada).

No entanto, uma desvantagem da sedação por via oral é o tempo de início da ação, que varia de 45-90 minutos. Além disso, efeitos indesejáveis podem surgir com a administração por via oral, onde a mais comum seria a variabilidade de efeitos, já que crianças com o mesmo peso podem responder de maneiras diferentes à mesma dose, devido a diferentes padrões de absorção pelo trato gastrointestinal (presença de vômitos).

Atualmente, há uma grande variedade de drogas que podem ser usadas para a realização da sedação consciente. No entanto, um sedativo para ser considerado ideal deve apresentar as seguintes características: ter efeito ansiolítico; aumentar o limiar de dor; produzir amnésia; ser de fácil aplicação; apresentar rápido efeito máximo; ausência de depressão respiratória; nenhum efeito colateral; rápido término de ação e baixo custo. Devido à inexistência de um fármaco que reúna todas estas características, a alternativa encontrada é a associação de drogas. Além disso, a associação de drogas sedativas apresenta como vantagem menos sobrecarga do metabolismo por parte de cada um dos componentes. Em contrapartida, diante do surgimento de complicações, é difícil identificar o agente responsável, bem como, dificuldade na resolução do problema; há também maior probabilidade de reações tóxicas a anestésicos locais.

Dentre os agentes farmacológicos para a sedação por via oral, os principais grupos de drogas usadas tanto em Odontopediatria como em pacientes portadores de necessidades especiais são os sedativos hipnóticos (cloridrato), agentes ansiolíticos (benzodiazepínicos – Midazolan®) e os narcóticos (morfina, Meperidine – Demerol®). Resumidamente, no quadro 23.6, podem ser observados seus efeitos, bem como o mecanismo de ação no organismo.

Quadro 23.6: Agentes farmacológicos utilizados para a sedação por via oral em Odontopediatria.

Grupo	Principal local de ação	Efeito
Hipnóticos	Sistema ativador reticular	Sedação – cor
Ansiolíticos	Sistema límbico	Diminuição da ansiedade
Narcóticos	Receptores opiáceos	Analgesia

Sedação Consciente com Óxido Nitroso e Oxigênio

Dentre as diversas drogas que podem ser utilizadas como sedativos, aquela que mais se aproxima do ideal é o óxido nitroso, gás sedativo administrado por inalação, juntamente com o oxigênio. Após a inalação dos gases, o óxido nitroso é transportado através do sangue, causa leve depressão do sistema nervoso central e proporciona um estado de sedação consciente no paciente seguido de sensação de bem-estar. Dessa forma, a sedação consciente com óxido nitroso e oxigênio é indicada, principalmente, para o controle do medo e da ansiedade.

O óxido nitroso não é metabolizado pelo organismo e, cerca de 99% do gás é eliminado pelos pulmões, entre 3 e 5 minutos após o término da sua administração, sem que haja biotransformação significativa no organismo. O restante é eliminado através da pele, suor, urina e gases intestinais no período de 24 horas após sua administração.[4,6,10] Sendo assim, não há contraindicação para a administração em pacientes com insuficiência renal ou hepática. E, quanto às suas indicações, pacientes hipertensos, asmáticos e diabéticos, por exemplo, onde o estresse causado pela intervenção odontológica pode ser responsável por picos de hipertensão, crises asmáticas e hiperglicemia, respectivamente, são muito beneficiados por esta técnica de sedação. Além disso, a sedação consciente com óxido nitroso e oxigênio também é indicada para pacientes com paralisia cerebral, pois, devido ao relaxamento causado pela técnica, há redução dos movimentos involuntários e da contratura muscular do paciente (Figs. 23.10A-D).

A sedação consciente com óxido nitroso e oxigênio é considerada uma técnica segura por apresentar um início de ação rápido (menos de um minuto), com pico de ação em menos de 5 minutos e recuperação entre 2 e 5 minu-

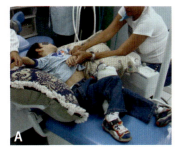
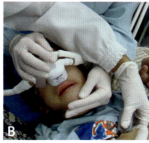
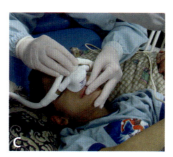
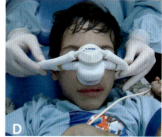

Fig. 23.10: Paciente com paralisia cerebral em atendimento sob sedação com óxido nitroso e oxigênio. Em A observa-se o paciente apresentando espasmos e movimentos bruscos, e após o início da inalação do gás (B), já se verifica melhora do quadro. Em C, destacamos a necessidade de manter o boca do paciente fechada para garantir a inalação adequada. Em D, sinais evidentes de relaxamento devido à sedação.

tos. Além do fato de ser quase que totalmente eliminado do organismo logo após o término de sua administração, sem comprometer as atividades cognitivas do paciente. Outra vantagem desta técnica é possibilitar o controle preciso da dose administrada. Como a profundidade de sedação é dose-dependente, o profissional pode controlar o nível de sedação desejado para cada paciente.

Vale enfatizar que, considerando que o paciente sedado através do uso de óxido nitroso e oxigênio permanece consciente durante o procedimento odontológico, isso pode favorecer para que o medo e a ansiedade do paciente reduzam à medida que percebe que o procedimento é realizado e ele se encontra relaxado e com sensação de bem-estar. Outra vantagem da técnica é o fato de a administração não ser invasiva. Por outro lado, a necessidade do uso da máscara nasal para a inalação dos gases pode ser uma contraindicação para pacientes claustrofóbicos ou com comportamento não colaborador, que não aceitam usar a máscara. Da mesma forma, acontece com pacientes com obstrução das vias aéreas, que se encontram impossibilitados de realizar respiração nasal e, consequentemente, a inalação dos gases.

Deve-se destacar que, apesar de ter sido indicado como agente anestésico na época de sua descoberta, o óxido nitroso consiste de um agente anestésico fraco, causando anestesia apenas de tecidos moles, razão pela qual a técnica é conhecida também como "analgesia relativa com óxido nitroso e oxigênio". Dessa forma, o emprego do óxido nitroso não substitui a realização anestesia local, quando esta for indicada. Contudo, anestesia tópica dos tecidos moles não é necessária. Como já exposto, a sedação consciente com óxido nitroso e oxigênio é uma técnica sedativa muito segura e considerada a mais próxima do ideal, o que ajuda a reduzir bastante as indicações para tratamento odontológico sob anestesia geral. Entretanto, uma desvantagem é a necessidade de aquisição não apenas dos gases, mas também do equipamento para a mistura deles. Além disso, no Brasil, para sua aplicação, o cirurgião-dentista deve fazer um curso de capacitação para utilizar a técnica e, então, registrar-se junto ao Conselho Federal de Odontologia.

Odontologia Hospitalar – Anestesia Geral

A anestesia geral deve ser o último recurso utilizado para o atendimento odontológico, depois que todas as outras manobras foram tentadas ou descartadas. Nesse tipo de atendimento, o tratamento será realizado em uma única sessão, em ambiente hospitalar (centro cirúrgico), com o paciente inconsciente e sem todas as sensações.

Ao decidir por esta manobra, será necessária a autorização dos responsáveis após a apresentação do plano de tratamento, bem como o risco cirúrgico, autorização do médico responsável e consulta com o anestesista. O ideal é que o cirurgião-dentista tenha uma equipe médica com a qual está acostumado a trabalhar, minimizando qualquer situação indesejável que possa ocorrer durante a realização do procedimento.

No que diz respeito ao procedimento de anestesia em si, a intubação deve ser nasotraqueal, para assim viabilizar o trabalho do cirurgião-dentista na cavidade bucal. Após a intubação, deve ser solicitado ao anestesista a colocação de um tampão na entrada da orofaringe para impedir que detritos, sangue ou até mesmo algum instrumental pequeno sejam ingeridos pelo paciente. Os olhos também devem ser fechados e protegidos. Vale lembrar que a responsabilidade pela segurança da ventilação do paciente é do anestesista, por isso, ele deve ficar presente na sala cirúrgica durante todo o atendimento (Figs. 23.11 e 23.12).

Uma vez liberado o paciente pelo anestesista, o cirurgião-dentista poderá então iniciar os procedimentos odontológicos. Todo o instrumental deve estar disponibilizado, devidamente organizado e à mão do profissional e seu auxiliar (Figs. 23.13A-D). Antes de qualquer coisa, será feita a conferência de exame clínico e, quando necessárias, tomadas radiográficas para checar e finalizar o plano de tratamento. Muitas vezes, o comportamento do paciente é tão ruim que apenas com ele sedado profundamente é que o cirurgião-dentista consegue examinar adequadamente a cavidade bucal e os dentes. Feito isso, a realização do tratamento, deve ser feita por quadrante, na seguinte sequência: profilaxia, tratamentos pulpares e restaurações. Somente ao final são realizadas as exodontias.

Terminados os procedimentos odontológicos, o anestesista iniciará a extubação do paciente e após sua liberação, ele será encaminhado para o quarto. O ideal é que cerca de 30 minutos antes de o cirugião-dentista finalizar seu atendimento, o anestesista seja avisado e assim iniciar o processo de finalização do procedimento anestésico. Isto possibilita a volta à consciência mais rápida do paciente, proporcionando que ele já saia "acordado" do centro cirúrgico. Cabe ao cirurgião-dentista orientar quanto à medicação pós-operatória (analgésicos e antibióticos quando necessários), liberação da alta (ao final do dia ou na manhã do dia seguinte, se o paciente bem acordado e alimentado) necessidade de repouso, restrições de dieta (líquida e pastosa nas primeiras 24 horas), controle da higiene e retorno para revisão em 7 dias (Fig. 23.14).

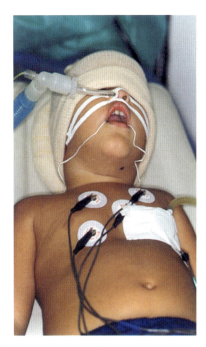

Fig. 23.11: Paciente em atendimento sob anestesia geral. Observar a intubação nasotraqueal.

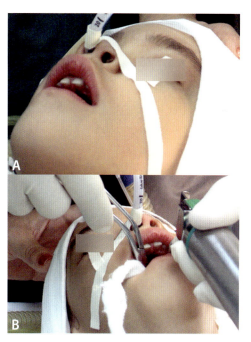

Fig. 23.12: Paciente em atendimento sob anestesia geral. Além da intubação nasotraqueal, é possível observar a proteção dos olhos em (A). Em (B), o anestesista está colocando o tampão orofaríngeo.

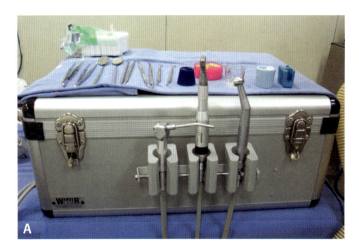

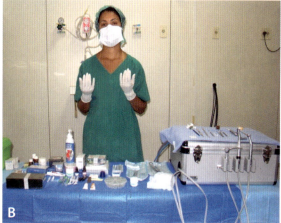

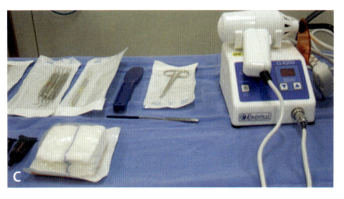

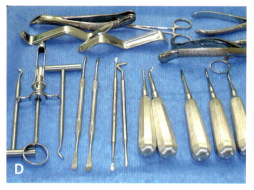

Fig. 23.13: (A-D) Material utilizado durante o procedimento de anestesia geral, devidamente organizado e pronto para uso. O profissional deve ter ao seu dispor todos os materiais e instrumentais que possam ser necessários para qualquer procedimento.

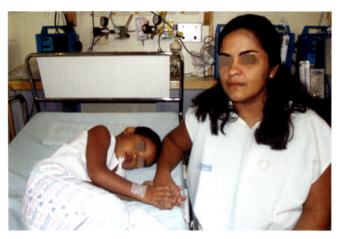

Fig. 23.14: Paciente após o atendimento sob anestesia geral, já bem acordado, junto ao responsável, aguardando a alta.

REFERÊNCIAS

1. Clinical guideline on management of persons with special health care needs. Pediatric Dentistry. 2004; 26(7 Suppl):77-80.
2. ANVISA. Serviços Odontológicos. Prevenção e Controle de Riscos. Brasília: Editora ANVISA 2006.
3. Deboni MCZ, Souza RCN, Chinellato LEM, Tasso MA. Profilaxia antibiótica: recomendações atuais. Revista da APCD. 2001; 55:96-9.
4. Fourniol FA. Odontologia para pacientes com necessidades especiais: Protocolos Para atendimento Clínico. São Paulo: Ed. Santos 2009.
5. Guedes-Pinto AC. Odontopediatria. 8ª ed. São Paulo: Ed. Santos 2010.
6. Haas D, Yagiela J. Farmacologia e Terapêutica para Dentistas. 4ª ed. Rio de Janeiro: Guanabara Koogan 2000.
7. Ministério da Saúde (BR) CdAaGE. Programa de Atenção à Pessoa Portadora de Deficiência. 1993.
8. Ritvo E, Freeman B. National Society for Autistic Children Definition of the Syndrome of Autism J Pediatr Psychol. 1977; 2(4):146-2.
9. Saúde OMs. CID -10 Tradução do Centro Colaborador da OMS para a Classificação de Doenças em Português. Rev - São Paulo: EDUSP. 2003 (9ª ed.).
10. Small SC. The status of nitrous oxide in dentistry. Oral Health. 1973 Feb; 63(2):6-10, 12, 14 passim.
11. Wilson W, Taubert KA, Gewitz M, Lockhart PB, Baddour LM, Levison M et al. Prevention of infective endocarditis: guidelines from the American Heart Association: a guideline from the American Heart Association Rheumatic Fever, Endocarditis, and Kawasaki Disease Committee, Council on Cardiovascular Disease in the Young, and the Council on Clinical Cardiology, Council on Cardiovascular Surgery and Anesthesia, and the Quality of Care and Outcomes Research Interdisciplinary Working Group. Circulation. 2010: In Press.

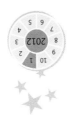

Cromosete
Gráfica e editora ltda.
Impressão e acabamento
Rua Uhland, 307
Vila Ema-Cep 03283-000
São Paulo - SP
Tel/Fax 011 2154-1776
adm@cromosete.com.br